AF402223

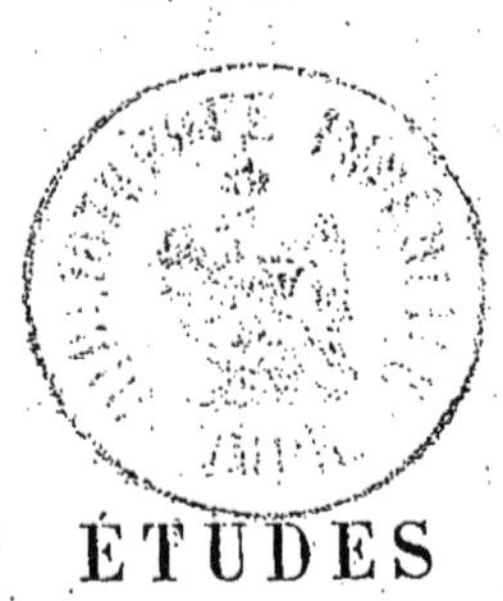

ÉTUDES

MÉDECINE CLINIQUE

—

LE POULS

TRAVAUX DE M. P. LORAIN

CHEZ LES MÊMES LIBRAIRES

ÉTUDES DE MÉDECINE CLINIQUE ET DE PHYSIOLOGIE PATHOLOGIQUE

LE CHOLÉRA OBSERVÉ A L'HOPITAL SAINT-ANTOINE

Paris, 1868, grand in-8, 220 pages.

De la fièvre puerpérale chez la femme, le fœtus et le nouveau-né, thèse inaugurale. Paris, 1855, in-4.

De l'albuminurie, thèse de concours pour l'agrégation. Paris, 1860, in-8, avec une planche.

Articles : Ages, Allaitement; Anémie; Cardiographiques (appareils); Chlorose, Choléra infantile; Diphthérie (en collaboration avec M. R. Lepine), du *Nouveau dictionnaire de médecine et de chirurgie pratiques.*

Conférence historique faite à la Faculté de médecine en 1865 sur Jenner et le cowpox.

De la réforme des études médicales par les laboratoires. Paris, 1868, gr. in-8. de 45 pages.

Guide du médecin praticien, ou Résumé général de pathologie interne et de thérapeutique appliquées, par le docteur F.-L.-I. Valleix, médecin de l'hôpital de la Pitié. Cinquième édition, entièrement refondue et contenant le résumé des travaux les plus récents, par P. Lorain, médecin des hôpitaux de Paris, professeur agrégé de la Faculté de médecine de Paris, avec le concours de médecins civils, et de médecins appartenant à l'armée et à la marine. Paris, 1866, 5 volumes grand in-8, de chacun 800 pages avec figures.

ÉTUDES

DE

MÉDECINE CLINIQUE

FAITES AVEC L'AIDE

DE LA MÉTHODE GRAPHIQUE ET DES APPAREILS ENREGISTREURS

PAR

P. LORAIN

PROFESSEUR AGRÉGÉ A LA FACULTÉ DE MÉDECINE DE PARIS

MÉDECIN DE L'HOPITAL SAINT-ANTOINE

LE POULS

SES VARIATIONS ET SES FORMES DIVERSES

DANS LES MALADIES

Avec 488 planches graphiques intercalées dans le texte

PARIS

J.-B. BAILLIÈRE ET FILS

LIBRAIRES DE L'ACADÉMIE IMPÉRIALE DE MÉDECINE

Rue Hautefeuille, 19, près le boulevard Saint-Germain

1870

AVERTISSEMENT

Cet ouvrage fait suite aux études cliniques que j'ai publiées en 1868 (1) ; il s'inspire de la même doctrine et tend au même but. Frappé des progrès obtenus dans différentes branches des sciences physiques par l'emploi de la méthode graphique, j'ai pris la résolution de poursuivre une série de recherches sur les maladies à l'aide des appareils enregistreurs et des courbes. Parmi les phénomènes morbides, ceux qui m'ont paru se prêter le mieux à l'application de cette méthode sont : .

La température propre de l'homme étudiée dans ses variations, suivant les phases régulières et les accidents des maladies, et dans sa répartition aux différentes régions du corps humain ;

Les rapports du pouls et de la température du corps ;

(1) *Études de médecine clinique et de physiologie pathologique* : LE CHOLÉRA.

Le poids des malades aux différentes périodes des maladies ;

Le volume et la composition des urines ;

La force musculaire traduite en chiffres par le moyen des appareils dynamométriques ;

Enfin, les mouvements des muscles et la circulation du sang étudiés avec l'aide des appareils enregistreurs.

Ces recherches forment la matière de plusieurs volumes que je me propose de publier successivement et dans un temps prochain.

Le présent volume traite des *variations que les maladies impriment à la forme et au rhythme du pouls;* il contient environ 500 figures recueillies à l'aide du sphygmographe.

Il se divise en plusieurs parties distinctes, et qui sont :

1° L'exposition de la méthode ;

2° L'analyse des travaux contemporains ayant trait au même sujet ; nous avons donné à ce chapitre toute l'extension possible, afin de permettre au lecteur de se rendre compte de l'ensemble des efforts tentés en différents pays pour la solution de cet important problème ; les questions théoriques, physiologiques, mécaniques, les expériences de laboratoire sont exposées dans ce second chapitre ;

3° La troisième partie est consacrée aux préceptes qui sont indispensables pour l'usage pratique de l'appareil enregistreur du pouls ;

4° La quatrième partie comprend les recherches cliniques, ou l'étude du pouls au point de vue de sa forme et de son rhythme, dans diverses maladies;

Les affections du cœur sont exposées avec quelques développements ;

5° Le dernier chapitre est consacré à la thérapeutique et à la médecine légale.

P. LORAIN.

Janvier 1870.

ERRATUM

La figure 41, page 120, a été imprimée à l'envers.

TABLE DES MATIÈRES

ÉTUDES

DE

MÉDECINE CLINIQUE

FAITES AVEC L'AIDE DE LA MÉTHODE GRAPHIQUE
ET DES APPAREILS ENREGISTREURS

LE POULS

CHAPITRE PREMIER

GÉNÉRALITÉS SUR LA MÉTHODE

Les jeunes gens qui entrent aujourd'hui dans la carrière médicale voient s'ouvrir devant eux largement une voie qui n'était pas encore frayée au moment où les hommes de ma génération ont commencé leur initiation à la médecine. A ce moment, la physiologie expérimentale n'avait pas encore forcé la main aux préjugés ni conquis de vive force sa place dans la médecine; le microscope était à peine appliqué en France, du moins à l'étude de l'anatomie pathologique. Pourtant un grand fait s'était produit; les bases d'une médecine nouvelle avaient été posées; l'espace resté vide entre Morgagni et notre époque avait été comblé.

L'auscultation et l'anatomie pathologique s'étaient rejointes et fondues ensemble ; la médecine échappait à l'art et devenait science.

Ce grand mouvement s'était accompli en peu d'années. L'œuvre de Laennec, d'Andral, de Bouillaud, de Louis était comme un arbre qui a porté ses fruits ; lorsque nous naissions à la vie médicale, la récolte était faite, et le terrain presque épuisé. La médecine clinique venait d'atteindre un degré si élevé, par rapport au passé, qu'on pouvait le croire voisin de la perfection.

Pourtant chaque génération d'hommes a son œuvre à faire ; on ne recommence plus ce qui est fait. Il est possible que la perfection ait été atteinte dans le domaine de l'art et que tout ait été dit sur les formes du beau. Il n'en est pas de même dans le domaine de la science. Le progrès n'y est pas un simple changement, une vérité n'y prend pas la place d'une autre vérité, elle s'ajoute à celle-ci. Car les vérités et les méthodes scientifiques ne périssent pas. Quant à ceux qui ne se contentent pas de la jouissance des biens acquis par d'autres, et tentent d'ajouter à l'œuvre commune, ils doivent être encouragés dans leur entreprise, et plus plaints que blâmés s'ils échouent.

On ose à peine se demander ce qu'était la médecine avant la découverte de l'auscultation, de la percussion, et avant les enseignements de la physiologie et de l'anatomie pathologique. L'appeler un art conjectural n'est pas trop dire. A part quelques remarquables individualités qui jalonnent l'histoire de la médecine, qu'était la masse des médecins? Là où une sorte d'intuition particulière, un sens exquis servi par une expérience consommée n'intervenaient pas, quels diagnostics devaient être portés! On est pris d'une sorte de sentiment douloureux, en pensant que la médecine a traversé tant de siècles avant d'arriver à mériter d'être considérée comme une science, et l'on éprouve plus que de la surprise quand on voit la tranquille assurance de Bordeu exposant le roman de ses conceptions sur le pouls, ou le fanatisme dangereux de Broussais soumettant à la saignée et à l'abstinence un malade accusé par lui d'une gastrite imaginaire.

Eh bien, ce qui a été fait pour la médecine par l'auscultation et par l'anatomie pathologique, loin de calmer la curiosité médicale, l'a au contraire surexcitée. On a d'abord, et c'était le plus pressé, déterminé avec exactitude et avec une minutie de détails excessive, les moindres signes locaux des maladies.

Bouillaud a pu annoncer à coup sûr quelles lésions sur un homme vivant, si minimes qu'elles fussent, altéraient la fonction d'un orifice du cœur (1). Louis, par ses patientes recherches, a donné aux médecins le goût et l'habitude d'une observation méthodique et rigoureuse des malades. Entre les mains de Piorry, la percussion a donné une exactitude de mensuration presque incroyable pour le volume des organes intérieurs (2).

L'école dite d'*observation* ou *organo-pathologique* a

(1) Bouillaud, *Traité clinique des maladies du cœur*, 2ᵉ édition, 1844.
(2) Piorry, *De la percussion médicale et des signes obtenus par ce nouveau mode d'exploration dans les maladies*. Paris, 1828.

formé tous les médecins contemporains. C'était l'école de Paris ; les médecins de tous les pays y sont venus apprendre la pratique de ces méthodes nouvelles. Aujourd'hui la diffusion s'est faite. Notre science n'est plus en un seul point du globe ; elle procède moins directement de la clinique et emprunte davantage à la physiologie et au microscope. Peut-être faut-il voir dans la facilité avec laquelle l'auscultation et la percussion ont été adoptées par les médecins en France, l'influence de la clinique même. Ce n'était pas dans un laboratoire, c'était dans une salle d'hôpital que ces grandes découvertes avaient été trouvées et qu'elles étaient enseignées. C'était sur le terrain même de la médecine, sur l'homme malade qu'elles s'exerçaient.

Un peu plus de défiance attend les produits de la physiologie pure importés dans la médecine. Cependant l'enthousiasme qu'ont inspiré légitimement les grandes découvertes des physiologistes de notre époque peuvent nous rassurer sur l'accueil que les médecins feront à des travaux cliniques poursuivis à l'aide de procédés mécaniques propres à la physiologie expérimentale.

Les méthodes et les procédés dont se servent les physiciens, les chimistes et les mécaniciens, pour faire leurs observations, peuvent et doivent être utilisés également pour l'étude de la médecine. Les médecins qui se refuseraient à reconnaître la vérité de cette assertion se condamneraient eux-mêmes à n'engendrer que des œuvres éphémères. Frappé depuis le début de mon éducation professionnelle de l'infériorité que présentaient les descriptions médicales comparées aux descriptions qui ont pour objet les phénomènes physiques ou mécaniques, j'ai mûri, avec les années, cette conviction que la médecine ne pouvait regagner son rang légitime qu'en réformant ses moyens d'observation. Les physiologistes nous fournissent aujourd'hui ces moyens qui nous faisaient défaut. Sachons en profiter sans plus tarder ; cessons de nous immobiliser dans cette médecine littéraire qui se plaît aux controverses, et entrons résolûment dans la voie nouvelle qui nous est ouverte.

Depuis huit ans, j'ai consacré tout le temps dont j'ai pu disposer pour l'étude à faire l'épreuve des méthodes scientifiques dont je parle, en les appliquant à l'homme malade. Ce n'est qu'un essai encore ; le sujet est vaste, il ne sera pas épuisé de sitôt.

La complexité des appareils et la difficulté de leur application, l'encombrement que cette sorte d'*impedimenta* amène dans les services d'hôpital, et dans la pratique particulière, sont des arguments de peu de valeur. Les instruments servent aux découvertes, les découvertes restent, et les instruments se simplifient, se font supporter, ou disparaissent sans dommage pour la science, après avoir donné leur résultat. Les musées sont remplis de curieuses machines ayant servi à l'astronomie et à la mécanique ; elles ont eu leur raison d'être. Qui pourrait faire aujourd'hui le catalogue immense des appareils qui ont été imaginés, combinés, perfectionnés et abandonnés tour à tour par les grands observateurs ?

Un homme éminent de notre époque a dit du microscope qu'il servait à l'éducation de l'œil, et qu'un micrographe savait mieux qu'un autre reconnaître, à l'œil nu, la nature des lésions anatomiques. Qu'est devenu le cylindre de Laennec? que deviendront les instruments de percussion trop minutieux? En tout cas, l'auscultation et la percussion restent comme moyens usuels, simplifiés, et l'on ne renoncerait pas volontiers à toutes les découvertes qui se sont faites à travers le tube acoustique de Laennec, ni même aux renseignements que nous ont donnés le plessimètre de Piorry et le marteau de Skoda. Il ne faut point demander à un médecin s'il reconnaît une pleurésie par la percussion avec une main, avec deux mains, avec un plessimètre, ou avec un marteau, ou s'il sait la reconnaître simplement par la main mise à plat sur le dos quand le malade parle (Monneret); ce qu'il faut lui demander, c'est de reconnaître et de mesurer, s'il est possible l'épanchement, dût-il même se servir du cirtomètre.

A supposer qu'on voulût aujourd'hui renoncer au sphygmographe, ne doit-on pas convenir que, par cet instrument qui est comme quelque chose d'ajouté à nos sens, des découvertes importantes ont été faites et ont si bien passé déjà dans la pratique, qu'elles sont maintenant du domaine commun et pour ainsi dire anonymes. Mais les instruments enregistreurs sont loin de la décadence; ils naissent à peine, pour le plus grand progrès de la physiologie médicale, et de plusieurs autres sciences.

La tendance de tous les hommes savants de nos jours, dans quelque spécialité que le hasard les ait jetés, est la même, et c'est une grande consolation pour les médecins qui suivent avec attention les progrès de la science, de voir avec eux et comme eux les physiciens et les chimistes armés du pendule, de la balance, du manomètre et du thermomètre, renoncer à l'excès des vues spéculatives, et attachés à déterminer, sans parti pris et sans découragement, les conditions objectives saisissables dans tout phénomène physique :

> La durée,
> Le poids ou la pression,
> La chaleur.

Quelle que soit la défiance que pourra inspirer le genre d'études inauguré en France et surtout en Allemagne par quelques physiologistes et à leur suite par quelques médecins, elle ne dépassera pas, à coup sûr, celle qui a accueilli, à son début, la méthode de Laennec, et plus tard l'introduction du microscope dans les études cliniques. De ce dernier point je ne dirai rien, pour ne pas évoquer des souvenirs encore trop récents. Sur le premier point je m'arrêterai un instant, afin de mettre le lecteur en présence d'un fait historique dont je lui laisse le soin de tirer la moralité.

Broussais (1) s'exprimait ainsi : « M. Laennec est un homme patient et minutieux ; mais rarement ces

---

(1) Broussais, *Exâmen des doctrines médicales.* 5ᵉ édition. Paris, 1829-34.

travailleurs utiles ont des vues larges et profondes, des idées-mères propres à faire faire de grands pas à la théorie... C'est un manœuvre qui recueille et apprête des matériaux, mais ce n'est pas un architecte... M. le docteur Laennec est l'inventeur d'un cylindre creux destiné à perfectionner, par le moyen de l'auscultation de la poitrine, le diagnostic des maladies de cette cavité viscérale..... C'est un auteur difficile à lire. »

A quoi Laennec répondait : « Je n'ai pas prétendu faire un livre récréatif, mais j'espère qu'on en pourra tirer quelques fruits en vérifiant les signes auprès du lit des malades, et les faits anatomiques sur les cadavres. »

C'est ce que pourraient répondre aujourd'hui les hommes éminents qui nous ont tracé, dans la direction de la physiologie médicale, le chemin où nous nous engageons avec confiance derrière eux (1).

---

(1) Marey, *Du mouvement dans les fonctions de la vie*, avant-propos, p. v, 1868.

« La méthode graphique est la meilleure que l'on puisse employer dans la plupart des recherches biologiques. La création des nouveaux appareils, la correction des défauts que présentaient les instruments que l'on possédait déjà, telles ont été mes principales préoccupations dans ces dernières années. Les appareils enregistreurs permettent maintenant d'aborder des recherches qui autrefois eussent été impossibles, et de reprendre les expériences anciennes dans des conditions de simplicité et de précision toutes nouvelles. Par l'emploi de la méthode graphique disparaissent les illusions de l'observateur, la lenteur des descriptions, la confusion des faits. Ces deux qualités dominantes, clarté et concision, devenaient chaque jour plus désirables en présence du développement énorme que prennent les publications biologiques...

« L'école allemande a la plus grande part dans ce progrès ; c'est elle qui a montré, la première, que la biologie pouvait, dans ses recherches, attein-

Marey, *Physiologie médicale de la circulation du sang.*

Un savant Allemand a dit de ce livre, qu'il « faisait époque. » Ce qui nous touche particulièrement dans le livre de M. Marey, c'est que l'auteur est médecin, élève de nos hôpitaux, et qu'il a conçu le plan de cet ouvrage dans un hôpital. C'est sur l'homme malade qu'il a appliqué sa méthode. Ce n'est pas un physiologiste théoricien qui a imaginé un système sans en prévoir l'application prochaine ; c'est un observateur qui, en pratiquant la médecine au lit du malade, a trouvé un obstacle, s'y est arrêté au lieu de le tourner, et a demandé à la physiologie son appui pour la solution d'un problème médical. Il est des personnes qui redoutent l'intrusion des physiciens et des mécaniciens dans le domaine de l'art

dre à cette précision qui semblait n'appartenir qu'aux sciences physiques.

« D'autres difficultés tiennent à l'insuffisance de nos sens, auxquels échappent les objets trop petits, trop grands, trop rapprochés, ou trop éloignés, les mouvements trop lents ou trop rapides. L'homme a su se créer des sens plus puissants pour atteindre la vérité qui le fuit ; il a rendu sa vue plus perçante à l'aide du télescope, qui sonde l'immensité de l'espace, et du microscope, qui explore l'infiniment petit. La balance et le compas en main, il estime avec précision le poids et le volume des corps, ce que son toucher ne lui indiquait que d'une manière grossière. Plus une science a progressé plus il lui a fallu d'instruments, car elle a dépassé les horizons qu'embrassaient les regards de nos devanciers. Elle a franchi les limites du cercle dans lequel s'est agité longtemps l'esprit humain, s'épuisant à contempler la superficie des mêmes objets, usant, dans une dialectique stérile, la puissance qu'il emploie aujourd'hui à des observations rigoureuses.

« Les instruments sont les intermédiaires indispensables entre l'esprit et la matière ; le physicien, le chimiste, l'astronome, ne peuvent rien sans leur secours. L'anatomiste, le physiologiste, le médecin, ont aujourd'hui recours à l'emploi d'instruments, au grand profit des sciences qu'ils cultivent… Le microscope a inauguré une ère nouvelle pour l'anatomie ; les manomètres, les thermomètres, des machines électriques variées, les appareils enregistreurs, permettent au physiologiste de substituer l'expérimentation proprement dite à l'observation, toujours plus lente et souvent impuissante à découvrir les lois qui régissent la vie. »

Appareils enregistreurs. — La machine de Poncelet et Morin est construite de telle façon que le corps, en tombant, trace lui-même une courbe médical. Qu'elles veuillent bien considérer que c'est ici la physique qui se met au service de la médecine, en lui fournissant les moyens de noter plus exactement les phénomènes physiques dont l'organisme humain est le siége, d'éviter certaines erreurs de diagnostic, de ne plus perdre un temps précieux à disserter sur de prétendues lois vitales qui ne sont que des lois physiques pures. En acceptant cet heureux secours, nous aurons plus de temps à consacrer à la guérison des maladies, laquelle est notre raison d'être. N'est-ce pas un immense bienfait pour la médecine que ce progrès des sciences plus exactes, s'employant à nous épargner la recherche pénible et incertaine d'un fait matériel? Il ne faut négliger aucun moyen de connaître, et tout l'esprit du monde ne vaut pas une bonne loupe quand il s'agit de regarder un objet très-petit. Où

qui exprime le mouvement dont il était animé, en frottant contre un cylindre vertical mis en marche.

Ancienneté de l'idée. — Dans les *Mémoires de l'Académie des sciences* en 1734, Ons-en-Bray, décrit un anémographe écrivant sur une feuille de papier enroulée autour d'un cylindre.

En 1785, Changeux publia la description d'un barométographe ; huit autres instruments destinés au même but furent imaginés peu de temps après.

Avant 1794, Ruthefort publiait la description d'un thermométrographe écrivant avec une pointe sur une bande de papier noircie.

J. Watt avait imaginé d'enregistrer sur un cylindre tournant les variations de tension de la vapeur aux différents instants de la course du piston des machines à feu.

Enfin Thomas Young modifia le cylindre enregistreur ; afin d'éviter la superposition des figures successivement inscrites, il imprima à l'axe du cylindre un mouvement d'hélice. Grâce à cette disposition, le graphique n'est plus limité à la circonférence du cylindre, mais il s'écrit sous forme d'une hélice qui peut avoir une très-grande longueur.

Du graphique, p. 82. — « Cette langue universelle que nous appelons de tous nos vœux, elle existe pour la science, ou du moins elle se forme ; elle devra bientôt se répandre dans toutes les publications scientifiques. C'est du *graphique* que je veux parler. Aussi ancien que l'homme, le graphique comprend tous les signes de représentation naturelle des objets, de leur forme, de leur changement d'état... Tout ce qui est conventionnel est variable ; le langage et l'écriture des différents pays se modifient avec le temps, tandis que la représentation graphique des objets est restée immuable, parce qu'elle était naturelle. »

l'esprit reprend tous ses droits, c'est lors de l'interprétation des résultats physiques.

L'instrument dont M. Marey a enrichi la médecine fournit des autographes écrits par le cœur et par l'intermédiaire du pouls artériel. Il en résulte des renseignements précieux et des preuves palpables, relativement aux troubles de la circulation, provenant soit d'une maladie du cœur, soit de quelque autre maladie. C'est le pouls auquel on ne croyait plus et qui, réhabilité par une méthode nouvelle, reprend dans la pratique médicale le rang qu'il y avait occupé autrefois.

L'auteur, dans son Introduction, s'exprime ainsi : « Si l'on voulait caractériser les tendances du dix-neuvième siècle, dans les sciences médicales, et résumer les principaux progrès qu'il a inaugurés, on pourrait dire que nous appartenons à l'époque qui a donné la plus forte impulsion à la science du diagnostic physique des maladies... »

« La recherche de la lésion est, de nos jours, la préoccupation dominante. Si la physiologie était aussi avancée que l'anatomie, si l'on pouvait, sur le vivant, interroger la fonction comme on interroge l'organe, sans doute le trouble fonctionnel serait recherché comme l'est aujourd'hui la lésion, avec la même ardeur et le même succès. A côté de l'*anatomie pathologique* on cultiverait la *physiologie médicale* qui nous apprendrait à quelles lois est soumis l'enchaînement des phénomènes morbides. Telle est la pensée qui a présidé aux travaux que nous publions (1).

Le titre du livre est suffisamment clair : *Physiologie médicale* (2). Cela veut dire l'exactitude physique dans la médecine. Si nous

(1) Il existe encore, malheureusement une ligne de démarcation entre les médecins purs et les physiologistes. Il est désirable, et le fait se réalise déjà, que les médecins destinés à occuper dans la pratique nosocomiale et dans l'enseignement, des positions éminentes, se recrutent parmi les anatomistes et les physiologistes, et pour cela il faut que l'on ouvre dans les hôpitaux des écoles pratiques et des laboratoires. Ainsi l'on formera de jeunes savants qui passeront de la salle d'hôpital aux cabinets de physiologie et d'histologie. Il faut que l'on ne divise plus les médecins en deux catégories. (*Note de l'auteur.*)

(2) Marey, *Physiologie médicale de la circulation du sang. Étude graphique des mouvements du cœur et du pouls artériel. Application aux maladies de l'appareil circulatoire.* Paris, 1863. in-8.

prenons au hasard quelques grands noms parmi les représentants de la physiologie et de l'anatomie : Sanctorius, Borelli, Harvey, Hunter, Haller, Spallanzani, les Bell, Müller, et parmi nos contemporains, Magendie, Cl. Bernard (1), Brown-Séquard, Ch. Robin, Longet, Rouget (de Montpellier), Helmholtz, Virchow, nous trouvons que ces noms appartiennent à l'histoire de la médecine.

M. Marey a appliqué la méthode physiologique à l'étude du pouls. Le pouls est un signe infidèle. Le tact est insuffisant. D'ailleurs les théories sur ce sujet sont erronées et les conclusions fausses. Il fallait tout oublier ou tout réformer.

Au moment où le pouls, en tant que moyen de reconnaître la nature et les phases d'une maladie, tombait dans le discrédit et était réduit, entre toutes ses qualités, à celle qui répond à la montre à secondes, le nombre, un nouveau moyen, apparaissait qui achevait de déconsidérer l'art de tâter le pouls. Nous voulons parler de la thermométrie appliquée à la connaissance du degré de la fièvre, de la nature des maladies et de leur évolution. Le pouls devenait dès lors tellement accessoire que, pour désigner la fièvre, un certain nombre de médecins contemporains disaient non plus, le pouls bat 120 fois par minute, mais : le thermomètre dans l'aisselle marque 40 degrés centigrades. Il n'en devenait que plus urgent de chercher par quel moyen on rendrait aux médecins le droit d'avoir confiance dans les données du pouls.

Voici par quels principes s'est dirigé M. Marey dans ses études sur le pouls :

Le physiologiste trouve dans la vie les lois physiques générales et communes.

La cause des mouvements est x, mais le mouvement est le même quelle que soit sa source.

La pierre lancée par l'homme suit la même trajectoire que celle lancée par la poudre.

Déjà Magendie avait écrit en tête de ses leçons : « *Phénomènes physiques de la vie.* »

Il faut des instruments pour étudier mieux les phénomènes... et rendre *certains* les signes *douteux.*

______

(1) L'influence des admirables travaux de M. Claude Bernard se fait puissamment sentir dans la médecine contemporaine.

C'est à cet ordre qu'appartiennent :

L'ophthalmoscope,

Le laryngoscope,

Le stéthoscope,

Les appareils graphiques destinés à inscrire le mouvement des organes et les *appareils enregistreurs à indications continues*, lesquels sont d'origine récente ; c'est à ces derniers appareils que M. Marey a eu recours.

Description du sphygmographe de Marey (1). — « La figure 1 montre l'instrument appliqué sur le poignet, autour

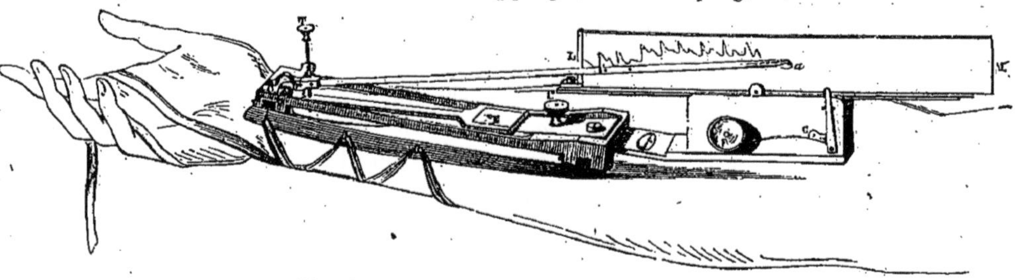

Fig. 1. — Sphygmographe de M. Marey.

duquel il est fixé par un lacet jeté alternativement d'un côté à l'autre sur de petits crochets. Ceux-ci sont placés, trois de chaque côté, sur les bords d'un cadre métallique qui constitue le support de l'appareil. Le lacet complète donc, en arrière du poignet, une sorte de bracelet que forme en avant le cadre métallique, et le tout est fortement assujetti.

Dans l'intérieur du cadre QR, dont la figure 2 nous montre le

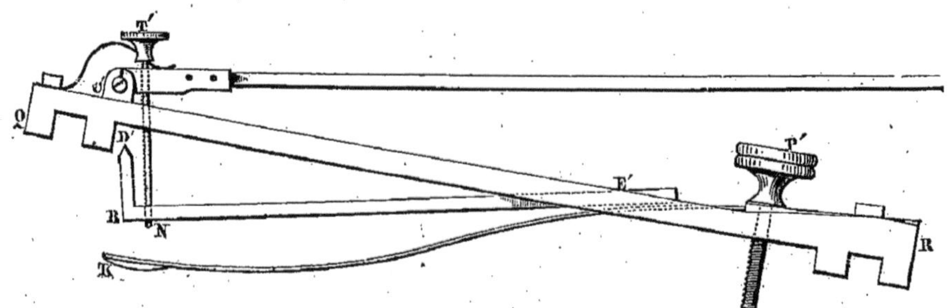

Fig. 2. — Détails du levier du sphygmographe de Marey et du mécanisme de transmission des mouvements.

(1) Marey, *Physiologie médicale de la circulation du sang*, p. 179-181.

profil, se trouve un ressort d'acier très-flexible qui descend obli-quement et porte à son extrémité libre une plaque d'ivoire K. Cette plaque doit reposer sur l'artère ; elle la déprime, grâce à la force élastique du ressort. On sait en effet que, pour tâter le pouls, il faut que le doigt déprime le vaisseau avec une certaine force. Chaque pulsation de l'artère va donc imprimer à la plaque K des mouvements très-petits, il est vrai, mais qu'il s'agit main-tenant d'amplifier et d'écrire.

Pour amplifier ces mouvements, on se sert d'un levier très-léger, fait de bois et d'aluminium. Ce levier pivote autour du point c (fig. 2); il reçoit l'impulsion très-près de son centre de mouvement, et cela par une pièce intermédiaire BE que nous allons décrire.

BE est une pièce de cuivre mobile autour du point E ; la figure 2 en montre le profil. Un couteau vertical BD termine cette pièce, et une vis T la traverse verticalement. — Quand l'extrémité N de la vis repose sur le ressort au-dessus de la plaque d'ivoire, tout mouvement de cette plaque se transmet à la pièce BE, et de là au levier, si le couteau D est en contact avec ce levier. — Comme ce contact pourrait n'avoir pas lieu lorsque l'artère est trop profon-dément située, et comme, d'autre part, si l'artère est très-sail-lante, le levier pourrait être soulevé trop haut, il faut qu'on puisse à volonté augmenter ou diminuer l'intervalle ND qui éta-blit la transmission du mouvement. Ce résultat s'obtient en tour-nant la vis T dans un sens ou dans l'autre, ce qui fait plus ou moins saillir sa pointe N.

Supposons le contact bien établi, le levier exécute des mouve-ments alternatifs d'ascension et de descente qui seront très-grands à son extrémité. En effet, si la distance qui existe entre le couteau D et le centre de mouvement C est cent fois plus petite que le reste du levier, la pulsation sera grandie cent fois à l'extré-mité du grand bras. Pour que le levier ne soit pas projeté en l'air par les soulèvements brusques, et pour que, d'autre part, sa des-cente ne soit plus entravée par les frottements qui existent à son extrémité a contre le papier, un petit ressort appuie sur la base du levier et tend constamment à le faire descendre.

L'extrémité a du levier est celle qui doit écrire le tracé. Elle est terminée par un bec rempli d'encre qui frotte contre une plaque couverte de papier et qui se meut en glissant dans une rainure au moyen d'un mouvement d'horlogerie placé au-dessous.

Pendant que le pouls s'écrit, la plaque est arrivée à la moitié de sa course.

Le mouvement d'horlogerie se remonte à l'aide d'un bouton; on peut, à volonté, l'arrêter et le faire repartir.

Le papier qu'on doit employer est glacé, très-uni; la plume doit glisser sur lui sans frottement appréciable et laisser une trace nette au moyen d'encre ordinaire. — La plaque qui porte ce papier met dix secondes à passer dans la rainure d'un mouvement uniforme. La longueur qui correspond à six secondes est indiquée sur cette plaque; elle sert à évaluer immédiatement la fréquence du pouls pour une minute. Pour obtenir ce chiffre, il suffit d'ajouter un zéro au nombre de pulsations obtenu dans les six secondes.

En résumé, dit M. Marey :

« Le but que nous avons poursuivi dans la construction de notre *sphygmographe* est le suivant : enregistrer les pulsations d'une artère, non-seulement avec leur fréquence, leur régularité et leur intensité relative, mais avec la *forme* propre à chacune d'elles. Ces résultats n'avaient été obtenus par aucun des appareils imaginés jusqu'à ce jour. De plus, nous avons cherché à faire du sphygmographe un instrument portatif. Nous y avons réussi. »

M. Marey indique que son instrument, construit pour être placé au-devant de l'artère radiale, peut cependant, à l'aide de certaines modifications dans l'application, être employé à enregistrer le pouls de la *pédieuse*, de l'*humérale*, de la tibiale *postérieure*, les battements mêmes du cœur, et le rhythme des mouvements respiratoires.

Idée générale de la circulation d'après M. Marey. — Le mouvement du sang en bloc, harvéien, s'explique par la seule *contraction du cœur*. Mais les *circulations locales*, les *afflux*, les *pâleurs*, donnent lieu aux hypothèses de forces congestives, *raptus sanguinis, molimen hemorrhagicum,* appel du sang, activité locale (des glandes), état sthénique ou asthénique.

Or, il n'y a qu'une seule force en jeu, la *contractilite*. La contraction du cœur et la contractilité des capillaires, frein qui tempère le cœur, crée au-devant de ce moteur unique des résistances locales ou générales, et enraye plus ou moins le passage du sang, tantôt dans un point limité du corps, tantôt dans l'économie tout entière. Le cœur subit cette influence, il se ralentit sous la résistance des capillaires, et s'accélère s'ils se relâchent.

Les capillaires n'ont pas de *dilatation active*, ils n'ont qu'une contraction active ; relâchés ils se laissent distendre par le sang.

Les idées de l'auteur sur le rôle du cœur dans la circulation ne s'éloignent pas de celles qui ont été établies définitivement par les travaux de nos contemporains. (Bouillaud.) Il a cependant ajouté une certitude plus grande à ces théories en donnant, par ses expériences de cardiographie (Chauveau et Marey), la démonstration de la succession des mouvements qui ont lieu dans les oreillettes et dans les ventricules.

A. L'élasticité des artères change le mouvement intermittent que le sang reçoit du cœur en un écoulement continu et uniforme, comme cela s'observe dans les capillaires.

B. L'élasticité artérielle favorise l'action du cœur en diminuant l'élasticité au-devant de cet organe.

Ses travaux sur la circulation artérielle l'ont conduit à des propositions neuves :

Les artères distribuent une quantité de sang variable à divers moments. Ces variations de la circulation périphérique tiennent à la *contractilité* des vaisseaux.

Tension artérielle. — La tension artérielle résulte de la réplétion des artères, accrue de l'impulsion du cœur et aidée ou desservie par la résistance des capillaires. Cette tension est appréciée par les manomètres. (Hales, Poiseuille, Magendie, Cl. Bernard, manomètre à enregistreur continu de Ludwig.) En somme, contrairement à ce qui s'enseignait, M. Marey montre que la tension moyenne des artères va en décroissant à mesure qu'on s'éloigne du cœur. Si les capillaires se contractent, la tension tend à s'équilibrer et inversement, par conséquent la *tension et la vitesse du sang* dans les artères seront dans un *rapport inverse.*

Vitesse du sang. — La vitesse est d'autant plus grande que les résistances sont moindres... Donc les capillaires sont maîtres de la vitesse du sang... et non le cœur...

Pouls. — Le pouls est le résultat immédiat des changements qui surviennent dans la tension artérielle. La sensation de choc éprouvée par le doigt qui déprime une artère tient au durcissement subit de celle-ci, lorsqu'une ondée de sang poussée par le ventricule dans le système artériel, vient augmenter subitement la tension de ces vaisseaux. L'auteur expose ses essais de *Reproduction artificielle des phénomènes de la circulation artérielle*. Le pouls factice peut être reproduit avec toutes les formes possibles, soit celles qu'on observe sur les sujets sains, soit celles qu'on rencontre sur les malades.

Tous les changements survenus dans la circulation sont dus à l'intensité de la systole, à la perméabilité des vaisseaux et à leur élasticité, à l'état de contraction ou de laxité des capillaires.

Les caractères vulgaires du pouls sont : la fréquence, la force, la régularité.

Cela peut s'apprécier assez bien à la main. Mais comment en connaître les *nuances*, le *degré*, la *forme* ? Un instrument seul peut opérer ce prodige.

Depuis longtemps on a cherché des instruments ; d'abord l'instrument compteur de Galilée ; puis les clepsydres et sabliers ; puis les montres à seconde.

Puis on a construit des appareils pour traduire le pouls : le sphygmomètre à mercure de Hérisson, le manomètre inscrivant de Ludwig, le kymographion, le sphygmographe de Vierordt, essais plus ou moins heureux.

Découvertes faites par l'expérimentation directe sur la circulation du sang. — *Loi* : Le cœur bat d'autant plus vite qu'il éprouve moins de peine à se vider. Or, comme la résistance est à la sortie, on peut dire que « *la fréquence du pouls est en raison inverse de la tension artérielle.* »

Preuves expérimentales. — La *saignée*. Sur un cheval, à l'aide du manomètre, Hales vit la *tension* artérielle *diminuer* avec l'hémorrhagie, et le *pouls s'accélérer* de 40 à 100. On observe la même chose cliniquement chez l'*homme*, après une saignée ou une hémorrhagie.

L'attitude fait varier le pouls, par exemple : un homme debout a 79 pulsations ; assis 70 ; couché 67.

La déclivité accélère le courant artériel... Il suffit de baisser les bras ou de les élever pour faire varier le chiffre des pulsations.

La *compression* des gros troncs (fémorale, aorte abdominale), ralentit le pouls, en augmentant la tension artérielle.

Influence des capillaires. — S'ils se relâchent, la fréquence du pouls augmente ; s'ils se resserrent, elle diminue. Exemple : le froid et le chaud. M. Fleury, expérimentant sur lui-même, a vu, après un séjour de 35 minutes dans une étuve, son pouls monter de 48 à 145 par minute.

Froid. — Bence, Jones et Dikinson ont étudié l'influence de la douche froide sur la fréquence du pouls... Le pouls peut tomber à 50.

On observe de même d'importantes variations du pouls par le *repos* ou le *mouvement musculaire.*

On pourrait croire que la course accroît la force de contraction du cœur. Non, le cœur subit la nécessité de tenir tête à tout le système circulatoire, il est entraîné et non entraîneur. Le *manomètre le prouve* (car sa tension diminue). — Le cœur est *dépossédé* et les petits vaisseaux ont le *rôle actif.*

Les émotions morales modifient l'état du cœur et des capillaires (témoin le rougissement de la face, etc.).

Force du pouls. — Qu'est-ce que la force du pouls? C'est l'intensité de la sensation tactile perçue par la palpation de l'artère. Le pouls fort ne résulte pas toujours d'une *forte systole....*

Le pouls fort indique-t-il la *force du malade?* Non. (Il y a des agonisants qui ont le pouls fort.)

Le pouls se relève après la saignée... parce que, disait Bordeu, *les forces du malade étaient opprimées....* Cette explication ne nous suffit plus.

Formes du pouls. — Les vieilles classifications ne peuvent être conservées ; elles comprenaient :

Le pouls grand ou petit ;
— large ou étroit ;
— dur ou mou ;
— plein ou vide ;
— vite ou lent ;
— serré, élevé, filiforme, formicant, capricant, myure, nasal, hémorrhagique, critique, nerveux, etc...; le pouls supérieur et inférieur de Bordeu.

Tout ici est subjectif, personnel.

D'ailleurs ce n'est pas l'essence de la maladie, c'est la nature du mécanisme physiologique qu'il faut étudier, car le même pouls peut se trouver dans divers états morbides.

Espèces ou formes nettes du pouls données par le sphygmographe — Pouls rebondissant ou dicrote, *bis feriens.*

Ce pouls peut être perçu, mais il *peut* échapper au tact digital

Explication. — Il y a deux pulsations et pourtant un seul battement du cœur; c'est un phénomène purement *physique*... il dépend :

1° De la vitesse acquise que prend la colonne liquide lancée dans les vaisseaux ;

2° De l'élasticité des vaisseaux qui fait osciller cette colonne liquide dans une direction alternativement centrifuge et centripète.

Pour que le dicrotisme ait lieu, il faut que l'ondée sanguine ait une grande rapidité... Quand elle produit une ascension *droite* et *non oblique*, c'est que le cœur s'est contracté rapidement... de plus, il faut que les artères aient une grande élasticité... *or*, chez les *vieillards*, le dicrotisme *diminue*. Le dicrotisme suppose un facile écoulement par les capillaires. Comprimez les fémorales, il n'y a plus de dicrotisme. Augmentez la tension, il disparaît. Diminuez-la par la saignée, il reparaît ; de même, par la chaleur, la *sueur*, etc.

Influence de la respiration sur le pouls. — La gêne de la respiration augmente la tension du pouls.

Études sur la chaleur animale. — Son importance clinique est excessive, il est nécessaire d'en comprendre le mécanisme et d'en apprécier le caractère. Il faut remonter aux expériencés de Hunter sur la température fixe ou constante :... un phlegmon ne peut élever la température au-dessus du niveau qu'elle a normalement au centre. Claude Bernard par la section des nerfs vaso-moteurs accroît la chaleur... Comment? par la dilatation des vaisseaux et la circulation plus active du sang qui est la *seule* source de la chaleur.

Les études faites par M. Marey sur la chaleur animale et sur la fièvre dans leurs rapports avec la circulation, sont de nature à éclairer la question si controversée du mécanisme de la chaleur et du rôle de la fièvre. Le sphygmographe et les théories mécaniques ont servi de base à ces inductions importantes.

L'auteur a particulièrement étudié l'*algidité*, dont il a donné une explication satisfaisante.

Formes du pouls dans les différentes maladies. — Dans tous les états fébriles, le pouls est dicrote pour les raisons données plus haut. Il varie un peu de forme dans quelques-unes d'entre elles.

M. Marey a étudié aussi les circulations locales, phlegmasies, éclairées par les beaux travaux de Bernard sur la section des nerfs du grand sympathique.

Du pouls sénile.—Le pouls des vieillards est plein et dur ; il a :

1° Une grande amplitude ;

2° Une ascension brusque ;

3° Un plateau horizontal ou ascendant.

L'altération *sénile des artères* amène l'hypertrophie du cœur ; cette altération détruit l'*élasticité*... les artères sont moins *extensibles*... d'où obstacle aux mouvements du cœur ; alors le cœur s'hypertrophie, comme lorsqu'il existe un rétrécissement aortique.

Ce fait, vu par Andral, n'était pas *expliqué*.

L'altération sénile des artères s'accompagne de leur dilatation... (*artère radiale — crosse de l'aorte*).

Le chapitre des anévrysmes donne des résultats pratiques d'une grande importance. Le pouls au delà d'un anévrysme tend à se transformer en une ligne ondulée peu saillante, l'anévrysme jouant le rôle d'une sphère élastique sur le trajet d'un tube. Le schéma est venu ici en aide à la théorie. M. Marey a reproduit artificiellement le pouls de l'anévrysme, les souffles anévrysmaux, etc., et les souffles des maladies du cœur. Il a de même étudié le pouls dans les maladies du cœur, rétrécissement et insuffisance aortique, rétrécissement et insuffisance mitrale, et donné des tracés d'une netteté parfaite et d'un caractère bien déterminé. Il a de plus indiqué le pouls spécial à certaines intoxications (plomb).

Nous devons-nous borner à cette courte analyse d'un livre qui est entre les mains de tous les médecins. La méthode était irréprochable, le résultat a dépassé l'attente. Désormais la *sphygmographie* existe, et des découvertes importantes ont été réalisées par ce moyen.

Les tracés donnés par M. Marey sont très-nets et forment des types parfaits. Ses théories ont été presque toutes confirmées. C'était aux médecins à continuer l'œuvre et à donner à la méthode toute l'extension qu'elle comporte. L'application de cette méthode se fait tous les jours, et le sujet n'est pas épuisé.

Notre livre ayant un caractère particulièrement pratique et étant destiné surtout aux médecins qui vivent au contact des malades, nous l'avons allégé de tout ce qui pouvait arrêter l'attention du lecteur et retarder l'exposé des faits cliniques que nous avions observés. Nous avons donc évité avec soin de nous étendre sur les explications théoriques et de nous engager sur le terrain de la mécanique. Mais nous ne pouvions cependant négliger de donner un exposé de l'état actuel de la question, et, pour ce faire, nous avons emprunté à des travaux étrangers les observations critiques et le contrôle scientifique auxquels la sphygmographie a été soumise. Nous espérons qu'on ne lira pas sans profit les longs extraits de ces mémoires originaux dont quelques-uns renferment des expériences de laboratoire, d'autres des faits pratiques, d'autres enfin un exposé méthodique, et un historique complet de la question.

Pour aider le lecteur et lui rendre la tâche plus facile, nous ferons précéder chacune de nos observations personnelles d'un court exposé des opinions de M. Marey et de celles qui ont été émises par quelques-uns de ses critiques ou de ses imitateurs.

Vivenot (de Vienne) (1) :

Parmi les médecins qui ont utilisé le sphygmographe pour des recherches expérimentales du ressort de la physiologie, et ont en même temps et comparativement appliqué cet instrument à la

(1) Vivenot (de Vienne), *Ueber die Veränderungen im arteriellen Stromgebiete unter dem Einflusse des verstärkten Luftdrukes*, 1868

nosographie et à la thérapeutique, il faut citer avec éloge Vivenot (de Vienne), qui a récemment essayé les effets de l'air comprimé sur le pouls et la respiration. Ses tracés graphiques du pouls sont doublement instructifs, en ce qu'ils démontrent les mêmes résultats obtenus par la compression de l'air sur l'homme sain ou malade (asthme, hypertrophie du cœur, etc.), et sur des appareils schématiques de la circulation, placés dans le même appareil compresseur.

Vivenot a expérimenté dans les conditions suivantes : Dans un établissement hydrothérapique de Johannisberg, on emploie l'air comprimé pour la guérison de certaines maladies. C'est dans l'appareil à air comprimé que l'auteur s'est placé et a placé les personnes qu'il examinait. Un grand nombre d'expériences ont été faites sur lui-même. La pression n'a jamais été poussée au delà de 106 centimètres. Les expériences ont été conduites avec les plus grandes précautions. Elles ont duré trois mois consécutivement. Le pouls était examiné dès le matin, au lit, puis

[Sur les changements dans la circulation artérielle, produits sous l'influence de l'augmentation de la pression atmosphérique]. *Virchow's Archiv für pathologische Anatomie,* t. XXXIV.

L'auteur avait précédemment étudié l'action de l'air comprimé sur la respiration (*Medic. Jahrb. der Zeitschr. der k. k. Gesellsch. der Aertze...* Wien, 1865, et *Archiv für pathologische Anatomie* de Virchow, t. XXXIII). Cette question à laquelle l'avenir réserve probablement une certaine importance à déjà sa bibliographie ; voyez :

Junod. Recherches sur les effets physiologiques et thérapeutiques de la compression et de la raréfaction de l'air, tant sur le corps que sur les membres isolés (*Arch. gén. de méd.* 2ᵉ série, t. IV, 1835).

Tabarié (E.), *Compt. rend. Acad. des sciences,* t. VI. Paris, 1838, p. 896.

Guérard (Alph.), Note sur les effets physiques et pathologiques de l'air comprimé (*Ann. d'hyg. publ. et de méd. lég.* 2ᵐᵉ série, t. I. Paris, 1854).

Pol (B.) et Watelle, Mémoire sur les effets de la compression de l'air appliquée au creusement des puits à houille (*Ann. d'hyg. publ.* 2ᵉ série, t. I, 1854, 2ᵉ partie).

Bertin, Étude clinique de l'emploi et des effets du bain d'air comprimé. Paris, 1855.

Milliet, De l'air comprimé au point de vue physiologique. Lyon 1856.

Pravaz (Ch. G.), Des effets physiologiques et des applications thérapeutiques de l'air comprimé. Paris, 1859.

Vivenot, Ueber den Einfluss des veränderten Luftdruckes auf den après le repas, puis avant l'entrée dans l'appareil, ensuite pendant le temps que la pression montait, alors qu'elle avait atteint son maximum, au moment où finissait la décompression, et enfin après la séance. On avait soin d'entrer en pression en une demi-heure, et l'on prenait encore plus de temps pour la décompression. Les résultats s'appuient sur 609 observations dont 423 faites sur l'auteur lui-même. Nous insistons peu sur les modifications concernant la fréquence du pouls. L'air comprimé ralentit le pouls, et ce ralentissement persiste quelque temps même après la cessation de l'expérience. Ce fait est à peu près constant (375 fois sur 423 observations). « La grandeur du ralentissement du pouls, sous l'influence de l'air comprimé, croît en raison proportionnelle de la fréquence du pouls observée sous la pression normale. » Les auteurs ne sont pas tous d'accord sur le chiffre du ralentissement : on perdrait 15 pulsations selon les uns, 10, selon les autres, par minute. Les expériences faites sur des emphysémateux offrent matière à quelque critique. Les expériences faites sur des hommes sains sont plus concluantes.

Vivenot explique le ralentissement du pouls par le simple effet

menschlichen Organismus (Virchow's *Archiv für pathologische Anatomie*, Band XIX, Heft 5, u. 6. Berlin, 1860, 508).

François. Des effets de l'air comprimé sur les ouvriers travaillant dans les caissons servant de base aux piles du pont du grand Rhin (*Annales d'hygiène publique et de médecine légale*, 2ᵉ série, 1860, XIV).

Einbrodt, Ueber den Einfluss der Athembewegungen auf Hertzschlag und Blutdruck (*Sitzungsberichte d. k. Akademie der Wissenschaften, zu Wien*. 1860, Band XL.)

Sandahl (O. Th.), Om verkningarne of fortatad Luft, pü den menskliga Organismen, fysiologisk, och therapeutiskt Hanseedo. Stockholm, 1862.

Tutschek, Ueber die Wirkung des compr. Luft (*Bayer. ärtzl. Intell. Blatt*, mai 1865).

Levinstein (E.), Beobachtungen über die Einwirkung der verdichteten Luft bei Krankheiten der Respiration und Circulationsorgane. Berlin, 1863.

Lange (J.) (in Uetersen), Ueber comprimirte Luft, ihre physiologischen Wirkungen und ihre therapeutische Bedeutung. Göttingen, 1864.

Foley, Du travail dans l'air comprimé. Étude médicale, hygiénique et biologique. Paris, 1863, gr. in-8.

Lange (G.) (in Johannisberg), Der pneumatische Apparat- Mittheilungen über die physiologischen Wirkungen und die therapeutische Bedeutung der comprimirten Luft. Wiesbaden, 1865.

mécanique de l'augmentation de la pression de l'air, qui fait contracter les vaisseaux périphériques, et rend difficile la circulation capillaire des téguments externes : d'où suit une résistance à l'ondée sanguine chassée par la systole du cœur.

Par cette résistance et cette difficulté plus grande apportée à l'action du cœur, un ralentissement de la fréquence du pouls se produit, conformément à la loi de Marey « que le cœur bat d'autant plus vite qu'il se vide plus facilement, » etc., etc.

L'auteur a compris la nécessité de donner une consécration expérimentale à ses vues théoriques, et le sphygmographe lui a paru le meilleur moyen de résoudre ces questions... Il s'exprime ainsi :

« Le sphygmographe de Marey paraît éminement propre à ces recherches sans parler de l'utilité qu'il peut avoir pour d'autres sortes de recherches ; car, si notre explication est la bonne, l'ondée du pouls doit montrer sous la pression accrue de la colonne d'air qu'elle supporte, des changements bien déterminés, et que l'on peut dejà indiquer *a priori* et d'après des vues théoriques. Cet instrument paraît, en outre, promettre beaucoup, pour donner les meilleurs renseignements sur quelques questions importantes telles que la force, la figure, etc., du pouls et les changements qui surviennent dans la pression du sang, et pour en donner une explication satisfaisante. Nous passons donc au deuxième chapitre de notre mémoire, pour donner l'analyse des recherches que nous avons entreprises dans cette direction.

Recherches sur les figures graphiques indiquant les changements du pouls artériel, par l'action de l'air comprimé. (Chap. ii.) « On a plus d'une fois mis en doute l'exactitude des tracés du pouls obtenus par le sphygmographe de Marey, et, entre autres, le docteur Meissner (Henle und Meissner's *Jahresberichte über Anat. und. Physiologique*, 1859, Seite 537) a élevé une série d'objections contre ces tracés, et a particulièrement signalé le *dicrotisme* qui y est inscrit comme artificiellement produit par la vibration de l'instrument. Faisant abstraction provisoirement de la solidité de toutes les objections produites contre l'instrument enregistreur, les défauts qui y sont inhérents, dans nos observations présentes, ne viennent pas en considération essentielle et ne nous détournent pas de son usage, alors que, pour la détermination des changements dénoncés dans la circulation sous l'influence de l'air comprimé, il s'agit moins pour nous de la justesse absolue du tracé que de la constatation des changements relatifs que subit, sous l'influence de cette pression augmentée, le tracé originel recueilli sous la pression normale. Mach (1) a déjà démontré, tout en signalant certains défauts de l'instrument, que lesdites objections de Meissner n'étaient pas fondées, et il les a réfutées: du reste, Marey, par son livre qui fait époque, sur la physiologie médicale de la circulation du sang a fourni lui-même les preuves les plus éclatantes de la valeur de son enregistreur du pouls et de son utilité multiple. S'il fallait apporter aux démonstrations que Marey, dans ce dernier ouvrage, a données de ses vues propres, des preuves ultérieures, des recherches comparatives entreprises sous diverses pressions de l'air, comme sont celles-ci, pourraient fournir un témoignage sérieux en faveur de leur solidité; et leur utilité, ainsi que j'espère le faire voir avec évidence dans la suite de cette dissertation, est démontrée d'une façon si éclatante, que je n'ai pas pu faire autrement dans les conclusions de mes recherches propres, que d'adopter presque sans réserves et de faire miennes les propositions et les théories émises par Marey, tant elles trouvent leur application dans ce travail.

« Avant que j'expose les résultats obtenus par moi, qu'il me soit permis d'insister un peu sur la manière de se servir du sphygmographe dont le maniement régulier demande la prise en considération de certaines règles de précautions et l'obtention d'une certaine adresse de main, dont la prompte acquisition pourtant n'offre aucune difficulté.

« Ici aussi le problème principal est d'obtenir les tracés autographiques sous différentes pressions de l'air, toujours dans des conditions identiques, c'est-à-dire, en ayant soin que la posture du corps soit la même, que la main et le bras reposent dans la même attitude, avec une même pression du ressort de l'instrument et que l'artère soit pressée toujours à la même place.

« Pour ne produire aucune disposition anomale du cours du sang dans l'artère à explorer, dans notre cas c'est l'artère radiale, il est

____

(1) Ernst Mach, Zur Theorie der Pulzwellenzeichner (*Med. Jahrb. der Zeitschr. der Ges. der Aerzte, Jahrg.* 1862, § 47).

de grande importance de l'explorer dans une position naturelle et exempte de contrainte.

« La position horizontale du corps imposée pour l'application du sphygmographe, comme Marey a coutume de le faire (p. 246), ne paraît pas indiquée pour nos recherches, parce que cette attitude ne permet pas la situation normale que réclamaient nos autres investigations. Ainsi, l'observation était faite après un repos préalable du corps, toujours dans la situation assise, l'avant-bras libre de toute gêne, avec la main à plat et tenue à peu près horizontalement, libre hors de l'espèce de gouttière en bois, qui, disposée exprès pour ce but et allant du coude au poignet, répondait le mieux à la position déjà décrite de l'avant-bras et du dos de la main. L'angle libre saillant sur le dos du carpe était garni d'un petit coussin, afin de pouvoir maintenir le plus longtemps possible dans cette attitude de repos, et sans contrainte ni fatigue, la main et l'avant-bras.

« Le lien ou lacet constricteur de l'enregistreur du pouls était serré seulement assez fort, pour qu'il ne laissât aucune empreinte visible sur la peau, et pour que le stylet écrivant appuyât juste au milieu du papier, à égale distance du bord supérieur et du bord inférieur, ce qui est une mesure pour reconnaître que la pelote placée sur l'artère radiale est serrée toujours avec la même force.

« Comme il est du reste de la plus grande utilité, pour éviter un faux *autogramme*, que la plaque d'ivoire élastique presse exactement toujours à la même place de l'artère radiale et au milieu, on marquait sur la peau avec de l'encre rouge les contours de la place que devait occuper exactement l'instrument, et l'on avait soin, pour plus de sûreté et d'exactitude, de retirer l'instrument après chaque observation et de le replacer pour une nouvelle expérience ; on acquérait ainsi la possibilité de l'appliquer chaque fois au même endroit.

« L'enregistreur du pouls qui était à ma disposition était de la fabrique de Breguet à Paris, construit exactement sur le modèle de l'instrument original de Marey (sans la modification ou amélioration apportée par Mach). Il pesait 220 grammes, avait 17 centimètres de long et son mouvement placé, non pas horizontalement, mais un peu redressé sur l'avant-bras, était d'une durée de quatorze secondes. La longueur originelle de la bande de papier était de 14 centimètres, mais comme cette longueur est réduite à 11 centimètres par les limites de la course de l'instrument, la longueur générale de nos courbes de pouls correspond à une durée d'environ 11 secondes.

« Je dois pourtant tout d'abord convenir que les évaluations sur la durée d'une pulsation d'après les données précédentes ne sont pas admissibles, attendu que je n'ai pas trouvé l'instrument dont je me servais pour contrôler la fréquence du pouls, d'accord avec le chiffre supposé pour des courbes graphiques. Malgré toutes les précautions prises par moi pour régler l'instrument, il se trouvait que le mouvement d'horlogerie ne marchait pas toujours dans le même espace de temps, mais tantôt un peu plus vite, tantôt un peu plus lentement. De là, il arrivait assez souvent, que la fréquence du pouls ralentie sous l'air comprimé (et le fait était vérifié par des mesures certaines) apparaissait représentée sur le tracé écrit, par un plus grand nombre de courbes de pouls que celle qui avait été reconnue à l'avance sous la pression atmosphérique normale, et qui répondait cependant à un pouls plus accéléré.

« Au lieu de papier noirci à la suie, nous nous servîmes de bandes luisantes, faites avec des cartes de visites préparées à cet effet, et sur lesquelles le style écrivant, mouillé d'une encre carmin légère, inscrivait les mouvements du levier.

« Les expériences que nous communiquons ici sont le résultat de plus de 400 tracés de pouls, qui comprennent environ 100 observations isolées recueillies sur différentes personnes. Les courbes furent prises d'après la manière décrite plus haut, et à chaque fois de même, le plus souvent quatre fois, pendant la séance où l'on changeait la pression de l'air (y compris quelquefois aussi des cas où l'on opérait encore plus souvent en une séance).

« Les recherches furent continuées du 30 avril au 17 juin 1864, tous les jours, c'est-à-dire, jusqu'à ce que la justesse des résultats obtenus ne laissât subsister aucun doute. Bientôt se montra une si grande concordance dans les changements des figures des courbes, qu'il suffira parfaitement de reproduire seulement, dans le grand nombre des tracés de pouls que j'ai recueillis, une série particulièrement caractéristique.

« Un regard rapide, jeté sur les courbes exposées ici, montre que celles-ci, sous l'influence d'un air comprimé, subissent de remarquables modifications dans leurs figures primitives ; une attention plus profonde montre que toutes les parties de la courbe sont si essentiellement changées, que leur analyse demande absolument une dissection pénétrante des segments isolés de la courbe.

« Nous voyons que dans toutes les ondulations sans exception, sous l'action de l'air comprimé, la hauteur de la courbe (amplitude de Marey) décroît. La ligne d'ascension plus ou moins abrupte primitivement devient plus oblique, le sommet paraît plus arrondi, et, par suite de l'amoindrissement de l'amplitude, la ligne de descente encore moins abrupte à la fin s'infléchit en forme d'onde, qui se transforme en une droite plus ou moins convexe. Par suite de la diminution de la hauteur de l'ondulation, l'angle figuré par la rencontre de la ligne ascendante et de la ligne descendante de la pulsation écrite, et qui sous la pression atmosphérique normale, mesure environ 47°, est notablement émoussé, comme aussi par suite de la direction plus oblique de la ligne d'ascension, la pointe ou sommet de la courbe se prolonge plus en arrière... de sorte que la courbe dans son entier affecte la forme d'un segment de sphère.

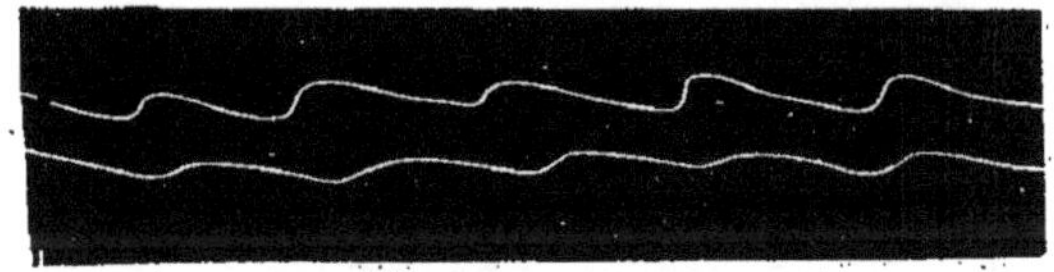

Fig. 5.

« Les changements que nous venons de décrire sont proportionnels à la force de la pression de l'air et à la durée du séjour dans l'air comprimé, et par conséquent d'autant plus marqués et plus intenses, que la pression de l'air a été portée plus haut et le séjour dans l'appareil plus prolongé. Nous trouvons donc que les signes suivants produits après vingt minutes de pression maximum, c'est-à-dire l'obliquité visiblement apparente de la ligne d'ascension, le rapetissement de l'ondulation, l'aplatissement arrondi du sommet, et la transformation de la ligne onduleuse de descente en une ligne droite ou en une simple ligne convexe, après une heure et demie,

c'est-à-dire après une heure d'exposition à la pression maximum
constante, prennent un caractère encore plus accusé, si bien que le
tracé du pouls finit par ne plus présenter pour ainsi dire qu'une
ligne droite.

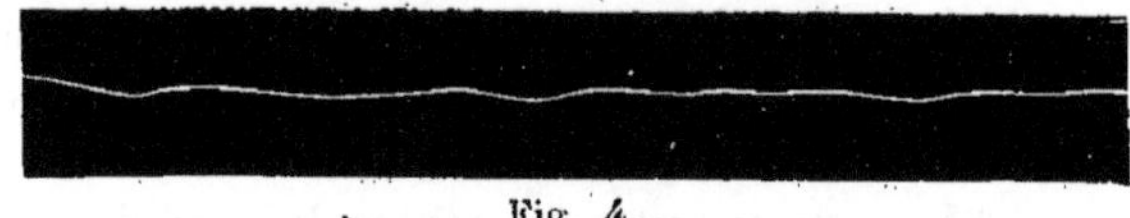

Fig. 4.

« Wilhelm Winternitz a, dans un travail récemment paru (1), en-
trepris avec le sphygmographe des expériences sur le changement
que le pouls radial normal éprouve par suite d'applications froides
extérieures faites sur le bras. J'ai été très-surpris de retrouver dans
les figures 14 et 15, § 12 de ce mémoire, et dans les figures 16
et 17, § 13, où l'action du cataplasme froid se montre d'une façon
expressive, une image fidèle des changements obtenus par moi
sur le pouls à l'aide de l'augmentation de pression de l'air. Cette
concordance de deux courbes de pouls obtenues sous des influences différentes est hautement significative, en ce sens que la rencontre de la pression de l'air et du froid local dans une action commune et identique sur les vaisseaux périphériques est assez d'accord avec la théorie pour que cela soit d'un grand poids pour l'u-
sage pratique.

« Par le retour à la pression atmosphérique normale, immédiatement après la séance, la courbe reprend son intégrité, ou
ne retourne que partiellement à l'état primitif, ou, ce qui n'est pas
rare, le changement, une fois commencé dans l'apparence de l'ondée sanguine, subit encore un mouvement de descente.

« Dans aucun cas, il ne m'est arrivé de trouver durable ce changement de la courbe, mais cette action, d'accord avec les résultats
obtenus par nous pour la fréquence du pouls, se prolonge dans
les cas favorables pendant un petit nombre d'heures. La seconde courbe, figurée plus loin par Vivenot, fournit un exemple
d'une courbe se relevant et regagnant sa forme primitive non

(1) Winternitz, Traité sur les fondements rationnels de quelques applications hydrothérapeutiques (*Med. Jahrbuch der k. k. Gesellschaft der
Aerzte zu Wien*, Jahrgang 1865, 1. Heft, § 1-20).

pas immédiatement, mais vingt minutes après le retour à la pression normale de l'air, tandis qu'au contraire, la deuxième courbe de la planche, page 28 de Vivenot, après un quart d'heure de retour à la pression normale, ne montre encore aucune tendance marquée de la courbe à reprendre sa figure primitive.

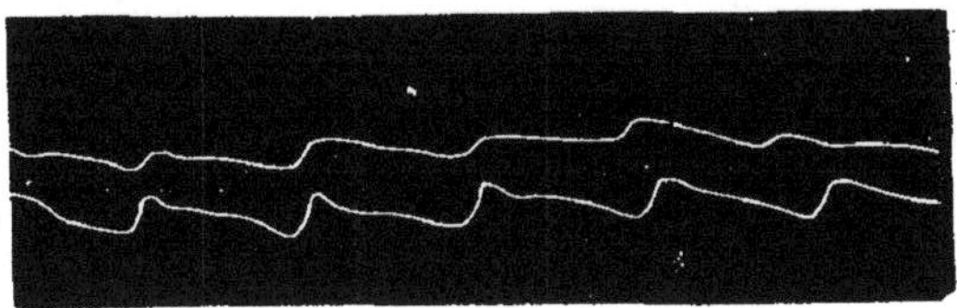

Fig. 5.

« Pour établir la vérité de l'assertion que nous avons acceptée déjà, que la trace restante après la séance, d'une action sur le tracé, s'éteint déjà après une durée de plusieurs heures, on peut se servir des courbes obtenues sur moi-même le 26 mai, jour où j'avais accompli deux séances d'expériences dans l'air comprimé. Si nous comparons la courbe obtenue ce jour-là avant la la première séance, à huit heures du matin, avec la courbe correspondante de la deuxième séance, c'est-à-dire prise à deux heures et demie de l'après-midi, on ne peut reconnaître aucune différence essentielle entre ces deux tracés de pouls. Il ne reste plus de trace sensible après cet espace de quatre heures et demie, de l'influence encore remarquable à dix heures sur la courbe *b* de la figure 15 de Vivenot ; à plus forte raison ne faut-il pas chercher la persistance de cette action d'un jour sur l'autre.

« Maintenant, pour pouvoir saisir la valeur des différences trouvées jusqu'ici, nous devons nous représenter les divers éléments des courbes comme l'expression de ces changements.

« Le choc à ligne ascendante qui coïncide avec la systole du cœur, est produit par l'ondée sanguine chassée en avant par la contraction du cœur, ondée qui, tendant à fuir dans toutes les directions, va presser en partie le sang du grand courant, et exerce en partie une pression excentrique sur les parois des vaisseaux qu'elle élargit. La partie ascendante de la courbe (ligne d'ascension) correspond donc à la diastole artérielle. Plus l'écoulement du sang se fait facilement dans les capillaires, plus celui-ci est transporté vite dans les artères, et plus le cœur revient facilement sur lui-même, puisque la pression du sang représentant la résistance opposée à la systole du cœur en devient plus faible ; or il est connu que tout muscle se contracte d'autant plus facilement et plus vite, que l'exécution de ce mouvement demande moins de dépense de force. Par conséquent, en pareil cas, l'expansion artérielle se fera en d'autant moins de temps, et si le temps à partir du moment de la montée de la pression du sang jusqu'à son point d'élévation (maximum de l'expansion) est très-petit, cela trouvera son expression dans l'*escarpement* de la ligne ascendante de la courbe ; et même si la durée du temps est si courte qu'elle ne peut être mesurée, alors la ligne d'ascension paraîtra complètement verticale, comme c'est presque toujours le cas dans l'état normal.

« Lorsque, au contraire, sur les tracés obtenus dans l'air comprimé, nous observons que la ligne d'ascension devient oblique, il en résulte, pour nous, que la résistance qui s'oppose au flot sanguin poussé par la systole du cœur, a augmenté, en même temps que l'écoulement du sang est arrêté dans les capillaires ; que par suite la systole du cœur est moins rapide, que le flot sanguin arrive lentement aux artères, et que par suite aussi la dilatation des artères ne se fait pas brusquement, mais progressivement.

« Le sommet de la courbe que nous ne voulons pas considérer comme un point mathématique, mais comme la convergence des lignes ascendante et descendante, nous montre le moment où l'artère parvenue au maximum de sa dilatation par le sang qui la distend, résiste en vertu de sa contractilité propre à la pression du sang qui agit sur elle, et par son retrait imprime au sang une nouvelle impulsion. Maintenant la résistance que le flot sanguin éprouve dans les troncs artériels éloignés du cœur, vient-elle à décroître un peu, alors l'écoulement du sang dans le sens du courant, du cœur à la périphérie, devient facile et rapide, la pression du sang dans les artères s'abaisse rapidement, et celles-ci peuvent se resserrer rapidement. Plus cette disposition est marquée, et plus aigu se montre le sommet du tracé, comme on peut le voir par exemple sur le pouls normal.

« Le contraire a lieu dans l'air comprimé et l'angle aigu primitif se change, comme nous avons vu, en un angle plus ou moins émoussé, et même en un cintre, lequel cas a lieu, si par la notable obliquité de la ligne d'ascension le point culminant suivant la verticale en arrive à occuper juste le milieu de la courbe : ces courbes ressemblent beaucoup à celles que Marey a obtenues dans des cas d'embolies et d'anévrysmies, et qui figurent dans sa *Physiologie médicale* sous les n°s 159, 146 et 148, que nous reproduisons ici (fig. 6, 7, 8).

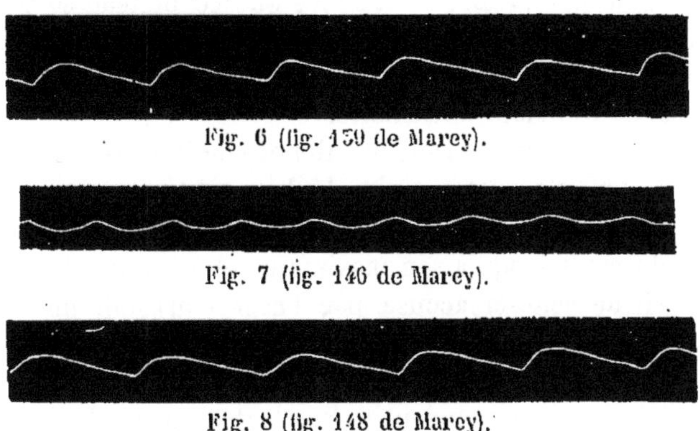

Fig. 6 (fig. 159 de Marey).

Fig. 7 (fig. 146 de Marey).

Fig. 8 (fig. 148 de Marey).

« Par conséquent, l'augmentation de résistance exprimée déjà dans la partie ascendante de la courbe, par son obliquité sous l'influence de l'air comprimé, s'est communiquée ou transmise aussi au sommet de la courbe.

« Les artères dilatées par suite de l'accroissement progressif de la pression du sang, peu à peu jusqu'au maximum, ne peuvent pas triompher subitement de la résistance née de l'obstacle qu'éprouve à s'écouler le sang coulant vers les troncs éloignés du cœur, mais elles réussissent peu à peu, par suite de l'élasticité qui leur est inhérente, et grâce à la diminution de la pression du sang par le fait de l'écoulement de celui-ci, à se rétracter par un violent effort, et à contribuer ainsi à une nouvelle poussée donnée au sang qui était arrêté dans son cours. Mais si l'obstacle opposé au cours du sang est assez fort pour résister un certain temps, il peut, arriver un moment où l'arrivée et le départ du sang se compensent, ont une valeur égale, et où, en raison de ce qu'il arrive autant de sang qu'il en part, la pression, maintenue longtemps au même niveau, tient pendant un certain temps les artères au maximum de tension. En pareil cas, le sommet du tracé primitivement à angle aigu, ne deviendra ni émoussé ni en forme de cintre, mais formera une ligne plus ou moins horizontale (plateau de Marey), ce qui est la règle pour le cas où les artères, par suite d'ossification ou athérome, ont perdu leur élasticité.

« Chez un malade dont le pouls montrait déjà à la pression normale l'aplatissement de la pointe, cette disposition disparaissait dans l'air comprimé, c'est-à-dire que ce plateau se transformait dans la ligne d'ascension en une forte courbure (1); ce phénomène fournit une nouvelle preuve de la diminution de la force de résistance, et du défaut d'élasticité.

« A la prolongation sus-mentionnée de la durée de la systole du cœur, qui s'accuse par le déplacement du sommet du tracé, à l'expansion progressive des artères, à la lente montée du flot du pouls jusqu'à son maximum, et à l'amoindrissement progressif de celui-ci accusé par l'aspect arrondi du sommet, on reconnaît ce pouls que les anciens médecins, par opposition au *pulsus celer* que caractérisait la sensation tactile au doigt d'un choc rapide et vite, nommaient *pulsus lentus*, forme du pouls qui est en effet observée avec ces caractères dans l'air comprimé et résulte évidemment de cette compression même.

« Le flot descendant de la courbe du pouls, qui correspond à la diastole du cœur, nous montre la décroissance de la pression du sang dans les artères, coïncidant avec la clôture des valvules semi-lunaires, et avec l'écoulement simultané du sang des grosses artères dans les capillaires, c'est-à-dire les artères sortant victorieuses de leur combat contre la pression du sang, et grâce à leur élasticité par la transformation de leur force d'expansion (ressort) en force vive, pouvant se rétracter jusqu'à la limite minimum de leur calibre. L'apparence si différente de la ligne de descente, suivant qu'elle s'infléchit, qu'elle devient rectiligne, ou oblique, ou convexe, ou qu'elle tombe à pic, nous donne la mesure du plus ou moins de facilité avec laquelle le cours du sang s'effectue

---

(1) M. Vivenot donne des tracés qui ne nous paraissent pas confirmer son raisonnement. La ligne *b* de la figure 5 de M. Vivenot est une fidèle image de la figure donnée par Marey comme celle du pouls dans le rétrécissement aortique. (*Note du traducteur.*)

dans les capillaires. Les tracés de pouls, obtenus à la pression
atmosphérique normale avant l'entrée dans l'air comprimé (tracés I — XVII *a* de M. Vivenot) montrent ce caractère d'oscillation plus ou moins accentué, que le doigt ne ressent que dans les
cas les plus prononcés, et qu'on appelle *dicrotisme*, et qui consiste
en deux et plus souvent trois oscillations de l'ondée.

« Ces oscillations de la ligne de descente, auxquelles, à ce qu'il
me semble conviendraient le nom de *policrotisme*, et qui, ainsi que
nous le montrerons plus tard, doivent être attribuées à un simple
effet d'interférence inhérent à la contractilité des artères; et produit par le changement continuel de direction, tantôt centripète,
tantôt centrifuge que subit le flot oscillant de la colonne liquide se
pressant en avant avec une vitesse une fois donnée et remplissant
plus ou moins l'artère; ce *policrotisme* est d'autant plus accusé que
l'artère contient moins de sang par rapport à son calibre, et qu'elle
s'emplit et se désemplit plus rapidement. Toutes les circonstances
(telles que la chaleur, le mouvement, la prise de nourriture, l'effer-
vescence de la fièvre) qui accélèrent la circulation en agissant sur
la dilatation des vaisseaux périphériques, ont, parce qu'elles facilitent la circulation dans les capillaires et accélèrent le cours du
sang, pour effet de diminuer le contenu relatif des vaisseaux et
d'augmenter la vitesse du courant, d'où aussi une augmentation
du *policrotisme*; de sorte que les parois artérielles, par suite de
leur réplétion et d'une forte pression, arrivées à une certaine distension, sont placées dans des circonstances moins favorables
pour la transmission des vibrations que ne l'est le cas particulier et contraire que nous avons décrit, et qui grâce à la faible
quantité de sang contenu dans les artères, favorise la propagation
de l'action élastique des ondes se suivant l'une l'autre, les parois artérielles étant pour ainsi dire molles et flottantes. C'est
ainsi que par suite d'un repas chaud pris immédiatement avant la
séance, nous voyons la dilatation des vaisseaux amener le policrotisme dans la courbe.

« Encore faut-il comme condition indispensable que l'élasticité
des parois artérielles soit intacte, car le défaut d'élasticité, chez les
vieillards notamment, se montre par le défaut de dicrotisme (1).

______

(1) Marey a montré, par beaucoup d'exemples, l'influence des vête-

« Tandis que nous avons trouvé le *policrotisme* comme particularité plus ou moins marquée du pouls normal à la pression ordinaire, il ressort de nos courbes comme effet de l'air comprimé, que cette compression a pour effet de produire une *disparition du policrotisme* et une transformation de la ligne de descente ondulée en une ligne presque droite ou plus ou moins convexe.

« Ainsi nous trouvons la preuve d'un tassement du sang dans les vaisseaux et d'un embarras de la circulation capillaire, aussi bien dans la ligne descendante de la courbe, que nous l'avions trouvée dans sa partie ascendante et dans son sommet.

« L'augmentation de la pression du sang augmente la distension des artères; l'augmentation relative de la quantité de sang contenue dans des vaisseaux rapetissés par l'accroissement de la pression extérieure y gêne la circulation, amène de grands changements dans leur calibre et empêche les oscillations des parois vasculaires tendues par cette forte pression; la ligne de descente devient moins abrupte, et se transforme en une courbe plus ou moins grande. La *période d'expansion* dure alors plus longtemps, et la pression du sang qui s'exerce sur les parois vasculaires, ne tombe pas brusquement comme à l'état normal, mais progressivement.

« Tandis que, comme Marey l'a montré et en a fourni un exemple

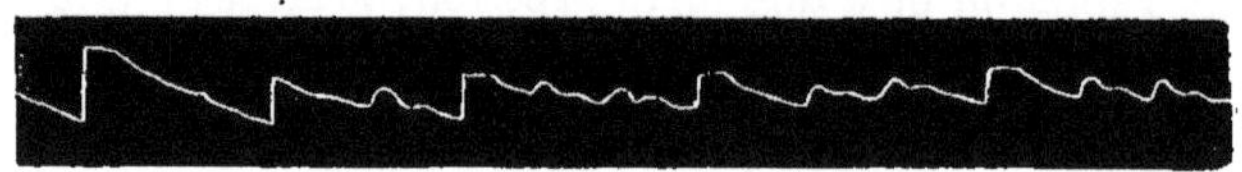

Fig. 9.

par un tracé recueilli dans un cas de maladie du cœur (fig. 80), le dicrotisme est d'autant plus grand que l'ondée envoyée par le ventricule est plus petite par rapport au calibre de l'artère, nous confirmons, de notre côté, cette proposition par rapport au dicrotisme, puisque, comme il appert de ce qui précède, les artères rapetissées

ments, du mouvement, de la chaleur, de la fièvre, sur la production du dicrotisme, et fait voir d'autre part (p. 275) que dans le ralentissement du cours du sang, par exemple, par le rétrécissement aortique, le dicrotisme cesse ou diminue beaucoup.

par la pression extérieure, et par ainsi charriant très-peu de sang,
se montrent néanmoins fortement remplies de sang relativement
à leur calibre amoindri. Avec le retour à la pression normale, reparaît aussitôt la figure primitive de la ligne de descente, et la ligne
simplement convexe reprend son précédent policrotisme, ou bien la
forme qui s'est produite se maintient encore quelque temps pendant
une ou deux heures, pour céder et reprendre peu à peu son apparence originelle, ainsi que le montrent les trois tracés contenus
dans la figure suivante, et qui ont été pris, le premier avant, le
deuxième pendant, le troisième après l'expérience.

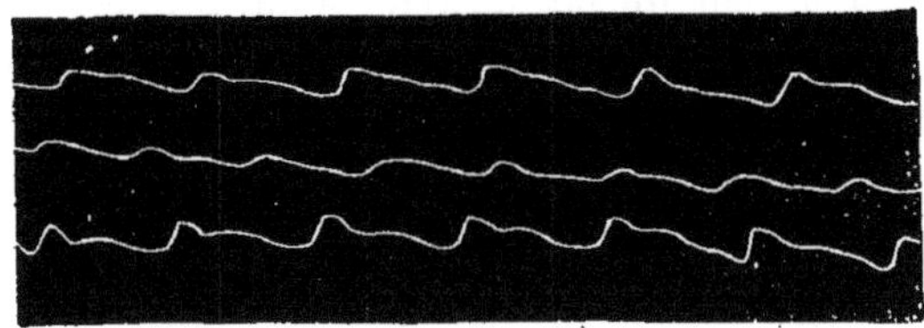

Fig. 10.

« Dans notre analyse des tracés du pouls, nous avons laissé de
côté jusqu'ici une circonstance, nous voulons parler du changement, qui n'est pas sans importance, que subit l'amplitude de la
courbe sous l'influence de l'air comprimé. Pour la clarté de la description, nous en avons reculé l'analyse jusqu'au chapitre de la
force du pouls, plus justement désignée sous le nom de *grandeur
du pouls*, qui se rapporte à la hauteur verticale de l'ondée sanguine, c'est-à-dire au maximum de la hauteur, et qui, d'après
Marey, est proportionnelle à l'énergie de la pulsation. Comme nous
l'avons conclu de l'accord des tracés de courbes que nous avons
réunis jusqu'ici, l'amplitude du pouls est rendue plus petite par le
séjour dans l'air comprimé, et perd souvent de 4/5 à 5/6 de sa
hauteur primitive, de sorte que toute la série des pulsations tra-
cées est changée souvent en une ligne où les ondées isolées sont
à peine perceptibles.

« Cet abaissement de l'amplitude est proportionnel à la compression de l'air et à la longueur du séjour dans l'air comprimé, aussi
observe-t-on surtout le minimum d'amplitude à la fin du séjour
dans l'air comprimé ; il arrive exceptionnellement qu'après le retour à la pression normale, l'amplitude reste stationnaire, pour

revenir à l'état normal après un long séjour sous la pression ordinaire. Il est également exceptionnel de voir l'amplitude, après avoir atteint son minimum, commencer à s'élever peu à peu pendant le stade de la pression maximum constante sans toutefois atteindre à sa hauteur primitive.

« Les changements que le pouls subit, ici, s'expliquent du reste et sont sensibles au tact, puisque dans la majorité des cas le pouls étant trouvé normal avant l'entrée dans l'appareil pneumatique, se montre dans l'air comprimé presque insensible au toucher du doigt, et est véritablement le *pulsus debilis*. Il est utile de faire observer, à propos de ce dernier point, que les transformations décrites plus haut, du pouls en un *pulsus longus*, comme nous en avons vu quelques-uns se produire dans l'appareil pneumatique, et qui sont observées du reste à la pression normale de l'air dans certains procès morbides, tels que anévrysme, embolie, donnent une sensation trompeuse au doigt, en sorte que même alors que la hauteur verticale du pouls reste identique, comme Marey l'a observé (p. 243), le pouls paraîtra d'autant plus fort que l'ondée sanguine battra plus vite et que la systole du cœur sera plus rapide, tandis que, d'un autre coté, le pouls paraîtra d'autant plus faible que l'expansion de l'artère sera plus lente, que le courant d'aller et de venir de l'ondée sanguine sera plus graduel, ce qui est exprimé par la montée et la descente de la pression du sang dans les vaisseaux ; mais, puisque dans notre cas (dans l'air comprimé) l'abaissement de la force du pouls perçu par le tact est confirmé encore par l'amoindrissement de la hauteur verticale du tracé, il faut tenir pour certain l'*amoindrissement de la force du pouls en soi.*

« Nous aurions maintenant à montrer la cause de cet amoindrissement de la force du pouls dans l'air comprimé, ainsi que cela résulte de nos recherches ; en première ligne on pouvait bien penser *à l'affaiblissement de l'action du cœur lui-même,* comme à la circonstance occasionnelle de l'abaissement de la force du pouls dans l'air comprimé, affaiblissement peut-être produit par l'élévation de la résistance que l'accroissement de la pression atmosphérique, qui exerce une compression sur l'ensemble des vaisseaux périphériques, amène dans le système artériel ; à l'appui de cette supposition, on pourrait citer les faits qui ont été rapportés par

moi dans une autre circonstance et dans un autre lieu (1); en effet,
l'inspection et la palpation du cœur en montrent l'impulsion plus
faible; l'auscultation du cœur donne un résultat identique, et le
son paraît pour ainsi dire plus lointain.

« Cependant ces faits ne démontrent et ne prouvent en aucune
façon qu'un changement ait lieu dans la force d'impulsion du
cœur, car, d'un côté, pour avoir une preuve presque certaine et
démontrée du changement d'intensité de la contraction du cœur,
nous éprouvons les plus grandes difficultés, et, d'un autre côté,
l'affaiblissement de l'impulsion du cœur et des bruits du cœur
constaté dans le séjour dans l'air comprimé par la vue, la main et
l'oreille, peut n'être qu'apparent et, comme je l'ai déjà montré
dans la dissertation susdite, n'être qu'un simple effet d'un déplacement du cœur produit par la compression de l'air, et lié à
l'agrandissement de la capacité des poumons et au passage, au-
devant du cœur de la lame antérieure du poumon gauche.

« Puisque les faits que nous venons de communiquer ne suffisent
pas pour donner une solution certaine à la demande que nous
posions, que du reste les nouvelles recherches de Claude Bernard,
Donders et Marey, ont prouvé avec évidence que certains changements de la circulation trouvent communément leur cause dans les
vaisseaux eux-mêmes, et que dans des cas rares seulement ces changements peuvent s'expliquer par une modification dans l'intensité
de l'action du cœur, nous laisserons sans solution provisoirement la
question de savoir si, sous l'influence de l'air comprimé, la force
d'impulsion du cœur subit aussi une modification, et nous nous
bornerons avant tout et simplement aux changements certains qui
ont lieu dans l'intensité du pouls radial, recherchant si ces changements ne peuvent pas s'expliquer par des modifications locales
dans ou sur l'artère elle-même, et aussi si on ne peut pas les
expliquer, en dehors de toute modification de la force du cœur,
par le changement exprimé mécaniquement que produit la compression de l'air sur les parois des vaisseaux et sur leur contenu,
c'est-à-dire par la contractilité vasculaire et la tension sanguine.

(1) Vivenot, *Ueber den Einfluss des verstärkt. und vermind. Luftdruckes*, etc. (*Med. Jahrbücher der k. k. Gesellschaft der Aerzte zu Wien.
Jahr.*, 1865, Heft III, S. 207).

« Pour atteindre ce but, il faut avoir recours à une expérience et simplifier à l'aide d'un *appareil artificiel* ce problème si compliqué dans l'organisme ; cet appareil nous réduirait à deux facteurs déterminés : la contractilité des vaisseaux et la pression du sang ; toutes les autres circonstances perturbatrices telles que influences nerveuses, changement d'intensité de l'action du cœur, étant éliminées. Cet appareil doit aussi servir à la confirmation des idées que nous avons exprimées jusqu'ici sur l'action de l'air comprimé sur la circulation, à l'aide de procédés purement mécaniques, et nous donner peut-être la solution du problème en discussion, à savoir : « Quelle est l'origine du dicrotisme ? »

« Il nous parut le plus simple pour remplir les conditions proposées de ce schéma, de prendre une boule de caoutchouc prolongée en un tube de même substance d'environ 0ᵐ,50 de long, de les remplir, à la pression normale de l'air, d'eau simple, et de les fermer à leur extrémité libre. Nous avions ainsi un cœur isolé (le ballon), et une artère (le tube), qui remplis d'une certaine masse de sang (eau), se trouvaient dans un état de distension moyenne. On appliqua le sphygmographe de la façon accoutumée sur le tube (comme sur l'artère radiale) et au moyen d'un poids tombant à des intervalles égaux, et toujours de la même hauteur, sur le ballon de caoutchouc, nous y produisions une pression toujours semblable, et qui, en vertu de la loi de mouvement des ondes liquides, se propageait à la fois au contenu et aux parois du ballon et du tube (ondée du pouls), et comme le pouls lui-même, s'inscrivait en une série de courbes sur le papier du sphygmographe.

« Nous avions ainsi imité toutes les conditions d'*une impulsion du cœur gardant toujours la même force*, et éliminé par notre expérience l'influence d'un changement quelconque dans l'intensité de l'impulsion du cœur. Si l'on met en jeu, dans les conditions décrites, sous la pression atmosphérique normale, le mouvement d'horlogerie de l'enregistreur du pouls, on obtient le premier tracé représenté dans la figure suivante.

« Tous les signes caractéristiques des tracés de pouls normal obtenus par nous à la pression atmosphérique normale, ligne d'ascension abrupte et verticale, sommet haut et pointu, ligne de *d*escente ondulée, comme preuve que le vaisseau contient peu de liquide, puis pression consécutive faible du liquide sur les parois du vaisseau et faible tension de celui-ci, trouvent également ici leur expression.

« Si je place ledit appareil dans l'air comprimé, en répétant toujours de la même façon l'imitation de l'impulsion du cœur à l'aide d'un poids tombant d'une hauteur connue, alors la figure *a* se change en cette ligne courbe que nous avons représentée en *b*.

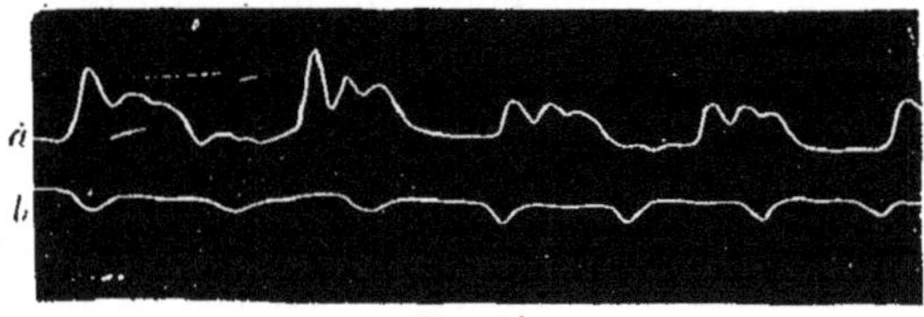

Fig. 11

« La ressemblance, on pourrait dire l'identité, de cette seconde courbe modifiée, avec les courbes de pouls obtenues par nous dans l'air comprimé est ici évidente et frappante. La ligne verticale ascendante s'est changée en une oblique, le sommet aigu se change en une ligne horizontale unie, l'amplitude est devenue plus petite de plus de moitié, le policrotisme de la ligne de descente a totalement disparu, et la courbe est devenue tout à fait semblable au pouls cintré que nous avons obtenu dans l'air comprimé.

« Si maintenant j'essayais l'effet dans l'air comprimé du poids tombant sur le ballon, d'une hauteur plus grande, pour obtenir une impulsion du cœur plus forte, alors, la ligne d'ascension, comme cela a lieu dans la figure suivante, devenait plus verticale et augmentait en amplitude, sans toutefois montrer le dicrotisme qui est si marqué dans la figure précédente.

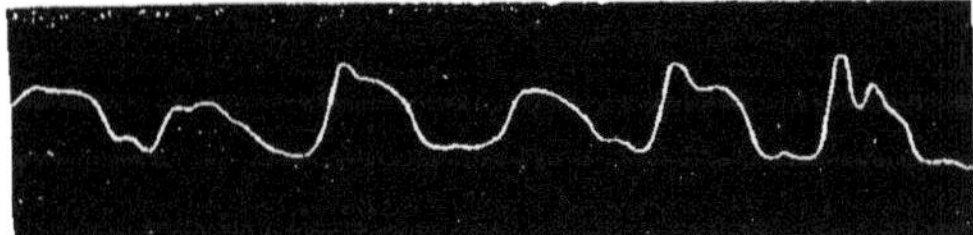

Fig. 12.

« Si nous laissions notre appareil soumis pendant un long temps à l'influence de l'air comprimé, on voyait, par suite de cette pression, quelques gouttes d'eau sourdre par le bout de caoutchouc lié, ce qui ne se produisait jamais à la pression atmosphérique ordinaire.

« Si maintenant, alors que cette petite perte de liquide que nous ne réparions pas à dessein avait diminué un peu le contenu de l'appareil en caoutchouc, nous prenions un nouveau tracé sphygmographique en reproduisant l'intensité primitive de l'action du cœur artificiel, alors nous obtenions un tracé qui porte tous les caractères de la courbe obtenue d'abord dans l'air comprimé et n'en diffère qu'en ce que le policrotisme s'y fait remarquer de nouveau.

« Si enfin nous renouvelions cette même expérience sur le tube, à la pression atmosphérique normale, nous obtenions un tracé qui ressemble tout à fait à celui obtenu la première fois à la pression normale, avec une plus grande amplitude et un plus grand policrotisme.

« Une répétition de l'expérience faite les jours suivants donna les mêmes résultats.

« Cette expérience nous permet d'induire des conclusions qui sont décisives pour nos recherches relatives à l'influence que l'air comprimé exerce sur la circulation artérielle.

« Les conclusions auxquelles nous conduisent les résultats hautement intéressants que nous avons déjà obtenus sont les suivantes :

« La conformité des changements obtenus sur le pouls naturel et sur le pouls artificiel sous l'influence de l'air comprimé, montre d'une façon frappante que ces changements sont produits par les mêmes causes, nommément par l'*influence purement mécanique que l'air comprimé exerce sur les tubes élastiques remplis de liquide*, influence qui, sans invoquer le secours d'autres moyens d'investigation moins certains, suffit à montrer que tous les phénomènes observés jusqu'ici par nous n'ont pas été l'objet d'une interprétation forcée.

« *La ligne d'ascension du pouls naturel et du pouls artificiel* est, dans l'air comprimé, plus oblique, parce que la résistance que la paroi vasculaire a à supporter pendant la diastole artérielle sous une même force d'impulsion, devient plus grande dans l'air comprimé qu'à la pression atmosphérique normale.

« *L'amplitude de l'ondée naturelle et de l'artificielle s'amoindrit,* et cela pour deux raisons :

« 1° Parce que l'augmentation de la pression s'exerce également et fait opposition à la diastole et à la systole vasculaires, d'où résulte *une diminution de l'excursion des parois vasculaires.* La diastole artérielle nommément est amoindrie, parce que la résistance que l'ondée sanguine bondissante et les parois se dilatant par suite éprouvent sous l'action de la pression extérieure augmentée, est plus grande ; la systole artérielle devient plus petite, parce que l'artère remplie de plus de sang, relativement à son calibre, par suite de l'augmentation de pression, ne peut accomplir convenablement sa rétraction ;

« 2° Parce que le vaisseau élastique, par suite de la pression exercée sur lui du dehors, se contracte et se *réduit à un plus petit volume, et que l'artère comprimée dans l'air comprimé devient plus petite et contient d'une façon absolue moins de sang.*

« Comme preuve palpable du rapetissement que subissent les vaisseaux artériels dans l'air comprimé, nous devons rappeler ce fait que notre appareil, lorsqu'il était soumis pendant longtemps à cette compression, laissait sourdre par sa ligature des gouttes d'eau de son contenu, chose qui n'arrivait jamais à l'air libre.

« Maintenant il y a des gaz comprimés dans le sang, qui sont mis en liberté par la diminution de la pression de l'air (1), et qui par conséquent y sont retenus par une pression atmosphérique élevée; de là une raison pour que la masse du sang restant constante arrive, sous un excès de pression de l'air, à être réduite au plus petit volume possible. Comme, du reste, la situation et la grosseur des artères varient, il se peut que l'augmentation de pression ne produise pas sur toutes le même effet, mais elle doit agir avec d'autant plus d'intensité que les artères y sont soumises plus brusquement, que leur volume est plus petit, que leurs parois sont plus minces et moins distendues, que leur contenu est moindre, en un mot, qu'elles sont plus faciles à comprimer.

---

(1) Félix Hoppe, Ueber den Einfluss, welchen der Wechsel des Luftdruckes auf das Blut ausübt [*Sur l'Influence que le changement de pression atmosphérique exerce sur le sang*] (*Archiv für Anatomie* von Müller, 1857, I, Seite 63-73).

« *L'action de l'air comprimé s'exercera donc au plus haut point sur les vaisseaux périphériques* (en raison inverse de la grandeur de leur section, de la force de leurs parois, et de la masse de leur contenu), et comme, grâce à l'augmentation de la pression concentrique exercée sur leurs parois et leur contenu, elle rapetisse le volume des vaisseaux et presse, suivant une direction centripète sur une partie du contenu liquide non compressible de ces vaisseaux, jusqu'à ce qu'un nouvel équilibre, conforme à la nouvelle pression, se soit établi entre la pression de l'air, les parois des vaisseaux et le contenu de ceux-ci, il s'ensuit la régulation de la nouvelle répartition du sang.

« Cet état d'équilibre ne coïncide pas toujours avec le moment du maximum de pression, mais son établissement demande un certain temps, et comme pour cela l'état stationnaire du maximun de pression est la condition indispensable, nous voyons sous l'influence de celui-ci se produire une diminution croissante du volume et du contenu absolu des vaisseaux périphériques, non-seulement en raison de l'intensité de la pression, mais encore de la durée du séjour dans l'air comprimé, comme cela se voit clairement dans nos figures représentant en même temps une diminution de l'amplitude de a en b et de b en c, et en même temps une diminution de la fréquence du pouls.

« Enfin la nouvelle régulation de la répartition du sang et de la pression venue à la suite d'une longue durée du maximum fixe, ne se défera pas instantanément lors du retour à la pression atmosphérique normale, mais ce nouvel équilibre disparaîtra progressivement comme il est venu. La reconstitution de l'état primitif demande, dans la plupart des cas, un temps plus long que son obtention, parce que la paroi artérielle d'un petit volume comprimée a gagné une force de résistance, de ton, si je puis m'exprimer ainsi, qui ne peut être vaincue à l'air libre que peu à peu, par l'augmentation de l'ondée sanguine et la mise en liberté des gaz absorbés. Le fait, que le volume des vaisseaux et le pouls en d sont en général encore faibles ou n'acquièrent aucun accroissement, et ne reprennent leur état normal qu'après un séjour plus ou moins prolongé à l'air libre, montre donc un phénomène qui est fondé sur la nature des choses.

« Ce passage graduel, progressif, de l'adaptation primitive à une nouvelle adaptation, et réciproquement, tel qu'il apparaît dans nos expériences, et par lequel se produisent dans notre organisme des changements essentiels, mais d'une manière insensible, est, au cas que la compression de l'air serait appliquée à un but thérapeutique, une condition indispensable. C'est là que gît l'essence du procédé de Tabarié, et si l'on part de là, on y trouve, je puis le dire, réalisé le problème de placer des résultats reposant sur des principes mécaniques dans la main de l'expérimentateur, tandis que le procédé de Junod (1), qui repose sur le passage brusque d'un air comprimé à un air raréfié, ne met au jour qu'une série de phénomènes de perturbation qui échappent à toute évaluation exacte, à toute observation, et ne constitue pas une méthode thérapeutique valable.

« Une de nos figures montre un tracé obtenu ainsi à la suite d'une séance où l'on est arrivé trop vite en pression et où l'on est resté trop peu de temps au maximum, d'où sont résultées des perturbations.

« On voit que, pendant le court séjour dans l'air comprimé (10 minutes), la courbure habituelle du tracé n'apparaît pas de a en b, mais que les trois courbes prises dans ce stade a_1, a_2 et a_3, et aussi la courbe b qui comprend la période du maximum de pression, présentent l'apparence de la dilatation des vaisseaux ; toujours la ligne d'ascension est abrupte ; toujours l'amplitude est accrue, l'acuïté du sommet et la plus grande intensité du dicrotisme s'accusent de plus en plus, et ce n'est que tard, après un séjour d'une demi-heure dans l'air comprimé, à la clôture du stade du maximum constant de pression, que l'on s'aperçoit de l'influence de la pression de l'air, et que les vaisseaux arrivent à l'état décrit plus haut. Dix minutes après la sortie de l'appareil pneumatique, la pulsation a repris son apparence primitive.

« Que le changement de hauteur du pouls ne soit pas nécessai-

____

(1) Junod réclame le mérite d'avoir le premier ouvert la voie dans ce champ d'observation; il faut sans doute attribuer à la déplorable confusion introduite par lui dans la science, que l'Académie des sciences de son temps n'a pas reconnu à Tabarié la priorité; à la vérité, ce corps savant a réparé en 1852 son erreur de 1838 en accordant à Tabarié le prix Monthyon.

rement produit par un changement dans la force d'impulsion du cœur, c'est ce que nous avons reconnu par le résultat de nos expériences artificielles, dans lesquelles on a vu, dans l'air comprimé, survenir une diminution de l'amplitude sans que la force d'impulsion du cœur artificiel ait été changée (1).

« Comme la pression de l'air agissant avec la contractilité des vaisseaux s'ajoute à la force centripète que ceux-ci supportent, et l'emporte sur l'élévation qu'éprouve en même temps la pression du sang tendant à une action centripète ; en d'autres termes, comme la contraction éprouvée par les vaisseaux périphériques sous l'influence de l'air comprimé est plus grande, proportionnellement, que la diminution, dans ceux-ci, de la pression du sang par un dégorgement partiel de leur contenu (dont l'écoulement par les capillaires est gêné), il y a un changement dans l'état relatif de la pression du sang par rapport au volume du vaisseau, d'où s'ensuit nécessairement un changement de la pression du sang proportionnel à la contractilité des vaisseaux. Le vaisseau rapetissé devient donc en réalité et absolument plus petit, tout en étant rempli d'une quantité de sang plus grande par rapport à son calibre. Que cet accroissement relatif du contenu du vaisseau par le changement de la proportion d'expansion de ses parois ait

(1) « Une expérience instituée par Marey (*Physiologie médicale*, p. 13 et 257) a donné le même résultat. Il fit couler dans son schéma le liquide à travers un tube étroit, et produisit une distension des vaisseaux assez forte. Maintenant, s'il élargissait l'ouverture d'écoulement sans changer la force du moteur, la distension devenait moindre et l'amplitude de l'ondée s'accroissait. Il était donc clair que l'agrandissement de l'ondée était un simple effet de la diminution de la distension, puisque l'impulsion du cœur restait la même dans les deux cas. » De ce que, du reste, notre essai de rendre plus forte l'action du cœur nous a donné une augmentation de l'amplitude, nous pouvons maintenant conclure absolument *à une augmentation éventuelle de la force d'action du cœur comme suite de l'action de l'air comprimé*. Resterait à savoir si, dans le cas de faible amplitude signalé par nous, l'*intensité du choc du cœur* reste la même dans l'air comprimé, hypothèse vers laquelle j'incline, ou bien si, par suite de l'augmentation de la résistance opposée à la systole du cœur par la gêne de l'écoulement du sang, et peut-être aussi par la pression directe du poumon élargi, il ne se produit pas un affaiblissement secondaire de l'énergie de l'action du cœur.

lieu, c'est ce que nous montre le changement survenant sous l'influence de l'air comprimé dans la ligne de descente, sur les courbes produites artificiellement qui, comme celles-ci, ont été observées d'une façon toute semblable à celle dont on recueille le pouls normal, et ainsi est justifiée une conclusion sur la cause commune des phénomènes obtenus dans des conditions normales ou artificielles. Les courbes obtenues artificiellement à l'air libre montrent, comme toutes les pulsations recueillies sur l'artère radiale, une ligne de descente fortement ondulée, dont les ondulations disparaissent en tout ou en partie dans l'air comprimé, résultat qui ne peut être imputé qu'au changement déjà mentionné dans la proportion de la pression du sang par rapport aux parois du vaisseau ; ainsi les parois du vaisseau modérément distendues à la pression atmosphérique normale sont, par suite de l'amoindrissement de leur volume par l'air comprimé et de l'augmentation relative de leur contenu, placées dans un état de plus forte distension. Maintenant, comme l'artère, par suite de l'augmentation de la pression extérieure, se dilate moins à chaque diastole et, par suite de l'accroissement de pression du sang, se contracte moins à chaque systole, il s'en suit que la différence entre la systole et la diastole est plus faiblement accusée dans son calibre ; et les *excursions* devenues plus faibles, auxquelles s'opposent avec une résistance accrue les parois plus fortement tendues et en même temps contractées, se transmettent, à un plus faible degré, à la paroi élastique du vaisseau. Maintenant, comme la paroi distendue par l'élévation de la résistance intérieure et extérieure oppose à la propagation de l'onde une résistance incomparablement plus forte que celle opposée par une paroi lâche, comme cela arrive dans un tuyau contenant peu de liquide, l'action produite par la succession de l'ondée sanguine poussée dans les vaisseaux à chaque systole du cœur, et qui se marque par un mouvement d'ondulation sur leur paroi élastique, devient de plus en plus petite, jusqu'à ce qu'elle disparaisse complétement. Et c'est dans cette raison locale, purement mécanique, que réside uniquement et seulement l'explication de l'apparition et de la production du *dicrotisme*. Ainsi, en nous fondant sur les résultats obtenus précédemment, au moyen du sphygmo-

graphe appliqué sur l'artère humaine et sur l'appareil en caoutchouc, en variant la pression de l'air et laissant invariable la
force d'impulsion du cœur, nous montrons que le dicrotisme
est *l'expression des mouvements ondulatoires produits par l'interférence des ondées sanguines qui se succèdent et qui sont
transmises à la paroi élastique de l'artère.* Nos recherches éta-
blissent en outre la vérité des vues mises au jour déjà depuis
longtemps par Ludwig (1) et Duchek, dont le premier a considéré « la seconde élévation du double battement comme une
« suite de l'action élastique du premier ; » le second, « tient le di-
« crotisme pour un phénomène qui réside dans le vaisseau et dans
« lui seul, et qui résulte d'une propriété inhérente aux tubes élas-
« tiques. »

« Le dicrotisme si évident et certain produit par notre appareil artificiel, bien qu'on n'y eût placé aucune imitation des
valvules du cœur, montre que l'opinion de Marey, qui représente le dicrotisme comme produit par la répercussion (bon-
dissement) de l'ondée sanguine sur les valvules aortiques ou
sur la bifurcation de l'aorte sous l'influence de la systole du
cœur, et considère la première onde observée sur la ligne de
descente comme l'expression de ce fait, manque de fondements.

« La disparition complète du dicrotisme dans l'air comprimé nous
montre, d'une façon frappante, que ce n'est pas là, ainsi que le
pensait Meissner, un artifice produit par une vibration propre de
l'instrument, puisque dans l'air comprimé les conditions de cette
vibration sont les mêmes qu'à la pression atmosphérique normale.

Si nous avions besoin, après ces expériences démonstratives, de
rechercher encore un autre moyen de confirmation pour notre
explication du dicrotisme, nous le trouverions dans le résultat
obtenu, à savoir que, par suite de la compression de l'air, une
partie du liquide s'étant écoulé hors du tube, la diminution qu'
s'ensuivit dans la distension amena un dicrotisme franc sous la

---

(1) Ludwig, *Lehrb. der Physiologie*, 2ᵗᵉ Auflage, Band II, § 171, 1861
Duchek, *Recherches sur le pouls artériel* (*Medicinische Jahrbücher der
K. K. Gesellsch. der Aerzte zu Wien*. Jahrg. 1862. 18 Jahrgang der ganzen
Folge. IV Heft, § 72.

pression normale de l'air et un indice de celui-ci dans l'air comprimé.

« Nous ne nous sommes occupé jusqu'ici que de la figure de l'*ondée isolée* sans tenir compte de l'ensemble des *ondées successives*, et cependant ce phénomène complexe demande quelques explications.

« Tirons du commencement à la fin, à la base de l'ondée ou à travers son sommet, une ligne, alors nous avons ce que Marey a appelé « *ligne d'ensemble*, » p. 252 (*gemeinsame Linie*); qui peut nous donner des éclaircissements sur certains changements dans la pression du sang et dans la distension des vaisseaux. Cette ligne qui, ainsi que nous l'avons dit, se comporte différemment suivant certains changements d'attitude du corps, peut présenter un changement total ou partiel dans sa figure ou dans sa direction. Le premier cas se présente à la suite d'un changement de longue durée dans la pression du sang et dans la distension du vaisseau, et se reconnaît à une modification considérable de toute la ligne par rapport à la figure primitive du pouls; tandis qu'un changement fréquent de la pression du sang et de la distension vasculaire, comme cela a lieu par exemple sous l'influence d'une respiration irrégulière, trouve son expression dans des incurvations plus ou moins marquées et plus ou moins fréquentes, dans une série d'élévations et d'abaissements de la ligne du pouls. Maintenant, comme cette ligne, d'après Marey, indique qu'un obstacle à l'écoulement du sang augmente la distension dans le système artériel en un point quelconque, nous avions à rechercher si cela se produisait dans l'air comprimé, par suite de la compression des vaisseaux superficiels, et si l'obstacle ou la gêne reconnus par nous dans la circulation artérielle au changement de la ligne d'ascension, produisait aussi un changement dans notre ligne d'ensemble et trouvait son expression dans son élévation (*ascension* oblique de toute la ligne) dans l'air comprimé.

« Après avoir, dans ce but, assujetti l'instrument, d'après les règles établies par nous dans nos précédentes expériences faites à l'aide du sphygmographe, et disposé les choses de telle façon, que le stylet enregistreur fût placé juste au milieu de la bande de papier, à une distance égale du bord supérieur et du bord inférieur, et recueilli ainsi à l'air libre, après avoir lâché le mouvement d'horlogerie, un tracé du pouls placé juste au milieu du papier, je ne trouvai plus la même chose en opérant dans l'air comprimé. Quoique l'instrument n'eût pas été enlevé, et qu'aucun changement ne se fût produit ni dans l'attitude du bras, ni dans la position de l'instrument, le *stylet enregistreur, sous l'influence de l'air comprimé, subit un mouvement par rapport à sa situation primitive, et monta;* il monta même si haut, qu'il passa par-dessus le bord supérieur de la bande de papier, et qu'il fallut, par un léger mouvement de la main, l'abaisser au niveau du papier pour prendre un tracé. D'après cette expérience, nous avons démontré, *pour l'artère radiale, une élévation générale de la tension du sang et de la distension vasculaire, indépendante de celle que l'on peut observer sur une pulsation isolée.*

« *Enfin, quant à ce qui concerne l'influence des mouvements respiratoires dénoncée par les incurvations en arcades de la ligne du pouls,* elle est assez insensible et assez peu apparente dans les mouvements respiratoires normaux, pour passer inaperçue aux yeux d'un observateur superficiel. Elle n'est très-apparente que lorsqu'on fait de profondes inspirations ou lorsqu'il y a une gêne de la respiration.

« Par suite des changements survenus dans la grandeur du thorax par les inspirations et les expirations d'une part, d'autre part, par suite des mouvements d'élévation et d'abaissement du diaphragme qui rétrécit ou agrandit alternativement la cavité abdominale et la cavité thoracique, et, par suite du changement de distension qui en résulte pour l'abdomen, il se produit alternativement dans l'aorte thoracique et dans l'aorte abdominale une pression plus forte; il en résulte pour ces vaisseaux une distension variable qui se communique consécutivement aux artères éloignées.

« Par là, ainsi que je l'ai montré ailleurs sous l'influence de l'air comprimé, on observe un ralentissement de la fréquence de la respiration, qui, entretenu par la continuation journalière de cette même influence de la pression de l'air, s'accroît de jour en jour jusqu'à un certain chiffre; du reste, la respiration est plus facile dans l'air comprimé; elle devient plus tranquille et plus complète, et l'on calme ainsi quelques troubles respiratoires; ainsi, là où, à l'air libre, l'influence de la respiration se

faisait sentir sur la courbe du pouls, cette influence devait s'affai-
blir dans l'air comprimé, c'est-à-dire que les courbures et les
cintrages de la ligne du pouls devaient, sous cette influence, diminuer de fréquence et d'intensité, comme, du reste, on peut le
voir à la figure suivante, qui prise le 1er mai, sur un emphysémateux âgé de 44 ans, en *a* à la pression normale, montre de remarquables inflexions ou courbures dans lesquelles s'inscrivent les
pulsations, et qui trahissent une forte gêne de la respiration, tandis que, sous l'influence de l'air comprimé, en *b*, l'intensité de
l'ondulation a baissé si notablement que la ligne du pouls se rap-
proche presque de l'horizontale et que, en même temps, il y a
un plus grand nombre de pulsations, pour une respiration, qu'en *a*,
par quoi se marque l'apaisement de la précédente gêne respiratoire.

« L'existence de ce changement dans la courbe respiratoire,
sous l'influence de l'air comprimé, peut être considérée comme
étant la règle, et l'on trouve rarement l'état contraire. »

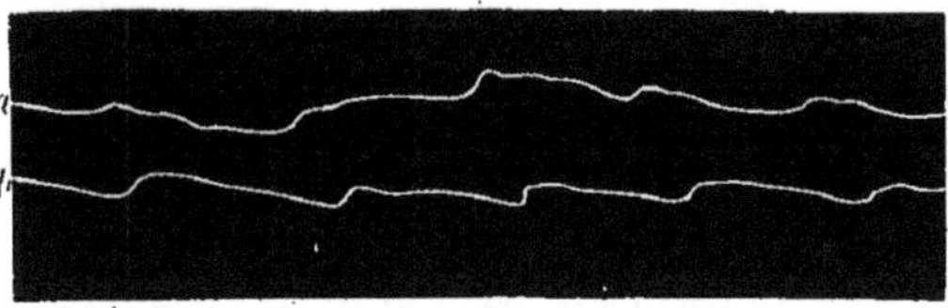

Fig. 13.

Duchek (1).

Préceptes pour l'application de l'instrument. — Jugement porté sur la méthode et sur les théories proposées par Marey. — Exemples tirés de la pratique de l'auteur et reproduction graphique de quelques pouls dans diverses maladies, tel est le résumé de ce mémoire, que nous insérons presque *in extenso*.

« Le sphygmographe de Marey est, par sa forme et sa grandeur, bien approprié à l'application aux hommes sains et même aux hommes gravement malades, et il suffit d'être à moitié familiarisé avec cet instrument pour en user utilement. Il est exclusivement destiné à être appliqué sur l'avant-bras sur lequel il se moule. Cependant je l'ai appliqué sur la cuisse (artère crurale), sur le pied (artère métatarsienne) et même sur la fontanelle d'un enfant, et j'ai partout obtenu des courbes satisfaisantes. Le mouvement d'horlogerie n'est pas régulier. Il faudrait que l'instrument fût tenu parfaitement horizontal, ce qui n'est pas possible toujours, et d'ailleurs il existe des causes multiples qui font marcher la plaque enregistrante plus ou moins vite. Cette avance ou ce retard peuvent quelque peu modifier la forme des tracés.

« Quant au mode de fixation de l'instrument, je ferai remarquer que toute pression trop forte sur l'artère doit être évitée. Dans ce but l'instrument doit être seulement attaché aussi solidement qu'il est nécessaire pour le maintenir en place. Il est du reste bon, si le bras ne repose pas sur une table, le malade étant au lit, qu'il soit placé sur une tablette ou sur un coussin, afin que le malade n'éprouve aucune gêne. Comme on sait d'après Marey que la compression d'une autre artère ou une faible contraction musculaire suffisent pour changer le tracé du pouls, il est prudent de

(1) *Untersuchungen über den Arterienpuls*, von Duchek, Prof. d. mediz. Klinik und der Josefs Akademie. Wien (*Medizinisch. Jahrbücher Œsterreich.*, 1862, 4' Heft, Seite 49-72).

prendre toujours les tracés avec la même position du bras, afin qu'ils soient comparables entre eux. Il faut, bien entendu, tenir compte de l'état de maigreur ou d'embonpoint du sujet, ce qui modifie les conditions d'application de l'instrument.

« Chaque mouvement ascensionnel de la courbe marque une pulsation, c'est-à-dire la dilatation de l'artère suivie de sa rétraction, et l'analyse de ce tracé donne des indications certaines sur le changement de volume de l'artère et sur le moment où il survient.

« L'instrument permet en même temps de compter le nombre de pulsations, dès l'instant que le temps du parcours de la plaque est connu. (Ce parcours comprend par exemple, lorsque l'instrument est placé horizontalement, 10 secondes.)

« Le sphygmographe permet aussi d'apprécier exactement la régularité dans la succession et dans le mode des pulsations ; cette régularité n'est pas habituellement troublée chez l'homme sain, ni même chez le malade ; mais dans quelques cas le trouble est très-grand. Il y a une relation intime entre cette régularité et la durée des pulsations isolées qui peut être mesurée facilement par la longueur de l'abscisse.

« L'observation des tracés de pouls montre encore que le *niveau*, sur lequel repose la base des pulsations, est horizontal dans beaucoup de cas, dans d'autres au contraire monte ou descend obliquement. Il *monte* pendant l'*expiration*, et *descend* pendant l'*inspiration*. Cela dépend de la différence de hauteur de la pression du sang dans les artères, et, par conséquent, la montée du niveau marque l'accroissement, la chute de celui-ci marque la diminution de la pression moyenne dans l'artère. La même loi s'applique à cette élévation du tracé qui accompagne la pulsation de l'artère, c'est-à-dire l'arrivée de l'ondée sanguine dans celle-ci. Il faut aussi tenir compte ici d'une élévation considérable, quoique de courte durée, de la pression qui a lieu avec la dilatation de la partie du conduit que l'on observe. Le sphygmographe marque ainsi également, d'une façon incidente, l'*élévation relative de la pression du sang ; mais cette indication n'est pas précise, parce qu'un levier qui prend son point d'appui sur des parties molles, d'épaisseur variable, reposant au-devant de l'artère, ne peut donner que des résultats insuffisants.* Marey paraît attacher cependant une grande importance à la détermination de la *tension artérielle*.

« Les influences qui modifient la pression du sang se classent en deux groupes : les premières facilitent le passage du sang dans les capillaires ; c'est, par exemple, la *chaleur* qui dilate les capillaires ; elles amènent ainsi une circulation plus facile et une diminution de la pression du sang dans les artères. Les autres influences agissent en sens contraire (c'est le froid, les mouvements musculaires, et même le changement d'attitude du corps) en rétrécissant les voies d'écoulement du sang par le système capillaire, ou en comprimant une grosse artère.

« Autant nous admettons toutes ces observations comme certaines, autant il nous paraît hors de doute que, seul, le manomètre peut indiquer la véritable hauteur de la pression existant dans l'intérieur d'un vaisseau. Marey applique aussi, et non sans raison, les données précédentes à la fréquence du pouls, mais il va trop loin, quand il dit que, dans tous les cas, le cœur se meut d'autant plus lentement que la résistance au cours du sang dans les artères est plus grande, et que le ralentissement du pouls coïncide avec l'augmentation de la pression du sang dans les artères. (?)

« Analysons maintenant une pulsation isolée, en elle-même. Il y faut remarquer d'abord la hauteur (*amplitude* de Marey), puis la nature de la constituante de la ligne d'*ascension* et de *descente*, enfin le *sommet* et l'*ascension secondaire*.

« 1° D'abord, en ce qui concerne l'*amplitude*, qui se mesure à la longueur de l'ordonnée, elle est en raison directe du degré de la force propulsive du cœur, mais elle dépend encore de la largeur de l'artère et de beaucoup d'autres circonstances qui seront examinées plus loin. Les artères étroites produisent une faible élévation du tracé du pouls. Les plus grandes hauteurs de tracé sont remarquables par la montée droite de la ligne d'ascension, ainsi en est-il dans l'insuffisance aortique et dans les maladies aiguës fébriles. Il n'en est pas toujours ainsi, et il y a des cas au contraire où la hauteur est très-petite, bien que la ligne d'ascension soit absolument verticale. Marey dit, avec raison, que, dans ces cas, il faut aussi tenir compte d'un excès de réplétion des vaisseaux, tandis que, dans certains cas, l'amplitude peut-être très-notable avec une faible action du cœur et une pression basse dans les vaisseaux (typhus). Il n'est pas de moindre importance de s'inquiéter aussi de la façon dont l'instrument est serré. Le tracé du pouls peut singulièrement varier sous cette influence.

« 2° La première ligne, *ligne ascensionnelle*, répond à l'élévation du levier-écrivant, laquelle est déterminée par l'entrée de l'ondée pulsatile dans la partie de l'artère examinée et par l'élévation de pression du sang qui en résulte. Elle est habituellement non interrompue, mais elle a une longueur et une direction variables. Elle monte dans beaucoup de cas tout droit, *verticalement* ou *presque verticalement*; dans d'autres cas, au contraire, elle est oblique, c'est-à-dire qu'elle fait un angle obtus avec l'horizontale. Ces deux cas dépendent de diverses circonstances que nous allons de suite examiner :

α *a*. Le plus ou le moins d'énergie de la *contraction du ventricule gauche :* plus le ventricule gauche se contracte vite et énergiquement, plus vite l'ondée sanguine pénètre dans les artères et agit sur le ressort. Maintenant si cela a lieu instantanément, la plume qui termine le levier peut, malgré la marche de la plaque enregistrante, y inscrire une ligne verticale d'une grande longueur; lorsque l'ondée sanguine entre lentement, la ligne d'ascension est, au contraire, *oblique* ou courbe. *La direction verticale et la grande élévation de la première ligne ascendante marquent donc l'existence d'une contraction du cœur rapide et énergique.*

« *b*. Il faut aussi examiner ici la *hauteur de la pression du sang dans les artères avant l'entrée de l'ondée sanguine.* Si la pression du sang est déjà notable, elle sera il est vrai encore un peu accrue par la systole ventriculaire, pourtant proportionnellement moins que s'il existait une moindre résistance à la sortie du sang hors du ventricule et par conséquent à la constraction de celui-ci. On peut augmenter à volonté cette pression en comprimant, ainsi que l'a fait Marey, une ou plusieurs artères ; en même temps que la pression du sang s'élève dans les artères restées libres, il se produit une plus grande résistance à l'énergie du cœur; la ligne d'ascension s'élève moins verticalement, et la hauteur de l'ascension est plus petite.

« *c*. Le degré de l'élasticité des parois vasculaires peut aussi dépendre d'influences qui ne sont pas tout à fait inappréciables : par exemple, le degré variable de résistance des parois artérielles doit modifier essentiellement la courbe du pouls. Marey accorde à l'élasticité des parois vasculaires une grande importance.

« D'après Marey aussi la distance de l'artère au cœur exerce une influence sur la direction de la ligne d'ascension. Plus cette distance est grande et moins la ligne d'ascension est verticale.

« Il faut insister encore sur la différence d'épaisseur des tissus interposés à l'instrument et à l'artère. Cette influence est nulle quand on examine la radiale d'un sujet maigre. Si l'on explore la crurale d'un sujet chargé d'embonpoint, on peut voir la ligne d'ascension perdre sa direction verticale et même se courber.

« Enfin il faut tenir compte dans l'ascension du levier des défauts inhérents à l'instrument lui-même. Si l'impulsion du cœur est très-violente et soudaine, le levier subit un choc rapide et il abandonne son point d'appui et saute brusquement à une grande hauteur... (Ce point de vue a été exposé ailleurs.) L'auteur cite une amélioration apportée sous ce rapport au mécanisme de l'appareil par un constructeur de Vienne, Sedlaczek.

« 3° La systole du cœur et avec elle la ligne d'ascension étant arrivées à leur fin, alors la courbe s'infléchit en arrière par suite du retrait de l'artère. Le *sommet* de la courbe où commence ce changement, figure le plus souvent dans le pouls de l'artère radiale, une *pointe aiguë* et les deux lignes qui se rencontrent en ce point forment, à la fréquence ordinaire du pouls, un angle d'environ 45 degrés. Il n'y a point de règle fixe à cet égard, et cet angle peut, si l'élévation est faible et le pouls lent, s'agrandir et s'approcher de l'angle droit. Le pouls peut aussi affecter une forme arrondie. Souvent il ne présente pas une pointe aiguë, mais un sommet courbe. Je n'attribue pas, comme Marey, ce phénomène à ce que la pression du sang dans les artères, après la clôture de la systole du ventricule, reste pendant quelque temps à la même hauteur, d'où il suivrait que la courbe du pouls se maintiendrait pendant ce temps à la hauteur de la première ascension. Bien plus, il me paraît, étant donnés l'écoulement du sang par les capillaires et la nature élastique des parois artérielles, invraisemblable qu'une sorte de temps d'arrêt dans la circulation, une dilatation persistante des artères et un même degré de réplétion durant un certain temps, puissent se comprendre. Cela vient au contraire du cœur (comme dans les artères, la systole et la diastole se succèdent rapidement); et un état stationnaire de la pression du sang peut d'autant moins se comprendre dans la radiale, qu'après la clôture de la systole du ventricule, le sang de l'aorte subit un mouvement de recul vers les valvules aortiques, d'où dans les artères éloignées, comme la radiale, à l'élévation de pression pendant la systole, doit succéder rapidement une diminution de pression (comme dans l'aorte)... Une semblable persistance de l'égalité de distension des artères s'expliquerait très-facilement par une très-paresseuse action du cœur, et pourtant, dans ces cas, justement, je n'ai jamais observé le sommet arrondi ni l'aplatissement de la pointe, excepté cette dernière apparence que j'ai vue au plus haut point dans les cas d'insuffisance aortique. J'explique ce phénomène autrement : sa cause est en partie dans la vitesse acquise du levier, en partie dans l'épaisseur des tissus mous interposés à l'artère et au ressort de l'instrument, en partie dans l'application vicieuse de l'instrument. Si le ressort n'est pas bien au contact de l'artère, et placé obliquement, si l'artère est trop fortement comprimée, on n'obtient qu'une faible élévation, et le sommet, au lieu d'être aigu, est arrondi. Si, au contraire, l'instrument est convenablement appliqué, l'élévation est plus grande, et le sommet émoussé se change en pointe, ou bien le plateau se divise en deux sommets. Il faut encore indiquer le dessin donné par Marey comme l'expression d'une combinaison de rétrécissement et d'insuffisance aortiques.

« 4° La ligne de *descente* offre les plus grandes *variations*. Son apparition indique l'abaissement du flot, la diminution de la pression du sang dans l'artère, la venue de la diastole du ventricule gauche. Plus celle-ci survient vivement, plus vive est la chute de la pression du sang, plus vivement tombe le levier. Par un abaissement très-rapide, on voit se produire une ligne concave ; si l'abaissement est lent, la ligne est convexe. (Marey.) L'interruption de la ligne descendante par une *ascension secondaire* est très-importante à examiner... La descente de la courbe du pouls peut se faire de bien des manières différentes :

« A. La ligne de descente est presque droite et presque ou tout à fait exempte de brisures, et oblique en arrière. Cette forme n'est pas fréquente ; elle indique, suivant Marey, une pression élevée dans l'artère et une grande distension des parois artérielles. Je l'ai vue chez des malades atteints d'ictère catarrhal, chez d'autres soumis\

l'action de la digitale, ou dans l'apyrexie au cours d'une fièvre intermittente. Elle peut aussi se montrer chez des gens en bonne santé, et je ne partage pas sur la signification de cette ligne, l'opinion de Marey.

« B. Dans la plupart des cas, au contraire, la ligne de descente est interrompue par une ou plusieurs *ascensions secondaires*. Dans un degré plus faible, la ligne de descente est seulement ondulée ; dans d'autres cas, elle s'élève vers son milieu, approximativement à la moitié de la hauteur du premier sommet, sous forme d'un second sommet. C'est là ce qu'on appelle le *dicrotisme* ; ce signe se rencontre chez des gens très-bien portants, ce qui veut dire, que le dicrotisme n'est pas un phénomène propre aux états fébriles. Il est très-marqué cependant dans les maladies fébriles, notamment dans le typhus. La courbe tombe rapidement presque aussi bas que avant la venue de la contraction ventriculaire, puis elle se relève et monte droit à une hauteur qui est souvent les trois quarts de la première élévation, pour retomber ensuite. Dans des cas moins accentués, il arrive seulement que, à la fin du tiers inférieur de la ligne de descente, il se produit un léger soulèvement. Souvent l'*ascension secondaire* arrive si tard, qu'elle tombe presque dans l'aire de la ligne ascendante primaire qui la suit. On observe quelquefois quelques autres petites élévations, de forme et de grandeur variables.

« Quant à la cause du dicrotisme, Marey dit que le dicrotisme est toujours le signe d'une courte systole ventriculaire et le plus souvent aussi d'une faible distension de l'artère ; il tire de là des applications cliniques. »

Duchek donne un certain nombre de tracés (trente-deux). Il commence par les tracés si cataractéristiques de l'insuffisance aortique, et dont il a recueilli des exemples irréprochables au point de vue graphique.

Il a observé aussi des cas où l'impulsion imprimée au levier était si forte que la plume sautait au-dessus de la plaque enregistrante. Il note la grande hauteur de la ligne ascendante, sa verticalité, le sommet si aigu que Marey considère comme signe de l'insuffisance aortique, et que Duchek explique par la seule violence de l'impulsion donnée par le ventricule hypertrophié ; le sommet secondaire ou de retour qu'il attribue à la ligne de descente, puis la forme concave dans son ensemble qu'affecte la ligne de descente.

La partie originale de ce chapitre est la comparaison des tracés recueillis dans un cas d'insuffisance aortique sur différentes artères, la radiale, la crurale, et la métatarsienne. A propos du tracé de la crurale et de celui de la métatarsienne où se voit également la verticalité de la ligne d'ascension, Duchek observe que ce fait n'est pas d'accord avec le principe posé par Marey, que, plus les artères sont éloignées du cœur, moins on trouve la verticalité dans le tracé. On voit aussi sur le tracé de la métatarsienne que le dicrotisme existe, ce qui est contraire à la théorie de Beau, d'après laquelle à partir de l'artère fémorale, il n'y aurait plus de dicrotisme.

Duchek donne encore un tracé de rétrécissement aortique qui est bon, et un tracé de rétrécissement avec insuffisance.

Il n'a observé aucun changement spécial dans la péricardite.

Digitale. — Il donne le tracé *du pouls* pris avant et après une prise d'infusion de digitale (0,75); il y note seulement le ralentissement.

Les tracés qu'il donne de la fièvre intermittente au paroxysme offrent une excessive amplitude, un dicrotisme très-marqué et de singulières irrégularités. (Sans doute il y a là des actions tendineuses ou diaphragmatiques.) Il note aussi l'influence du mode de respiration et de la toux sur le pouls.

« *Conclusions.* — 1° La théorie de la répercussion suivie d'ondulations du sang sur les valvules aortiques ne saurait être acceptée dans les cas où les valvules aortiques sont tout à fait détruites, comme j'ai eu l'occasion d'en observer un cas;

« 2° L'assertion de Beau relativement à l'absence de dicrotisme dans l'artère fémorale, sur laquelle Marey base sa théorie est démontrée fausse par les observations de Buisson et les miennes;

« 3° Quand même il serait vrai qu'une seconde ondée intermédiaire revînt de l'aorte, elle devrait, comme celle qui est envoyée par le cœur, être affaiblie par sa marche ultérieure à travers des artères étroites et éloignées du cœur; or ce n'est pas ce qui arrive; j'ai trouvé dans plusieurs cas l'élévation secondaire du tracé du pouls (dicrotisme) dans des artères éloignées, par exemple, l'artère métatarsienne, aussi marquée que dans la radiale et la crurale ;

« 4° Cette théorie admet que l'intensité de la contraction du cœur et la force avec laquelle le sang est repoussé par la paroi artérielle, sont proportionnelles ; je ne puis pas confirmer cette théorie par mes propres observations et je renvoie, à ce sujet, aux données fournies par le pouls de l'insuffisance aortique, de l'endocardite, du typhus et de la fièvre intermittente ;

« 5° La supposition d'un double système d'ondes, les unes directes et les autres réfléchies, est infirmée par l'apparition de cette forme particulière du dicrotisme, dans laquelle l'élévation secondaire tombe à la naissance de l'ascension primaire qui suit ;

« 6° La théorie de Marey est combattue de la façon la plus victorieuse par ce fait que j'ai trouvé dans l'artère radiale gauche située au-dessous de l'artère brachiale anévrysmatique, le dicrotisme très-accusé, tandis qu'il manquait à peu près complétement sur l'anévrysme lui-même, et que dans l'artère radiale, du côté sain, il était aussi un peu moins marqué. »

L'auteur n'accepte pas que dans aucun cas et d'aucune manière le dicrotisme soit produit par le cœur ou par l'aorte ; il lui semble plutôt que c'est là un phénomène qui réside dans les vaisseaux eux-mêmes et dans chacun d'eux en particulier, et qui est inhérent au mouvement même des ondes dans les tubes élastiques.

W. Rive (d'Amsterdam) (1) :

L'auteur, dans l'introduction, examine la question historiquement :

« Les premiers pas ont été faits dans la voie de l'expérimentation physique par Stephan Hales, en 1748. Il introduisit un tube de

______

(1) De Sphygmograaf en de Sphygmographische Curve. Academisch Proefschrift von Dr in de Geneeskunde W. Rive, etc. [Le sphygmographe et les tracés sphygmographiques. Thèse inaugurale par le Dr Wilhelm Rive (d'Amsterdam). Utrecht, 1866]. - Cette thèse est dédiée aux professeurs Donders et Miquel. C'est un exposé savant de l'histoire de la méthode et des questions, soit théoriques, soit pratiques, que soulève la sphygmographie.

verre dans l'artère carotide d'un cheval et par ce moyen put en étudier les pulsations.

« Poiseuille fit communiquer un tube semblable avec un manomètre et nomma l'appareil « hémo-dynamomètre. »

« En 1847, Ludwig apporta un grand perfectionnement à cet instrument; à l'aide d'un ingénieux mécanisme, il mit l'artère en communication avec le manomètre de telle façon, que la pression du sang observée dans l'artère ne fût aucunement modifiée. Sur la surface libre du mercure, il plaça un flotteur muni d'un pinceau et enregistra sur un cylindre tournant les mouvements de montée et de descente de la colonne mercurielle; l'hémo-dynamomètre ainsi modifié reçut de Volkmann le nom de kymo-graphion.

« C'était le premier instrument enregistreur appliqué à la physiologie. Dans les mains de Ludwig, cet instrument enrichit la science de nombreuses observations expérimentales.

« Dix ans avant, en 1837, Hérisson avait imaginé un instrument qu'il nommait sphygmomètre. Il consistait en un tube rempli de liquide et fermé à l'une de ses extrémités par une membrane élastique médiocrément tendue. Quand la membrane était appliquée sur une artère, celle-ci imprimait à la membrane des mouvements qui se transmettaient au liquide contenu dans le tube. En expérimentant avec cet instrument (1), Chelius démontra que le mouvement ondulatoire du liquide dans le tube se faisait en deux temps, et découvrit ainsi le *dicrotisme* dans le pouls normal. On n'accorda pas à cette découverte l'attention qu'elle méritait.

« Avec une courbe enregistrée par le manomètre de Ludwig, nous pouvons apprécier la pression moyenne dans une artère, mais non tous les changements que subit d'un instant à l'autre la pression. En effet, les mouvements qu'accomplit le mercure dans l'hémo-dynamomètre, dépendent, non-seulement des changements de pression, mais aussi de l'inertie de la colonne mercurielle mue, qui a pour conséquence la production de mouvements propres qui jettent du trouble dans les observations. Il suffit d'imprimer un léger choc à la colonne mercurielle contenue dans le manomètre, pour y produire des mouvements qui se prolongent et qui se com-

(1) Chelius, *Prager Vierteljahrsschrift*, B. XXVI, § 100, 1850.

binent avec les autres chocs qui se succèdent. Vierordt fixa l'attention sur les défauts du manomètre, et montra (1) clairement que cet instrument était impropre à enregistrer les changements de pression, et qu'ainsi les tracés de pouls fournis par ce moyen ne méritaient aucune confiance.

« La nécessité de la vivisection, chose impossible chez l'homme, et principe sur lequel reposait le kymographion, l'obligea de renoncer à cet instrument et d'en chercher un autre qui fût susceptible de transcrire les pulsations chez l'homme vivant.

« Au lieu d'enregistrer directement les changements de pression du sang, Vierordt tâcha d'utiliser les changements de capacité que subit une artère sous l'influence de ces variations de pression. Sur une artère superficielle, il fit reposer un levier qui inscrivait, sur un cylindre de kymographion, les mouvements qui lui étaient imprimés par les pulsations de l'artère. King avait déjà avant Vierordt introduit le levier dans la sphygmométrie. Pour démontrer les pulsations des veines du col dans certaines maladies du cœur, il se servait d'un fil de verre qu'il assujettissait avec de la cire au-devant de la veine battante, et qui agrandissait les mouvements qui lui étaient transmis.

« La disposition de l'instrument de Vierordt nommé par son inventeur *sphygmographe*, vient de là. Sur l'artère est un levier disposé différemment et maintenu solidement sur son point d'appui. Le court bras du levier fut alourdi par un poids, de façon à ce qu'il fût en équilibre avec le long bras. L'impulsion communiquée par la pulsation de l'artère au long levier, au niveau de son point d'appui, le met en mouvement. L'arc de cercle qu'il décrit alors, par une disposition analogue au parallélogramme de Watt, fut changé en une ligne droite, et les mouvements furent enregistrés sur le cylindre du kymographion.

« Le sphygmographe de Vierordt a les mêmes défauts que le kymographion si vivement attaqué par cet auteur. Nous voyons aussi ici une grande masse qui exécute de forts mouvements sous l'influence de la plus petite force, et la résistance dans cet instrument est très-faible. Du reste, l'artère n'est pas assez fortement serrée par l'in-

____

(1) *Lehre vom Arterienpuls, in gesunden und kranhaften Zustanden,* 1855.

strument de Vierordt; à peine celle-ci, en se dilatant, a-t-elle donné un choc au levier, que le mouvement agit sur l'équilibre de celui-ci, et, par suite, les petits mouvements de l'artère ne sont plus enregistrés.

« Marey a remarquablement amélioré le sphygmographe de Vierordt, ou plutôt il a inventé un tout autre instrument. L'artère, par ses pulsations, met en mouvement un ressort d'acier élastique. Ce mouvement qui, par suite de la résistance du ressort est très-petit, est transmis à un levier long et très-léger, et est par là convenablement agrandi. Le papier où le mouvement s'enregistre, se meut le long du levier par un mouvement d'horlogerie. Ce mouvement d'horlogerie fixé au reste de l'instrument fort ingénieusement, en rend l'usage très-facile.

« On trouve une combinaison du manomètre et du levier dans un appareil construit récemment par Naumann. Une membrane qui recouvre l'extrémité élargie d'un tube étroit rempli d'alcool, est appliquée sur l'artère. Les mouvements du liquide sont transmis à un levier très-léger, qui les agrandit et les enregistre sur un cylindre de kymographion.

« C'est sur un principe tout différent de ceux des appareils décrits jusqu'ici que repose la méthode sphygmographique proposée par Czermak (1). Cette méthode consiste en ceci, que l'on enregistre le pouls avec un levier qui n'a aucun poids, qui écrit sans frottement, et qui ne change rien à l'état de l'artère sur laquelle il est appliqué. Ces conditions sont remplies par des rayons de lumière. Czermak les concentre par une lentille biconvexe; juste au foyer de cette lentille, il place sur le pouls un petit corps opaque qui est mis en mouvement par l'artère. Ce corps trace une ligne courbe, qu'à l'aide d'un écran muni d'une fente verticale et étroite, on peut réduire à une ligne verticale. Ainsi cette ligne est grande ou petite suivant la réplétion ou la contraction de l'artère; si l'on reçoit cette ligne verticale sur un papier préparé avec le collodion, et qu'on fasse mouvoir convenablement ce papier, on obtient une photographie du pouls. Czermak a encore imaginé une autre méthode par laquelle les rayons de lumière sont réfléchis

____

(1) *Sitzungsber. der k. k. Academie der Wissensch.* Jahrgang 47, p. 438.

sur un miroir qui reproduit les mouvements de l'artère. Les rayons réfléchis sont reçus sur un écran qui marche. Czermak n'a pas communiqué les résultats de ses expériences. »

Les pages qui suivent contiennent quelques expériences sur les mouvements ondulatoires des liquides dans les vaisseaux en général et sur le pouls en particulier. Ces expériences ont été exécutées au moyen du sphygmographe de Marey. Dans la première partie, nous donnons une description du sphygmographe. Dans la seconde, nous tentons une explication des courbes obtenues avec le sphygmographe.

Description du sphygmographe de Marey et des courbes qu'on obtient par cet instrument. — Chap. I. — Vierordt avait dit « le problème serait de placer sur le pouls un ressort élastique trèsléger, et, par son intermédiaire, de transmettre les mouvements du pouls au sphygmographe; » Marey a résolu le problème.

Le sphygmographe est fait pour l'artère radicale; mais on peut l'appliquer utilement sur d'autres artères, brachiale, dorsale du pied, et carotide. Il y a deux procédés pour écrire :

1° la plume et l'encre (Marey);

2° Le papier noirci à la fumée ; moins d'adhérence, plus de finesse du trait. Il ne faut pas que la couche noire de fumée soit trop épaisse.

B. *Examen de l'instrument.* — La courbe obtenue avec l'instrument de Marey est fonction de la pression que le sang exerce sur la paroi interne de l'artère. Plus la pression est grande et plus haut s'élèvera le levier.

On suppose pour que l'instrument soit parfait, qu'il réalise les conditions idéales suivantes :

1° Que son mouvement d'horlogerie fonctionne bien ;

2° Le mouvement du ressort équivalent à la pression artérielle;

3° Le mouvement du levier équivalent au soulèvement du ressort ;

4° L'absence de mouvements propres du ressort et du levier ;

5° Un frottement qui ne cause aucun trouble.

L'auteur fournit les moyens d'établir la précision du mouvement d'horlogerie. Il constate que le mouvement d'horlogerie n'est ja-

mais régulier et qu'il faut renoncer à compter le pouls sur les
tracés.

Mach (1) a soumis la question du ressort à un examen rigoureux.
Les résultats de ses recherches mathématiques nous *apprennent
qué les mouvements propres du ressort sont très-faibles*, et nous
donnons ici simplement les conclusions de son mémoire :

1° Le ressort du sphygmographe est à peine déplacé de son
équilibre même par une grande force ;

2° Il se meut régulièrement ;

3° Il reste bien équilibré avec des poids variant de 0 à
300 grammes ;

Étudier les vibrations du ressort, était un sujet digne d'attention.

Mach en a trouvé cent trente par seconde. Fick (2) a étudié
cette question dans un mémoire spécial.

Résumé. — 1° Le levier s'infléchit dans les limites compatibles
avec les dispositions du sphygmographe, d'une façon suffisamment
proportionnelle à la pression, c'est-à-dire d'environ $0^{mm},26$ par
une pression de 20 grammes ;

2° Les mouvements enregistrés par le levier sont grossis cinquante fois. Les déplacements du levier sont, dans les limites
dites, suffisamment proportionnels à ceux du ressort ;

3° Il suit de là que la courbe peut être à chaque moment proportionnelle à la pression existant dans l'artère ;

4° La pression du ressort par l'application du sphygmographe
compatible avec de bonnes courbes, correspond à un poids qui
varierait entre 260 et 390 grammes et au delà ;

5° Quand le ressort, avec cette force de pression, est soulevé par
une force de 5 grammes, la hauteur à laquelle s'élève le levier
est de $5^{mm},3$. La réplétion d'une artère battant avec une force
moyenne, fait monter le levier d'une quantité à peu près semblable ;

6° Le même déplacement de $5^{mm},1$ est imprimé au levier,
par une élévation de pression de 60 millimètres de mercure, dans

(1) Mach, *Zur theorie der Pulswellenzeichner*, in *Sitzungsberichte der
k. Akademie der Wissenschaften*. Wien, 1863.

(2) Fick, *Die medicinische Physik*. Braunschweig, 1866, p. 148.

un tube élastique d'un diamètre de $2^{mm},5$. Nous concluons de là que la force d'un pouls modérément développé correspond à une différence de pression d'environ 60 millimètres de mercure, dans l'artère radiale, et à un poids de 5 grammes. La pression du ressort est tempérée par la résistance élastique de l'artère;

7° En ce qui concerne la courbure ou flexion du ressort, proportionnelle (dans les limites que nous avons dites) au poids qui presse sur lui, l'excès de pression des liens peut influer un peu sur la hauteur de la courbe;

8° Quant à ce qui est des vibrations, on peut dire qu'il n'y a pas lieu de tenir compte des mouvements propres du ressort;

9° Sous l'influence de chocs rapides, le levier subit une ascension très-élevée; il cesse alors d'être en rapport avec le ressort;

10° Le levier après s'être levé, fait une chute profonde. Pour expliquer la possibilité du fait, nous devons supposer qu'il se meut dans un plan vertical;

11° Quand le levier est tombé bas, il arrive à exécuter des vibrations qui vont décroissant d'amplitude et de durée. La durée moyenne est de 2/32 à 1/32 de seconde. L'augmentation des frottements est vraisemblablement la cause de cette cessation des mouvements;

12° Quand le sphygmographe repose sur un conduit élastique, cette chute profonde du levier n'a pas lieu, et par conséquent ces oscillations consécutives disparaissent;

13°. . . . .

14° Le seul défaut que puisse apporter le levier dans la courbe, est de s'élever quelquefois trop haut;

15° L'irrégularité de la marche du mouvement d'horlogerie rend moins certaines les indications sur les changements de pression du sang;

16° Les courbes du sphygmographe ne nous donnent point de certitude, quant à la pression dans les artères, mais il n'en est pas de même pour les changements de pression.

Explication des tracés. — Chap. II. — *Historique.* — Outre Marey, un grand nombre d'écrivains, tels que Naumann, Duchek, Landois, Brondgeest, Koschlakoff, Wolff, et nous ne les nommons pas tous, se sont occupés de l'explication des courbes et de leur signification. Il faut placer en premier lieu l'ondée dicrote qui se présente dans le pouls normal, et pour laquelle un grand nombre de théories ont été proposées, dont aucune n'est au-dessus de toutes les objections. L'auteur jette d'abord un rapide coup d'œil sur l'historique : Suivant Marey, la ligne d'ascension est l'expression de la dilatation que l'artère éprouve sous l'influence de l'ondée sanguine qui la pénètre; sa direction et sa forme nous font connaître comment se fait cette réplétion de l'artère. Plus le flot est rapide, plus la ligne est portée haut. Celle-ci est la résultante de deux mouvements, l'ascension du levier et le mouvement de translation de la bande de papier. La ligne que décrit le levier est un arc de cercle d'un très-grand rayon qui, en raison de l'insignifiance de sa courbure peut être considéré comme une ligne presque verticale; le mouvement du papier peut être considéré comme horizontal. Par un rapide afflux de l'ondée sanguine dans l'artère, la ligne d'ascension est à peine déviée de la verticale; dans le cas contraire, cette ligne est fortement inclinée.

Le sommet d'une courbe sphygmographique est la rencontre de la ligne de montée et de la ligne de descente. Si ce sommet présente une étendue plus ou moins considérable, Marey pense que cela doit être attribué à un équilibre entre la quantité de sang qui afflue vers l'artère et celle qui s'en écoule. Il tient pour certain que la grande étendue du sommet est due à l'état athéromateux des artères qui prive celles-ci de leur élasticité et les empêche de se vider facilement.

Duchek remarque à ce sujet que, en ce qui concerne un semblable état pathologique, cette explication du sommet élargi peut être juste, mais que l'on peut admettre la possibilité que, pendant la durée de l'écoulement du sang à la périphérie, et dans les artères dont l'élasticité est normale, il se fasse une sorte de temps d'arrêt, après que les artères sous la poussée du courant sanguin ont atteint la dernière limite de leur distension. Il lui paraît plutôt qu'un sommet arrondi doit être produit par les influences déformantes qu'exercent les tissus placés entre l'artère et le sphygmographe (muscles, fascia, peau) sur la forme de la courbe.

Par cela même que l'artère est plus superficielle chez un homme maigre, nous voyons chez celui-ci le sommet du tracé être plus pointu que lorsque nous examinons l'artère profondément placée et couverte d'un fascia chez des individus doués d'un fort pannicule adipeux. Si le sphygmographe n'est pas bien appliqué sur le bras, le sommet peut aussi être arrondi, parce que l'artère est trop ou trop peu comprimée par le ressort.

La *ligne de descente* est la composante la plus remarquable de la courbe sphygmographique. La petite ondulation qu'elle accomplit nous montre que le dicrotisme est un phénomène normal. C'est le résultat le plus intéressant que nous ait donné le sphygmographe de Marey.

Déjà les anciens avaient reconnu que dans certaines maladies, le pouls exécutait deux battements : le premier plus fort et le second plus faible. On a appelé ce pouls : *dicrote*, et le fait : *dicrotisme*. Galien fut le premier qui expliqua le fait par les vibrations produites dans les parois des artères pa rl'afflux du sang. Albers (1) pensa expliquer le dicrotisme par deux contractions du cœur se suivant à une courte distance. L'auscultation nous apprend cependant que les ventricules pendant la durée du dicrotisme ne se contractent qu'une fois. D'après Parry et Hammernjk, la première pulsation se produit durant la systole, et au contraire la seconde a lieu par suite du changement de longueur survenu dans les artères, qui, étant courbées pendant la systole, redeviennent droites par la diastole. Volkmann (2) pensait que la contraction du cœur se propageait dans l'ondée sanguine avec une vitesse différente de celle communiquée aux parois, et supposait que le dicrotisme du pouls pouvait résulter de ces deux systèmes d'ondes.

Lorsque, plusieurs années après, on vint à étudier les caractères du pouls par le moyen d'un appareil, Chelius découvrit un des premiers, en 1850 (5), que le pouls est dicrote à l'état normal. Son appareil consistait en un tube rempli de mercure, qui était bouché par une membrane en peau. Cette partie était appliquée sur le pouls. Sur le mercure était placé un flotteur muni d'une plume qui enregistrait les mouvements du mercure. Il reconnut que le mercure du tube, pendant sa descente, faisait encore de petites oscillations ascendantes. Vierordt (4), qui opérait cinq

---

(1) Albers, *Allgemien. Path.*, 1844.
(2) Volkmann, *Hæmodynamik*, p. 114.
(3) *Prager Vierteljahrsschrift*, 1850, B. XXI.
(4) Vierordt, *Lehre vom Arterienpuls*, 1855, p. 33.

années après, trouva aussi, souvent, le pouls dicrote dans l'état normal. Il croyait cependant peu à la possibilité de ce dicrotisme normal, supposant qu'il pouvait être produit par quelques dispositions propres à l'instrument.

Avec son appareil plus parfait, Marey a trouvé le dicrotisme à peu près constant. Il fit remarquer que l'ondée dicrote s'observe habituellement, sur la ligne de descente, et fut le premier qui n'hésita pas à faire dériver, par une gradation insensible, ce dicrotisme normal du dicrotisme pathologique.

Vierordt, Meissner et Fick expliquèrent le soulèvement dicrote, par un mouvement propre du levier. Nous avons montré plus haut le mal fondé de cette opinion. Déjà précédemment Marey avait donné une théorie pour expliquer ce dicrotisme.

S'appuyant sur l'observation de Beau, à savoir que le dicrotisme ne s'observe jamais dans les artères des membres inférieurs, il l'expliqua par une réflexion de l'ondée sanguine sur la bifurcation iliaque de l'artère aorte. Mais une application de son sphygmographe aux artères de l'extrémité inférieure lui apprit que cette observation, sur laquelle sa théorie était fondée, manquait de justesse.

Dans son grand ouvrage sur la sphygmographie, Marey essaye d'expliquer ce dicrotisme par la *vitesse acquise* du sang. L'expérience lui avait appris que, lorsqu'on comprimait de l'air dans un tube élastique, le sphygmographe appliqué sur ce tube n'enregistrait point de courbe dicrote ; que le dicrotisme apparaissait si, à l'air, il substituait l'eau dans le tube ; que ce dicrotisme s'accroissait s'il substituait à l'eau du mercure. Il pensait donc que l'ondée sanguine, par suite de la vitesse acquise, était dérangée de son état d'équilibre, et, par suite de la résistance opposée à la périphérie, refluait en arrière vers le centre, où, par suite de l'occlusion des valvules semi-lunaires de l'aorte, il se produisait une véritable ondée. Marey s'appuie sur une expérience de Chauveau. [Dynamomètre introduit dans la carotide d'un cheval... (*Voy.* Marey).]

D'après la théorie de Marey, le dicrotisme devrait être d'autant plus grand, que l'artère est plus éloignée du cœur, parce qu'il dépend de la vitesse acquise et que celle-ci croît en raison de la masse mise en mouvement.

A peu près à la même époque, Buisson produisit, dans sa dissertation inaugurale, une autre théorie, qui a trouvé beaucoup de crédit. Suivant cet auteur, le dicrotisme résulte de ce qui suit :

Par la systole, le ventricule envoie dans les artères une ondée qui, portée à la périphérie, met tous les vaisseaux dans l'état de pression et de dilatation. Quand ceux-ci sont parvenus à cet état, le sang, par suite de l'élasticité et de la contractilité des vaisseaux, est poussé, partie en arrière vers le cœur, partie dans le système capillaire. La partie de l'ondée, qui est foulée vers le centre, est repoussée par les valvules semi-lunaires, et reflue alors comme la première ondée positive de nouveau vers la périphérie.

Duchek (1), principalement à la suite d'expériences faites par lui avec le sphygmographe dans des cas pathologiques sur un malade atteint d'une destruction partielle des valvules semi-lunaires, trouva un dicrotisme très-évident ; dans l'artère métatarsienne, ce dicrotisme était aussi marqué que dans l'artère radiale ; ce dicrotisme lui semble aussi n'être pas accru par l'augmentation de l'action du cœur. L'ondée dicrotique manquait presque entièrement dans un anévrysme de l'artère brachiale, tandis qu'il était très-apparent dans l'artère radiale. Il tint, en se fondant sur ces faits, le dicrotisme pour un phénomène qui se produisait non par le centre et dans l'ondée sanguine, mais dans l'artère elle-même, et par suite de l'état que le mouvement d'onde produisait dans les vaisseaux élastiques. Cette assertion vague était fondée, d'après cet auteur, sur ces mots de Ludwig (2) : « Le second battement du pouls est la conséquence de l'élasticité de la première ondée. »

La théorie de Buisson a trouvé un chaud défenseur en Naumann. Celui-ci a expérimenté, avec son appareil composé de tubes élastiques, où l'ondée était produite par le jeu d'un cœur artificiel muni de valvules. Les courbes qu'il obtint ainsi étaient absolument semblables à celles de Marey. Avec une destruction soit totale, soit partielle des valvules qui imitaient les valvules semi-lunaires, il put soit rendre très-petit, soit faire disparaître com-

(1) Duchek, *Ueber den Arterienpuls*, in *Wiener med. Jahrbücher*, 1862, IV, p. 49.

(2) Ludwig, *Lehrbuch der Physiologie des Menschen*. 2ᵉ Aufl. 1861, II, p. 171.

plétement le dicrotisme. Lorsque son appareil enregistreur était situé tout près de l'endroit d'où l'ondée était envoyée (cœur), l'onde dicrotique était plus grande que lorsqu'il était placé plus loin. De même la longueur de la première ligne de descente était proportionnelle à l'éloignement du manomètre par rapport à l'endroit où l'ondée prenait naissance.

En comparant le pouls de l'artère carotide avec celui de la tibiale postérieure, il arriva à un résultat diamétralement opposé à celui de Marey : l'ondée dicrotique était plus grande dans l'artère carotide que dans l'artère tibiale. Il expliqua comment Duchek n'avait rien trouvé de semblable, par une différence dans la sensibilité du sphygmographe. Les autres objections de Duchek ont été aussi combattues par Naumann. Il fit remarquer que, dans les cas où les valvules semi-lunaires de l'aorte sont détruites, le dicrotisme pouvait encore être produit par la clôture de la valvule intérieure du ventricule gauche. L'absence du dicrotisme dans un anévrysme de l'artère brachiale, alors que ce dicrotisme était très-apparent dans la radiale, s'expliquerait par l'affaiblissement que l'ondée dicrotique, déjà petite, devait avoir subi nécessairement dans un canal agrandi outre mesure.

Peu de temps après, Landois (1) examina ce même phénomène du dicrotisme. Il expérimenta, comme Naumann, sur des tubes élastiques. Il produisit l'ondée à l'aide d'un étau de cuivre qu'il fermait et ouvrait alternativement. Il arriva au même résultat que Naumann. Il trouva aussi que plus le sphygmographe était éloigné de l'origine du flux, plus les seconds battements étaient petits et nombreux. Cette multiplication des oscillations secondaires conduit nécessairement à penser que l'ondée, pendant la durée du long chemin parcouru par elle, a le temps de refluer plus d'une fois vers le centre et d'en être réfléchie. Pour montrer aux yeux ce dicrotisme, l'auteur plaça un morceau de tube de verre dans le tuyau élastique, où l'ondée était conduite. Dans le tuyau de verre était suspendue une feuille d'or. Cette feuille d'or fut d'abord portée, par le courant entrant, vers la périphérie, puis retourna au centre ; mais, pendant que ce second mouvement avait lieu, sur-

(1) Landois, *Die normale Gestalt der Pulscurven* (*Archiv für Anatomie, Physiologie, u. wissensch. Med.*, 1864, p. 77).

vint encore une petite oscillation qui la repoussa vers la périphérie.

Par ses expériences sur le pouls, Landois s'est convaincu que le
pouls, dans les grandes artères placées près du cou, était tricrote ;
que ce n'était pas seulement un soulèvement, mais deux que présentait la ligne de descente. Il trouva, en même temps, que la
ligne d'ascension dans certaines circonstances, aussi, pouvait consister en deux lignes coupées par une petite ondulation, et il pro-
posa la terminologie suivante (1) : il nomma le pouls : *simple*,
quand il est dépourvu d'ondulations dans la ligne d'ascension et
dans la descente ; *anacrotique* quand il y a ondulation de la ligne
d'ascension, et *catacrotique* quand il y a ondulation de la ligne
descendante. D'après le nombre des ondulations, il divisa les
pouls en *anadicrotique, anatricrotique, katadicrotique*, etc.

Comme Naumann, Landois remarqua que la distance entre l'ondée dicrotique et la ligne ascendante était plus grande dans les
artères éloignées que dans les artères rapprochées du cœur.

Landois, Traube (2) et Wolff (3) reconnaissent dans la courbe du
pouls de l'artère radiale le *tricrotisme*, à l'état normal. On voit en
effet, dans leurs courbes, dans la première partie de la ligne de
descente, avant l'ondée proprement dite dicrotique, un autre petit
soulèvement. Cela disparaît quand on applique le sphygmographe sur des artères très-éloignées du cœur. Ainsi, Landois a
trouvé le pouls tricrote dans l'artère fémorale, et dicrote seulement dans l'artère dorsale du pied. Wolff a trouvé qu'en général,
le pouls devenait dicrote lorsqu'il était très-accéléré. Pourtant Lan
dois a rencontré, avec une fréquence de 181 pulsations à la minute, le tracé de l'artère crurale dicrote, tandis que, dans l'artère
dorsale du pied, il n'y avait pas de dicrotisme.

Ces ondulations du pouls sont perceptibles, même à la vue et à
l'oreille. D'après Landois et Wolff, on peut chez l'homme, quand
l'artère radiale est très-superficielle, voir le pouls lui-même battre
à trois temps. Le plus grand soulèvement est isochrone au choc du
cœur, les deux petits ont lieu pendant la contraction de l'artère.

(1) *Centralblatt für die medic. Wissensch.*, 1865, n° 50.
(2) Landois, Traube, *Med. centr. Zeit.*, 1860, n° 95, et Wolff, *Charac-
.cristik des Arterienpuls*, p. 10.
(3) Wolff, *loc. cit.*, p. 142.

Wolff (1) a vérifié la présence de ce tricrotisme quelquefois dans l'artère radiale; d'après lui, on peut le sentir souvent, dans l'artère radiale, chez des individus maigres.

Par l'application du stéthoscope sur l'artère radiale, il est arrivé au même résultat : il entend trois murmures, dont le premier est long, les deux suivants sont courts. Les murmures s'entendent encore mieux sur l'artère cubitale que sur la radiale. Le toucher et l'auscultation du pouls lui ont donné de grandes différences, qui correspondent à celles des tracés sphygmographiques. Il a employé concurremment les deux méthodes, en y joignant le comptage du pouls et l'examen de la température. Il arrive à cette conclusion, que l'on peut très-bien se passer du sphygmographe, et qu'en somme, de tous les moyens de connaître, il faut éloigner les plus compliqués, et se borner aux plus simples et aux plus sûrs.

A la fin de son étude, Landois fait encore mention de courbes qu'il a obtenues par l'application du sphygmographe sur des tubes élastiques, courbes où la ligne systolique n'était pas simple, mais composée de deux lignes et plus, qui semblaient indiquer qu'il y avait une ondée dicrote dans la ligne systolique. Cette courbe *anadicrotique* fut obtenue lorsqu'il laissait longtemps ouvert le robinet par lequel affluait l'eau dans le tube, et que le sphygmographe était appliqué sur un point éloigné de l'origine du flot.

Traube (2) a obtenu des courbes semblables sur des malades qui avaient une dilatation et une hypertrophie du cœur, et chez qui la systole se faisait lentement, à cause de la grande masse de sang que le cœur, affaibli par sa dilatation et peut-être aussi par l'altération régressive de son tissu, devait faire passer dans les vaisseaux. Il trouva aussi la même courbe chez d'autres malades. Le pouls *anacrotique* est devenu d'une grande importance pathologique par les observations de Bamberger, Geigel et Friedreich (3) sur le pouls veineux que l'on observe dans l'insuffisance de la valvule tricuspide. D'après ces observateurs, le pouls veineux serait

(1) *Characteristik*, etc., p. 142.

(2) Traube, *Med. centr. Zeitung*, 1860, n° 95.

(3) Bamberger, *Beobachtungen über den Venenpuls* (*Würtzburg med. Zeitsch.*, 1863, IV, p. 232); Geigel, *ibid.*, p. 284, et Friedreich, *Deutsches Arch. f. klin. Med.*, 1865, p. 241.

toujours fortement anacrotique. La ligne systolique consiste en deux
parties se suivant l'une l'autre. La première est courte, oblique,
précède la systole du cœur, et est produite sous l'influence des contractions de l'oreillette droite ; la seconde est plus longue, beaucoup
plus verticale, et coïncide avec la systole du cœur et résulte de la
contraction du ventricule droit. Ce dicrotisme systolique du pouls
veineux avait été signalé déjà depuis longtemps par Gendrin (1843)
qui en avait donné une explication. Dans un grand nombre de courbes
de pouls veineux obtenues à l'aide du sphygmographe de Marey, on
voit aussi une ondée dicrotique dans la ligne descendante, ce qui
est facile à expliquer. Friedreich y voit une réflexion de la paroi
interne du cœur droit, comme celle admise par Naumann pour
expliquer le dicrotisme artériel dans les cas où les valvules semi-
lunaires n'existent plus.

Les circonstances qui favorisent surtout le dicrotisme sont,
d'après Marey, Koschlakoff et Naumann, une forte action du cœur,
une grande élasticité des vaisseaux, et une faible dilatation de ceux-
ci par le sang. Marey a trouvé que l'ondée dicrotique était grande
partout où la ligne d'ascension était très-verticale. Il est possible
de saisir comment cela s'accorde avec son affirmation : que le
dicrotisme est plus grand dans les artères éloignées du cœur que
dans les artères plus rapprochées du centre. L'influence de l'élasticité des vaisseaux nous apparaît quand nous comparons le tracé
du pouls d'un homme jeune et vigoureux avec celui d'un vieillard
dont les artères sont athéromateuses. Partout où cet état athéromateux existe, Marey trouve le dicrotisme très-petit et souvent
nul, etc. (*Voy.* le livre de Marey, *Physiologie méd. de la circulation
du sang.*)

Naumann s'est expliqué de la même façon que Marey sur les
causes de la production et de la disposition du dicrotisme. Il a
trouvé chez les anémiques et les chlorotiques un dicrotisme très-
prononcé.

Wolff admet, comme Koschlakoff, trois sortes de pouls dicrote :
1° incomplétement dicrote ; 2° complétement dicrote ; 3° superdicrote ; qui correspondent aux pouls dicrote supérieur, moyen et
inférieur, de Koschlakoff.

Wolff a déterminé la température des malades en même temps
qu'il prenait le tracé sphygmographique de leur pouls, et il a

trouvé que le pouls incomplétement dicrote se changeait en pouls complétement dicrote quand la température s'élevait à 31°,8, ou 32°,4 Réaumur, et qu'au delà survenait le pouls *superdicrote*...

Preuves ou essais hydrauliques. —

Les expériences furent faites de la manière suivante :

On prend un tube à pression auquel on peut faire supporter une pression de 300 millimètres de mercure, et on le munit d'un tube élastique. Les pressions sont indiquées par un manomètre, à l'extrémité duquel, pour éviter les influences perturbatrices des mouvements propres du mercure dans le manomètre sur les ondes du tube élastique, on établit un tuyau métallique en communication avec le tube à pression, et qui peut être fermé par un robinet après que les indicateurs manométriques ont été notées. Les ondes sont produites par des pressions subites et de la façon suivante :

On place dans un étau de bois un court tube de caoutchouc qui est réuni à un tube métallique qui lui-même se continue avec le tube élastique où le liquide doit être envoyé. Si l'on presse subitement sur le court tube élastique, l'ondée produite se propage alors à travers le tube métallique dans le tube élastique.

L'appareil enregistreur consistait en deux leviers sphygmographiques placés l'un au-dessus de l'autre. Ils avaient environ 20 pouces de long et étaient faits de bois très-léger, et munis à eur extrémité d'une petite plume faite avec un morceau de plume d'oie, etc. (1).

(1) Le lecteur trouvera exposés plus loin les procédés schématiques auxquels il est fait ici allusion. (*Note de l'auteur.*)

Koschlakoff (de Saint-Pétersbourg) (1) :

Recherches sur le pouls faites avec l'aide du sphygmographe de Marey.
— Sur le contrôle schématique des indications sphygmographiques.

L'auteur a examiné la question sphygmographique au point de
vue de la mécanique. Il a construit un schéma pour reproduire et contrôler les effets de l'instrument enregistreur. Il a
appliqué cet instrument sur des tuyaux élastiques. Son appareil,
analogue à ceux dont on s'est servi jusqu'ici, est pourvu d'un
manomètre. Il y a un moteur représentant le cœur, et le sang est
représenté par de l'eau descendant d'une certaine hauteur avec
un robinet qu'on peut ouvrir et fermer alternativement. Le sphygmographe étant établi sur le tube élastique, le robinet ouvert et
l'écoulement continu, le style du levier enregistreur marque une
ligne horizontale représentant l'équilibre de deux forces opposées,
la pression de l'eau et l'élasticité du tube, ligne m. Puis, le robinet
fermé, le levier tombe à o.

Mais si l'on ouvre très-rapidement le robinet, le levier monte
beaucoup au-dessus de m, et si l'on ferme très-vite, il tombe au-
dessous de o.

Pour résoudre le problème de ces variations, l'auteur a rétréci
progressivement l'ouverture de sortie du tube élastique, et l'a
réduite à 2 millimètres, 1 millimètre, 1/2 millimètre.

Alors le levier monte de moins en moins au-dessus de la ligne m, à moins d'ouverture brusque du robinet. D'où il suit que
cette ascension au-dessus de la ligne d'équilibre est le résultat de
l'inertie du levier.

Si l'on ouvre rapidement le robinet, l'ondée pulsatile est très-
droite, verticale, et transmet dans sa course, au premier moment,
au levier, une vitesse telle, que son élévation s'ensuit plus rapide
que la réplétion du tuyau et, par suite de la force d'inertie, plus
haute que ne le comporte la réplétion du tuyau ; donc, partie par
suite de sa pesanteur, partie à cause de la petite plume qui pèse

(1) Koschlakoff (de Saint-Pétersbourg), *Untersuchungen über den Puls
mit Hülfe der Marey's Sphygmographen* (Virchow's *Archiv für pathologische Anatomie*, Band XXX, 1864, Heft 1 u. 2, p. 149-176).

sur lui, le levier retombe sur le tube, puis remonte et redescend, suivant ainsi les mouvements du tube.

Si l'on ouvre lentement le robinet, l'ondée pulsatile est moins droite et le choc imprimé par elle dans le premier moment au levier est moins fort; aussi les oscillations du levier produites par l'inertie, sont-elles plus faibles, ou même manquent-elles complétement. Après que le levier soulevé, en vertu de son inertie, retombe sur le tube, dans le moment de sa distension ou dans celui de son affaissement, l'enfoncement se marquera, soit sur la ligne ascendante, soit sur le sommet de l'ondée, soit sur la ligne tombante.

Comme, avec le rétrécissement de la fin du tube, on voit diminuer la verticalité de l'ondée, il faut rechercher d'où vient dans ce cas que l'inertie du levier est diminuée ou même supprimée.

De ce qui vient d'être dit, il ne résulte pas que l'élévation du levier au-dessus de la ligne d'équilibre soit toujours le résultat de l'inertie. Quand l'eau pénètre dans un tube élastique, vite et par secousses, le tube s'élargit à chaque secousse d'une façon plus marquée que si on laissait le robinet constamment ouvert, alors même que dans les deux cas la colonne d'eau formant pression resterait la même. Dans ce cas les sommets de l'ondée tracée représentent la véritable limite de la dilatation du tube, s'ils se tiennent sur la ligne d'équilibre. Nous avons vu que le rétrécissement de l'extrémité terminale du tube diminuait notablement l'inertie du levier ou même l'anéantissait complétement. Nous nous servirons de cette circonstance pour montrer quelles sont les oscillations des parois du tube au-dessus des limites de la ligne d'équilibre. Après avoir rétréci le bout du tube jusqu'à un demi-millimètre et avoir produit plusieurs pulsations en ouvrant rapidement le robinet, nous laissons ouvert le robinet pendant un temps plus long, afin de voir quelle est la ligne d'équilibre, et nous voyons que le sommet du pouls se tient au-dessus de la ligne m.

Plus la colonne d'eau est élevée, plus haut se tiendra le sommet de l'ondée au-dessus de la ligne m. Le sommet d'une semblable ondée est toujours arrondi, tandis que le sommet d'une ondée obtenue par l'inertie du levier est au contraire pointu. La propriété qu'a l'instrument de donner des oscillations d'inertie par de brusques seccousses, et que Marey tient pour un défaut utile, puisqu'il peut être un moyen de diagnostiquer l'hypertrophie du ventricule gauche, ne sert qu'à défigurer le pouls et n'aide pas au diagnostic, car le sommet très-pointu du pouls peut se rencontrer également dans le cas d'intégrité du ventricule gauche, et inversement manquer souvent dans le cas d'hypertrophie. Dès lors on doit s'arranger de façon à éviter ce défaut, ce qui du reste n'est pas difficile ; pour cela on n'a qu'à attacher directement au levier le ressort reposant sur l'artère, ce qu'a du reste déjà fait Mach à Vienne (1).

Examinons maintenant la chute du levier ou la ligne diastolique. D'après ce qui précède, nous savons que, quand l'écoulement par l'extrémité du tube n'est pas gêné, le levier s'abaisse notablement au-dessous de la ligne O ; que, avec l'accroissement du rétrécissement de la terminaison du tube, la chute devient moins profonde, et qu'enfin par un rétrécissement de 1 millimètre, cette chute disparaît complétement. En outre, le levier s'élève, après qu'il est déjà tombé au-dessous de la ligne de o, de nouveau au-dessus de celle-ci, retombe encore, et trace une deuxième petite onde, souvent même une troisième.

Après la clôture du robinet, le levier exécute donc quelques petites oscillations autour de la ligne O.

Quelle est la cause de ces oscillations consécutives du levier après la clôture du robinet? Doivent-elles être considérées comme de véritables ondulations du tube, ou bien sont-elles seulement la suite de la vibration du levier de l'instrument? On sait généralement, qu'une lame élastique, portée au delà de son point d'équilibre et abandonnée à elle-même, exécute un mouvement en sens contraire au delà de sa ligne d'équilibre, puis accomplit des oscillations de plus en plus petites d'un côté et de l'autre avant d'être ramenée à l'immobilité. Il est possible que le ressort de l'instrument dérangé de son équilibre par la pulsation, après la clôture du robinet, suivant le mouvement du tube qui se vide, tombe au-dessous de la ligne représentant sa place primitive, et par suite exécute sur le tuyau autour de cette ligne des oscillations, et que, plus le tuyau se

(1) *Voy.* les nouveaux sphygmographes de Marey. (*Note du trad.*)

vide vite, plus facilement se produisent les oscillations du tuyau. Maintenant, contrôlant cette assertion par des expériences, l'auteur montre que le ressort de l'instrument, écarté de son équilibre et abandonné à lui-même, ne reproduit pas les oscillations figurés dans les premières planches; dans les deux cas l'enfoncement n'est produit que par la chute du levier. Il n'en peut être autrement. Si le ressort tombe, non dans un espace libre, mais sur un tube élastique, plus il tombera bas, plus il éprouvera de résistance de la part du tube élastique. Il est évident qu'en de pareilles conditions, le ressort ne peut exécuter aucune oscillation autour de sa ligne de gravité. Donc les oscillations consécutives du levier doivent être considérées comme l'expression de réelles oscillations des parois du tube. Nous nous convaincrons de la justesse de cette assertion, si nous contrôlons les données du sphygmographe à l'aide de l'appareil suivant. Nous prenons un tube de verre large et bouché à ses deux bouts par des bouchons de liége; nous les perçons et nous y introduisons un tube élastique par une seconde ouverture ménagée dans un des bouchons nous introduisons l'extrémité recourbée d'un manomètre jusque dans l'intérieur du tube de verre; nous remplissons le tube de verre et le tube manométrique de liquide coloré, et nous mettons en communication le tube élastique avec une colonne d'eau. Alors nous déterminons les lignes de démarcation du liquide par l'ouverture et la fermeture d'un robinet. Si nous ouvrons le robinet et que nous laissions couler l'eau dans le tube élastique, par suite de la distension de ce tube élastique, une partie du liquide passe du tube de verre dans le tube manométrique et s'élève à une certaine hauteur. Nous notons en a cette hauteur et nous fermons le robinet; le liquide qui se trouve dans le tube manométrique tombera, parce que les parois du tube élastique s'affaissent et il se maintiendra à une certaine hauteur. Représentons cette hauteur par o. Nous savons à quelle hauteur le liquide est élevé dans le manomètre après qu'on a ouvert et fermé le robinet, et nous commençons à exécuter ce mouvement d'ouvrir et de fermer alternativement. Alors nous voyons, en ouvrant le robinet, le liquide souvent ne pas s'élever jusqu'à la ligne a, mais souvent dépasser celle-ci, et que, par la clôture du robinet, ou bien il ne monte qu'en o ou descend même en b, au-dessous

de *o*, puis se relève de nouveau au-dessus de *o*, et retombe encore
en faisant des oscillations de plus en plus petites. Cette expérience
montre de la façon la plus claire du monde que le tube élastique
distendu par le liquide s'affaisse après la cessation de la force dis-
tensive, et occupe un espace très-diminué par comparaison avec
son état premier, puis se dilate encore, pour s'affaisser de nouveau, c'est-à-dire exécute des oscillations tout comme fait le ressor
d'acier.

Nous devons remarquer que, si la seconde dilatation du tube a
lieu, puis la troisième, à la fin, l'absorption du liquide dans le tuyau
a lieu. Ainsi les deuxièmes et troisièmes ondées correspondent à la
pression négative dans le tuyau.

Plus nous rétrécissons l'ouverture de sortie du tuyau, moins
s'accuse la chute du liquide au-dessous de *o*, pour disparaître
même complètement quand on arrive à n'avoir plus qu'un
orifice de 1 millimètre ; avec un pareil rétrécissement, le liquide monte et descend dans le manomètre tout à fait d'une
même quantité, et il ne tombe à son retour jamais au-dessous
de *o*.

Ce contrôle des données du sphygmographe et de l'appareil manométrique montre que les oscillations consécutives du levier autour de la ligne de *o* sont produites par de réelles oscillations dans
le tuyau lui-même, et que les oscillations propres au ressort
n'exercent aucune influence perturbatrice, car les oscillations des
parois du tube et celles du ressort du sphygmographe sont soumises aux mêmes lois de l'élasticité et coïncident, toutes choses étant
égales d'ailleurs.

. Dans des cas défavorables, les oscillations du ressort du sphygmographe peuvent exister, alors qu'elles font défaut dans le tuyau.
Cela arrive si nous augmentons la pression du ressort élastique
avec une faible expansion des parois du tube. Si nous prenons un
tube d'une notable élasticité et que nous serrions dessus de plus en
plus le sphygmographe, nous obtenons, à un certain degré de constriction, des oscillations spontanées du ressort, même en tenant
le robinet constamment ouvert. Alors on voit le levier osciller extrêmement vite, aussi longtemps que l'eau coule, et l'image obtenue sur une bande de papier ressemble à un peigne à dents
serrées.

Maintenant, si l'on ouvre et ferme le robinet, on obtient un pouls composé de deux, de trois ou d'un plus grand nombre d'ondées, suivant que la distance est plus ou moins grande entre le moment de l'ouverture et celui de la clôture.

Si nous séparons le levier du ressort, nous voyons le ressort cesser de produire des oscillations spontanées, lorsque la pression de la colonne d'eau est faible, et recommencer à en produire si la pression est forte. On voit par là que le levier et le petit ressort qui le presse favorisent les oscillations spontanées dans l'instrument. Par le rétrécissement du bout du tube, ces oscillations disparaissent complétement.

Visiblement le ressort joue dans ce cas le rôle d'une soupape élastique. Supposons que le ressort comprime le tube jusqu'à disparition de sa lumière, dans la partie du tube située au-dessus du ressort la pression latérale devient très-forte et elle est nulle au delà. Suivant la façon dont l'eau, par suite de l'ouverture du robinet, s'écoule dans le tube, la pression s'accroîtra à l'extrémité d'entrée du tuyau si notablement que le ressort ne pourra plus tenir le tube complétement clos et finira par se soulever sous la pression croissante de l'eau. Mais, à peine le ressort s'est-il soulevé et à peine une certaine quantité d'eau s'est-elle écoulée du bout d'entrée à travers le bout de sortie, que, soudain, on voit la pression diminuer à l'entrée et ne plus suffire à soulever le ressort, alors celui-ci retombe et clôt de nouveau le tube. Augmentez de nouveau la pression à l'entrée du tube, en faisant couler de l'eau dedans par l'ouverture du robinet, le ressort s'élève de nouveau u. s. f. (*ut supra fecit*). En faisant se succéder rapidement les changements de pression, on fait également se succéder avec rapidité les oscillations du ressort; quand l'extrémité de sortie du tube est resserrée, l'eau ne peut plus s'écouler assez vite hors du tuyau d'entrée pendant l'élévation du ressort, et par suite, il ne peut se faire aucun changement brusque de pression ni, par conséquent, aucune oscillation du ressort.

Ainsi les défauts de l'instrument sont très-indifférents et résident seulement dans la chute plus profonde du levier après la clôture du robinet. Les oscillations du ressort qui se montrent dans des circonstances particulières, ne se présenteront guère dans l'usage clinique de l'instrument, du moins n'ai-je jamais rien observé de semblable ; si l'on annule aussi l'inertie du levier, l'instrument travaillera avec une plus grande exactitude, et la chute du levier sera insignifiante ; elle sera augmentée seulement par les rapides changements de la pression dans le tube.

En examinant la ligne systolique des tracés, nous n'avons rien dit de la courbure qui survient dans cette ligne par le fait d'un écoulement lent de l'eau dans le tuyau, ni cherché si le ralentissement de l'introduction du liquide est produit par le rétrécissement considérable de l'extrémité libre du tuyau, ou bien par l'ouverture plus lente du robinet. Cette courbure ne dépend pas de l'inertie du levier, mais elle est le résultat certainement du mode différent de réplétion du tuyau. C'est ce qu'il est facile de voir par le manomètre. D'après ce que nous avons dit plus haut, le liquide doit monter dans le tube manométrique pendant la systole, en deux temps : après qu'il a atteint une certaine hauteur, il s'arrête et après une légère chute il remonte de nouveau, tant que dure la systole. Plus la systole est courte, moins ce temps d'arrêt est prononcé, et enfin il peut disparaître complétement. Ainsi le tuyau se distend en plusieurs temps quand l'eau y coule lentement. Quelquefois la ligne systolique a deux courbures, et l'on y voit aussi le tuyau s'emplir en trois temps.

Pour étudier le pouls nous avons choisi un autre ordre de recherches. Nous avons cherché à rendre les conditions mécaniques aussi analogues que possible à celles de la circulation normale. D'abord nous instituâmes les essais dans la forme de ceux qu'ont faits Marey et d'autres ; nous produisions les pulsations en pressant sur un globe creux en caoutchouc muni d'une valvule. Mais cet essai fut trouvé inexact, car il était impossible, quelque effort que nous fissions pour cela, que la pression exercée sur le globe de caoutchouc fût toujours opérée avec la même force et la même intensité ; dans ces circonstances, ni la durée de la systole, ni la masse d'eau pénétrant par la pression dans le tuyau ne pouvaient être égales. Ces deux circonstances sont, ainsi que nous le verrons plus tard, d'une grande importance. De même aussi les valvules qui fermaient l'ouverture en vertu de leur pesanteur ou de leur élasticité n'étaient pas complétement comparables à celles du cœur. Les pouls obtenus par ces expériences, ne sont jamais tout à fait semblables. Comme nous renoncions à l'espoir d'obtenir aucun résultat

exact avec cet appareil, nous en imaginâmes un autre, à l'aide
duquel nous pouvions institer des recherches beaucoup plus exactes.

L'appareil nouveau consiste en une pompe en laiton qui est mise
en mouvement par un levier; par le moyen d'une clef contre laquelle vient s'arrêter le levier dans sa marche ascensionnelle, la
course de celui-ci est réglée, et, dès lors, il devient possible de lui
imprimer un mouvement à volonté et d'une grandeur connue; par
là, il est possible d'envoyer dans le tuyau une masse de liquide d'une
quantité déterminée. Si nous fixons un poids sur le levier, nous
pouvons imprimer à celui-ci une force déterminée à l'aide de laquelle la pompe produira le pouls. En portant le poids rapidement
vers le commencement ou la fin du levier (comme dans la balance
romaine), nous pouvons tout d'un coup diminuer ou agrandir
cette force pendant l'expérience. Les valvules sont placées dans
les tuyaux de laiton qui pénètrent dans la pompe; elles sont
faites à l'imitation des valvules aortiques. Les valvules ainsi dis-
posées ferment très-exactement, supportent une pression énorme,
et ne se détruisent pas, quand même on les laisserait séjourner
plusieurs semaines dans l'eau. De plus on peut, à volonté, produire
une insuffisance dans ces valvules.

Cet appareil nous permit de varier les expériences à l'infini.
Avec son aide, nous pouvions changer la force du cœur dans
des limites très-étendues, augmenter ou diminuer à volonté la
quantité du liquide injecté dans le tuyau, et nous étions assuré
que les pulsations dans nos diverses séries d'expériences, étaient
produites dans des conditions identiques.

Les pouls que l'on obtient à l'aide de cet appareil ne sont en rien
différents du pouls humain, et nous avons pu, sans peine, reproduire tous les changements du pouls normal, et aussi ceux des
pouls pathologiques, artificiellement.

Toutes les formes de pouls que l'on rencontre chez les malades
et chez les hommes sains peuvent être classées en deux catégories :
1° le pouls simple (non dicrote) ; 2° le pouls double (dicrote). Dans
le premier, la ligne diastolique est droite (sans courbures), ou
presque complétement droite ; dans le second, elle est onduleuse.
Le pouls dicrote se subdivise en plusieurs variétés : pouls double
supérieur, où le commencement de l'ondée diastolique est placé
au-dessus de celui de la systolique (fig. 14) ; le *moyen* ou le com-

mencement de l'ondée diastolique est au même niveau que la systolique (fig. 15) ; et enfin le redoublement *inférieur* (fig. 16), où
le commencement de l'ondée diastolique est situé plus bas que
le commencement de l'ondée systolique.

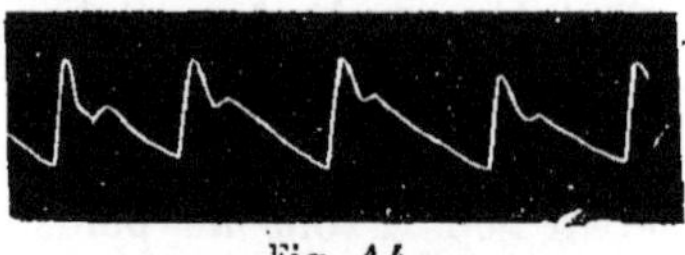

Fig. 14.

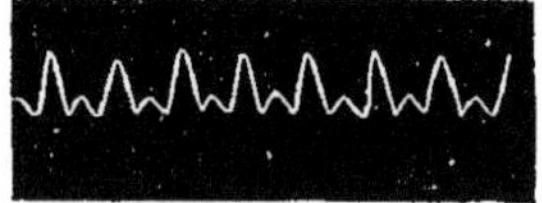

Fig. 15.

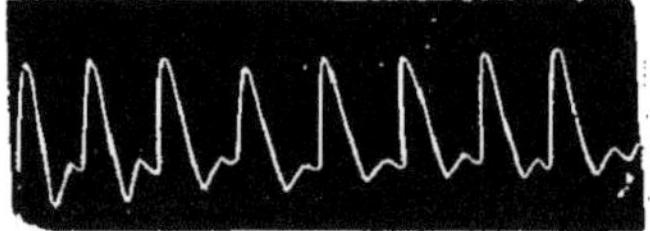

Fig. 16.

On ne peut pas donner le nom de dicrote au pouls bas et en
forme d'hélice (fig. 17) (ici la seconde ondée diastolique représente
le commencement de la ligne systolique qui suit, ce qui donne au
pouls l'apparence d'une hélice).

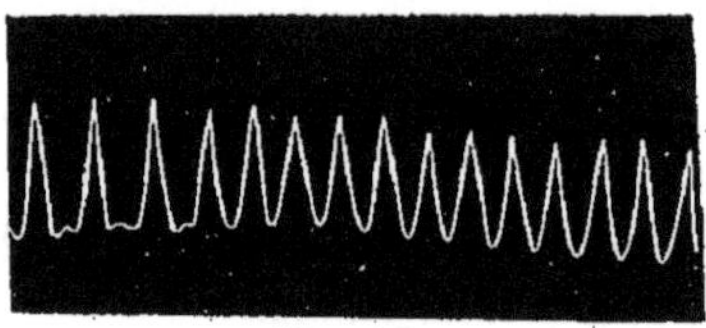

Fig. 17.

Lorsque la ligne diastolique dans le pouls doublé *supérieur* n'est
pas une, mais figure plusieurs ondes, on peut aussi le nommer
polycrote; on doit dès lors appeler *dicrote* le pouls *moyen* qui figure
une *ondée diastolique*, et *hémi-dicrote* le pouls *inférieur* qui n'accomplit qu'une demi-ligne diastolique.

Cherchons maintenant, à l'aide de notre appareil, à déterminer
dans quelles circonstances se produit le pouls dicrote, et dans

quelles autres le pouls non dicrote. Pour cette expérience, nous prenons un tube élastique long de 2 mètres et large de 4 millimètres. Au moyen de la vis nous donnons au levier un parcours déterminé ; les pulsations seront produites, dans un espace de temps déterminé par l'apposition d'un poids de 250 grammes sur le levier. Pendant l'expérience, nous ne voulons modifier en rien la situation du sphygmographe appuyé sur le tuyau. Dans ces conditions, nous augmentons tantôt la résistance à l'écoulement du liquide, tantôt la force du cœur ; la fréquence du pouls et la masse du liquide pénétrant dans le tuyau à chaque systole restant les mêmes.

Commençons notre expérience en rétrécissant le tuyau au point qu'il n'ait plus qu'un demi-millimètre. Par suite de ce rétrécissement, le pouls cessera d'être dicrote. Si maintenant nous augmentons la force du cœur, sans modifier en rien les conditions précédentes, alors nous obtenons un pouls dicrote. Ce pouls sera plus grand que le pouls non dicrote ; or les *ondées dicrotiques* auront juste la même hauteur que le sommet des ondées systoliques du pouls non dicrote. L'inclinaison de la ligne descendante (diastolique) reste la même, l'ascendante (systolique) devient un peu moins oblique (plus verticale). Pour rendre ce fait plus saisissable aux yeux, écrivons sur une même bande de papier d'abord le pouls obtenu par un poids de 250 grammes, puis le pouls obtenu par un poids de 500 grammes. Il est facile d'obtenir ce résultat avec notre appareil, il ne faut pour cela que faire glisser le poids de 250 grammes du milieu à l'extrémité du levier, au moment où celui-ci est soulevé. La figure 18 représente cette expérience faite avec un rétrécissement de 5 millimètres.

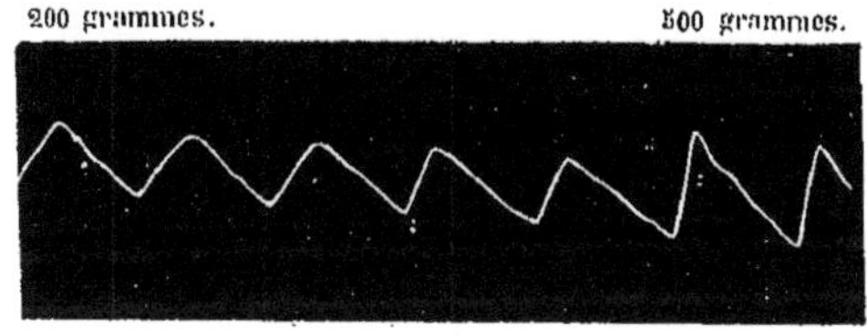

Fig. 18.

Rétrécissons le tuyau : à chaque nouvel accroissement du rétrécissement le pouls et le battement redoublé s'amoindrissent ; la ligne ascendante et la ligne descendante s'inclinent de plus en plus,

et nous obtenons par un rétrécissement de 5 millimètres, de nouveau, un pouls qui n'est plus dicrote. Le niveau de la ligne totale
des pulsations s'élève à chaque rétrécissement; et la pression latérale croît avec le rétrécissement. Si maintenant nous augmentons
de nouveau la force du cœur, toutes choses restant égales d'ailleurs,
nous obtenons de nouveau un pouls dicrote, et la ligne de descente conservant la même inclinaison, la ligne ascendante au
contraire devient, comme dans l'expérience précédente, moins
oblique. Ces changements de la forme du pouls sont représentés
dans la figure suivante en *a* et en *b*.

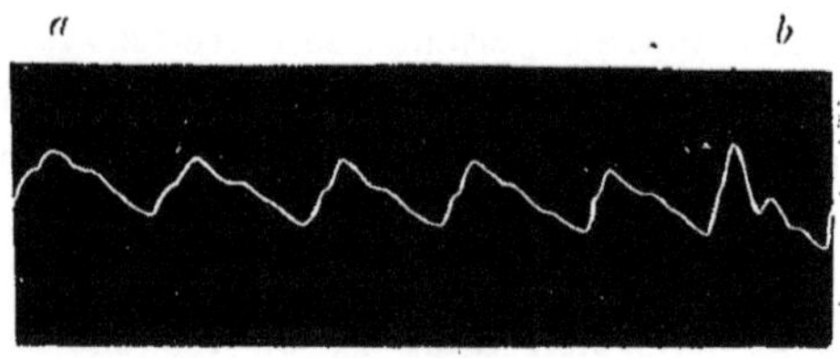

Fig. 19.

Si l'on]rétrécit le tuyau jusqu'à 1 millimètre, on obtient de nouveau un pouls non dicrote *a*; augmentons-nous la force du cœur,
le pouls redevient dicrote *b* (fig. 20).

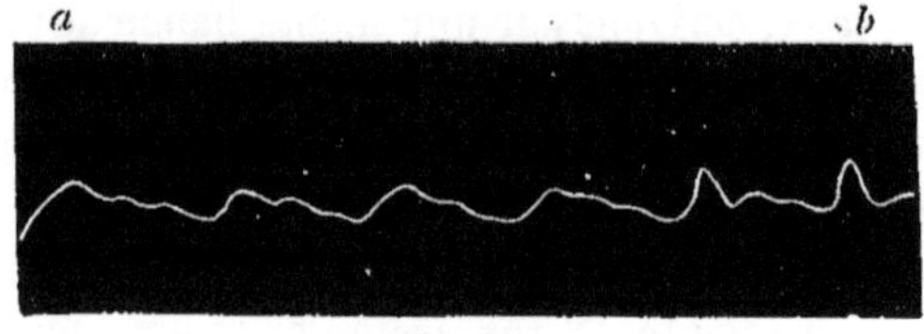

Fig. 20.

Cette expérience peut être poursuivie jusqu'au point où la distension du tuyau est devenue telle, qu'aucune apparence de pouls
ne se produit plus.

Dans cette expérience, nous avons changé un pouls non dicrote
en un pouls doublé, en augmentant la force du cœur. Dans ce cas
la pression latérale restait la même. Nous observions inversement
le changement du pouls dicrote en un pouls non dicrote en augmentant l'obstacle à l'écoulement du liquide par l'extrémité libre
du tube. Dans ce cas, la pression latérale était accrue. Mais on
peut changer aussi par d'autres moyens une forme du pouls en
une autre forme.

Passons à un autre ordre d'expériences. Nous commençons par une étroitesse de l'orifice terminal du tuyau de 1 millim., et par une force du cœur de 2000 grammes. Les autres conditions restent les mêmes, comme dans les précédentes expériences. Maintenant nous diminuons alternativement, tantôt la force du cœur, tantôt la résistance. Nous obtiendrons ainsi les mêmes résultats que dans la précédente série expérimentale, mais seulement en sens inverse. Ainsi nous avons, au commencement, la deuxième moitié de la figure 18. (*Voy.* p. 84.)

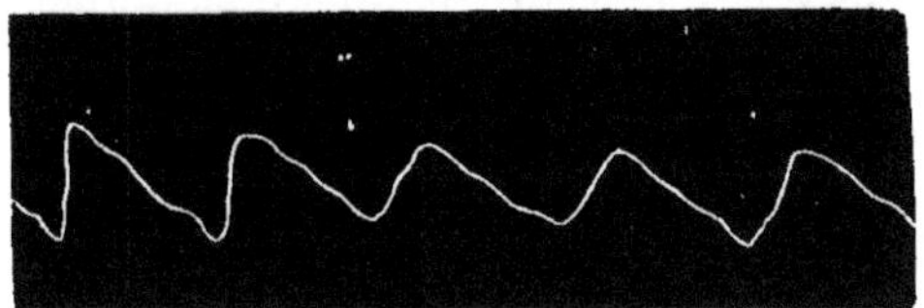

Fig. 21.

Diminuons de moitié la force du cœur, et nous obtenons pour deuxième moitié la première moitié de la figure 19. Si nous élargissons l'ouverture de sortie du tube jusqu'à 3 millim. nous avons au lieu de la première moitié de la figure 21, la deuxième moitié de la figure 20. Si la force du cœur est diminuée de moitié, nous obtenons au lieu de la deuxième moitié de la figure 20 la première de celle-ci et ainsi de suite. Ainsi, nous devons, pour changer un pouls dicrote en un pouls non dicrote, diminuer la force du cœur, et, pour changer un pouls non dicrote en un pouls dicrote, diminuer la résistance. Dans le premier cas, la pression latérale n'est pas changée, dans le second elle est diminuée. Nous pouvons donc obtenir de deux manières le changement d'un pouls non dicrote en un pouls dicrote : 1° en augmentant, toutes choses étant égales d'ailleurs, la force du cœur ; 2° en diminuant la résistance à l'orifice de sortie du tuyau, sans changer les autres conditions. Dans les deux cas la systole deviendra plus rapide.

Pour faire d'un pouls dicrote un pouls non dicrote, nous devons au contraire : 1° diminuer la force du cœur sans rien changer aux autres conditions; 2° ou augmenter la résistance à l'orifice de sortie, toutes choses égales d'ailleurs. Dans les deux cas, nous ralentissons la systole. Ainsi une systole rapide est la condition nécessaire du double battement; une systole lente est au contraire la

condition nécessaire du pouls non dicrote (la pression latérale pouvant du reste varier).

Si nous contrôlons les données du sphygmographe à l'aide de
notre appareil manométrique, nous trouvons une concordance
complète entre les données du premier et celles du second.

Nous avons réussi à rendre encore plus facile l'expérience ci-
dessus décrite et qui a pour but de produire le pouls artificiel.
Nous adaptâmes l'artère sous-clavière à notre appareil et nous y
injectâmes une solution d'albumine semblable au sérum du sang.
Nous nous servîmes de cette solution d'albumine pour éviter un
œdème des extrémités que nous supposions devoir être très-gênant
pour notre expérience. Malgré cette précaution, l'œdème se produisit. Mais, au commencement de l'expérience, nous pûmes facilement changer le pouls dicrote en pouls non dicrote, en changeant seulement la force du cœur.

Mais poussons plus loin les recherches, et continuons à interroger et à examiner le phénomène du double battement. Dès l'instant que nous savons qu'une systole rapide est la condition nécessaire de son existence, nous devons pouvoir expliquer par où et
comment une systole rapide produit le double battement.

Pour répondre à cette question, nous examinerons quel est l'état
du tuyau dans le cas du pouls résultant d'une systole lente, et dans
celui du pouls produit par une systole rapide.

Dans ce but, nous prendrons le tracé du profil du tube. Ce profil
peut être tracé exactement. Étant donné que chaque point de la paroi du tuyau se dilate également pendant la systole et se resserre
également pendant la diastole, nous pouvons, si la forme de la dilatation et celle du retrait en un point de la paroi du tube nous est
connue, conclure à la forme de la dilatation et du retrait du tuyau
dans tous les autres points. Le pouls dessiné par le sphygmographe
indique la dilatation et le retrait du tuyau (artère), en un point;
nous nous en servirons donc pour établir le profil du tuyau.

Nous produisons trois variétés de pulsations à l'aide de trois
systoles de vitesse différente, toutes choses étant égales d'ailleurs;
dans le premier cas nous employons une systole (un poids) de 500
grammes; dans la seconde, un poids de 1,000 grammes; dans la
troisième, un poids de 2,000 grammes. (Il faut lire la figure de droite
à gauche.) Si nous prenons le profil du tuyau à chaque pulsation de

chaque espèce, nous obtenons un profil du tuyau dans trois pulsations qui se distinguent l'une de l'autre, seulement par la vitesse de la systole.

Sur la figure 16, on voit que le tuyau est d'autant plus dilaté par la masse d'eau qui coule que la systole est plus rapide.

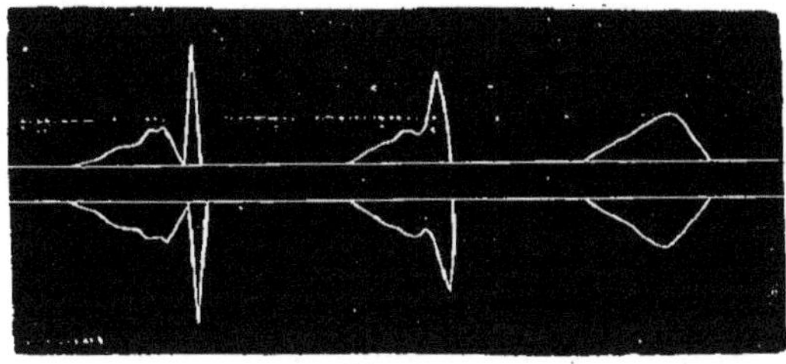

Fig. 22.

En outre, on voit qu'après l'achèvement d'une systole lente, le tuyau se rétracte proportionnellement ; après l'achèvement d'une systole rapide, il se rétracte aussi proportionnellement; il s'élargit, dans le dernier cas, de nouveau, c'est-à-dire, après une rapide et une forte contraction, puis il se rétracte et ainsi de suite; et ces contractions et ces dilatations sont d'autant plus grandes que la systole a été plus rapide ; il résulte de ce qui précède, que les oscillations consécutives du tuyau (contraction et dilatation) sont sous la dépendance immédiate de la rapidité et de la grandeur de sa dilatation pendant la systole. Nous voulions, pour rendre cette dépendance plus sensible, examiner l'état existant entre les contractions et les dilatations différentes, du côté du tuyau. Pour cela, on introduisit le commencement et la fin du tuyau dans des manomètres, et le pouls fut produit par une systole rapide.

Pour pouvoir observer les oscillations du liquide en même temps dans les deux appareils, on les plaça à côté l'un de l'autre, alors on vit que le liquide oscillait alternativement dans ces appareils ; lorsque la montée du liquide finit dans le manomètre où aboutit le commencement du tuyau, elle commence à se produire dans l'autre ; quand le liquide tombe dans le premier, il monte dans l'autre; et quand, dans le premier, le liquide monte pour la deuxième fois, il commence à tomber pour la première fois dans le premier et ainsi de suite; ainsi, par une rapide systole, un bout du tuyau se dilate pendant que l'autre se resserre, et réciproquement.

Si maintenant nous produisons le pouls par une systole lente, nous voyons, aussitôt que dans le premier manomètre le liquide s'est élevé jusqu'à un vingtième de la hauteur totale où il monte pendant la systole, il commence à faire son ascension dans le second manomètre ; après quoi le liquide se tient à une hauteur parallèle dans les deux manomètres ; aussitôt après le commencement de la chute du liquide dans le premier manomètre, il commence à tomber aussi dans le second manomètre, sur quoi le liquide devient parallèle dans les deux manomètres.

Dans le premier moment, le liquide tombe avec une rapidité assez grande dans les deux manomètres; plus tard cette chute a lieu lentement et, quand la systole a une plus longue durée, la chute du liquide se ralentit d'une façon si considérable que même il fait une halte. Nous nous occuperons plus loin spécialement de ce dernier cas. Une systole très-lente amène aussi la dilatation et la contraction presque synchrone du bout initial et du bout terminal du tuyau.

Il devient dès lors facile de comprendre pourquoi, par une systole rapide, le tuyau se contracte, non pas proportionnellement, mais pour ainsi dire par bonds, tandis que, par une systole lente, la contraction s'accomplit proportionnellement.

Sous l'influence d'une systole rapide, la différence dans la dilatation des parois du tuyau à l'orifice d'entrée et à l'orifice de sortie se montre très-grande, et d'autant plus grande que la systole est plus rapide ; dès lors, sous l'action d'une rapide systole, le bout d'entrée du tuyau, par suite de la plus grande dilatation de sa paroi, et de la dilatation, en même temps, moins considérable de la paroi du tuyau à l'ouverture de sortie, se contractera très-vite; par là, les parois du tuyau acquièrent une *inertie* notable et se rétracteront par suite plus fortement qu'il n'est nécessaire pour atteindre à l'équilibre de dilatation dans les deux extrémités du tuyau. Il se produit de cette façon après l'achèvement de la contraction de la fin du tuyau, une nouvelle perturbation dans l'équilibre de la dilatation; le liquide qui traverse l'ouverture de sortie amène une plus grande dilatation des parois de celle-ci, tandis que les parois de l'orifice d'entrée se trouvent dans une plus petite dilatation ; puis, maintenant, l'orifice de sortie va se contracter, d'où résulte la dilatation de l'orifice d'entrée ; ce dernier se contracte de nouveau et de nouveau aussi dilate l'orifice de sortie et ainsi de suite. Ces contractions et ces dilatations alternatives des bouts du tuyau durent aussi longtemps que l'équilibre ne s'est pas établi dans la dilatation de leurs parois.

Après la fin d'une systole lente, la différence de dilatation des deux bouts du tube est peu considérable. Quand l'équilibre est déjà établi pendant la systole, alors peut se produire, comme nous le verrons plus loin, un dicrotisme faible.

Jusqu'à quel point pourtant ces résultats peuvent-ils nous éclairer sur la circulation du sang? Peut-on transporter à tout un système de tuyaux les exemples que l'on a observés sur un seul tuyau? Jusqu'ici, on avait étudié habituellement la forme du pouls sur un tuyau, et transportant les résultats des recherches à la circulation du sang, on avait beaucoup complété par supposition. Pour éprouver jusqu'à quel point des expériences valent pour l'explication de la circulation du sang, et ne pas nous perdre dans des hypothèses, nous instituerons quelques recherches sur un système de tuyaux.

Nous choisissons pour cela, le système le plus simple; sur le tuyau principal, nous greffons à $0^m,50$ de son origine, un autre tube de $0^m,60$ de long. Nous plaçons le sphygmographe sur l'orifice d'entrée du conduit principal et nous donnons à l'orifice de sortie un diamètre de $0^{mm},3$. Le conduit principal doit représenter l'aorte et les artères du membre inférieur; le canal latéral doit représenter les artères de l'extrémité supérieure.

Maintenant nous lions premièrement le tuyau latéral à son origine et nous produisons le pouls doublé.

Puis, si nous réunissons le tuyau latéral au tuyau principal, si nous rétrécissons les ouvertures de sortie des deux tuyaux, de façon que la résistance à l'écoulement du liquide reste approximativement la même que dans l'expérience précédente, et que nous produisions le pouls doublé, il se présentera avec une autre forme.

Nous voyons dans la deuxième figure, que la précédente forme du pouls a subi quelque changement par l'adjonction d'un tuyau latéral. Ce changement consiste en ce que, dans l'espace intermédiaire entre l'ondée systolique et la première ondée diastolique une petite ondée se montre encore. Évidemment cette petite ondée est produite par la contraction de la terminaison périphérique du tuyau latéral. A cette petite ondée succèdent les mêmes grosses ondées, et dans le même ordre, que nous avions obtenues par la pulsation du tuyau principal. Si nous examinons le pouls à l'extrémité périphérique du tuyau latéral, nous obtenons la même forme ; ici encore les petites ondées seront accompagnées des mêmes grandes ondées se succédant dans le même ordre, comme nous les avons eues à l'origine du grand tuyau ; seulement elles se montrent ici un peu plus tard. Si nous examinons le pouls tout le long du parcours du grand tuyau, nous remarquons que la petite ondée se prolonge si loin, que, dans le pouls obtenu au milieu du tuyau, cette ondée est encore sensiblement marquée (fig. 23).

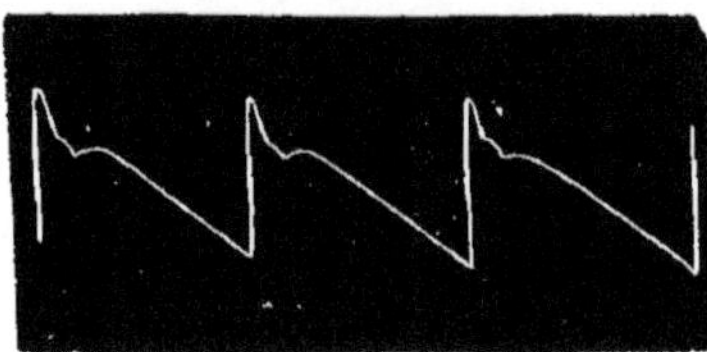

Fig. 23.

On doit conclure des expériences faites sur le tuyau latéral, que le pouls doublé chez l'homme doit avoir, sur la ligne diastolique, deux ondes de forme différente : l'une, la première, plus petite, qui provient des artères de la tête et des extrémités supérieures ; la seconde, plus grande, qui vient des artères des extrémités inférieures. On rencontre certainement un semblable pouls, mais non toujours ; de plus, on voit dans ce pouls souvent une seule première ondée et deux ondées du second ordre. Dans la plupart des cas, on ne trouve plus la petite ondée, ou bien elle s'accuse seulement par une légère voussure de la première partie de la ligne diastolique.

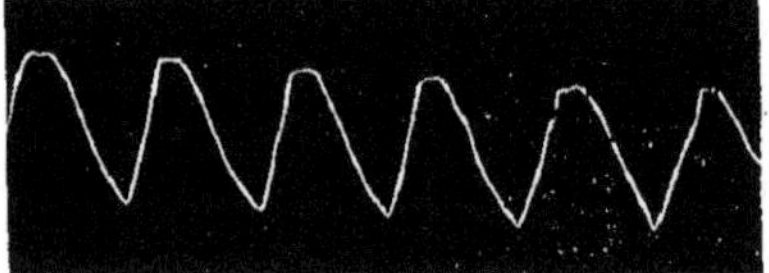

Fig. 24.

De ce que, dans la plupart des cas, on ne trouve pas la première ondée, et de ce que sa présence ou son absence n'exercent pas une grande influence sur les autres parties du pouls, on peut conclure que les résultats des recherches faites sur le pouls avec un seul tuyau, sont parfaitement applicables à la circulation du sang. Si nous représentons l'aorte par l'origine du tuyau, et ses branches par l'orifice de sortie, il nous est facile de comprendre la production de la double ondée dans le pouls naturel.

Nous avons vu que, lorsque la systole est rapide, le double battement consiste en ce que l'équilibre est notablement troublé dans la tension du tuyau. Mais le trouble de l'équilibre peut aussi avoir lieu avec une systole lente, et dans ce cas nous obtenons quelquefois un faible dicrotisme.

Ce dicrotisme naît après une systole d'une longue durée. Si nous donnons un long parcours au levier et que nous lui fassions supporter un poids faible, le levier tombera avec une grande lenteur. Si maintenant nous prenons un tuyau dont les bouts se rendent à des manomètres, nous verrons arriver ce qui suit : d'abord le liquide monte dans le premier manomètre, puis dans le second et enfin devient parallèle dans tous les deux. Après qu'il a atteint une certaine hauteur, il y demeure stable, d'abord dans le premier, puis dans le second manomètre, et il ne s'élève plus, quoique la systole se prolonge.

Après la fin de la systole, le liquide commence à descendre d'abord dans le premier manomètre, puis dans le second et puis il devient parallèle dans les deux tubes. Cette chute va dans le premier moment assez vite, puis le liquide s'arrête et ensuite baisse beaucoup plus lentement. Les pouls obtenus dans ces conditions, à l'aide du sphygmographe, auront un sommet horizontal et une inflexion ou courbure quelquefois accompagnée d'une faible ondée, sur leur ligne diastolique.

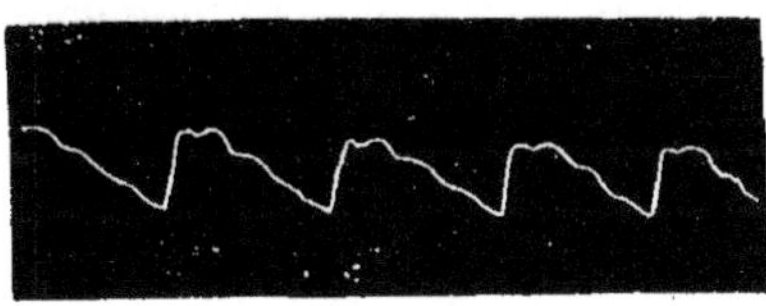

Fig. 25.

Plus nous dilaterons l'orifice de sortie, moins on remarquera la courbure de la ligne diastolique, de sorte qu'à la fin le pouls deviendra non dicrote.

Ici encore le double battement dépend de la perturbation apporté à l'équilibre de la tension.

Un peu avant la fin de la systole, l'équilibre est établi dans la tension de tous les tubes ; on peut en conclure que les tubes ne sont pas plus remplis à l'entrée qu'à la sortie. A peine la systole est-elle finie que, soudain, une quantité considérable de liquide est lancée vers le cœur, et les valvules se ferment. Aussitôt après l'écoulement du liquide, les parois de l'orifice d'entrée s'affaissent et deviennent moins tendues. Cette diminution de la tension des parois de l'orifice d'entrée, est la cause du dicrotisme. Ce dicrotisme naît donc de la diminution de la tension des parois de l'orifice d'entrée, et non de son accroissement, comme c'est le cas lorsqu'il y a une systole rapide. Mais, dans les deux cas, c'est la même cause qui agit ; un trouble rapide de l'équilibre de tension du côté des conduits.

Quand des systoles rapides se suivent lentement, alors les tuyaux ont le temps, pendant la diastole, de produire plusieurs oscillations, et le pouls sera alors polycrote, ou si l'on n'observe qu'une seule de ses ondées, il appartiendra au *dicrotisme supérieur.*

Mais si les systoles se suivent rapidement l'une l'autre, le tuyau n'a que le temps de produire souvent une, ou une demi-oscillation, souvent seulement la ligne courbe de l'ondée diastolique. Dans le premier cas le pouls sera dicrote ou doublé *moyen;* dans le second, demi-dicrote ou doublé *inférieur;* dans le troisième, ce sera une ligne sans dicrotisme ou en forme de feston.

On doit ajouter, relativement au caractère de la ligne diastolique, que plus la résistance est grande, plus lentes sont les oscillations des parois du tuyau pendant la diastole; ainsi les ondées diastoliques seront, toutes choses égales d'ailleurs, d'autant plus larges que la résistance sera plus grande dans le tuyau.

Examinons maintenant la signification du pouls non dicrote et du pouls dicrote *supérieur.* D'après Marcy, le premier doit signifier une augmentation, le second une diminution de la pression latérale. Or nous avons vu que nous pouvions produire le pouls dicrote et aussi le pouls non dicrote, sous la même pression latérale, si seulement dans le premier cas la systole est rapide, et si dans le second elle est lente. Mais, comme il peut y avoir des degrés dans la pression latérale, il y a aussi des degrés dans le dicrotisme ou le non dicrotisme du pouls, en proportion de la pression. Ainsi le dicrotisme ou le non dicrotisme du pouls ne peuvent fournir aucun *criterium* relativement à l'appréciation de la pression latérale. De là la nécessité, pour déterminer la pression latérale, de prendre en considération l'obliquité (inclinaison) de la ligne diastolique : plus elle est oblique, plus grande est la pression latérale (1).

Bien qu'il soit plus difficile de déterminer cette inclinaison dans le pouls dicrote que dans le pouls non dicrote, cela est cependant possible ; les ondes mêmes peuvent servir à juger de la résistance ; elles seront, comme nous l'avons déjà dit, d'autant plus larges, que la résistance est plus grande.

Lorsque, par suite d'une grande fréquence du pouls, la plus grande partie de la ligne diastolique disparaît, il devient impossible de juger de la résistance par son inclinaison. Dans ce cas, nous baserons notre estimation sur le nombre des ondes diastoliques qui sont entre deux systoles : avec la même fréquence du pouls, elles deviennent larges ; de moins nombreuses ondes existant entre deux systoles correspondent à une plus grande résistance, et inversement des ondes étroites et plus nombreuses, à une plus petite résistance.

Ainsi, de deux pouls d'une fréquence égale, le *demi-dicrote* correspondra à une plus grande résistance que le dicrote, et les pouls produits, lorsque existe une plus grande résistance, seront plus petits que ceux qui le seront quand la résistance est plus faible.

Si nous comparons ces résultats avec le résultat des observations faites sur l'homme sain et sur l'homme malade, nous nous convainquons qu'ils peuvent être parfaitement transportés à la démonstration de la circulation du sang. Nous donnons ici un exposé sommaire de ces résultats :

Le pouls non dicrote et le pouls double *supérieur* sont propres tant aux malades qu'aux organismes sains ; le pouls *moyen* ou *médian* et l'*inférieur* ne sont observés que chez les malades (il y a exception pour le cas de gymnastique). Le pouls non dicrote in-

(1) Mais, dès que la grandeur de l'inclinaison de la ligne diastolique dépend de la grandeur de la résistance à l'orifice de sortie du tuyau, nous serons plus près de la vérité, en jugeant, par l'inclinaison de la ligne diastolique, de la grandeur de la résistance et non de la grandeur de la pression latérale.

dique aussi, soit une augmentation de la résistance dans la circulation du sang, soit une diminution de la force du cœur. On peut
également démontrer sur l'homme, graphiquement, *l'influence de la
résistance sur la forme du pouls*; il n'y a pour cela qu'à *diminuer
l'étendue du système artériel*. On peut produire ce résultat, soit en
comprimant les deux artères fémorales, par quoi l'on diminue sensiblement le chiffre des voies circulatoires, soit en amenant la
contraction des artères par l'action du froid. Dans les deux cas, le
pouls deviendra *non dicrote*. Il est encore plus facile d'amener le
pouls à n'être plus dicrote, si l'on comprime les veines de l'extrémité où l'on fait l'expérience par un lien qui sera appliqué comme
pour la saignée, ce qui est aussi un moyen d'augmenter la pression dans la circulation de cette extrémité. La même chose a lieu
si le sphygmographe est trop serré, ce qui amène la compression
d'une partie des veines de la peau. Si l'on a affaire à un sujet très-
gras et qu'il faille fortement serrer le sphygmographe sur son
bras, on peut obtenir un pouls qui soit constamment dépourvu
de dicrotisme.

Wolff (1) :

L'auteur se sert pour ses tracés sphygmographiques d'un papier noirci. Voici comment il le prépare. Il prend une feuille entière de fort papier à dessin; il le fixe sur une planche *ad hoc*, et
introduit cette planche dans un four où il la place sur des tré-
teaux; puis il allume dans une capsule de l'essence de térében-
thine et ferme la porte du four. Son papier est ainsi noirci. Il recommande d'éviter que la couche de noir de fumée soit trop
épaisse, parce que, dans ce cas, le noir s'écaille, et le style in-
scripteur creuse un sillon trop profond où se perdent la netteté
des ondulations et la finesse des angles.

(1) Wolff, *Characteristik des Arterienpuls*. Leipzig, 1865, mit 244
Abbildungen.

Wolff a publié un ouvrage sur la sphygmographie appliquée à la médecine clinique. Il a étudié les tracés graphiques du pouls chez les aliénés et
cherché quels rapports pouvaient exister entre la température des malades
et la forme de leur pouls. On trouvera plus loin, dans la partie clinique
de notre livre, divers extraits de cet ouvrage. (*Note de l'auteur.*)

La feuille de papier étant ainsi préparée, il faut la diviser en petites bandes pour l'usage du sphygmographe, et c'est ce que l'auteur fait par un procédé de division analogue à celui dont se servent les ouvriers charpentiers pour marquer la direction qu'ils doivent donner à la section d'une pièce de bois (ficelle blanchie au blanc d'Espagne). Puis on sépare les bandelettes et on les transporte, en les fixant sur un plateau à l'aide de la gomme arabique par un de leurs bouts, en ayant soin de ne pas les froisser et de les garantir contre tout contact.

Pour fixer les épreuves, Wolff se sert d'huile de térébenthine ou d'alcool; il faisait d'abord couler lentement le liquide sur la face noircie de la bande de papier; mais cela perdait du temps. Il opéra alors en versant au fond d'une assiette un peu de térében-thine, puis il mettait la face noircie du papier au contact du liquide, et l'opération demandait ainsi très-peu de temps.

L'auteur se préoccupe des déviations de la plaque, du chariot, de l'engrehage, du défaut de parallélisme du stylet enregistreur avec la plaque, etc...

Artère radiale. Mode d'application du sphygmographe. — Pour comparer entre eux les tracés de pouls que l'on a pris à des mo ments différents, dans différentes cirsconstances, et chez des individus différents, il est nécessaire que l'on s'explique sur la façon dont on a appliqué le sphygmographe. Il faut d'abord tâter l'artère radiale sur un assez long espace et choisir l'endroit où l'on doit appliquer le ressort de l'instrument. Le tronçon artériel observé est divisé en deux parties : partie supérieure et partie inférieure, qui sont séparées l'une de l'autre par la saillie trans-versale de l'extrémité inférieure du radius, qui est très-accusée. Cette saillie osseuse est, suivant la différence de construction des individus, plus ou moins éloignée de l'éminence carpienne; en moyenne elle en est distante de 1 centimètre 1/2. A mesure que l'on descend au-dessous de cette limite, en se rapprochant du poignet, l'artère se trouve étroitement serrée entre les tendons du long fléchisseur du pouce et du fléchisseur du carpe (*flexor carpi radialis*), et elle est peu accessible. Le point où l'artère est le plus libre est celui où elle est croisée par la saillie osseuse du radius et c'est là que le pouls est le plus fort. Plus haut, l'artère est re-couverte, même chez les personnes maigres, d'une couche de graisse et cachée par le carré pronateur. Comme, à partir de ce point, la surface de la partie supérieure du radius s'excave, l'artère suit un plan déclive, s'enfonce et disparaît. C'est sur cette disposition que l'on règle l'application du ressort.

Le sphygmographe est alors appliqué et serré convenablement avec les précautions voulues...

L'auteur examine les diverses conséquences d'une application faite trop haut, d'une constriction trop faible ou trop forte.

Posture. — Wolff examine toujours ses malades couchés, déshabillés, et reposant sur un matelas avec la tête un peu relevée. Quand il opère sur le bras droit, il fait incliner un peu le sujet sur le côté droit, parce que ainsi le bras prend de lui-même une position convenable et qu'il peut conserver pendant une demi-heure. La main étant un peu en supination et l'avant-bras, bien posé, on passe au-dessous et correspondant à la moitié supérieure un coussin de paille, ce qui ajoute encore a la commodité du sujet en expérience. De cette façon l'auteur a pu examiner le pouls chez des gens bien portants, chez des malades, dans des états très-divers d'angoisse, de souffrance, même à l'agonie, chez des gens excités, délirants, chez des femmes en travail d'accouchement, chez de très-jeunes enfants; il a recueilli dans l'espace de trois ans, déduction faite des exemplaires perdus, environ 40,000 tracés (p. 10).

Pour ce qui est du pouls droit et du pouls gauche, l'auteur pense qu'ils ne présentent pas de différence essentielle, si l'instrument est appliqué dans les mêmes conditions des deux côtés.

Voy. plus loin (chapitres FOLIE, AUSCULTATION DES ARTÈRES) divers passages empruntés à l'ouvrage de Wolff. (*Note de l'auteur.*)

MACH (1) :

L'auteur étudie à l'aide de procédés mathématiques et de formules algébriques les propriétés mécaniques des instruments enregistreurs et donne des dessins obtenus à l'aide d'instruments artificiels.

(1) Ernest Mach, Privat-Docent der Physik, *Zur theorie des Pulswellenzeichner* (*Sitzungsberichte der kaisert. Akademie der Wissenschaften*, Band XLVI, Seite 157-174. 2 Planches. Wien, April 1862).

(Théorie de l'enrégistreur du pouls.)

BRONDGEEST (1) :

Un observateur exercé pourra découvrir avec son doigt, d'après une méthode depuis longtemps usitée, un grand nombre de particularités dans le pouls. Mais cette observation n'est que momentanée ; elle finit au moment même ou le doigt quitte l'artère radiale ; en outre on ne peut pas représenter matériellement les changements observés. Nous ne pouvons atteindre ce but que par un moyen qui nous mette à même de donner une représentation graphique du pouls.

SANDERSON (J. Burdon) (2) :

Nous donnons ici une appréciation de la valeur de l'instrument de Marey faite par un auteur anglais, le docteur Burdon Sanderson, qui a publié, en 1867, un manuel de sphygmographie.

Défauts de l'instrument et modifications qu'il convient d'y apporter. « Le sphygmographe de Marey est, non-seulement un instrument parfait quant à son plan, mais il est en outre d'une exécution irréprochable. Il a cependant un ou deux défauts qui sont d'une nature si importante, qu'en se procurant cet instrument on risque de le voir altéré même avant d'avoir pu s'en servir. Heureusement on peut y apporter facilement les modifications nécessaires. Je parlerai d'abord de la manière dont l'instrument est fixé au poignet. Le mode d'adaptation doit être tel que l'observateur puisse régler la position du sphygmographe avec facilité et l'amener au contact le plus intime avec l'artère. Il est également essentiel de s'assurer que l'instrument une fois fixé ne déviera pas à droite ou à gauche.

La première indication devait être d'abord remplie sous peine de ne pouvoir user pratiquement de l'instrument dans les cliniques ; il ne faut pas que les difficultés de l'application amènent le découragement chez l'opérateur et fassent perdre patience au sujet de l'expérience.

(1) P. Q. Brondgeest, *Over pathologische Veranderingen der Arteria pulmonalis an van hare Klapvliezen* [Contributions à la connaissance du pouls artériel]. Utrecht, 1866.

(2) *Handbook of the Sphygmograph : being a guide to its use in clinical Research*, by J. Burdon Sanderson F. R. S., physician to the hospital for Consumption, etc. London, 1867.

Le mode d'application employé par M. Marey est défectueux, en ce que l'instrument, au lieu d'être fixé solidement sur le squelette, est seulement assujetti par des bandes pour le temps très-court où il sera possible d'obtenir l'immobilité des muscles du malade. Pour remédier à cet inconvénient, j'ai essayé successivement divers appareils qui avaient pour but d'immobiliser l'instrument de façon qu'il fît corps avec le poignet.

Le dernier auquel je me suis arrêté consiste dans les dispositions suivantes : ajuster à la terminaison de l'instrument une plaque rectangulaire en cuivre qui s'applique sur le tendon du fléchisseur long du pouce et occupe l'espace compris entre ce tendon et l'épine du radius : cette plaque est maintenue solidement à l'aide d'une forte bande de caoutchouc qui entoure le poignet. Par ce moyen, la charpente du sphygmographe est appuyée fermement sur une surface osseuse, et l'axe du levier est maintenu à une distance constante de l'artère.

Le seul reproche à faire à cette disposition est que le point d'appui n'est plus le radius, mais l'os scaphoïde, dont la position par rapport au radius le long duquel est placée l'artère, varie suivant que le poignet est fléchi ou étendu. Mais cette difficulté est surmontée si l'on maintient la main dans la supination, l'avant-bras reposant sur un coussin. (L'auteur propose un coussin spécial et décrit minutieusement les précautions à prendre pour maintenir le bras dans la posture la plus favorable.)

« On doit comprendre, dit-il, qu'il est très-important de pouvoir faire varier la pression, car c'est en comparant les effets des différentes pressions connues qu'on peut juger de la compressibilité du pouls. Dans ce but, le sphygmographe est muni d'une vis à l'aide de la pression de laquelle on peut faire varier l'inclinaison du ressort.

Si l'on se sert de la plaque dont j'ai parlé, ce mode d'ajustement n'est pas indispensable ; pourtant la vis est toujours utile, en ce qu'elle donne le moyen de fixer le ressort dans la position que l'on trouve la plus favorable pour l'investigation d'un pouls d'une résistance ordinaire. Pour cela, j'ai adopté les moyens suivants. Ayant trouvé par expérience, qu'il n'est pas convenable d'opérer avec une pression moindre que 100 grammes, et que la plus grande distance entre le levier de bois et le ressort que permette l'instrument est de $\frac{11}{20}$ de pouce, je m'attachai à tendre la vis à un degré suffisant pour que la force requise pour porter le ressort à la distance indiquée fut de 100 grammes, etc...

L'autre modification que je recommande est la substitution du papier noirci avec la fumée, au papier ordinaire.

L'auteur décrit minutieusement le procédé qui est connu.

L'auteur pense que dans la pratique, le sphygmographe ne peut pas être considéré à l'égal du laryngoscope et de l'ophthalmoscope comme un moyen de découvrir une maladie organique, attendu que les maladies les plus diverses donnent le même tracé. L'usage de cet instrument aiderait seulement le médecin à éprouver l'état de la circulation et celui des organes circulatoires, dans des maladies dont la nature est déjà connue, comme par exemple :

La durée et le mode de contraction du cœur ;

L'état anatomique des artères ; et l'auteur ajoute (d'après des idées qui lui sont personnelles), la quantité comparative de sang contenue dans les artères et dans les veines...

Dans une autre partie de son manuel intitulée : *Lecture, on the mode and duration of the contraction of the heart, etc...* (mode et durée de la contraction du cœur dans leur rapport avec les artères du pouls artériel en santé et dans l'état de maladie), l'auteur développe de nouveau cette pensée.

Valeur pratique du sphygmographe. — Elle ne diffère pas, quant à sa nature de celle de l'exploration du pouls par la méthode ordinaire. Il n'est pas probable, sauf le cas de certains anévrysmes, que cet instrument doive jamais servir à découvrir des lésions organiques. Son mérite, à mon sens, consiste principalement dans l'exactitude et la précision qu'il apporte aux notions que nous possédons aujourd'hui sur la signification pratique des différentes formes du pouls. Tout le monde convient que nos connaissances relativement au pouls sont vagues et ne peuvent guère se traduire par des mots, quoique d'une façon générale, ces connaissances ne manquent pas d'une certaine exactitude pour les choses importantes. Ceux qui ont acquis l'habitude d'apprécier instinctivement les qualités du pouls, habitude qui, je le crains, est bien plus rare aujourd'hui que jadis, en tiraient des déductions utiles pour la pratique; mais combien il est difficile à un praticien instruit de transmettre à de plus jeunes cette expérience personnelle et ses

sensations tactiles! Combien sont confuses et arbitraires les classifications du pouls, et combien sont différentes les opinions qui s'y
rapportent! Sous ce rapport, le sphygmographe donne une clarté
inconnue jusqu'ici (1).

M. BÉHIER.

Variétés nouvelles du sphygmographe (2). — M. BÉHIER a donné
la description d'un sphygmographe qu'il a imaginé et qui présente, sur celui de M. Marey, les avantages suivants :

1° Le levier a été rendu indépendant, de façon à ne plus porter

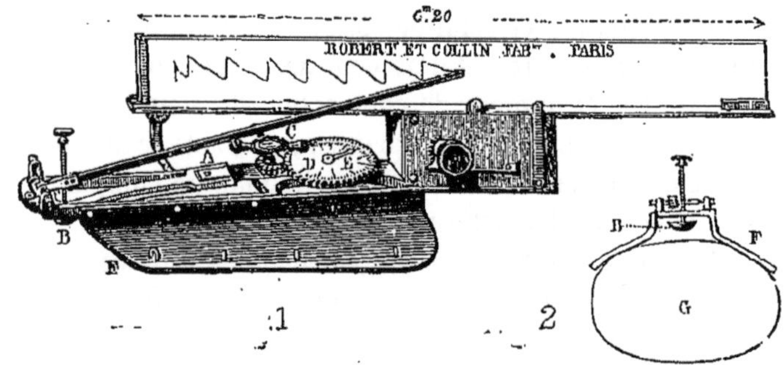

Fig. 26. — Sphygmographe Béhier. —1. AB, Levier modifié de façon à ne s'appliquer que par la pression de la vis. — C, Vis de pression à ailettes com-
mandant la plate-forme D.— D, Plate-forme graduée (division en grammes).
— E, Aïguille folle destinée à indiquer le point de départ de la pression et la
quantité de grammes qui la représente. — F, Support rendu fixe pour éviter
l'application simultanée du levier et de l'instrument. —— 2. Coupe simulée
du bras, destinée à montrer l'isolement du levier. — B, Extrémité du levier
dont la vis C détermine l'application à une pression déterminée. — F, Support
rendu immobile et fixant l'appareil sur le bras. — G, Coupe du bras.

(1) L'auteur, appliquant la méthode, donne différents types du pouls
tracés par le sphygmographe pour démontrer la force ou la faiblesse de
la circulation artérielle; mais ses tracés sont peu démonstratifs. M. Burdon Sanderson a tenté de graduer la force de la tension artérielle et d'en
tirer des indications pour la pratique. Il n'a pas réussi à donner sous ce
rapport des preuves concluantes. C'est qu'en effet il ne faut pas chercher
dans le sphygmographe des indications auxquelles se refuse l'instrument.
D'ailleurs, ce n'est pas l'instrument qui est en faute, c'est l'idée de la méthode qui est défectueuse. Malheureusement cette idée tend à se propa-
ger, et il est à craindre qu'on ne fasse quelque tentative pour graduer
la thérapeutique d'après ces données fausses. L'auteur est plus heureux
dans ses explications des troubles fonctionnels du cœur. (*Note du trad.*)

(2) Béhier, *Description de modifications apportées au sphygmographe*
(*Bull. de l'Acad. de médecine*, séance du 11 août 1868, t. XXXIII, p. 116).

sur le bras, au moment de l'application de l'appareil, et à n'être pas influencé par cette pression première dans des proportions inconnues ; 2° la vis armée d'ailettes commande au plateau gradué, qui permet de mesurer la pression du levier sur l'artère, et, par conséquent, de comparer les diverses expériences entre elles ; 3° le chariot est plus long que dans l'appareil primitif et sa course assurée par une tige à poulie ; 4° le support de l'appareil sur le bras a été rendu immobile.

M. Longuet :

Sphygmographe de Longuet (1).—M. le professeur Béhier a présenté en ces termes, à l'Académie de médecine, l'instrument nouveau, imaginé par son élève M. Longuet (fig. 27) :

« Les avantages que cet instrument présente sur celui de M. Marey sont les suivants :

« 1° Le bras n'éprouve de pression qu'en trois points très-limités : la plaque terminale de la tige passe sur l'artère et les deux supports sont pressés par les apophyses inférieures des os de l'avant-bras. La circulation veineuse ne peut donc être entravée par ces trois points comprimés; 2° le mode de soutien du bras permet d'appliquer l'appareil aux artères radiales des enfants très-jeunes ; 3° la pression sur l'artère se faisant perpendiculairement est beaucoup plus limitée que dans l'appareil de M. Marey : le tracé doit pour cela être plus précis; 4° la plume est beaucoup plus maniable que celle de M. Marey; non-seulement on peut l'enlever sans que l'instrument soit dérangé, mais encore sa branche fixe peut être allongée ou raccourcie ; de là résulte que les arcs de cercle décrits peuvent être, en raison directe, allongés ou raccourcis quoique la pulsation soit toujours la même; 5° le dynamomètre employé permet non-seulement d'indiquer la pression générale (comme le dynamomètre adapté par M. Béhier au sphygmographe de M. Marey), mais encore de mesurer la force de la pulsation ; 6° le système d'horlogerie permet d'employer une bande très-longue ; 7° la tige est complétement indépendante du bras avant l'application (avantage introduit déjà dans le sphygmographe Marey, modifié par M. Béhier); 8° la crémaillère qui supporte tout l'appareil

(1) Longuet, *Bulletin de l'Académie de médecine*, 1868, t. XXXIII, p. 962.

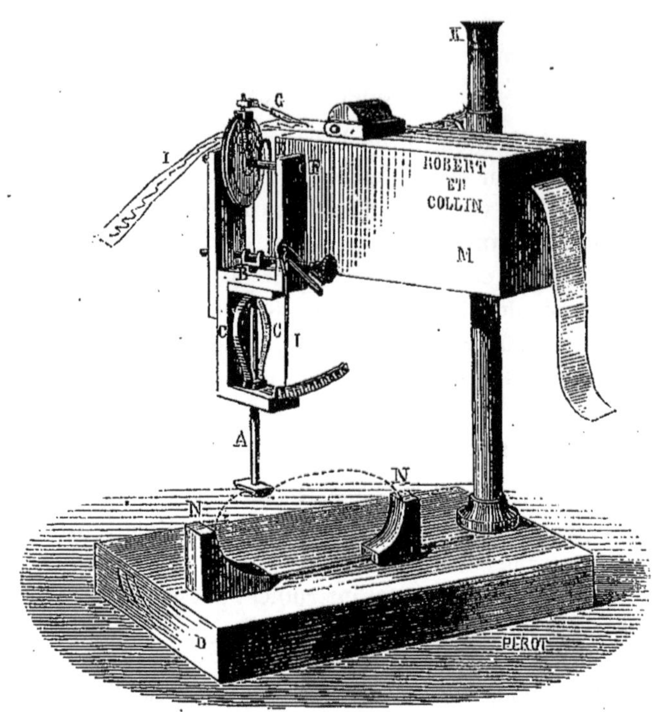

Fig. 27. — Sphygmographe de Longuet. — L'instrument a pour pièce principale une tige verticale A, terminée à son extrémité supérieure par une
potence E, supportant un fil qui s'enroule autour d'un axe mobile B, et à
son extrémité inférieure par une très-petite plaque qui doit être en contact
avec la peau. Un double ressort *cc*, appuyé sur cette tige, la ramène de haut
en bas quand le choc artériel l'a soulevée de bas en haut. Sur l'axe mobile F est fixée une roue H, à laquelle chaque mouvement vertical de la tige
fait décrire un arc de cercle en rapport avec la hauteur du mouvement principal. La tige A transmet à une aiguille mobile I un mouvement par lequel est
indiquée la pression de la plaque sur l'artère et la force de projection de
la pulsation. Une plume ordinaire G, tenue par une tige articulée et soudée
à une pince à pression continue, s'applique sur la roue et suit son mouvement. Elle décrit un trait horizontal quand la tige principale A décrit un
mouvement vertical. Le papier sur lequel est inscrit le tracé passe entre
deux cylindres qu'un mouvement d'horlogerie M fait tourner l'un sur l'autre.
La bande de papier a 1^m,04 de longueur; sa vitesse est un peu plus considérable
que celle du chariot de M. Marey. La partie graphique de l'appareil est fixée
sur le mouvement d'horlogerie, et celui-ci est mû par une vis K plantée
dans un socle en bois D; sur ce socle, deux supports mobiles NN servent à
maintenir le bras sans que ce dernier subisse aucune pression. Le mode
d'application est très-simple : le bras est placé et maintenu entre les deux
supports de manière que l'artère soit au-dessous de la plaque terminale de
la tige. Avec le bouton de la crémaillère, tout l'appareil est abaissé; aussitôt que la plaque presse un peu sur la peau, la tige monte de bas en haut,
l'aiguille du dynamomètre indique la pression, la roue décrit un arc de cercle. En tâtonnant, on arrive à trouver le plus grand arc de cercle que peut
produire la roue en variant la pression : l'instrument est alors en bonne
position. La plume est en ce moment posée sur la roue et maintenue par la
pince à pression continue : la pointe trace son trait de va-et-vient que le
papier, par sa progression, transforme en ondulation.

est mobile, de façon telle qu'on peut appliquer la plaque en dehors du socle en bois.

« Les pulsations du cœur, de l'artère fémorale, etc., peuvent être ainsi prises en appliquant le socle sur la poitrine, la cuisse, etc. (1).

Czermak. — *Études de sphygmographie.*

L'inertie entre toujours pour quelque chose dans les défectuosités du levier sphygmographique, en outre l'application du ressort sur l'artère ne peut pas toujours se faire d'une façon exacte et irréprochable. L'auteur, réfléchissant à ces inconvénients, a imaginé un appareil sphygmographique qui présente les avantages suivants :

1° Absence complète de poids ;

2° Nul frottement dans l'enregistrement ;

3° Nul changement dans l'état naturel de l'artère pour son application.

Il s'est servi pour cela des rayons de la lumière. En effet, les rayons de la lumière réunissent toutes les particularités susdites :

1° Ils ne pèsent pas ;

2° Ils écrivent sans flottement et instantanément sur un papier préparé au collodion, comme pour la photographie. La plaque photographique se meut horizontalement, comme dans l'appareil de Marey, avec un mouvement d'horlogerie et avec une vitesse uniforme (2).

(1) L'auteur de cet instrument a été récompensé par un prix décerné par la Faculté de médecine, en 1869. Le nouveau sphygmographe est d'une forme différente de ceux qui ont été imaginés depuis que M. Marey a fait connaître son instrument enregistreur du pouls. Il est vertical, d'une construction délicate, très-sensible, et d'un maniement assez difficile. Il porte un appareil spécial destiné à donner, si cela est possible (nous ne croyons pas à cette possibilité) des indications sur la *tension du sang.*

(Note de l'auteur.)

(2) Ce mémoire ne contient pas de faits applicables à la médecine clinique.

CHAPITRE II

COMMENT ON DOIT SE SERVIR DU SPHYGMOGRAPHE

Il n'est personne qui ne sache qu'il faut un long exercice pour arriver à se servir convenablement des instruments de physique. On ne devient pas micrographe sans une longue éducation. Il semblerait que l'on pût se dispenser de cet exercice préparatoire pour le maniement du sphygmographe; mais en réalité, il n'en est rien, et cet instrument suivant qu'on l'applique et qu'on s'en sert bien ou mal, donne des résultats très-différents; il y a des observateurs consciencieux, mais malhabiles ou mal renseignés, qui ont attribué au sphygmographe lui-même, des défauts dont leurs mains seules étaient coupables. En jetant les yeux sur les tracés de pouls, déjà nombreux, qui figurent, soit dans des recueils scientifiques, soit dans des publications particulières, on reconnaît facilement que quelques-unes de ces figures ont été obtenues par des opérateurs peu exercés. Cette défectuosité des tracés entraîne à des erreurs d'interprétation où le fond est encore plus lésé que la forme. Du reste, la diversité de provenance et de fabrication des instruments employés, la vitesse plus ou moins grande suivant laquelle se meut le chariot, le degré de frottement de la plume ou de la pointe qui enregistre, la longueur du levier, et une foule d'autres circonstances, qu'on n'apprend à bien connaître que par l'expérience, entraînent des variations notables dans les tracés.

Il résulte de ce qui précède, que l'uniformité n'existant ni dans les appareils, ni dans l'habileté des expérimentateurs, les graphiques ne sont pas comparables. Il serait désirable que les instruments fussent *réglés* comme cela a lieu pour tous les autres instruments de physique ou d'optique dont on veut comparer les résultats.

Nous n'insisterons pas sur la partie mécanique de l'appareil; nous prierons le lecteur de se reporter, pour les détails de cette question délicate, aux travaux allemands insérés plus haut. M. Marey avait lui-même indiqué et résolu plusieurs de ces difficultés.

Précautions préliminaires pour appliquer le sphygmographe. — D'ordinaire le malade est couché; c'est la posture qui convient le mieux pour différentes raisons: la première, c'est que le malade est ainsi dans l'état de repos; la seconde, c'est qu'aucun obstacle ne s'oppose à la souplesse du bras où l'instrument doit être appliqué, ni au libre jeu de l'artère radiale qui doit elle-même enregistrer ses mouvements. Si l'on opère sur le bras droit, comme c'est l'habitude, on fera légèrement incliner le malade du même côté.

Quelques auteurs (ainsi qu'on en peut juger par les

citations faites précédemment) ont insisté minutieu-sement sur les précautions à prendre pour disposer l'avant-bras de la façon la plus favorable à l'expéri-mentation; quelques-uns ont imaginé des appareils spéciaux, oreillers, coussins, planches, etc., destinés à maintenir en place l'avant-bras dans la posture vou-lue. Il n'est pas sans utilité de consulter ce qui a été écrit à ce sujet; mais en réalité, dans la pratique journalière, il n'est pas nécessaire de tant d'apprêts. Quant à moi, je dois dire que j'ai toujours évité ces ac-cessoires embarrassants; il suffit d'appuyer l'avant-bras presque étendu, quelquefois un peu fléchi, plus ou moins incliné, etc., sur le lit même, ou de s'aider des couvertures roulées en forme de coussin, quelquefois de l'oreiller du malade, pour obtenir une posture qui soit peu fatigante pour le malade et favorable à l'ex-périmentation.

Il y a aussi des auteurs qui ont blâmé le mode de constriction par lequel on fixe l'instrument sur le poi-gnet et qui ont proposé un autre système de liens. Ce sont là de petits détails sur lesquels il ne convient pas de s'étendre. J'ajouterai encore, ici, que je n'ai cru devoir rien modifier à cette partie du manuel opéra-toire et, pour tout dire en un mot, je pense que ces minuties ne sont pas faites pour encourager les médecins à apprendre l'usage pratique du sphygmo-graphe.

Ayant formé moi-même un certain nombre d'élèves au maniement de l'appareil enregistreur du pouls, j'ai pu observer quels étaient les défauts communs à

la plupart de ceux qui ne sont point encore habitués
à bien se servir de l'instrument.

Le premier défaut est la précipitation; il faut que
tout soit disposé avec méthode, que le malade et l'o-
pérateur soient également à leur aise. Il faut être bien
convaincu qu'il n'existe point de règles absolues et
applicables indistinctement à tous les cas. Il y a des
malades effrayés, il faut les calmer et les instruire du
but de l'opération; d'autres sont émus, agités, difficiles à contenir, etc.; il en est qui ont les membres
plus souples que d'autres; le bras calleux d'un
terrassier n'est en aucune façon comparable au bras
mince et souple d'une jeune fille. L'application de
l'instrument ne sera pas la même dans ces variétés de
cas qui se multiplient à l'infini.

Les bras maigres, gras, infiltrés, présentent des conditions toutes différentes pour l'opération. Il en est de
même de l'artère qui est plus ou moins profonde,
droite, flexueuse, souple, dure; plus ou moins éloignée, plus ou moins rapprochée du bord radial, plus
ou moins masquée et protégée par les tendons, plus ou
moins accessible soit au voisinage du poignet, soit
au contraire plus près du muscle carré pronateur.

Je ne parle, ici, que d'une très-petite partie des difficultés pratiques dont il faut que l'opérateur se rende
un compte exact par la vue et par le toucher avant
même de commencer l'expérience. Cette application
étroite de l'observateur à l'examen de la région du
pouls fait que quiconque s'est exercé à la sphygmographie s'est du même coup exercé à bien tâter le pouls.

(Voy. plus loin l'analyse des travaux de Wolff et Burdon Sanderson.)

Voici comment je procède pour appliquer le sphygmographe. J'appuie la pulpe des doigts de l'une ou de l'autre de mes mains sur l'artère, et ayant choisi la place la plus convenable, j'amène le ressort de l'instrument à cette même place, le plus exactement possible; je relève le levier, et, introduisant la paume de ma main gauche (si j'opère sur le bras droit), entre le levier ainsi soulevé et le corps de l'appareil, je saisis à la fois et l'instrument et le poignet du malade; puis, je soulève tout le système (bras et appareil) et je me hâte de boucler l'instrument sur l'avant-bras, puis je repose doucement le membre sur le plan qui doit le supporter. Je fais alors mouvoir deux vis, l'une qui presse sur le ressort, l'autre, qui abaisse ou élève le levier et je cherche par une série de tâtonnements à me rendre compte de diverses circonstances qui sont d'une importance capitale. D'abord, j'examine si la pression du ressort est bien ce qu'elle doit être et je mets mon instrument au point comme fait un micrographe; trop serré, le ressort écrase l'artère et éteint le tracé, trop peu serré, il ne permet pas de juger de l'amplitude ni des détails délicats du pouls. Souvent ce n'est pas la pression de la vis sur le levier qui est cause de cette défectuosité, c'est la constriction trop serrée ou trop lâche de l'appareil dans son ensemble qu'il en faut accuser.

Or on comprend qu'aucune règle ne peut être fournie ici. L'appareil peut être difficilement adaptable, lorsqu'on opère sur un bras très-grand, au squelette large, aux saillies anguleuses; il peut être trop grand pour le bras d'un jeune sujet ou d'une femme.

L'appareil a été fait pour se mouler autant que possible sur un bras moyen, mais il ne s'applique pas également bien à tous les bras. Il y a des bras dont l'état graisseux ou infiltré demande une constriction forte, des bras maigres sur lesquels il suffit d'appliquer légèrement l'instrument.

Quant au levier, il faut nécessairement l'élever ou l'abaisser suivant le degré de pression du ressort qui appuie sur l'artère et il faut le regarder battre pendant quelque temps avant d'introduire l'engrenage du chariot dans la roue dentée qui doit l'entraîner. On s'assure ainsi de l'état du pouls avant d'en recueillir le tracé et il m'arrive souvent de reconnaître au mouvement du levier les caractères du pouls, avant même qu'il soit enregistré.

Avant de se déterminer à recueillir le tracé, il faut donc chercher si l'instrument est au point, c'est-à-dire s'il donne le maximum de rendement possible.

Il n'y a pas d'autres moyens pratiques de régler l'instrument, que de choisir parmi plusieurs tracés du même pouls soit indiqués par le mouvement du levier, soit enregistrés déjà sur le papier, celui qui présente à la fois tous les caractères des autres, mieux dessinés; c'est ce que j'appelle le maximum de rendement. Il faut éviter de trop presser, de trop relâcher, rechercher comment se produisent les déformations, com-

ment un détail disparaît ou s'affaiblit, comment un
autre s'exagère.

Il faut aussi se mettre en garde contre les effets de
l'inertie du levier. Enfin je dirai en empruntant les
termes d'une définition bien connue, qu'il y a « beaucoup de tracés qui sont bons, mais qu'il n'y en a qu'un
qui soit le bon. »

Lorsque, par suite de quelques circonstances, dépen-
dant soit de l'opérateur, soit du malade, l'appareil est
mal appliqué ou s'est déplacé, il n'est pas toujours
nécessaire de l'appliquer de nouveau, il suffit quelquefois de lui faire subir un léger mouvement de translation latérale, de le repousser en bas ou en haut, de
déranger son parallélisme par rapport à l'axe de
l'avant-bras, ou de l'incliner soit à droite soit à gauche,
de façon que son plan d'application ne soit plus parallèle à la surface de l'avant-bras, ce qui est quelquefois nécessaire quand le ressort est plus large que
l'espace compris entre le radius et le tendon du long
fléchisseur du pouce, etc. On voit par là quelle est la
complexité des détails que doit connaître un expérimentateur scrupuleux, et comment il ne faut point se
hâter de tirer des conclusions d'un tracé avant de
s'être assuré de la bonne application de l'instrument.
Ces difficultés se rencontrent à chaque instant dans
l'observation clinique. La médecine offre à l'expérimentation des obstacles que ne rencontrent jamais au
même degré les hommes de science qui se livrent à
l'observation de phénomènes physiques moins complexes; aussi la science théorique n'est-elle entre les

mains d'un médecin qu'un instrument inutile s'il ne
prend pas soin d'exercer patiemment ses sens au contact du malade.

Il ne faut pas trop se fier au mouvement d'horlogerie
qui fait mouvoir le chariot, car il n'a pas toujours la même
force. La vitesse de la course varie d'un instrument à
l'autre et même sur le même instrument par suite de
diverses circonstances dont on se rendra facilement
compte si l'on étudie convenablement le mécanisme, la
position et les détériorations possibles de l'instrument.

Comment on obtient le tracé du pouls. — On se sert
d'une bande de papier glacé et très-épais que l'on fixe
bien exactement au contact de la plaque qui se meut
avec le chariot; il faut que le levier n'appuie ni trop,
ni trop peu sur cette bande de papier. Il y a deux procédés pour écrire : 1° avec une plume spéciale qui
termine le levier et que l'on charge d'encre; 2° avec
une pointe remplaçant la plume et qui écrit sur le
papier enduit de noir de fumée. Ce dernier procédé est
préféré par quelques auteurs; c'est celui qui est généralement employé pour les appareils enregistreurs qui
écrivent sur un cylindre. Nous allons dire quels sont
les inconvénients et les avantages des deux procédés.

Avantages de la plume. Elle permet de transporter
l'instrument et de l'utiliser en tout temps et en tous
lieux sans qu'il soit nécessaire d'y adjoindre des appareils accessoires; c'est là un avantage qui, dans la
pratique, doit être apprécié.

Le second avantage, c'est que le tracé fait à l'encre
ne demande aucune précaution pour être conservé;

il faut avoir soin d'écrire avec une encre qui ne soit pas trop épaisse ; il faut que la plume donne un tracé fin ; l'une des meilleurs encres est l'encre de Chine. Il faut autant que possible ne pas écrire avec l'encre rouge, parce que cette couleur offre un obstacle à la reproduction photographique du tracé.

La plume a l'inconvénient d'être un peu lourde, de frotter quelquefois trop fortement contre le papier ; de changer de forme ; d'être attaquée par l'encre ; enfin, il arrive souvent qu'on demeure un temps assez long avant d'obtenir un tracé sur le papier, avec la plume.

Le papier enduit de noir de fumée et la pointe écrivante, offrent quelques inconvénients qu'il convient de signaler tout d'abord :

1° Ces papiers noircis se détériorent au moindre contact, et ne peuvent être facilement transportés.

2° Ils exigent une préparation ultérieure, qui en assure la conservation ; ce sont là deux inconvénients d'une certaine importance. A part cela, ils offrent des avantages incontestables :

1° Pourvu que la pointe du levier appuie sur la surface noircie du papier, on obtient toujours un tracé (il n'en est pas de même avec la plume).

2° La pointe du levier n'exige aucun entretien ; ses tracés sont fins et recueillent les moindres détails du pouls.

3° Le fait que l'adhérence entre la pointe du levier et la surface noircie est très-faible, constitue une condition particulièrement favorable.

Il existe divers procédés pour opérer avec le papier

noirci; il n'est point nécessaire, comme l'ont conseillé quelques auteurs, d'installer un appareil spécial. Je dirai comment je procède.

Je fixe le papier glacé sur la plaque et celle-ci dans le cadre du chariot; puis je promène la surface du papier que je veux noircir au-dessus de la flamme d'une bougie; je recommence cette simple opération autant de fois que l'exige l'expérience et je n'y ai jamais trouvé la moindre difficulté. Il n'est pas nécessaire que l'épaisseur du noir de fumée soit très-grande. Une couche très-mince suffit et est même préférable.

Lorsque le tracé est obtenu, je plonge la bande de papier tout entière dans une éprouvette remplie d'un liquide fixatif, connu sous le nom de vernis des photographes, et je l'en retire presque aussitôt. En répétant cette opération une seconde fois après que le papier s'est séché, on rend la figure inaltérable. Le plus grand nombre de mes tracés ont été obtenus par ce dernier procédé.

J'ajouterai, en terminant, que si j'avais à recommander le choix d'un appareil enregistreur du pouls, je préférerais qu'il fût d'un grand modèle, muni d'un levier souple et assez long pour amplifier convenablement l'image graphique, et que la course du chariot fût plutôt rapide que lente, parce que lorsqu'elle est rapide la partie inférieure ou descendante du tracé offre plus de développement et plus de netteté.

Je dirai enfin que je me suis toujours servi depuis sept ans du même instrument et que, par là, les tracés que je donne sont bien comparables entre eux.

Pour la description du pouls normal et pour l'analyse et la signification des différents détails qu'on observe dans les diverses parties des tracés graphiques du pouls, je renvoie le lecteur aux travaux de mécanique et de physiologie expérimentale dont j'ai donné plus haut des extraits étendus (voy. le livre de Marey, et les mémoires de MM. Vivenot, Duchek, Rive, Koschlakoff...)

ERREURS PROVENANT DE L'APPLICATION VICIEUSE
DE L'INSTRUMENT

Nécessité de recueillir toutes les observations avec le même sphygmographe. — Il existe quelquefois, avonsnous dit, une grande différence entre les tracés, suivant la variété des instruments, dans un même ouvrage; à plus forte raison, quand il s'agit d'un même malade, il ne faut donner que des tracés recueillis à l'aide d'un même instrument, faute de quoi l'on s'expose à un défaut d'uniformité regrettable. Les sphygmographes peuvent varier, quant à la longueur du levier et quant à la rapidité de leur course; il en résulte une variation dans les éléments suivants

1° Amplitude des tracés;

2° Forme des tracés;

3° Rapport entre la hauteur verticale du tracé et la longueur de l'intervalle entre deux battements.

Nous donnons ici deux tracés recueillis avec deux

sphygmographes différents : l'un à course lente, et l'autre à course rapide.

Celui dont la course est lente a l'avantage de donner sur une même bande un beaucoup plus grand nombre de tracés; il a l'inconvénient de les donner moins nets et surtout moins bien détaillés.

Ces deux épreuves sont si différentes, qu'elles ne semblent pas provenir du même malade, et cependant elles ont été recueillies sur la même artère radiale à deux minutes de distance l'une de l'autre. C'est un pouls bigéminé, pris sur une femme en couches. (Voy. le chapitre des *Femmes en couches*.)

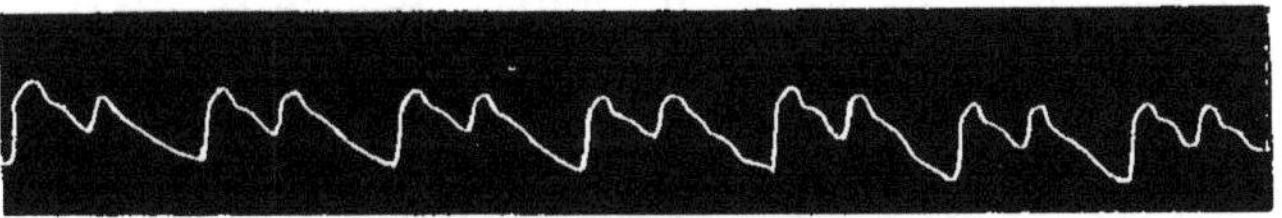

Fig. 28. — Course lente.

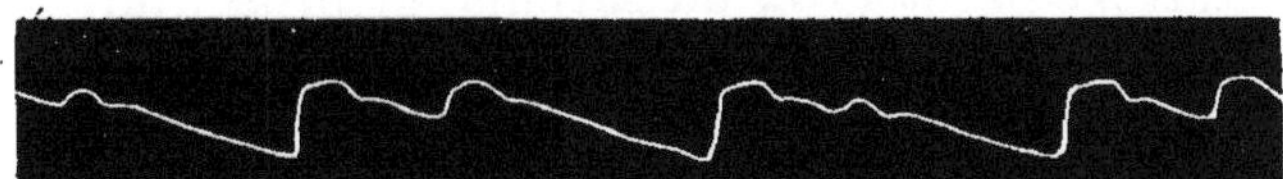

Fig. 29. — Course rapide.

Modification de la forme des tracés par la pression du ressort. — Chez une femme de cinquante ans, atteinte d'une insuffisance aortique, le pouls, avec une pression faible du ressort, donnait le tracé type de la maladie :

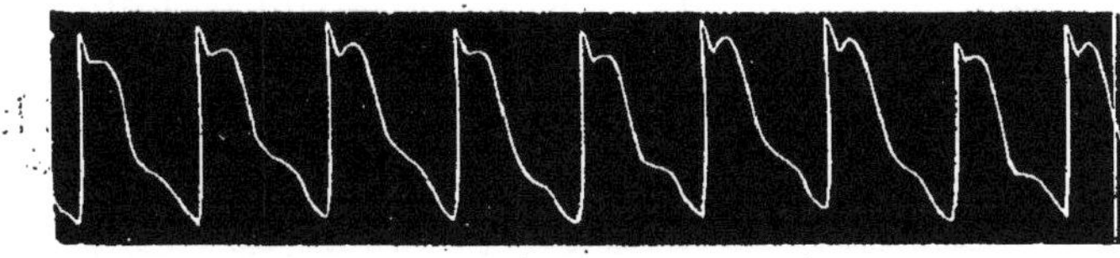

Fig. 30.

Une pression exagérée de l'instrument n'en pouvait faire disparaître les caractères essentiels, mais diminuait quelques-uns de ces caractères. (Tracé écrasé.)

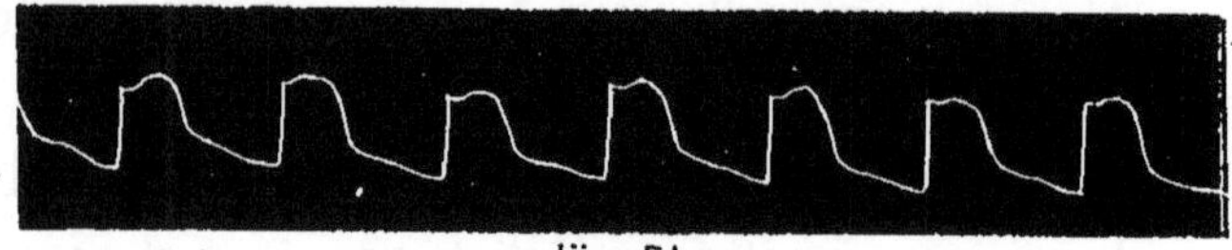

Fig. 51.

Lorsque l'on serre le ressort avec exagération, on déforme le pouls et on lui enlève son caractère principal. En faisant cela, on agit comme un observateur maladroit qui serre l'artère radiale si fort entre ses doigts qu'il cesse d'en sentir les battements ou du moins d'en apprécier la forme.

Exemple : voici deux tracés recueillis chez une femme atteinte de péritonite puerpérale; son pouls était fréquent (152 pulsations) et présentait un dicrotisme très-accusé; l'ondée sanguine était assez forte, et la tension artérielle médiocre. On en jugera par le tracé suivant pris avec le sphygmographe, la pression du ressort étant faible.

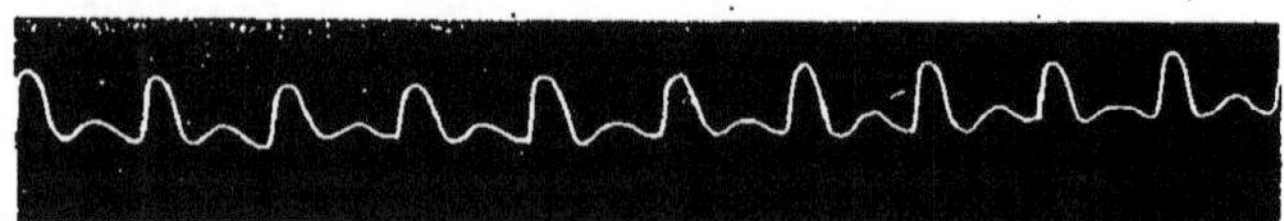

Fig. 32. — Faible pression du ressort.

Lorsque l'on serrait la vis de façon à comprimer, on obtenait le tracé suivant qui certainement ne donne

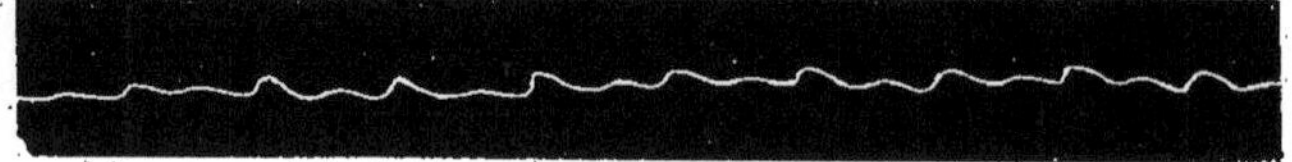

Fig. 33. — Pression forte du ressort.

pas une idée juste du pouls tel qu'il existait et tel qu'on le sentait avec les doigts.

Cet inconvénient est plus fâcheux encore, lorsqu'il s'agit d'une maladie du cœur telle que l'insuffisance aortique où la forme du pouls est tout, témoin l'exemple suivant : chez un homme atteint d'insuffisance aortique manifeste, on obtenait avec une faible pression le tracé suivant, qui peut servir de type.

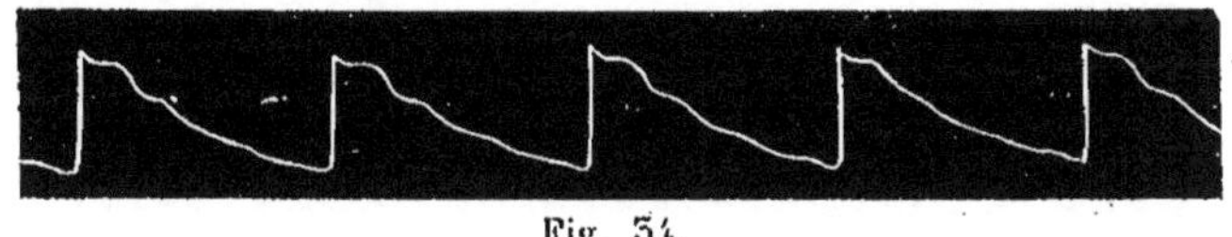

Fig. 54.

On y reconnaît ce que l'on est convenu d'appeler le crochet de l'insuffisance

En serrant la vis de pression, on écrasait le pouls et l'on obtenait le tracé suivant qui est, au point de vue de la forme, bien moins caractéristique que le précédent.

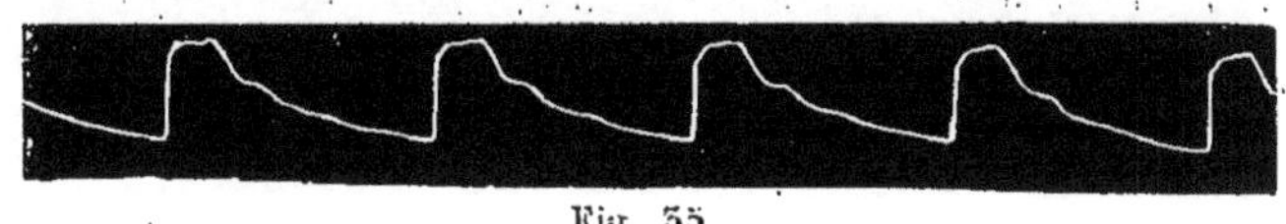

Fig. 55.

Bien que ce fait ait été remarqué, nous n'en doutons pas, par tous les observateurs qui se sont servis long-temps du sphygmographe et qui en ont étudié, avec soin, le mécanisme, cependant, nous pensons qu'il n'est pas inutile de multiplier ici les exemples de cette déformation par la pression du ressort. On verra mieux ainsi les inconvénients d'une méthode de pression graduée, dont on voudrait tirer des déductions pratique, et qui est une source d'erreurs graves. Nous donnons ici une série de quatre tracés, pris sur le même malade, et où l'on voit les effets graduels de la pression du ressort se traduire par des déformations de plus en plus accentuées, à tel point que le dernier tracé ne donne plus aucune idée de la maladie. (Il s'agit d'une insuffisance aortique.)

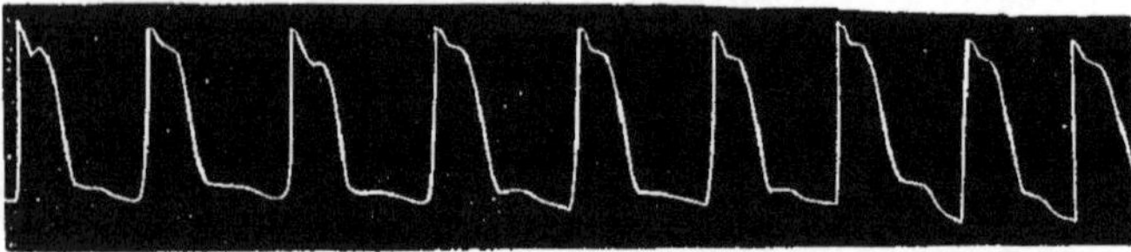

Fig. 36. — Pression faible.

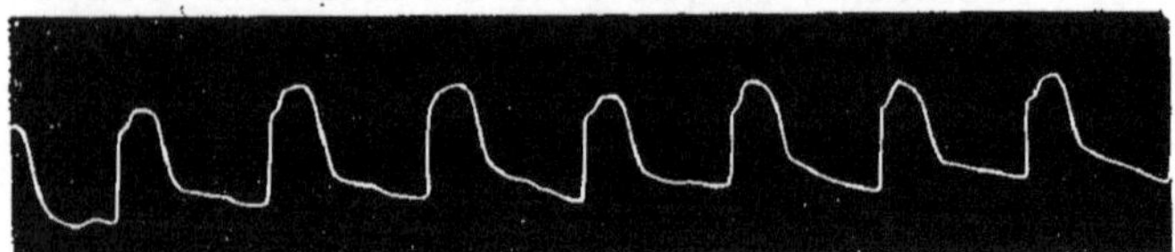

Fig. 37. — Pression modérée.

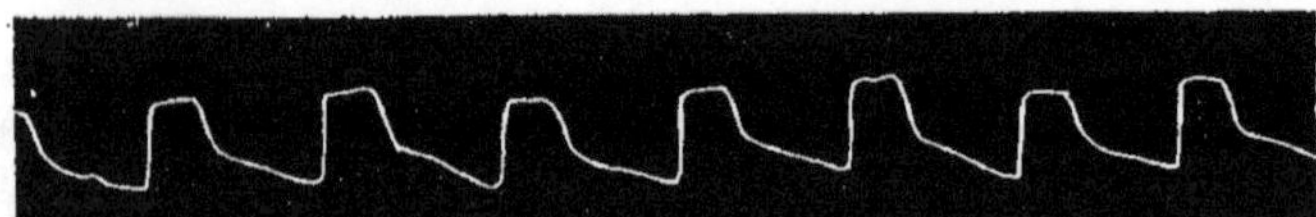

Fig. 38. — Pression plus forte.

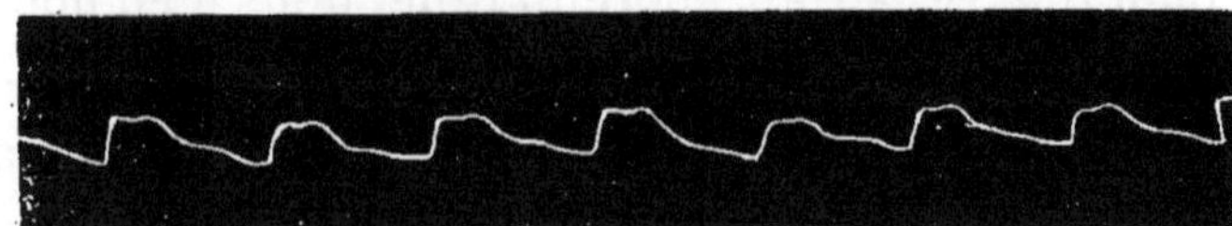

Fig. 39. — Pression très-forte.

Les deux tracés suivants, recueillis sur le même malade à trois minutes d'intervalle, montrent combien le tracé peut être déformé par la pression du ressort. Il s'agit d'un malade convalescent d'un rhumatisme articulaire.

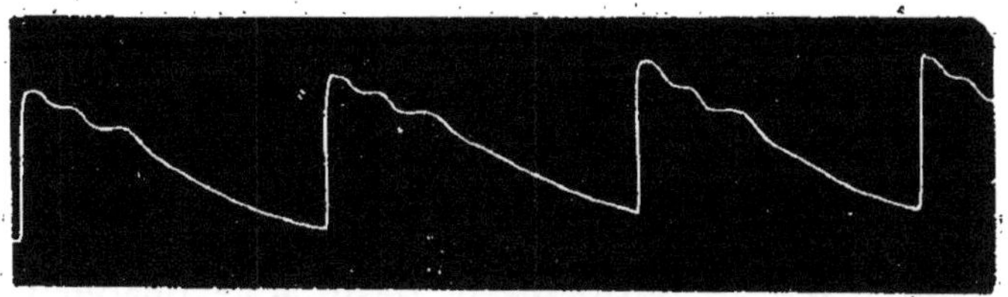

Fig. 40. — Pression faible.

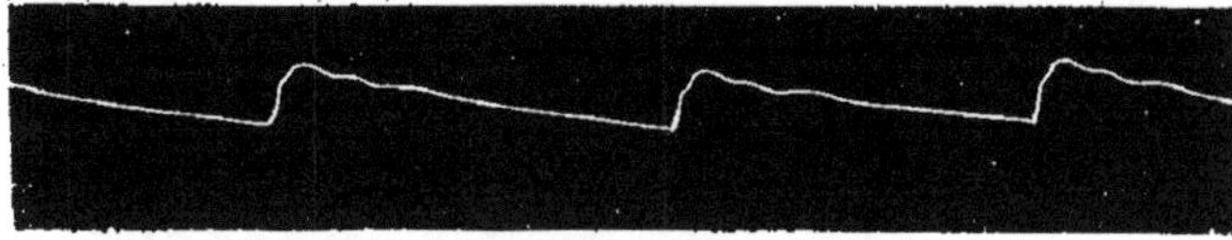

Fig. 41. — Pression forte.

Ces exemples montrent tout ce que contient d'erreurs un mauvais maniement de l'instrument; le vrai critérium, le seul moyen d'obtenir un tracé sincère, c'est de faire varier la pression jusqu'à ce que l'on ait le maximum du pouls. Il peut se faire qu'on doive prendre plusieurs tracés successifs pour avoir toute la vérité; il faut agir comme le micrographe, quand il fait varier la distance focale en tournant ou en détournant la vis.

La pression plus ou moins forte du ressort influe sur la forme totale du pouls; elle ne produit pas seulement un écrasement du tracé, une diminution d'amplitude, un aplatissement du sommet ou une ligne d'ascension interrompue, mais elle agit aussi sur la ligne de descente et sur la forme de l'ondée de retour (dicrotisme). Ainsi, dans les deux tracés qui suivent, on reconnaît une différence notable, bien qu'ils aient été recueillis sur le même malade, dans la même séance.

Le premier tracé est recueilli alors que la vis de pression était très-serrée; on y voit la ligne d'ascension déformée, surtout vers le sommet, et la ligne de descente également diminuée, de sorte qu'elle ne tombe plus au-dessous de la ligne moyenne, représentée par le point ou la ligne d'ascension qui suit prend naissance. Il résulte de là une sorte de dicrotisme faible et médian.

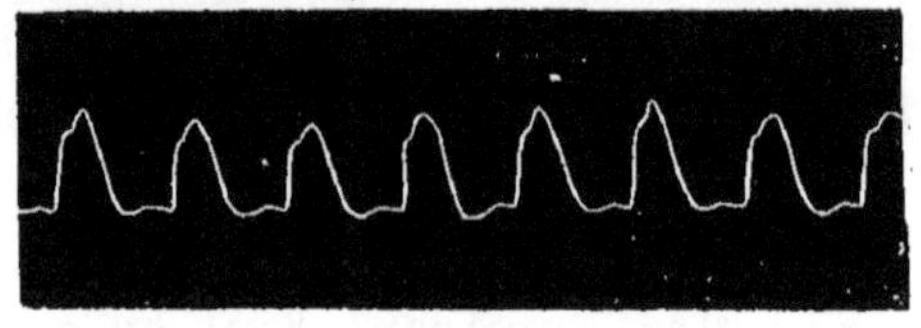

Fig. 42.

En desserrant la vis, on obtenait la seconde figure par laquelle on verra facilement les défauts existant dans le premier tracé.

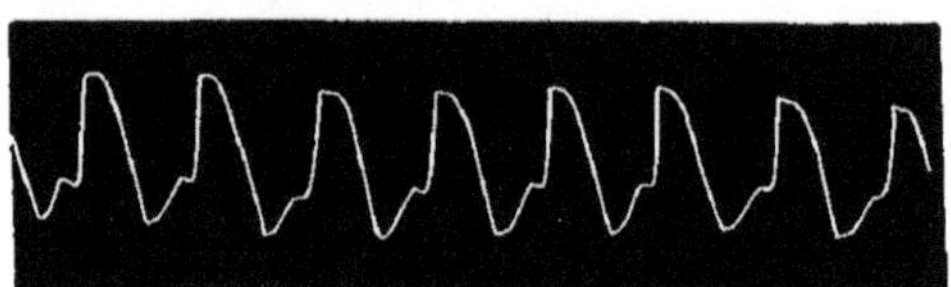

Fig. 43.

Le ressort ne s'applique pas toujours avec la même exactitude sur l'artère; l'artère est plus ou moins flottante, plus ou moins adossée au plan osseux du radius, sans qu'il y ait un point de repère fixe, puisque le lieu d'élection varie d'un homme à l'autre et est plus ou moins rapproché du poignet, plus ou moins placé en dedans ou en dehors, plus ou moins voisin du tendon du long fléchisseur du pouce. On n'arrive donc qu'empiriquement et à l'aide de tâtonnements à reconnaître le lieu où il convient le mieux d'appliquer le ressort sur l'artère.

Quelquefois il faut faire subir à l'instrument un mouvement d'avant en arrière ou d'arrière en avant pour le rapprocher ou l'éloigner du poignet, ou bien un mouvement de translation latérale, soit en dehors, soit en dedans; quelquefois le placer obliquement par rapport au bras, de sorte qu'il fasse avec celui-ci un certain angle sur le côté ou bien encore lui donner une direction différente de celle de l'axe de l'avant-bras. En un mot, il faut *accorder* l'instrument, non-seulement quant à la pression du ressort, mais encore quant à sa disposition par rapport au volume, à la forme, à l'embonpoint, à la résistance des tissus et au siége de l'artère.

Voici deux tracés obtenus sur le même sujet (insuf-fisance mitrale) qui diffèrent notablement l'un de l'au-tre, quant à l'amplitude et quant à la netteté. Ce n'est pas là seulement une question de métier, d'art, si l'on veut, c'est bien plus une question de rigueur scienti-fique; un bon tracé donne une idée vraie et avanta-geuse de la méthode et fournit des indications utiles, tandis qu'un mauvais tracé compromet, non-seule-ment le mérite pratique de l'observateur, mais la va-leur de la méthode elle-même. C'est ainsi que des auteurs inexpérimentés et pressés de produire des observations, avant d'avoir suffisamment étudié, ont déjà encombré les recueils scientifiques de mauvaises

épreuves où les praticiens, plus expérimentés, ne reconnaissent pas les signes caractéristiques que doit
fournir l'instrument, lorsqu'il est manié par une main
exercée.

Le premier tracé, ici, représente le pouls d'un
homme affecté d'insuffisance mitrale ; mais ce tracé
mal dessiné, par suite d'une mauvaise application de
l'instrument, ne donne pas une idée nette de l'irrégularité et des palpitations spéciales de cette maladie.

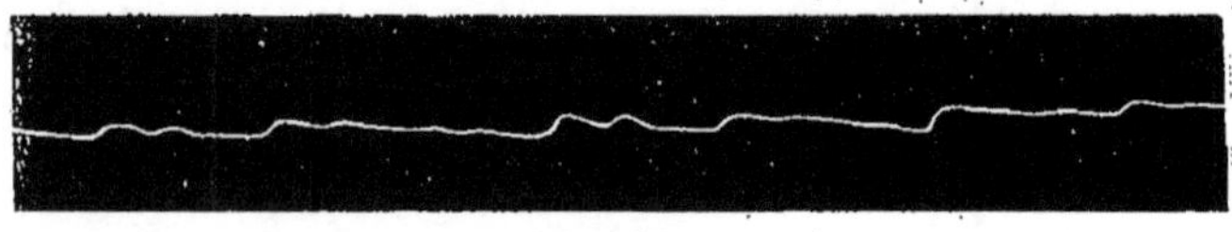

Fig. 44.

Le second tracé, au contraire, donne le type de la
maladie avec toute son amplitude et toute sa netteté.

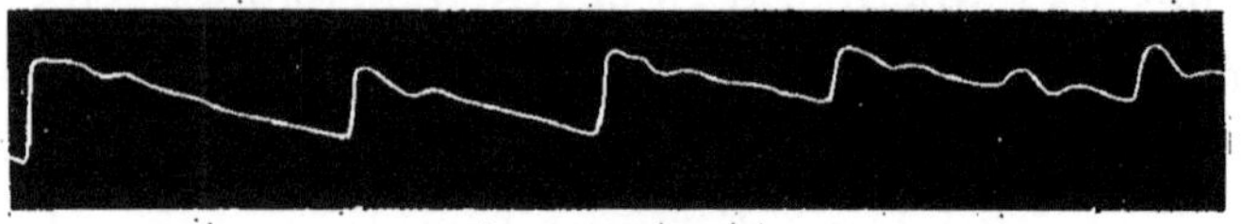

Fig. 45.

FORMES DES TRACÉS COMPARÉES AVEC LES FORMES TROUVÉES
PAR LE TOUCHER ET AVEC LES DONNÉES DE L'AUSCULTATION

Type ondulant. — Chez une femme de 24 ans, en
état d'éclampsie puerpéral avec albuminurie, le pouls
présentait le caractère qu'on a appelé *ondulant.*

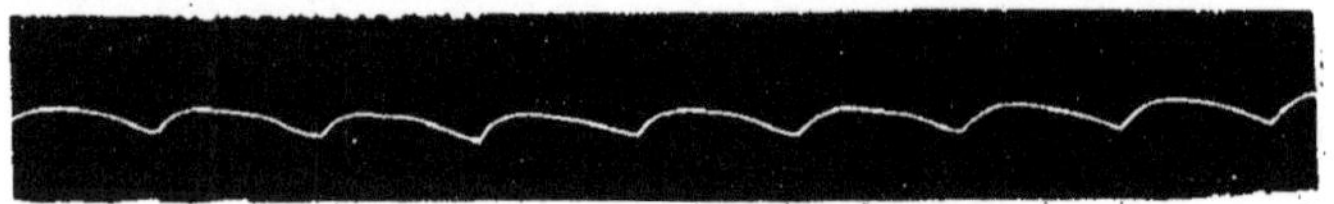

Fig. 46. — Pouls ondulant.

Pouls filiforme. — Chez un homme à l'agonie et mourant après une longue et progressive inanition... (cancer d'estomac) on recueillit le tracé sphygmographique. En regardant ce tracé, on se rappelle l'expression de : *pouls filiforme.*

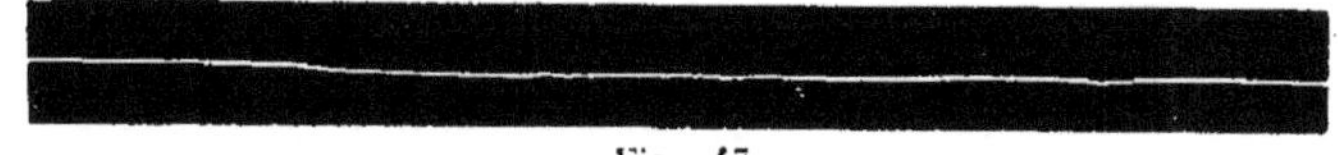

Fig. 47.

Nous ne donnerons aucune suite à l'idée que nous avions eue d'abord d'accorder les sensations tactiles avec les résultats de l'instrument enregistreur. Ce serait une entreprise difficile. L'expérience sera longue, mais il n'y a nul doute qu'elle n'aboutisse plus tard. Cependant on trouve parfois des tracés auxquels on donne malgré soi et comme par souvenir, des noms empruntés à la vieille nomenclature clinique.

Nous donnons ici l'extrait de deux mémoires dont les auteurs ont tâché d'accommoder les résultats du sphygmographe avec ceux du toucher et de l'auscultation.

TENTATIVES DE TOUCHER PERFECTIONNÉ ET D'AUSCULTATION EN RAPPORT AVEC LES INDICATIONS SPHYGMOGRAPHIQUES DU POULS

WOLFF. — *Le pouls par le toucher* (1).

Le pouls par le toucher. « Ce qui nous frappe d'abord, c'est la fréquence. Il ne faut pas tâter le pouls dans le premier moment de l'émotion du malade. » L'auteur n'insiste pas sur

(1) *Loc. cit.*

la grandeur, la célérité, ni la mollesse et autres particularités bien connues. Il s'occupe surtout des sensations qui sont en rapport avec ce que montre la figure graphique du pouls, telles, par exemple, que les ondées secondaires.

« La plus apparente de ces sensations, celle que nous trouvons dans des tracés de pouls recueillis dans les circonstances les plus différentes, c'est que le pouls présente, dans les cas les plus remarquables, trois ondées secondaires (tricrotisme) ; dans d'autres cas, une seule (dicrotisme), et dans d'autres cas, qui sont les moins favorables, il n'y a aucune grande ondée secondaire (monocrotisme).

« Nous avons vérifié le fait de la façon la plus formelle sur l'artère radiale et l'artère cubitale; aussi, est-ce [sur ces artères que nous devions exercer notre toucher. Comme le pouls cubital est plus grand et qu'il se comporte en général graphiquement comme le pouls radial, on devra s'en tenir, du moins, au commencement, à l'étude tactile du pouls cubital. Pourtant il serait utile de contrôler les résultats d'une artère sur l'autre.

« Conformément à l'apparence de la courbe du pouls radial et du pouls cubital, le pouls cubital et le pouls radial feront éprouver au doigt une sensation de trois, de deux, ou d'une seule secousse. Le pouls normal de ces artères est donc tricrote; il y a en lui trois chocs qui se succèdent rapidement, dont l'un, suivant la fréquence du pouls, est plus ou moins grand « grande pause, » et qui sont sensibles au doigt.

« La possibilité de sentir ces chocs fugitifs et inconstants, dépend avant tout de la maigreur du bras et de la posture favorable dans laquelle on place le vaisseau artériel pour cet usage. Cette position favorable, c'est de placer le bras dans un état intermédiaire à la pronation et à la supination avec la main et l'avant-bras légèrement fléchis. Pour examiner le pouls cubital, il est convenable que, pendant que, par exemple, on tâte avec la main gauche le pouls droit de l'individu, autant que possible couché, la main droite tienne l'avant-bras qui repose sur son bord interne et qu'elle le mette lentement dans la pronation et dans la supination, jusqu'à ce que la main gauche ait éprouvé dans quelle position le pouls agit avec le plus de force; il faudra aussi, dans tous les cas, que les trois ou quatre derniers doigts soient placés rapprochés l'un de l'autre et perpendiculairement sur le vaisseau, tantôt en les maintenant sur le sommet de celui-ci, tantôt en les glissant sur l'un ou sur l'autre côté, de façon que l'artère soit ou embrassée par les doigts, ou simplement en contact léger avec l'extrémité de ceux-ci. L'augmentation ou la diminution de pression des doigts, nécessitée pour obtenir la sensation tactile que l'on a en vue, doit se faire progressivement et de telle façon, que le vaisseau battant soit le moins possible dérangé.

« Je n'affirme pas le moins du monde que dans le pouls radial normal commun, on sente à tout coup nettement le tricrotisme ; mais j'affirme qu'on le sent en règle générale, quand les circonstances sont favorables, dans le pouls cubital et que, dans le pouls radial, principalement dans la convalescence des maladies fébriles, quand existe le *pulsus rarus*, on apprend sans difficulté à le sentir. Ce qui fait que beaucoup de personnes n'arrivent pas à sentir le polycrotisme, c'est que leur doigt ne repose pas avec une élasticité suffisante sur le pouls et que, comme cela arrive, quand le ressort du sphygmographe est trop fort, ils ne cèdent pas assez et ne peuvent pas suivre d'abord la première élévation, puis ensuite la chute qui résulte de la systole artérielle. Je ne veux pas m'étendre davantage sur ces finesses du toucher, mais je dois dire que je sais de reste qu'il y a beaucoup de médecins qui tâtent le pouls de cette façon peu méthodique et malheureuse.

« Il importe pour tâter le pouls méthodiquement, du moins tant qu'on n'est pas arrivé à une suffisante perfection du tact, de faire ces recherches toujours sur le bras du même côté, et en se servant de la même main, par exemple tâter toujours le bras droit avec la main gauche, et de faire que le bras observé ne soit gêné par aucun vêtement.

« En observant ces précautions, c'est une chose très-facile que de sentir, sur le pouls des vieillards, deux chocs bien séparés se suivant l'un l'autre rapidement, de même nature, et après lesquels même, si l'on appuie un peu profondément, sans toutefois nuire au toucher, on en sent un troisième plus faible. C'est moins le temps, où les deux premiers chocs arrivent par rapport à la grande pause, que bien plutôt leur grandeur semblable, ou à peu près semblable, le second choc arrivant, avant que l'on soit averti par le doigt de la chute de l'artère, qui est franchement caractéristi-

que du pouls des vieillards. Celui qui tâte avec des doigts dépour-
vus d'élasticité trouve que le pouls des vieillards se tient longtemps
à son sommet avant de tomber; il le nomme large ou quelque
chose de semblable; mais celui-là n'a pas plus de tact que le ressort trop fort qui attribue un plateau au pouls des vieillards.

« Je dirai la même chose du toucher du pouls dans l'hémiplégie
récente et dans des états analogues, où le pouls radial, dans mes
tracés, est venu avec le sommet émoussé en forme de plateau.
Mais, tandis que, dans le tracé commun de la radiale, la ligne
d'ascension monte droit, elle était ici sensiblement inclinée; au
moment où l'on a senti le premier choc, on a reconnu l'arrivée
d'une ondée qui est proportionnellement longue, et qui en fait est
large, et tombe plus vite qu'elle n'est montée.

« Les différents degrés et les différentes formes du dicrotisme,
que le sphygmographe nous apprend à connaître, ne se reconnaissent pas au toucher. Tout dépend de la grandeur relative de
la grande ascension. Si elle est faible comme dans le pouls sur-
dicrote à tous les degrés, il faut un doigt très-exercé pour sentir
encore quelque chose du choc dicrotique. Mais en revanche le
pouls dicrote, complet et ondulant, est facile à reconnaître quoique, en général, il ne soit pas grand et qu'il soit toujours mou.
En tout cas, l'amaigrissement des malades, qui ici ne manque
guère, vient en aide à notre tact. Seulement, quand on ne met pas
dans la bonne position l'artère détendue, quand l'aponévrose n'est
pas suffisamment relâchée, etc., il arrive que l'on ne sent pas le
dicrotisme, du moins dans la radiale.

« *Auscultation du pouls.*—L'auscultation du pouls vient en aide
au toucher.

« Il faut se servir d'un stéthoscope à embouchure étroite (18 millimètres). On dispose le bras comme pour le toucher du pouls. On
commencera par l'auscultation de la cubitale, qui est moins difficile que celle de la radiale. On tâte d'abord l'artère pour s'assurer
de sa position, puis on prend le stéthoscope entre le pouce et l'index, et on l'applique sur l'artère, en faisant exécuter à l'avant-
bras de légers mouvements pour bien mettre l'instrument au contact du vaisseau, et l'on applique l'oreille. On varie alors la pression par le moyen de la tête.

« Quand les tissus sont trop épais, on n'entend rien ; mais si le sujet est maigre, on entend tout d'abord un bruit de soufflet coïncidant avec le choc principal. Seulement, lorsque la maigreur n'est pas très-grande (pathologique), que le pouls soit normal ou pathologique, on entendra ce premier souffle, quand l'oreille se séra mise en équilibre avec le stéthoscope et la tête, et aura repris toute son élasticité.

« Le pouce et l'index doivent corriger aussi l'excès de pression de la tête sur l'artère, en relevant légèrement le stéthoscope. Si l'on appuie fortement, le souffle se change en un bruit sourd et profond. Mais il y a d'autres bruits plus délicats. »

Voici la formule de l'auteur :

Dans le pouls cubital commun chez l'homme adulte (chez les gens maigres surtout et chez les convalescents de maladies fébriles graves), on entend les trois souffles musicaux, qui sont fondus ensemble ou séparés, suivant la pression que l'on exerce, et dont la force et le temps correspondent à la grandeur et à la succession des trois grandes saillies de la courbe du pouls. Le premier souffle est aussi le plus fort, le plus long, le plus accentué; le second, plus faible et plus court que le premier ; le troisième, égal en force au second, mais un peu plus long que celui-ci. Puis vient une grande pause. Quelquefois, dans les grands pouls, le temps de la grande pause est couvert par un bourdonnement qui disparaît sitôt qu'on appuie un peu plus le stéthoscope.

Le pouls normal des *vieillards*, présente, en rapport avec les deux hautes pointes et ses deux chocs sensibles au doigt, deux souffles se suivant avec rapidité, dont l'un, le premier, est le plus fort. En raison de l'épaississement et du défaut d'élasticité des parois artérielles, non moins que de l'état adipeux des tissus, il faut exercer une pression un peu forte avant de pouvoir entendre le premier souffle. Quelquefois le premier et le second souffle sont confondus, mais, en pressant un peu plus, on les entend nettement séparés; le troisième bruit relativement faible, qui est un peu plus éloigné du second que le second ne l'est du premier, ne s'entend pas dans le pouls des vieillards aussi constamment que les deux premiers.

Plus le pouls est complétement dicrote, plus est faible le second souffle, qui n'est que comme un annexe du premier, et plus le troisième s'entend vite et fort. Le pouls dicrote complet de la cubitale donne deux grands souffles dans le temps des deu grands chocs, avec une pause proportionnellement courte, de sorte qu'à moins d'avoir l'expérience et le sens du rhythme, on peut douter si l'on n'a pas là le premier et le troisième et non le premier et le second souffle. Si l'on presse un peu plus avec le stéthoscope, le premier souffle devient musical et le troisième est un souffle simple souvent d'un ton très-élevé, etc.

En somme, c'est une méthode qui a donné des résultats sans grande valeur.

SANDERSON (de Londres) (1).

M. le docteur Burdon Sanderson a cru pouvoir joindre à ses études sphymographiques, un aperçu de classification des différentes espèces de pouls, en suivant le cadre des anciens auteurs. Il pense que l'on peut conserver quelques-unes des expressions employées habituellement pour désigner les sensations que le pouls fait éprouver au doigt.

Le pouls serait donc :

1° Fréquent ou rare ;

2° Relativement à la durée de la pulsation, lourd ou vif (Ludwig, Vierordt et autres) ;

3° Suivant le degré de dilatation de l'artère ou de son déplacement, le pouls serait dit grand ou petit ;

4° Il serait suivant la compressibilité de l'artère, dur ou mou.

Quant aux pouls appelés *celer* et *tardus*, dont on a tiré des déduction pronostiques et thérapeutiques, et qu'on a attribués à certains tempéraments, l'auteur pense qu'on ferait mieux de les appeler court et long.

Le *pulsus frequens celer* et *parvus* appartient à la phthisie et à l'hystérie. Dans la fièvre inflammatoire, le pouls serait *frequens, magnus* et *celer*, dans la pléthore, *magnus* et *tardus*.

Dans les fièvres éruptives, il serait *magnus* et *mollis ?*

(1) *Loc. cit.*

Wolff (1). — *Courbe du pouls radial par rapport à la température dans les maladies.* (Pages 40-42.)

L'auteur tente d'établir un parallèle entre la courbe du pouls et l'état de la température du corps. Il recommande de faire cet examen dans le même temps, à cause des variations nombreuses et fréquentes qui surviennent d'un moment à l'autre dans la température de certains malades; chez l'adulte, il trouve ce qui suit (p. 41) :

Quand la température d'un homme précédemment bien portant s'élève par hasard de quelques dixièmes de degré, par exemple de 30°, 5 R. à 30°,8, le pouls radial précédemment normal éprouve un premier changement : il devient incomplètement dicrote ; tandis que la température normale de l'homme peut tomber jusqu'à 29° R., sans que le pouls radial dans cet état si différent de la température normale soit altéré, ce qui contraste avec la sensibilité qu'il montre au contraire, sitôt que la chaleur s'élève un tant soit peu au-dessus du maximum normal. Par exemple, que l'on note chez un homme en bonne santé pendant la grande rémission nocturne de la température 29°,1, et à midi ou le soir 29°,9 R., les deux courbes du pouls seront normales et à part de faibles différences de hauteur ou de fréquence, semblables l'une à l'autre ; c'est un fait qui est tout à fait d'accord avec ce qu'on sait déjà de l'étendue des limites de la température humaine. Si maintenant on sphygmographie un homme sain le matin à 29°,7 R., que sa température s'élève ensuite par une cause quelconque, vers le soir, ou à un autre moment à 30°,7, et qu'on trouve en même temps la fréquence de son pouls augmentée quelque peu, le premier tracé du pouls sera normal, le second au contraire incomplètement dicrote ou, d'en autres termes, *sous-dicrote (unterdicrot)*. Cela ne veut pas dire que le pouls *unterdicrot* commence juste et subitement à 30°,7 R. ; j'ai déjà parlé, et je le répète, de la transformation progressive du pouls normal en pouls pathologique. Bien plus, si l'on a la patience d'observer la montée de la température, quelque lente qu'elle soit, sans s'interrompre, on reconnaît que déjà dans le tracé entre 30°,0 et 30°,1, la seconde ondée secondaire est plus petite, la grande *incisure*, quelque peu que ce soit, est devenue plus grande que dans le

(1) *Loc. cit.*

tracé normal, à plus forte raison entre 30°,2 et 30°,3 ; que la seconde ondée secondaire, environ vers 34°,4 et 30°,5 disparaît, et que
la grande *incisure* est devenue encore plus marquée ; en un mot que
le pouls *unterdicrot* se forme peu à peu et en suivant exactement
la vitesse de la montée de la température. Il résulte de ces recherches,
que, lorsqu'on suit un individu depuis le moment où il est à l'état
normal, jusqu'à celui où sa température s'est élevée par exemple
de 1° R., et qu'on ait pris une vingtaine de tracés du pouls dans cet
intervalle, on n'apercevra aucune différence sensible entre deux de
ces tracés pris immédiatement l'un après l'autre ; cette différence
apparaîtra au contraire, si l'on examine deux tracés distants l'un de
l'autre, et d'autant plus que l'intervalle entre eux sera plus grand.
D'une façon *générale, on peut dire que le pouls radial, à une température de* 30° R. *donne un tracé unterdicrot.*

C'est tout à fait de la même manière que se fait le passage du
pouls *dicrote bas* au *dicrote complet*, quand la température du malade passe de 31° à 31°,8 et que la fréquence du pouls s'élève jusqu'à
100 ; pourtant l'augmentation de la fréquence du pouls donne des
chiffres très-différents suivant la fréquence du pouls de l'individu
à l'état normal. Lorsque survient le pouls *dicrote complet* (ou simplement *dicrote*), le sommet de la grande ligne d'ascension
est reculé notablement, c'est-à-dire que cette ligne atteint son
maximum d'amplitude, et la pointe de la grande *incisure* atteint la
base de la courbe ou la dépasse même un peu (*fig.* 49), tandis que
la *seconde onde secondaire* est encore devenue plus petite.

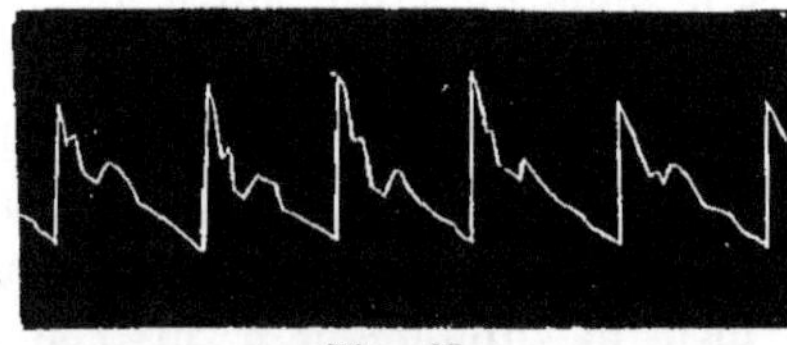

Fig. 48.

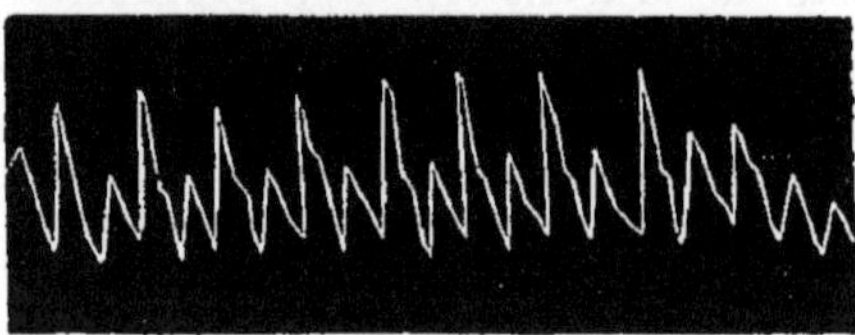

Fig. 49.

Le pouls dicrote complet apparaît donc quand la fièvre est montée à une hauteur telle, que la température du corps mesurée par les moyens usuels, s'élève au moins à 31°,8 R. *et au plus à* 32°,4. Ce dicrotisme se montre dans le typhus à tous les moments du jour, alors que la température se meut entre 31°,8 et 32°,4 (avec de plus hautes températures dans cette maladie comme dans d'autres, le tracé du pouls est *sur-dicrote,* et la grande ascension plus petite ; il ne faut donc pas s'étonner que le pouls dans les hautes fièvres ne soit que peu dicrote où même ne le soit pas sensiblement); tandis que dans la rémission fébrile qui tombe au-dessous de 31°,8 R., le tracé *sous-dicrote* ou *dicrote bas* se montre de nouveau. De même que dans le cas de fièvre continue (typhus), le pouls dicrote se montre aussi presque sans discontinuer dans la période fébrile d'*état de la pneumonie* et des *exanthèmes aigus,* du *rhumatisme articulaire aigu,* de la *péricardite et de l'endocardite ;* et ici aussi, comme dans le typhus, pendant les périodes de rémission, les élévations de température qui montent à 32° sont accompagnées du pouls dicrote complet, et les abaissements de température aux environs de 31° le sont du pouls incomplétement dicrote ; le tracé du pouls radial se comporte de même dans d'autres maladies fébriles à rémission, ou à d'autres époques des maladies : dans la *pleurésie,* la *tuberculose,* la *péritonite,* l'*angine tonsillaire,* l'*érysipèle,* et dans les stades bien tranchés des maladies déjà citées, le *rhumatisme,* la *péricardite...*

CHAPITRE IV

MOYEN DE MESURER LES TRACÉS SPHYGMOGRAPHIQUES.
INFLUENCES DIVERSES QUI FONT VARIER LA GRANDEUR ET LA FORME
DES TRACÉS :

ÉMOTIONS, EXERCICE, NOURRITURE, RÉVEIL, TAILLE, DOULEUR, ÉLÉVATION
DU BRAS, EFFORT ET MODE DE RESPIRATION.

Moyen de mesurer la hauteur et la longueur des pulsations. — Un des meilleurs moyens serait de se servir, pour les bandes où s'enregistre le pouls, d'un papier quadrillé métrique divisé en millimètres.

Il peut se rencontrer des cas où ce procédé rende de véritables services.

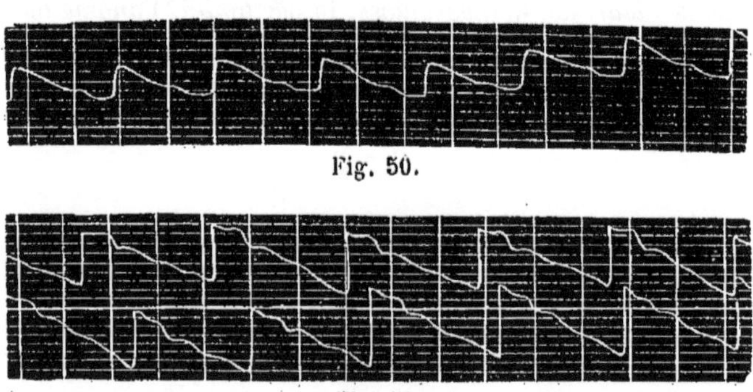

Fig. 50.

Fig. 51.

L'émotion peut faire varier le pouls de différentes manières. — Dans le cas le plus ordinaire, l'émotion augmente la fréquence des battements. Mais il faut admettre aussi une autre modification qui résulte de l'énergie plus grande des contractions du cœur, et qui est en rapport avec ce proverbe : « L'émotion fait battre le cœur. » Voici une planche où l'on voit cet effet de l'émotion, consistant en une plus grande vigueur des battements du cœur, sans que la fréquence soit sensiblement modifiée. Le tracé supérieur est pris avant l'émotion.

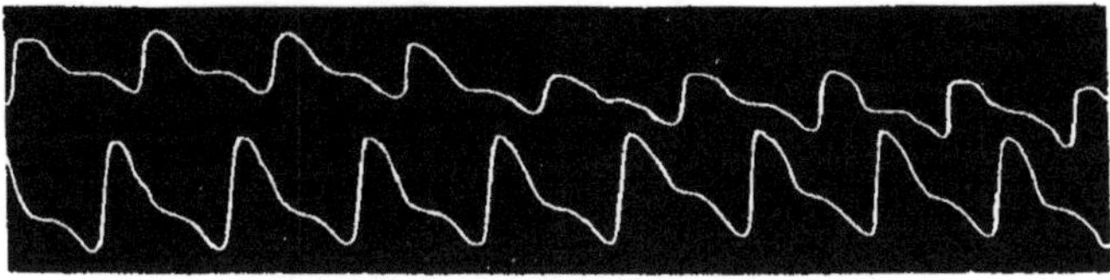

Fig. 52.

Influence des exercices violents et de la marche sur la forme du pouls dans les maladies du cœur. — Chez un homme atteint d'une affection mitrale (insuffisance), on obtenait ce premier tracé lorsqu'il était au repos :

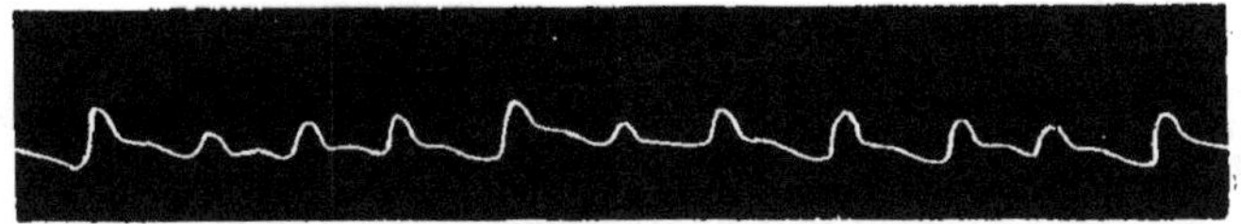

Fig. 53. — Repos.

et cet autre tracé, beaucoup plus irrégulier, avec un plus grand nombre d'intermittences, après l'avoir fait marcher :

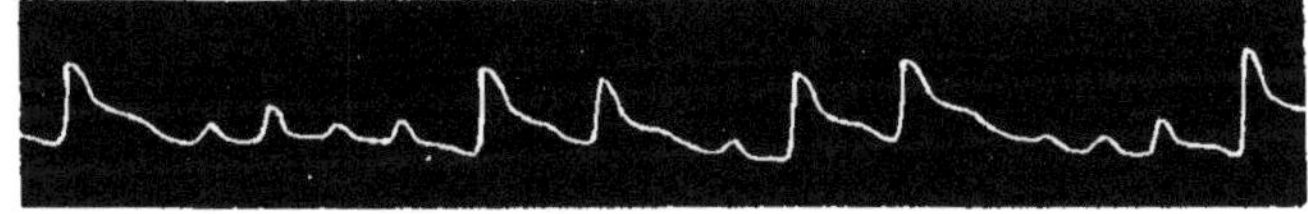

Fig. 54. — Après la marche.

Influence de l'alimentation copieuse sur le pouls. — Un homme de 52 ans, épuisé par la misère et insuffisamment nourri, fut amené à l'hôpital et nourri copieusement; son pouls prit bientôt de l'ampleur.

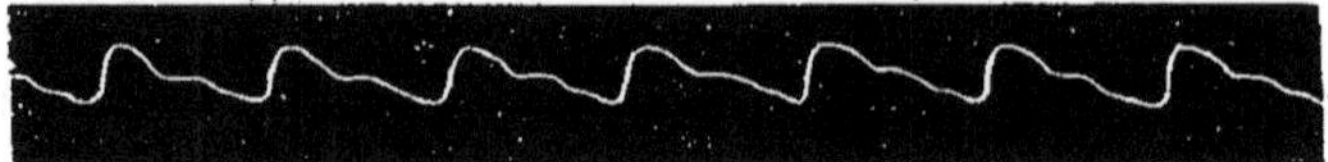

Fig. 55. — Pouls au moment de l'entrée.

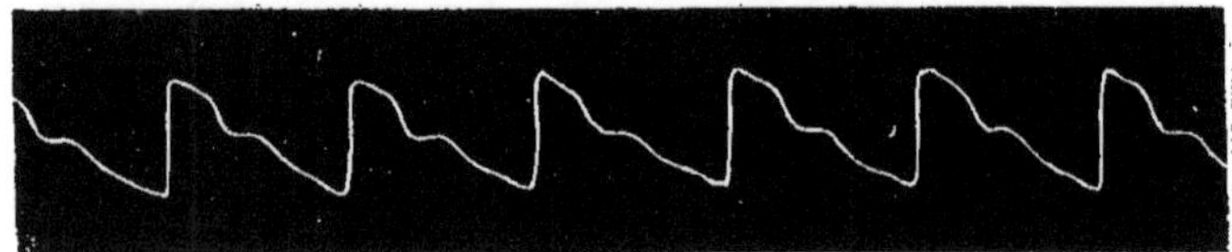

Fig. 56. — Pouls du troisième jour.

Le pouls est souvent irrégulier au réveil.

Chez un homme atteint d'ictère, le pouls, habituellement régulier, devenait irrégulier au moment même du réveil

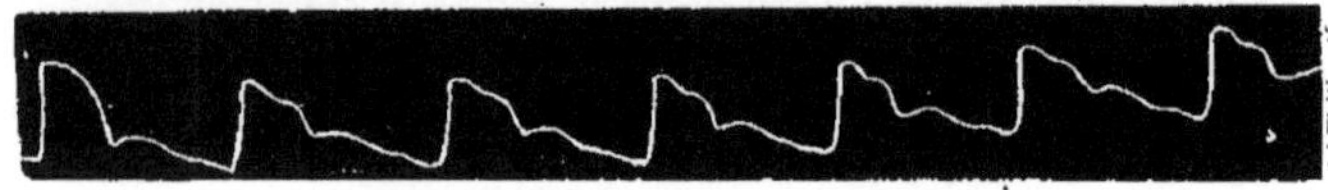

Fig. 57. — Pouls ordinaire.

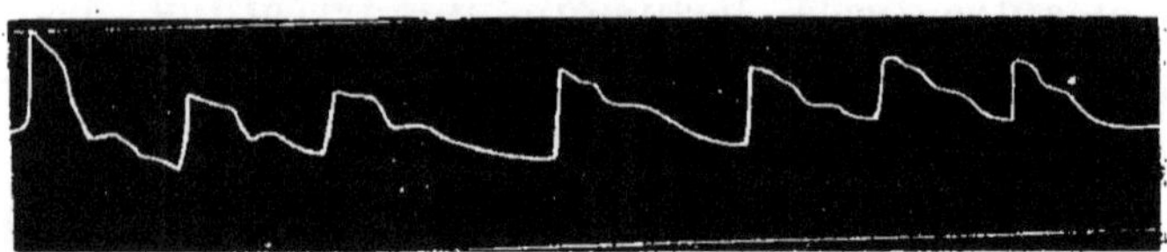

Fig. 58 — Pouls au moment du réveil.

Influence de la taille sur le pouls. — Il faut tenir compte de la taille et de la race des hommes dans la question de l'amplitude du pouls. Nous avons trouv plusieurs fois le pouls très-ample chez des sujets de haute taille, principalement chez des Flamands.

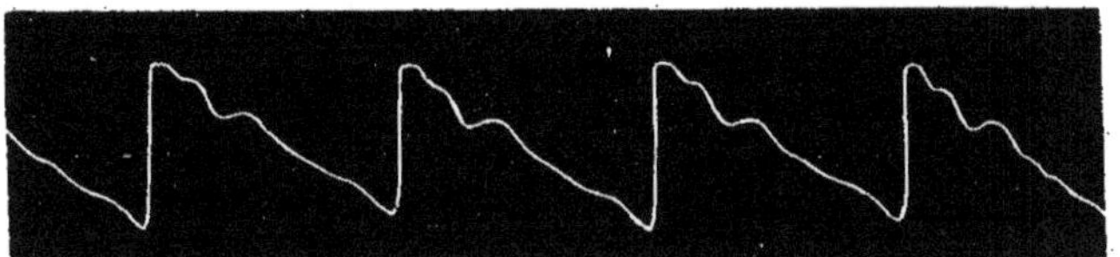

Fig. 59. — Pouls d'un homme haut de 6 pieds (adulte).

Les influences qui peuvent faire varier le pouls sont innombrables. Un expérimentateur a recherché l'action que pouvait avoir la douleur sur la forme du pouls.

MANTEGAZZA. — *Expériences faites sur l'homme avec le sphygmographe de Marey* (1).

Tout en se réservant de faire quelques expériences sur les animaux, pour mesurer avec un hémodynamomètre la force des contractions du cœur sous l'influence de la douleur, l'auteur a voulu voir si le sphygmographe de Marey pourrait indiquer un caractère qui démontrât graphiquement quelque différence entre le pouls normal et le pouls d'un homme chez lequel on provoquerait dans ce but une douleur intense. La méthode employée par l'auteur consista à appliquer l'instrument sur l'artère radiale et à recueillir l'expression graphique du pouls normal. Subitement, il provoqua sur l'autre main du sujet en expérience une douleur intense et qui pouvait à peine être tolérée, et ainsi produisit une déformation du pouls. « Je tentai, dit l'auteur, d'observer, avec le sphygmographe, le pouls pendant la douleur ; mais ces observations ne sont pas possibles, parce que la volonté la plus forte ne suffit pas à maintenir immobiles les muscles pendant une souffrance très-intense, et que les indications graphiques données alors par l'in-

(1) Mantegazza, *Della azzione del dolore sulla calorificazione et sui moti del cuore*, Ricerche sperimentali del professore Paolo Mantegazza. Milano, tipogr. e libr. di Gius. Chiusi, 1866.

strument expriment les contractions musculaires plus que les pulsations de l'artère.

« J'eus alors recours à de nouvelles expériences. »

D'après les tableaux donnés par l'auteur, on voit que la douleur tantôt accélère un peu, tantôt ralentit le pouls ; c'est ce dernier cas qui paraît le plus commun. Peut-être faut-il tenir compte de l'appréhension qui accélérait la vitesse des battements avant la douleur (?).

Les tracés sphygmographiques donnent le pouls avant et après la douleur. — Ces tracés indiquent en général un pouls plus petit après la douleur.

Fig. 60. — Pouls normal.

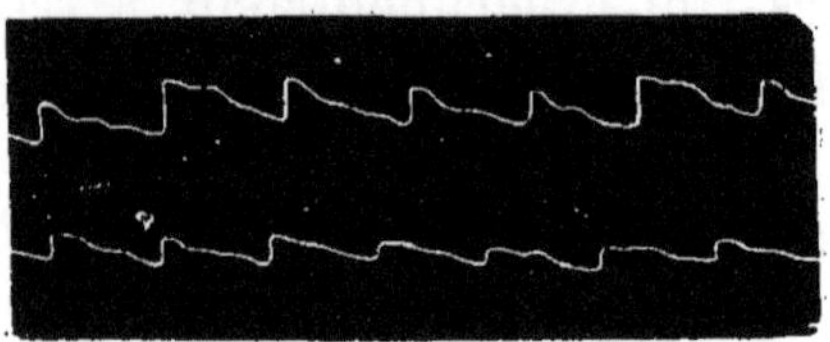

Fig. 60 *bis*. — Après la douleur.

Il est à craindre que l'instrument n'ait été dérangé par les mouvements involontaires du patient.

Élévation du bras comme moyen d'agrandir les tracés du pouls. — Cette méthode empruntée à la pratique usuelle en ce qui concerne le pouls de Corrigan, peut être transportée avec quelque utilité aux pouls de toutes les espèces. Nous nous en sommes servi quelquefois. M. R. Lépine a fait, sur cet intéressant sujet, une série de recherches dont il n'a pas encore publié les résultats. Il nous convient de laisser à cet observateur distingué le mérite et la nouveauté de ses recherches et de ne rien emprunter à un travail inédit dont nous avons eu connaissance. Nous ne donnons les tracés suivants recueillis par nous qu'à titre de spécimen.

Chez une femme chlorotique et convalescente de

pleurésie, le pouls pris horizontalement puis verticalement donne les deux tracés ci-joints. Le tracé supérieur appartient à la verticalité.

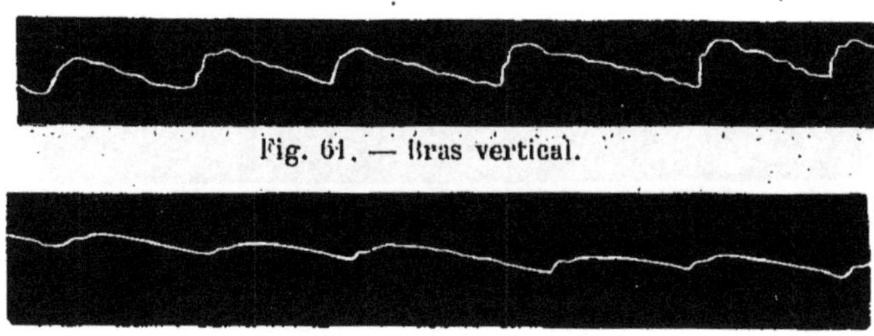

Fig. 61. — Bras vertical.

Fig. 62. — Bras horizontal.

La théorie de ce fait est facile à donner. Dans le cas d'horizontalité, la pression est ce qu'elle doit être, et, l'ondée sanguine étant faible, le déplacement du levier à chaque systole du cœur est très-minime, d'où résulte un pouls petit.

Lorsque, au contraire, le bras est tenu en l'air, il n'y a plus de sang dans la partie supérieure de l'artère radiale ; pendant l'intervalle des systoles cardiaques, l'artère est vide ; il n'y a donc pas seulement tension faible, mais tension nulle, vacuité du conduit. Dans ces conditions, chaque poussée ventriculaire lance l'ondée dans le vide, et de ce choc résulte un pouls très-grand.

L'émotion qui fait battre fortement le cœur, chez les chlorotiques affaiblies et anémiées, peut changer subitement la forme et l'amplitude du pouls, mais non pas à un degré aussi élevé que le fait l'élévation verticale du bras.

La position *verticale* amplifiant les tracés chez les malades atteints d'une affection organique du cœur avec hyperthrophie et faiblesse des battements permet une analyse plus facile des caractères du pouls ; chez un malade atteint d'insuffisance mitrale, le bras horizontalement placé donnait ce tracé :

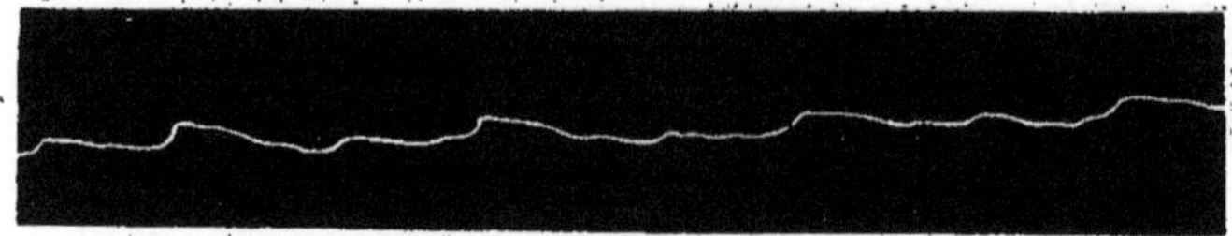

Fig. 63. — Tracé horizontal.

Placé verticalement il donnait un tracé très-amplifié.

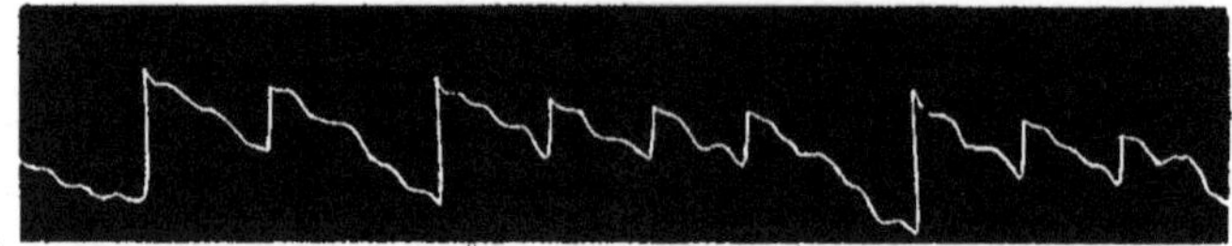

Fig. 64. — Tracé vertical.

Le pouls ainsi amplifié est plus facile à analyser et l'on peut, par ce moyen, éclairer le diagnostic.

Lorsque le pouls est tellement petit qu'on a peine à en reproduire le tracé, si l'on élève le bras, le sphygmographe y étant placé, le tracé peut être notablement amplifié. Chez une femme atteinte d'hypertrophie avec palpitations, le cœur battant 156 fois par minute on obtint les deux tracés suivants, l'un avec le bras horizontal :

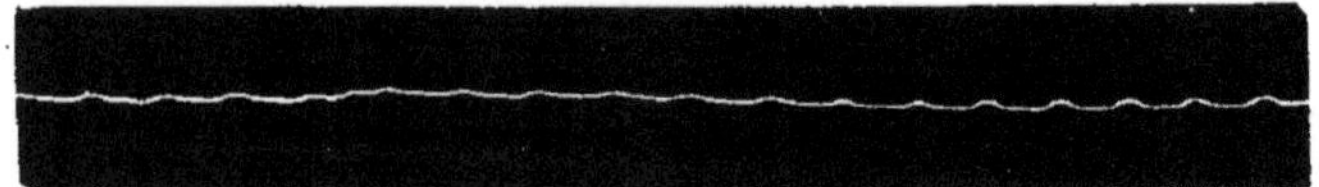

Fig. 65. — Bras horizontal.

L'autre avec le bras vertical.

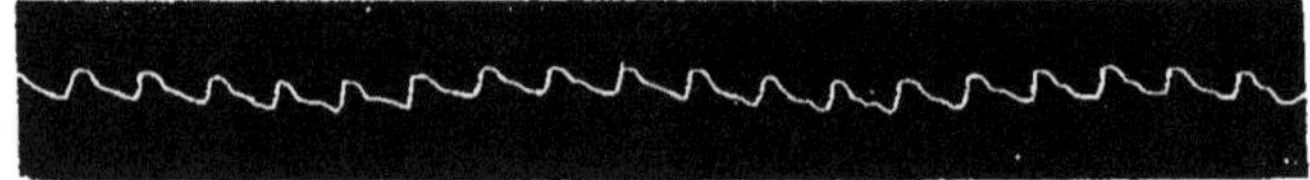

Fig. 66. — Bras vertical.

L'effort modifie le pouls. — Le pouls varie suivant une foule de circonstances en apparence insignifiantes : l'effort qui consiste dans une contraction du diaphragme et des muscles du tronc avec arrêt de la respiration produit un effet analogue à celui qu'on obtient par la compression de l'aorte. Chez une femme en couches, atteinte de rétention d'urine, et chez laquelle on avait placé une sonde dans la vessie, l'effort pendant l'écoulement de l'urine a modifié singulièrement le pouls. Il est devenu plus ample, plus lent et a pris un plateau ascendant qui marque la résistance éprouvée par le cœur.

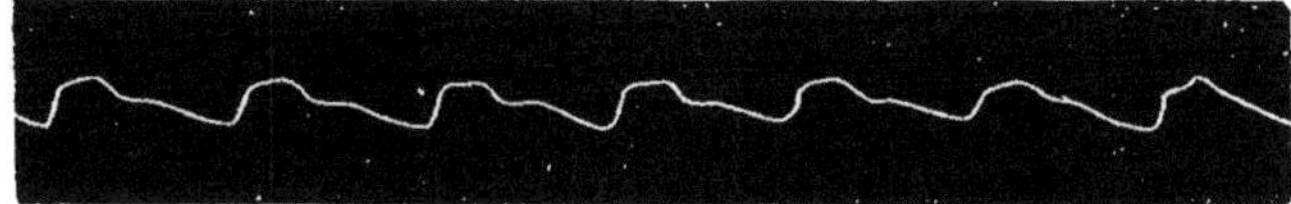

Fig. 67. — Pouls avant la miction.

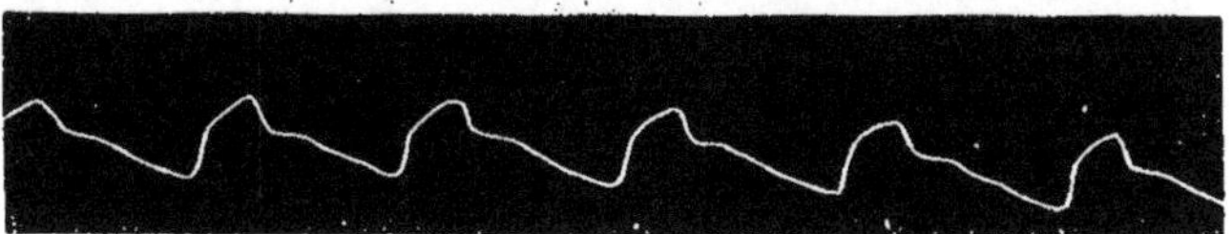

Fig. 68. — Pouls pendant la miction.

Le pouls influencé par la respiration chez les femmes enceintes. — L'oppression est un fait commun chez les femmes enceintes ; elle est quelquefois purement mécanique et résulte de la difficulté que le diaphragme éprouve à se mouvoir ; elle peut être d'ailleurs accrue par un état d'engouement pulmonaire accusé par des râles sibilants. Cette gêne respiratoire qui est souvent confondue avec la bronchite motivait jadis la saignée que l'on pratiquait si fréquemment chez les femmes enceintes.

Le pouls, dans ces cas, a de la fréquence, et le sphygmographe enregistre à la fois les mouvements de l'artère radiale et les mouvements respiratoires qui s'inscrivent sous forme de courbes ou festons; de sorte que la ligne suivant laquelle sont tracés les battements du pouls cesse d'être régulièrement horizontale et forme des inégalités où l'on reconnaît facilement les courbes de la respiration.

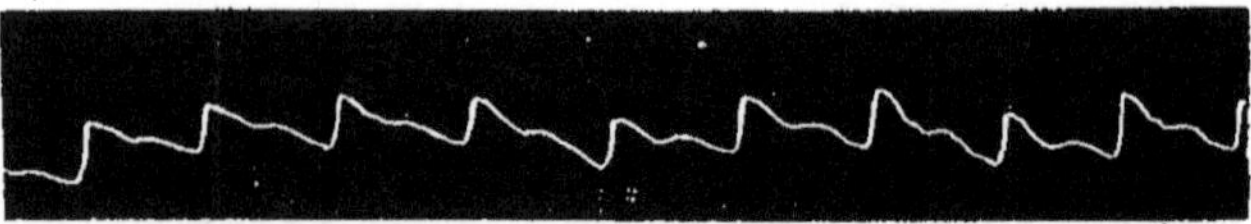

Fig. 69. — Pouls d'une femme enceinte de sept mois.

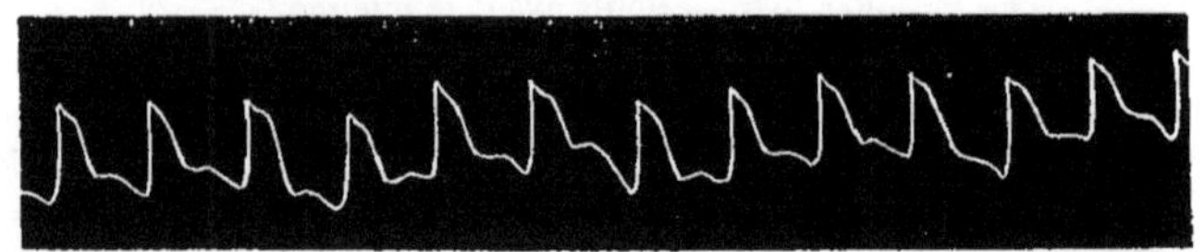

Fig. 70. — Pouls d'une femme enceinte de huit mois.

Félix Guyon. — *Note sur l'arrêt de la circulation carotidienne pendant l'effort prolongé* (1).

L'auteur a déjà signalé (2), en 1861, l'arrêt du pouls dans l'artère temporale pendant un effort violent et prolongé. Pendant ce temps, le pouls radial s'affaiblit et s'accélère. On observe le même arrêt du pouls dans d'autres branches de la carotide (faciale, coronaire labiale), et même dans la carotide au niveau de ses collatérales au-dessus du bord du cartilage thyroïde.

(1) Félix Guyon, *Archives de physiologie*. Paris, 1868. n° 1, p. 56.
(2) *Société de biologie.*

C'est pendant les efforts de l'accouchement, dans les derniers
moments que l'auteur a fait ses observations. Il a examiné la pulsation temporale sur un grand nombre de femmes en travail et a
toujours constaté, dans les efforts muets et prolongés, la suspension
des pulsations à la fin de l'effort. Expérimentant sur lui-même,
M. F. Guyon a pu soutenir l'effort pendant vingt-cinq secondes et a
constaté, à l'aide du sphygmographe, que le pouls radial continuait

battre; seulement, au lieu de soixante-quatre pulsations, on
comptait, pendant l'effort, quatre-vingt-quatre battements. L'auteur donne l'explication suivante du phénomène, en s'aidant des
idées de M. Maignien(1) :

La turgescence des corps thyroïdes, jointe à l'action des muscles
pendant l'effort, serait la cause de ce phénomène; ce fait est
encore rendu plus probable chez les femmes en couches par le
développement exagéré que subit le corps thyroïde pendant la
grossesse(2).

Dupuy. — *Influence de la respiration sur le pouls* (3).

Il existe, comme l'a démontré Marey, deux types respiratoires
bien tranchés, l'un thoracique et l'autre abdominal. Le type thoracique nous offre une diminution de pression pendant l'inspiration,
puis la ligne d'ensemble du tracé remonte dans l'expiration. Le
type abdominal donne lieu à des effets directement inverses.

D'après Marey, toute gêne au passage de l'air à travers les voies
respiratoires augmente les influences thoraciques. En respirant, la

____

(1) Maignien, *Des usages des corps tyroïdiens dans l'espèce humaine et
chez les mammifères*, 1842 (*Comptes rendus de l'Acad. des sciences*,
t. XIV, p. 75 ; t. XVI, p. 1200).

(2) La respiration est particulièrement gênée chez les femmes enceintes. Le développement du corps thyroïde, le refoulement du diaphragme par la distension du ventre, le pléthore, un état fréquent de
congestion pulmonaire, sont des causes qui, en dehors de l'effort du travail de l'accouchement, contribuent à gêner la circulation. (*Voy.* notre
chapitre des *Femmes enceintes et accouchées.*) (*Note de l'auteur.*)

(3) Paul Dupuy, *Rapports généraux des mécanismes circulatoire et
respiratoire* (extrait de la *Gazette médicale de Paris*, 1867).

bouche et l'une des narines fermées, on obtient le premier type de
pouls.

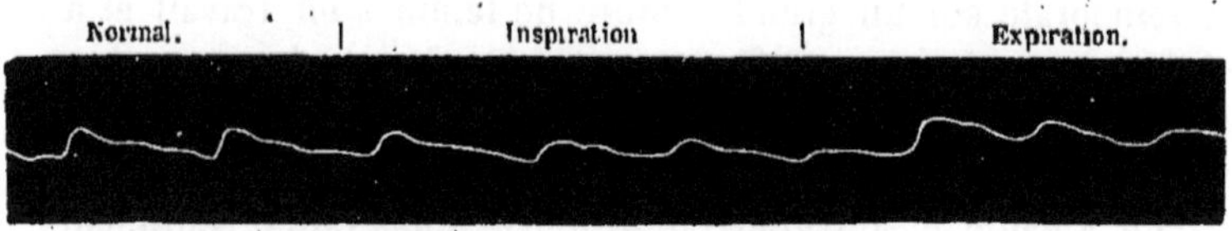

Fig. 71. — Type thoracique.

Mais on peut également reproduire le même type par une inspiration énergique, qui donne les résultats suivants :

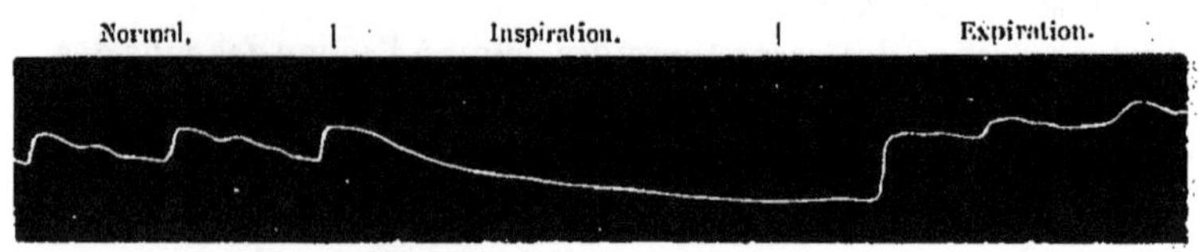

Fig. 72. — Type thoracique.

Le type abdominal donne lieu à des effets inverses. Si, au lieu
d'une inspiration d'intensité médiocre, on contracte le diaphragme
avec énergie pour donner au thorax le plus de capacité possible,
la forme du tracé se modifie :

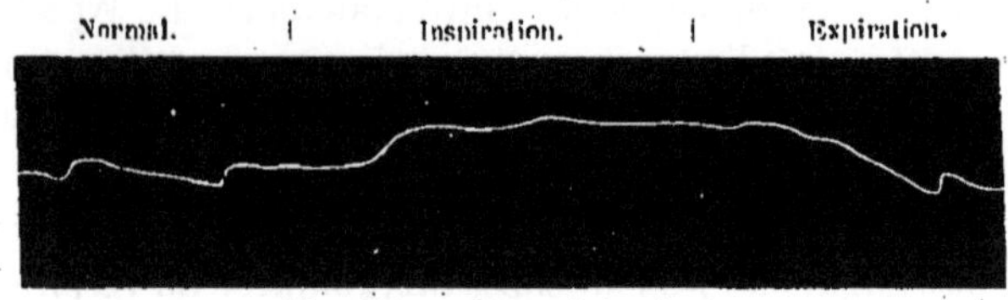

Fig. 73. — Type abdominal

Dans le type abdominal, comme dans le type thoracique, la
pulsation diminue, puis disparaît en même temps que la tension
artérielle augmente.

Donc l'effort d'inspiration donne, relativement à la ligne d'ensemble du tracé, deux résultats inverses, suivant qu'on procède par
une inspiration brusque et profonde (type thoracique), ou bien par
une inspiration plus lente, mais accompagnée d'une contraction
énergique du diaphragme (type abdominal)

D'après d'autres observations du même auteur, la suspension de
la respiration multiplie le nombre des pulsations, et ces pulsations

offrent une amplitude inversement proportionnelle à leur fréquence ; en quoi il diffère d'opinion avec Marey, qui pense que l'arrêt de la respiration produit un ralentissement des battements du cœur et une diminution de leur intensité[1].

M. Marey s'exprime ainsi à la page 291 de son livre:

« Toute gêne au passage de l'air à travers les voies respiratoires augmente les influences thoraciques et produit, en conséquence, *l'ascension de la ligne d'ensemble du tracé pendant l'expiration*, *sa descente pendant l'inspiration*. Cet effet s'observe lorsqu'on respire par une seule narine. Toute gêne à l'ampliation de l'abdomen produira l'effet inverse : *l'ascension de la ligne d'ensemble au moment de l'inspiration, sa descente pendant l'expiration*. Il suffit, en général, de tenir la bouche ouverte et de faire des mouvements respiratoires d'une grande ampleur, pour voir les influences abdominales devenir prédominantes. »

M. Marey pense même que le tracé sphygmographique pourra fournir des indications sur le siége de l'obstacle qui gêne la respiration, et à déterminer si cet obstacle se trouve dans les voies respiratoires ou dans la région diaphragmatique.

Le ralentissement du pouls dans l'*effort* (glotte fermée) amène, ainsi que l'a montré M. Marey, des modifications dans le tracé du pouls. Les battements du cœur peuvent même momentanément s'arrêter sous l'influence de la respiration. (Voir dans le livre de M. Marey, *Le tracé du pouls*, p. 301.)

____

[1] *Journal de l'anatomie et de la physiologie*, 1865, p. 424.

POULS DE LA CONVALESCENCE.

Il devient moins nécessaire aujourd'hui qu'autrefois de faire des prédictions par le pouls. Aussi n'interroge-t-on guère l'artère radiale pour savoir si la convalescence s'annonce. La connaissance de l'évolution des maladies et les moyens dont nous disposons aujourd'hui pour le diagnostic de toutes les phases d'un procès morbide, nous dispensent de consulter la forme et le rhythme du pouls. Le chiffre du pouls nous suffit. On sait qu'il décroît et tombe même au-dessous de la normale pendant les premiers jours qui suivent la défervescence ou chute des phénomènes thermiques.

Quant à la forme du pouls, elle n'a guère été étudiée chez les convalescents. Les derniers travaux parus sur ce sujet ne présentent aucun caractère nouveau. Ayant recueilli depuis plusieurs années, un grand nombre de fois, le tracé du pouls des convalescents, j'y ai observé *assez souvent* des caractères particuliers que je décris ici.

A. *Le pouls de la convalescence est irrégulier.* — Nous le prouvons par différents types de pouls recueillis dans la convalescence de diverses maladies aiguës ; cette irrégularité porte sur plusieurs éléments : elle n'atteint généralement que le rhythme ; c'est-à-dire que la fréquence y est variable, mais qu'on n'y voit pas habituellement d'intermittences, ni surtout de systoles avortées. Cette irrégularité s'observe surtout chez les sujets qui ne sont pas avancés en âge ; le tracé 74 a été recueilli chez un jeune homme de 19 ans pendant la convalescence d'un rhumatisme articulaire aigu ; on peut voir sur ce court tracé trois faits différents :

1° Pouls à peu près normal quant à sa forme et quant à sa fréquence.

2° Au milieu, grand ralentissement.

3° A la fin, pulsations subintrantes et précipitées.

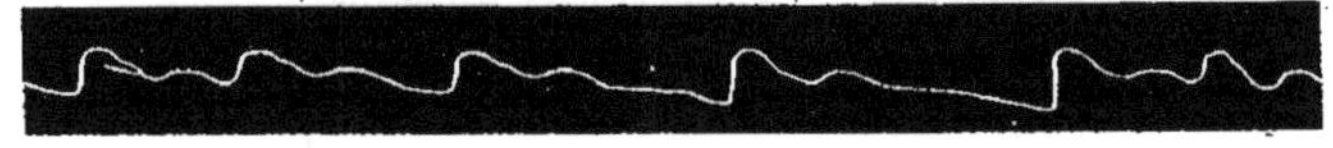

Fig. 74. — Convalescence de rhumatisme.

Le tracé 75 appartient à un homme en convalescence de fièvre intermittente ; on remarquera seulement les différences qui existent ici dans la fréquence des battements, et, par conséquent, dans la longueur de la ligne diastolique.

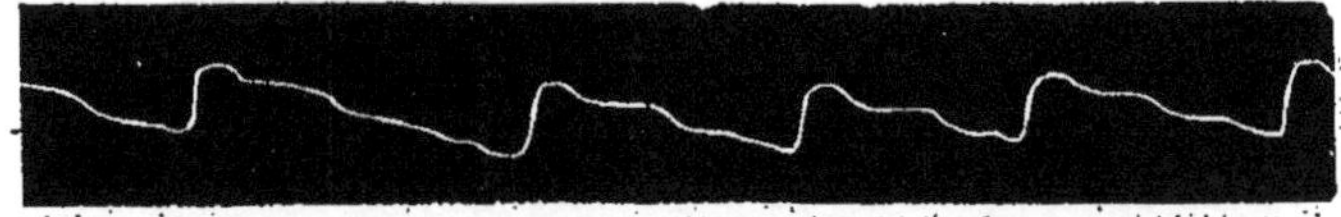

Fig. 75. — Convalescence de fièvre intermittente.

Chez un sujet âgé de 19 ans, convalescent d'une angine tonsillaire, le pouls présentait la même irrégularité, c'est-à-dire que le rhythme y était variable. On remarquera ici que la ligne verticale ou systolique est d'autant plus haute, que la pulsation qui la précède a été plus prolongée et que l'artère, par conséquent, a eu le temps de se vider plus complétement. La tension dès lors étant nulle, l'ondée sanguine ne rencontrera pas d'obstacle et fera parcourir au levier du sphygmographe un plus grand espace (fig. 76).

Depuis plusieurs années, nous avons eu l'occasion
de vérifier, un grand nombre de fois, ce fait de l'irrégularité du pouls dans la convalescence des maladies
aiguës fébriles.

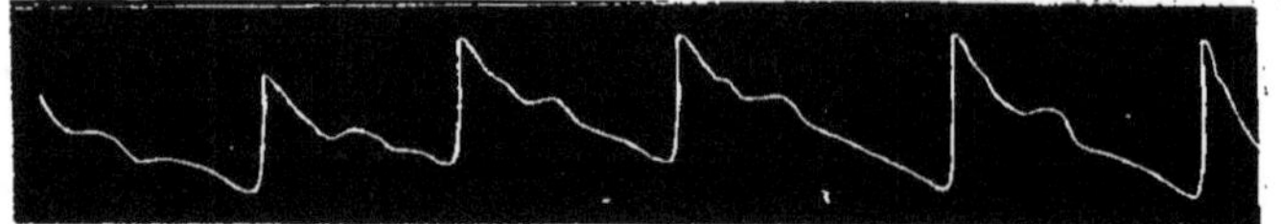

Fig. 76. — Convalescence d'angine.

B. *Irrégularité avec intermittence du pouls.* — Chez
un homme âgé de 58 ans, exempt de toute maladie du
cœur, le pouls pendant une pneumonie avait le caractère dicrote franc et était parfaitement régulier ; pendant
la convalescence, il devint irrégulier et intermittent.
L'intermittence peut être définie : suppression d'une
pulsation. C'est un trouble plus accentué que ne l'est
la simple irrégularité du rhythme. On la rencontre
plutôt chez les sujets avancés en âge.

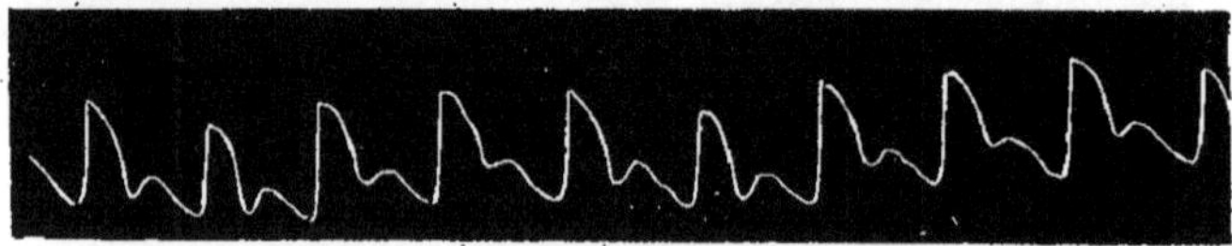

Fig. 77. — Pouls fébrile de la maladie.

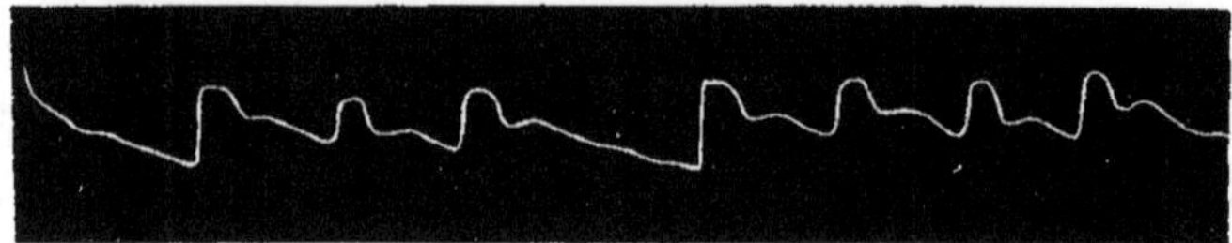

Fig. 78. — Pouls irrégulier de la convalescence.

Ces faits ne sont pas sans valeur. Ils nous permettent d'échapper à la banalité courante, à ces notions
vagues qui entretiennent le médecin dans une fausse

sécurité. Nous pouvons donc dire quand commence la convalescence, et cela avec certitude. Que le malade ait une température au-dessous de la moyenne, un pouls lent et irrégulier, cela nous suffit ; il est convalescent, quand bien même les *signes locaux* de sa maladie persisteraient dans une certaine mesure. Au lieu de ces éléments de science, que trouvons-nous dans les auteurs qui suivent la tradition sans contrôle? Nous y trouvons relatées la lenteur et la faiblesse du pouls. Cela ne suffit pas.

C. *Le pouls de la convalescence n'est faible que chez les sujets épuisés et qui ne se réparent pas vite.*

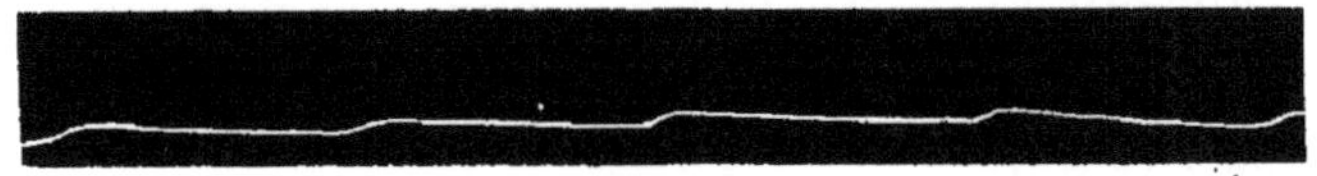

Fig. 79.

Il faut s'entendre sur la valeur du mot *faible*. Le pouls peut être à la fois faible et petit, faible et grand, etc. Ce qu'il faut dire, c'est que le pouls, chez les sujets convalescents, ne cesse pas en général d'être ample, et qu'il donne, chez les sujets épuisés seulement, un tracé où les ondulations sont peu élevées. Mais il en est tout autrement quand les sujets ne sont pas exsangues, ainsi qu'on peut le voir par les tracés qui précèdent.

D. *Le pouls de la convalescence est polycrote.* (Voy. plus haut les travaux allemands sur le *polycrotisme*.)

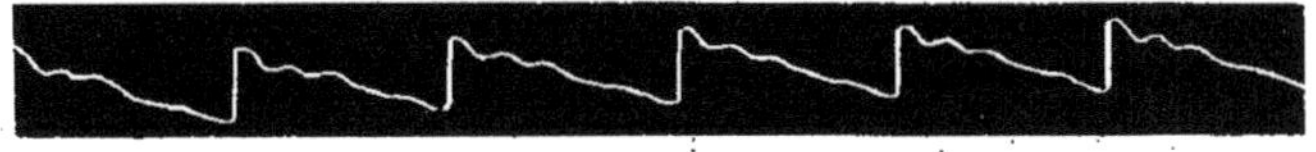

Fig. 80. — Pouls d'un jeune homme de 18 ans, convalescent d'une fièvre typhoïde.

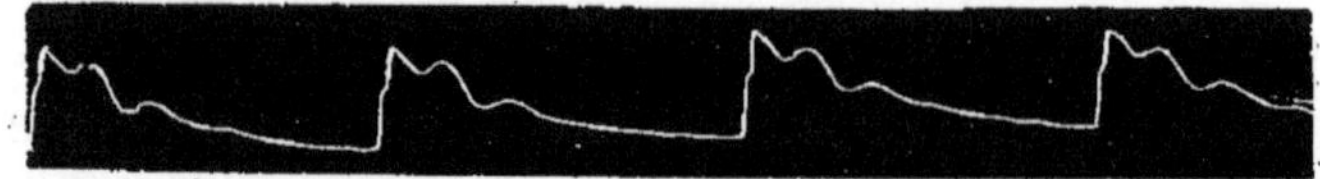

Fig. 81. — Pouls polycrote chez un homme convalescent d'un rhumatisme
articulaire-aigu sans lésion du cœur.

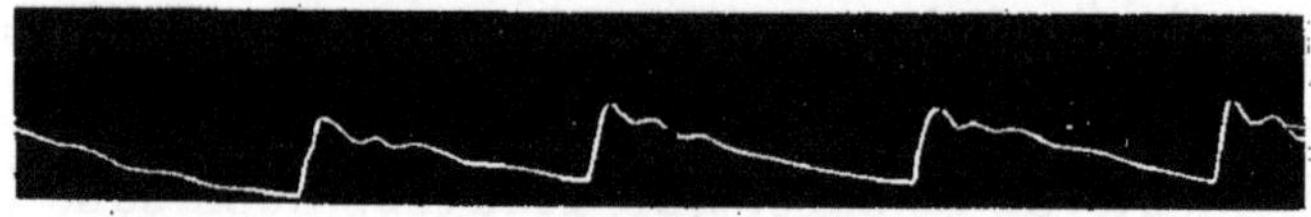

Fig. 82. — Convalescence de variole (pouls polycrote).

Nous pourrions multiplier beaucoup ces exemples en
prenant des cas dans toutes les maladies aiguës. Nous
avons dû nous borner à ne reproduire qu'un petit
nombre d'exemples des faits que nous citons, et nous
avons choisi les tracés les mieux caractérisés, parmi de
très-nombreuses courbes sphygmographiques recueillies par nous.

Ainsi le pouls des convalescents a trois caractères :

1° Lenteur;

2° Irrégularité;

3° Polycrotisme.

CHAPITRE V

LE POULS DANS CERTAINES MALADIES AIGUËS :

FIÈVRES, PNÉUMONIE, PLEURÉSIE, CHOLÉRA, RHUMATISME ARTICULAIRE
AIGU, ICTÈRE.

Le pouls, dans les maladies aiguës, peut donner lieu à des observations variées. La fréquence est le caractère auquel se bornent la plupart des médecins. Ce caractère a en effet une valeur considérable et suffit à fournir un précieux secours au diagnostic et au pronostic, je n'ose dire au traitement. Quant aux autres caractères du pouls, tels que

La régularité,

La force,

L'ampleur,

ils sont quelquefois recherchés par les praticiens. La régularité, le rhythme est un caractère important. *L'ataxie*, le *délire*, la *méningite*, certaines *maladies du cœur* peuvent être diagnostiqués par le seul rhythme. Mais ni la force ni *l'ampleur* du pouls n'ont, dans la pratique, de *signification utile*. Et quant à la *forme*,

quant à l'analyse délicate du pouls, le tracé sphygmographique seul les donne.

DICROTISME.

En général, on est d'accord sur ce point, à savoir
que le pouls de tous les fébricitants a deux caractères
essentiels : *fréquence et dicrotisme*. Quant aux autres caractères, le discrédit dans lequel est tombé l'art de tâter le
pouls fait qu'on y renonce volontiers. Nous dirons en
peu de mots ce qu'il faut entendre par *dicrotisme*. Quelque décidé que nous soyons à laisser de côté dans cet
ouvrage tout ce qui n'est pas de pure pratique, nous
ne pouvons cependant nous soustraire à l'obligation
de donner au lecteur une définition des *termes* dont
nous nous servons. Or *dicrotisme* veut dire pouls à redoublement, *pulsus bis feriens ;* tel est le sens tradition-
nel et banal du mot *dicrotisme*. Mais il ne faut plus aujourd'hui continuer à considérer le *dicrotisme* comme
un *fait morbide*. C'est, en effet, un fait physiologique.
Le dicrotisme existe à l'état normal ; il a de nombreuses
variétés ; il existe plus ou moins, mais il existe toujours.
Lorsqu'il est porté à ses extrêmes limites, lorsque la
seconde ondée égale la moitié de la première, alors seulement ce pouls *bis feriens* devient très-apparent pour
le doigt qui tâte l'artère. Or c'est principalement dans
les maladies aiguës fébriles que se montre ce maximum de dicrotisme. Aussi n'est-il pas étonnant que
pouls fébrile et pouls dicrote soient presque synonymes.
Cependant quelques maladies exagèrent surtout ce phénomène, notamment le typhus et la fièvre typhoïde.

Chelius, Vierordt, avaient établi par des tracés graphiques l'existence du dicrotisme à l'état normal. M. Marey a consacré un long chapitre de son livre à l'explication de ce phénomène, étudié à l'aide d'appareils schématiques (p. 264 à 274). Dans d'autres chapitres il a montré *l'influence de l'élasticité des vaisseaux sur l'intensité du discrotisme* (p. 277), *l'influence de la tension artérielle sur l'intensité du dicrotisme* (p. 277), *l'influence du volume de l'ondée*. Il a également étudié les conditions qui font varier le nombre des rebondissements dans le pouls dicrote (*polycrotisme* des Allemands), p. 281.

Les auteurs allemands dont les mémoires sont analysés plus haut ont étudié minutieusement le dicrotisme au point de vue de son mécanisme et de ses variétés. Nous renvoyons le lecteur à cette partie de notre livre, en le laissant libre de choisir, parmi les dénominations proposées, celles qui lui paraîtront les plus vraies et les plus simples (1).

Les noms dont je me suis servi spontanément n'ont d'autre mérite que de rendre l'impression qui résulte de la vue de ces diverses variétés de dicrotisme.

On verra, dans ce court chapitre, que *dicrotisme* n'est pas toujours synonyme de *fréquence* ni de *fièvre*.

Variétés du dicrotisme. — 1° Seconde ondée placée à égale distance entre la fin de la systole artérielle et le

---

(1) Voyez pages 34 et suiv., sur le *polycrotisme* (Vivenot); p. 57, 58, 59, sur le *dicrotisme* et ses causes (Duchek); p. 67 jusqu'à 74, le *dicrotisme, le tricrotisme,* étude historique et critique (W. Rive); p. 82 et 83, variétés du *dicrotisme,* avec figures (Koschlakoff).

commencement de la systole cardiaque suivante ; on peut l'appeler dicrotisme *symétrique* ou *médian* ;

2° Dicrotisme très-rapproché de la fin de la systole artérielle et *asymétrique* ;

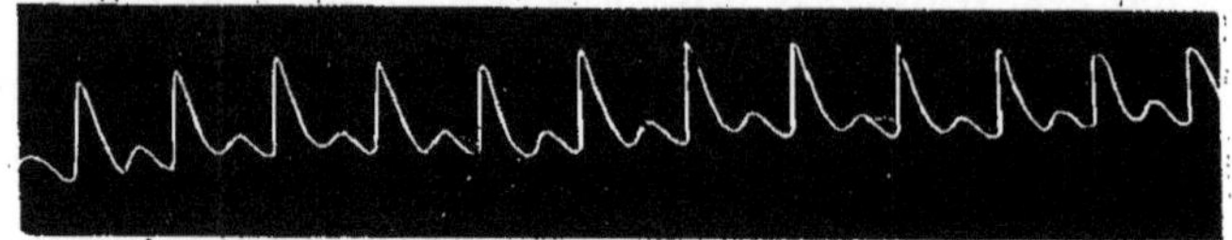

Fig. 83. — Dicrotisme symétrique et médian.

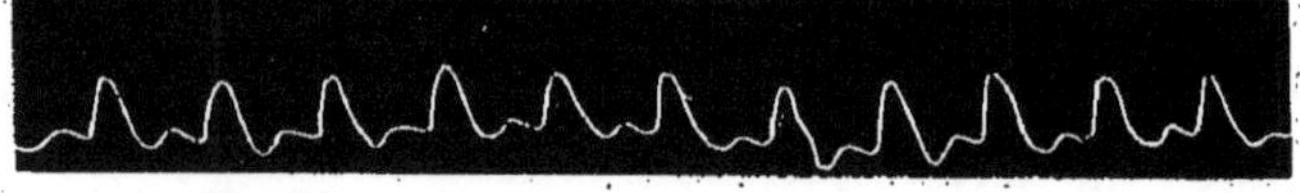

Fig. 84. — Dicrotisme symétrique et médian.

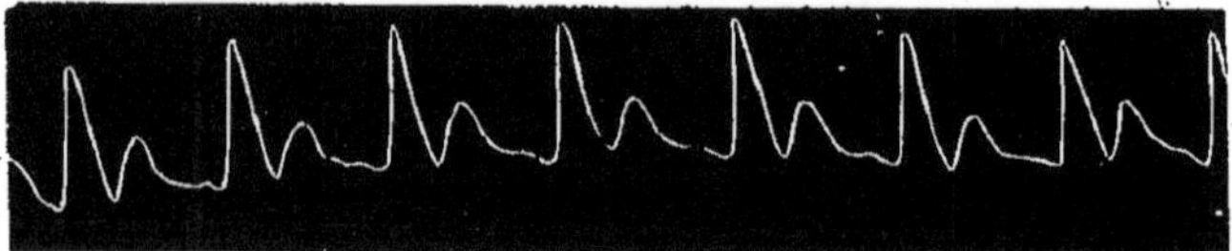

Fig. 85 — Dicrotisme asymétrique.

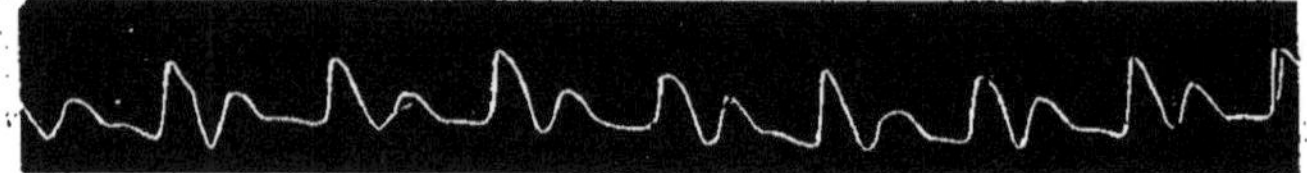

Fig. 86. — Dicrotisme asymétrique.

Lorsque le pouls dicrote est très-ample et très-fréquent, la seconde pulsation est nécessairement courte et peu élevée, ainsi que le démontre ce tracé, recueilli sur une femme en couches.

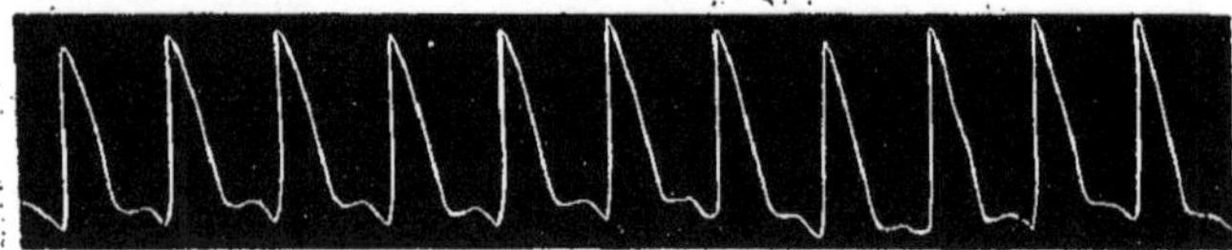

Fig. 87. — Pouls de puerpéralité.

C'est dans la fièvre typhoïde qu'on rencontre le dicrotisme le plus intense et le plus régulier ; mais ce caractère ne fournit aucune indication pour le pronostic et
pour le traitement. Quant au diagnostic de la maladie,
le pouls des fièvres typhoïdes n'est pas tout à fait sans
valeur ; il n'y a guère de maladies qui donnent lieu
à un dicrotisme aussi caractérisé et aussi intense. Nous
montrons ici deux tracés comparatifs pris dans deux
maladies aiguës fébriles : fièvre typhoïde et fièvre puerpérale. On verra combien le pouls de la fièvre typhoïde
(fig. 88) offre un dicrotisme plus accentué que celui de
la fièvre puerpérale (fig. 89).

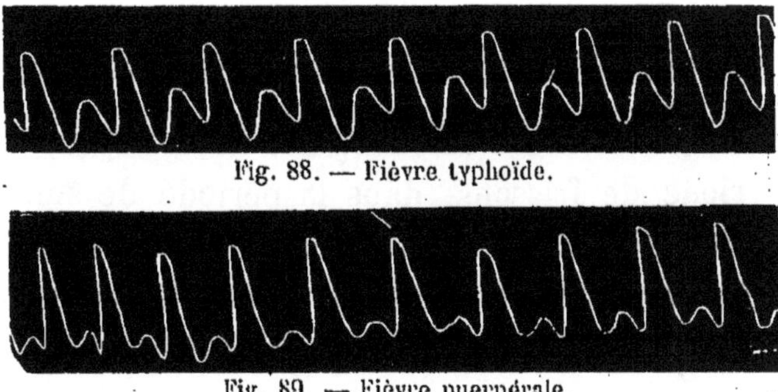

Fig. 88. — Fièvre typhoïde.

Fig. 89. — Fièvre puerpérale.

Le dicrotisme très-accentué n'est pas nécessairement
synonyme de l'état fébrile.

Le pouls peut être fréquent sans dicrotisme et, réciproquement, il peut être lent et dicrote. Exemples :

Le tracé 90 provient d'un jeune homme de 21 ans,
dont le pouls ne battait que 44 fois par minutes. Ce
pouls est *lent* et *dicrote*.

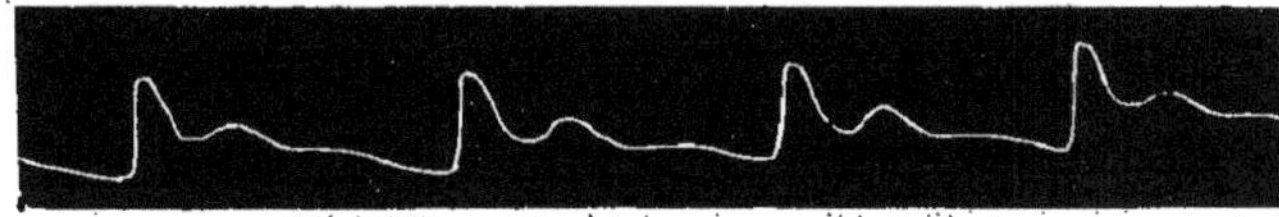

Fig. 90. — Dicrotisme avec pouls lent.

Le tracé 91 provient d'un homme atteint d'une maladie aiguë autre que la fièvre typhoïde; il avait 96 pulsations, et ses températures étaient :

Bouche. . . . . 38°,0
Aisselle. . . . . 37°,5
Rectum. . . . . 38°,6

ce qui indique la fièvre. Or son pouls présente un dicrotisme presque insensible et est néanmoins très-fréquent.

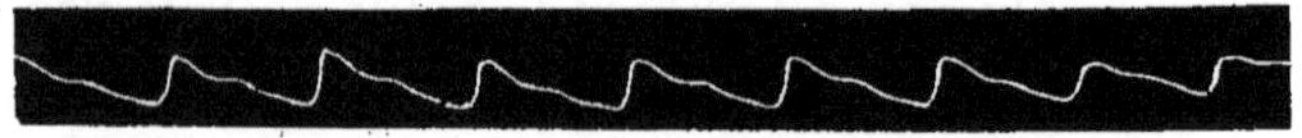

Fig. 91. — Pouls fréquent avec dicrotisme presque insensible.

Fièvre intermittente. — Le pouls subit des variations considérables en peu de temps dans le cas de fièvre intermittente. Dans la période de repos, dans la période de frissons, dans la période de sueurs, il y a des types différents, témoins les deux pouls suivants recueillis, l'un au début (fig. 92), l'autre au milieu d'un accès (fig. 93) chez le même malade.

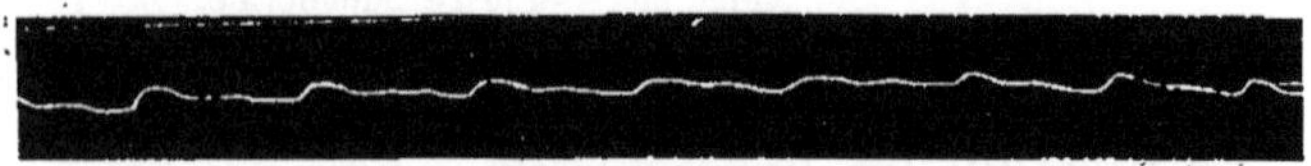

Fig. 92. — Début.

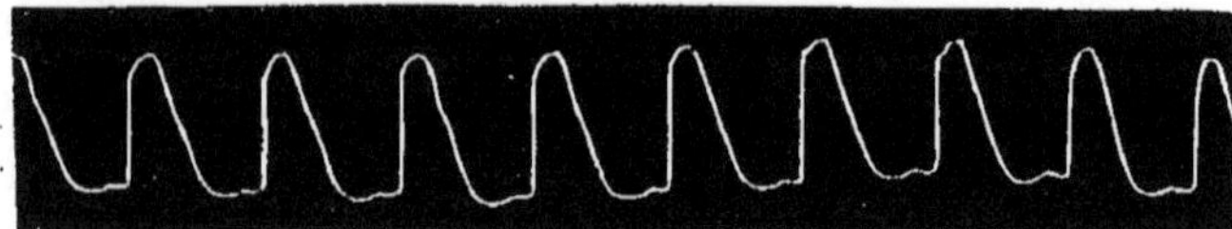

Fig. 93. — Milieu de l'accès.

Le frisson altère le pouls, qui est alors petit, presque imperceptible, tremblé, et en quelque sorte analogue à celui du choléra dans la période de début (algide).

Voir le pouls suivant recueilli chez une femme pendant le frisson de la fièvre intermittente.

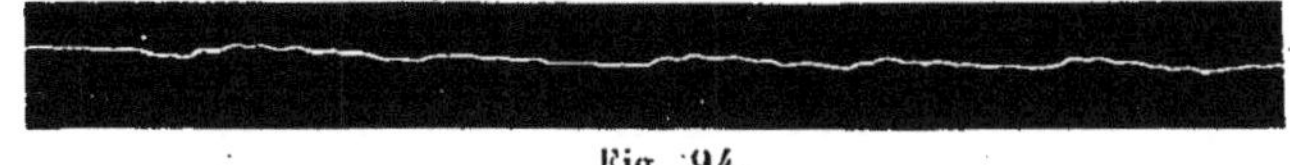

Fig. 94.

Nous donnons ici le pouls d'un même malade pris dans les diverses circonstances que nous avons indiquées (fièvre tierce) :

1° Jour intercalaire : pouls lent et régulier, d'une amplitude médiocre, avec polycrotisme peu accentué; c'est là à peu près le pouls normal;

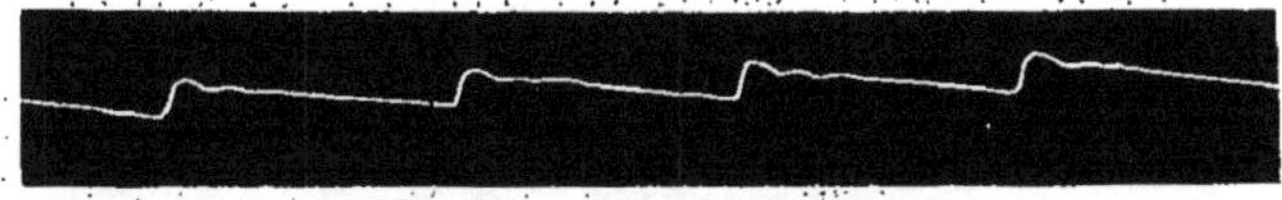

Fig. 95. — Jour intercalaire.

2° Début de l'accès : stade de frisson, pouls petit et irrégulier, avec des déformations provenant du trem blement musculaire;

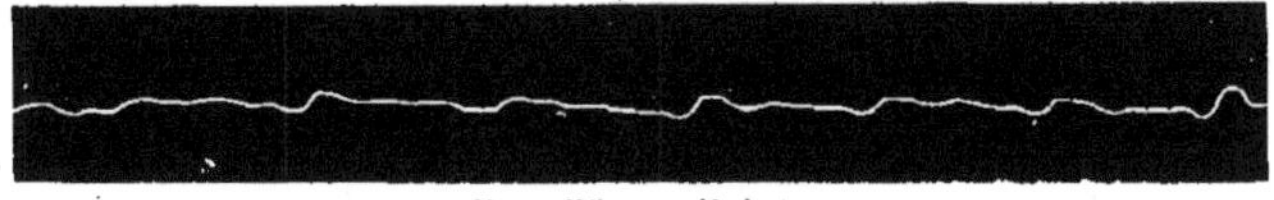

Fig. 96. — Frisson.

3° Pouls de la période de chaleur ou réaction : amplitude accrue, fréquence plus grande, dicrotisme franc.

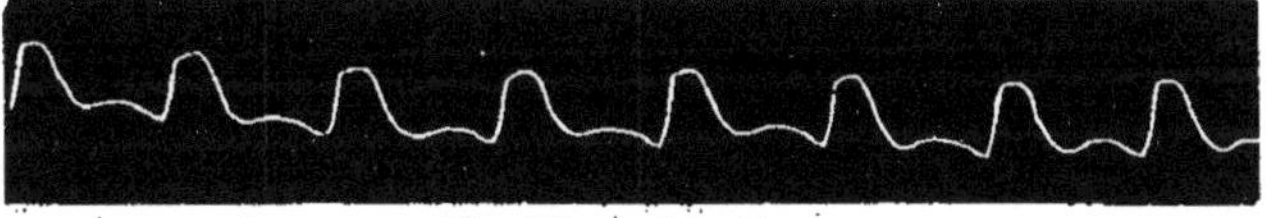

Fig. 97. — Réaction.

Quant à la période dite de sueur, elle se confond avec la période de chaleur, le plus souvent.

Quelquefois, cependant, les trois stades, frisson, chaleur, sueur sont bien positivement accusés par le sphygmographe (accroissement progressif de l'amplitude), ainsi que le montrent les trois tracés suivants, recueillis pendant un accès, chez un homme âgé de 40 ans.

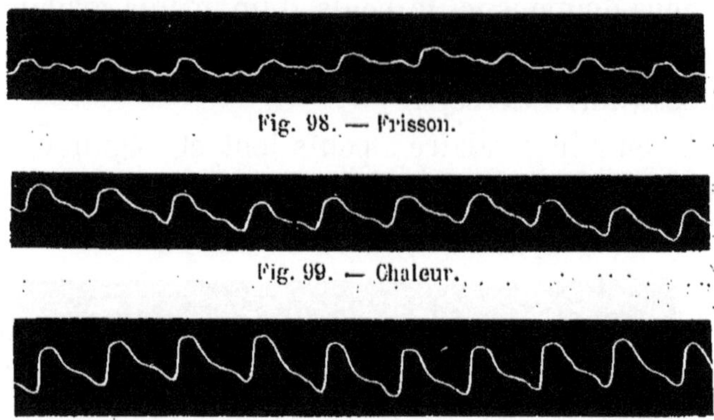

Fig. 98. — Frisson.

Fig. 99. — Chaleur.

Fig. 100. — Sueur.

Il est important pour le diagnostic de reconnaître, dans l'intervalle des accès, c'est-à-dire en l'absence de toute manifestation morbide, que l'on est au lendemain et probablement à la veille d'un accès. On ne trouve pas toujours, en pareil cas, la rate grosse, ni les signes de l'anémie et l'on ne peut pas toujours examiner les urines. En l'absence de tout autre signe, le tracé du pouls peut quelquefois fournir un renseignement qui n'est pas sans valeur. Or, dans ce cas, le pouls est lent, à forte tension et tricrote ou polycrote; ce qui indique ou la convalescence d'une maladie aiguë, ou que l'on est au lendemain d'une fièvre intermittente. Le tracé suivant a été recueilli dans ces circonstances (le cœur battait 52 fois par minute). Nous

avons pu ainsi contrôler l'assertion du malade et pré-
dire l'accès prochain.

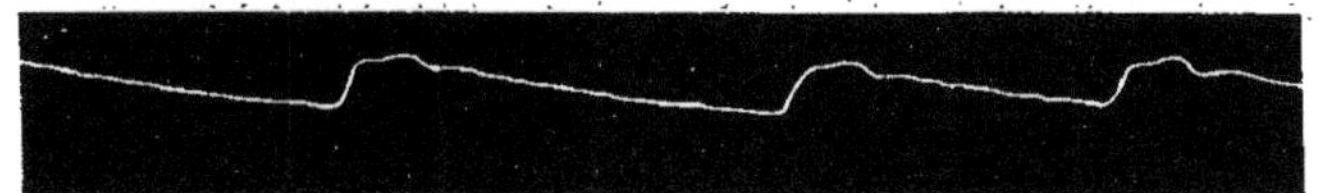

Fig. 101. — Jour intercalaire.

On comprend facilement de quelle importance, au
point de vue de la thérapeutique, serait un pareil renseignement dans le cas de fièvre intermittente perni-
cieuse.

Les prédictions par le pouls ne sont donc pas un
vain mot. Les anciens croyaient le fait possible, et ils
tentaient de le réaliser à l'aide des seules indications
fournies par le toucher. Leur imagination devançait
le temps. Ce qui n'était qu'imaginaire alors peut être
démontré scientifiquement aujourd'hui.

Pneumonie. — On peut se placer à des points de vue
divers pour étudier le pouls de la pneumonie, soit
que l'on observe les troubles apportés à la respiration
et par suite à la circulation, soit que l'on étudie la
marche de la fièvre et du processus morbide.

Dans une pneumonie régulière, à évolution normale et légitime, le pouls marque les différentes
phases de la maladie. Rarement il est donné à l'observateur d'assister au début de la maladie, c'est-à-
dire au frisson initial, qui doit donner au pouls une
apparence toute spéciale. Nous ne pouvons point fournir d'exemple se rapportant à ce type; mais on peut
toujours étudier le pouls dans les trois états suivants :

1° Période d'état;

2° Période de défervescence;

3° Convalescence.

Si l'on jette les yeux sur les trois tracés qui suivent, on sera frappé des différences qu'ils présentent et qui marquent nettement la marche rapide de la maladie vers la guérison. Le changement soudain de la forme et de la fréquence du pouls dans un intervalle de vingt-quatre heures, coïncide avec la défervescence brusque, qui est le caractère le plus significatif de la pneumonie. Ici, il n'y a pour ainsi dire pas de transition, et la maladie passe subitement de l'état fébrile à l'état de défer-vescence, alors même que les signes fournis par l'aus-cultation indiqueraient encore un certain travail de réparation progressive, qui survivrait à la cessation des symptômes généraux. Aucune description, si claire, si nette qu'on la puisse supposer, ne peut entrer en comparaison avec l'évidence de la démonstration four-nie aux yeux par le travail de l'instrument enregistreur ou par le tableau graphique des températures.

Chez un homme de 37 ans, au septième jour d'une pneumonie franche, le pouls était encore fébrile (ample, fréquent et franchement dicrote).

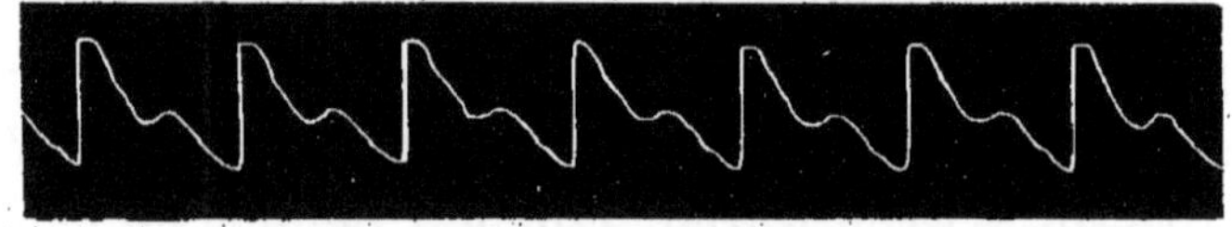

Fig. 102. — Pneumonie, 7ᵉ jour.

Le lendemain, huitième jour de la maladie, sur-vient la défervescence brusque et définitive; le pouls change complétement de caractère : il se montre relativement lent et a perdu le dicrotisme franc pour devenir polycrote.

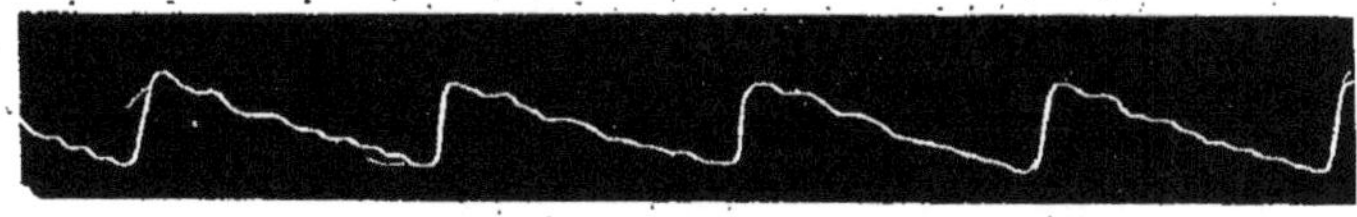

Fig. 103. — Défervescence.

Quatre jours après, la convalescence se montrait franchement; le pouls était devenu très-lent (50 pulsations), d'un polycrotisme large et très-accentué, et un peu irrégulier. (Voy. le chapitre de la *Convalescence*.)

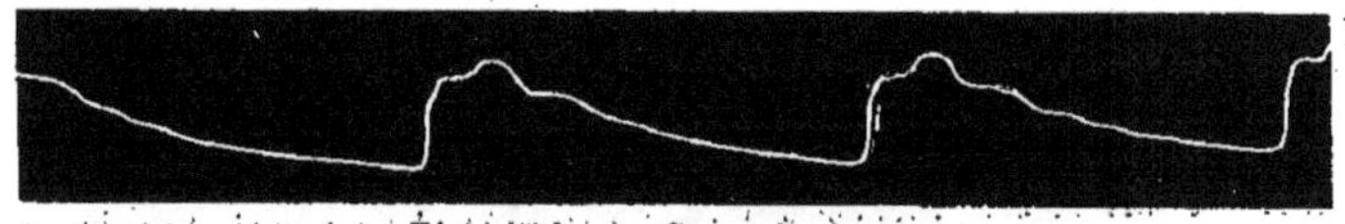

Fig. 104. — Convalescence.

Il en est tout autrement dans les pneumonies graves, alors que la maladie marche vers une terminaison fatale, ainsi que le montrent les tracés qui suivent. Chez un homme de 50 ans, atteint d'une pneumonie grave, au quatrième jour, le pouls était fréquent, petit, inégal, troublé par la gêne de la respiration ;

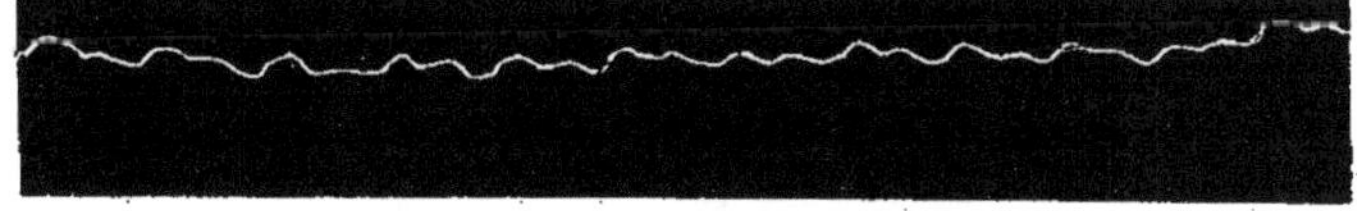

Fig. 105. — Pneumonie grave.

une violente dérivation sur l'intestin obtenue à l'aide du tartre stibié donna une amélioration passagère.

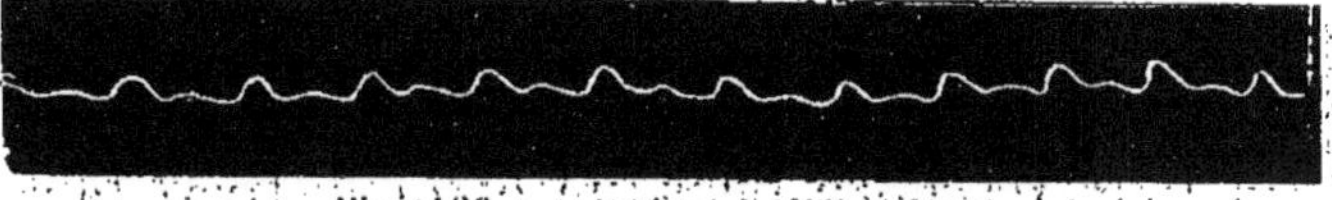

Fig. 106. — Action de l'émétique.

Deux jours après, le malade était à l'agonie.

Nous aurons l'occasion de dire plus loin comment le tracé sphygmographique peut devenir un moyen de contrôle pour la thérapeutique.

Le pouls était devenu filiforme et se ressentait fortement de l'angoisse respiratoire.

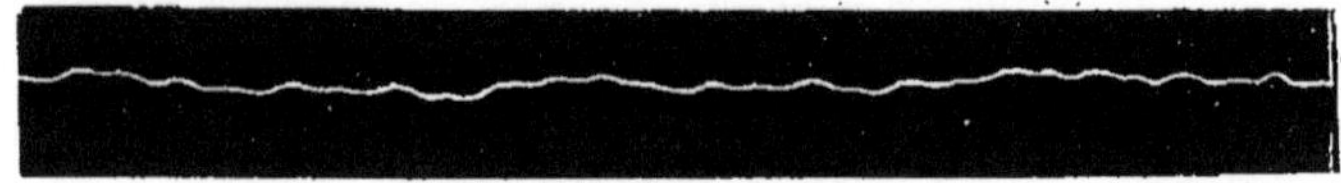

Fig. 107. — Agonie.

La *toux*, dans la pneumonie, produit un mouvement violent qui se propage à tout le corps, même aux artères, et dérange le levier du sphygmographe. Il en résulte une déformation particulière du tracé (fig. 108).

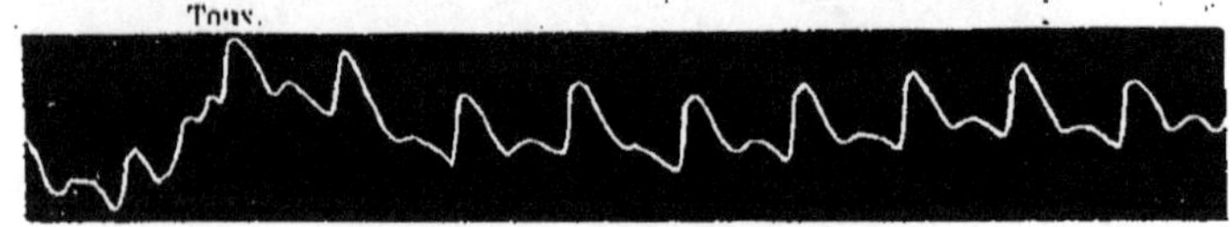

Fig. 108. — Effort de toux.

La respiration gênée ou convulsive amène une irrégularité plus ou moins grande du tracé sphygmographique (fig. 109).

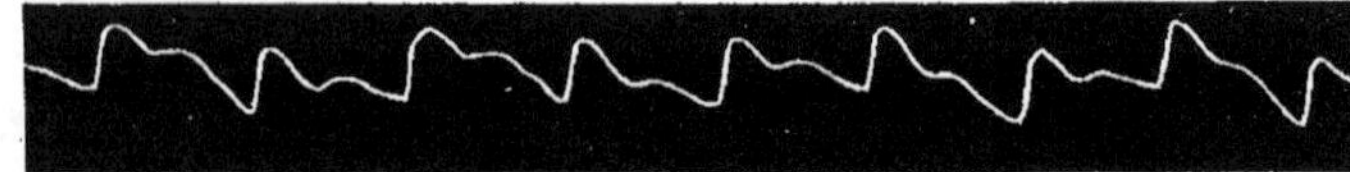

Fig 109. — Gêne respiratoire.

Lorsque cette angoisse et cet état convulsif de la respiration s'accroissent, le tracé du pouls est encore plus déformé et la respiration elle-même s'inscrit par le sphygmographe sous la forme de grandes arcades (fig. 110).

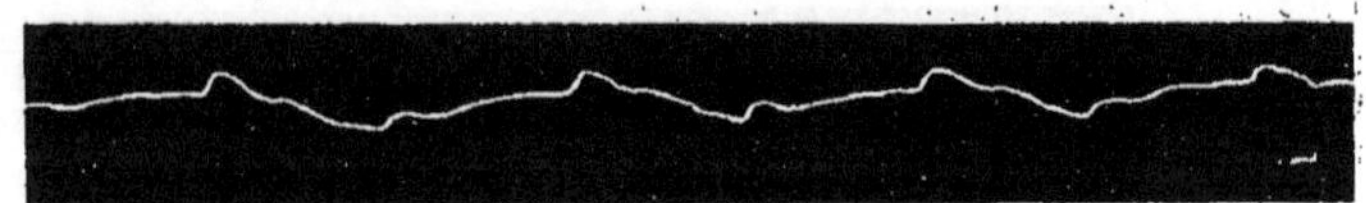

Fig. 110. — Grande gêne respiratoire.

Pleurésie. —La pleurésie aiguë ne modifie pas sensiblement le pouls; il est, en pareil cas, fréquent et dicrote (pouls banal de la fièvre), ainsi que le montre le pouls recueilli chez un homme de 26 ans, atteint de pleurésie aiguë (fig. 111).

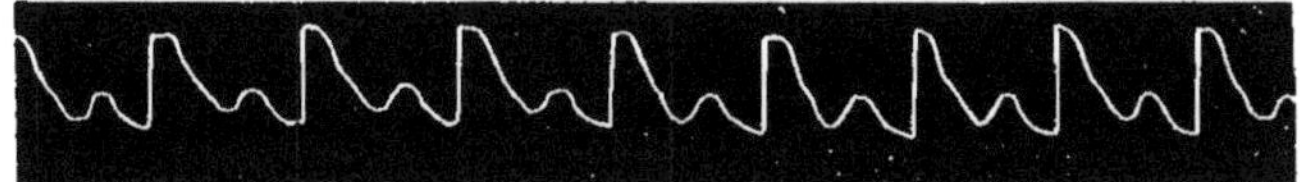

Fig. 111. — Pleurésie aiguë.

Lorsque l'épanchement de liquide est considérable (hydrothorax) et, principalement, lorsqu'il occupe le côté gauche et qu'il refoule le cœur à droite, le pouls peut être singulièrement modifié pour deux raisons :

1° La gêne du cœur ;

2° La gêne de la fonction respiratoire. En pareil cas, le pouls est petit, irrégulier ou du moins inégal. Ce signe peut donner lieu à des indications thérapeutiques (ponction). La série de tracés qui suit nous paraît offrir, à ce point de vue, quelque intérêt; nous en donnons de suite l'explication. Un jeune homme de 20 ans, entré à l'hôpital pour un épanchement pleural du côté gauche, était dans un état d'oppression inquiétant, et son pouls était remarquablement petit et inégal; son cœur était déjeté du côté droit par l'épanchement. Je me décidai à l'opérer et la ponction donna issue à 3 litres de sérosité épanchée dans la plèvre.

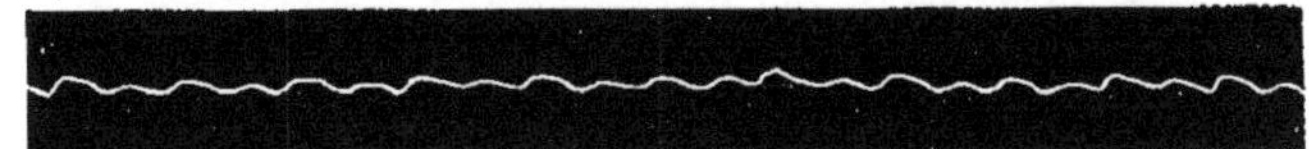

Fig. 112. — Hydrothorax : Pouls avant la ponction.

Le pouls ne se releva pas sensiblement aussitôt après

la ponction ; mais vingt-quatre heures après, il avait tout à fait changé de caractère : il était devenu plus ample, régulier, dicrote (fig. 113).

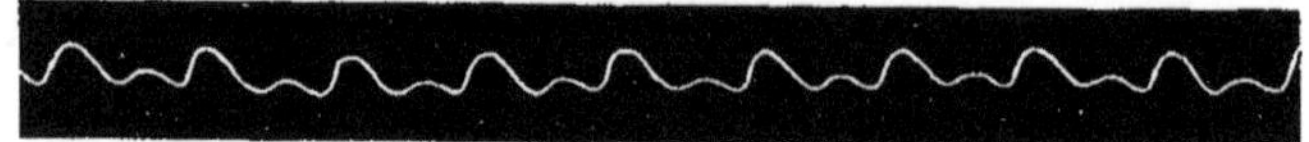

Fig. 113. — Pouls vingt-quatre heures après la ponction.

Quelques jours après, le pouls était redevenu à peu près normal (fig. 114).

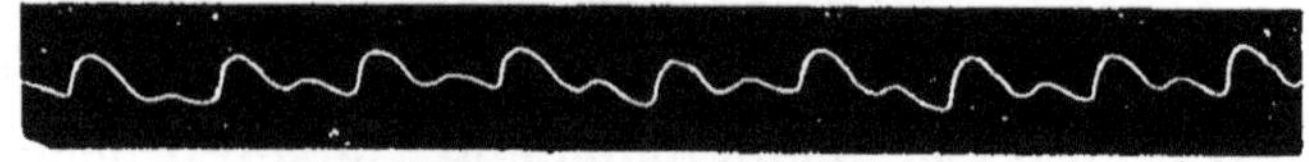

Fig. 114. — Pouls quelques jours après la ponction.

Pendant l'écoulement du liquide par la ponction, les malades sont pris généralement d'une toux convulsive, dont le tracé 115 donnera l'idée.

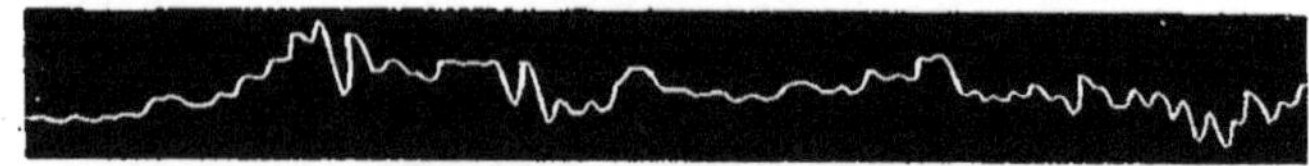

Fig. 115. — Toux convulsive.

Asthme. — Le pouls des asthmatiques peut être singulièrement altéré par la gêne respiratoire qui est quelquefois excessive et modifie la circulation, de sorte que la respiration s'inscrit par le sphygmographe ; tel est le pouls que nous donnons ici, et qui a été pris sur un jeune homme de 22 ans, en accès d'asthme.

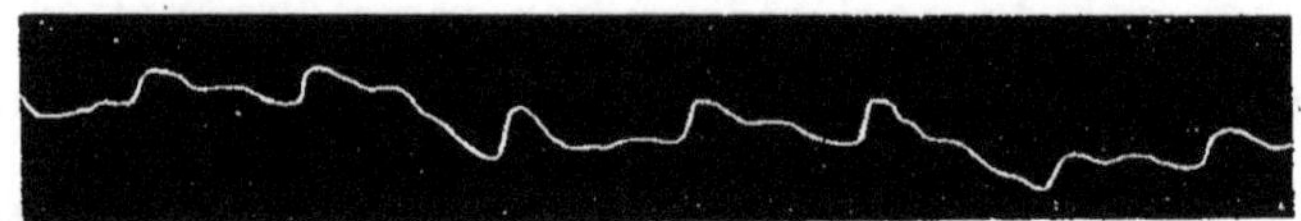

Fig. 116. — Accès d'asthme.

Ce fait n'est pas constant, nous en donnons la preuve dans le tracé suivant : on n'y voit point l'influence de la respiration, bien qu'il ait été recueilli chez une femme en plein accès d'asthme.

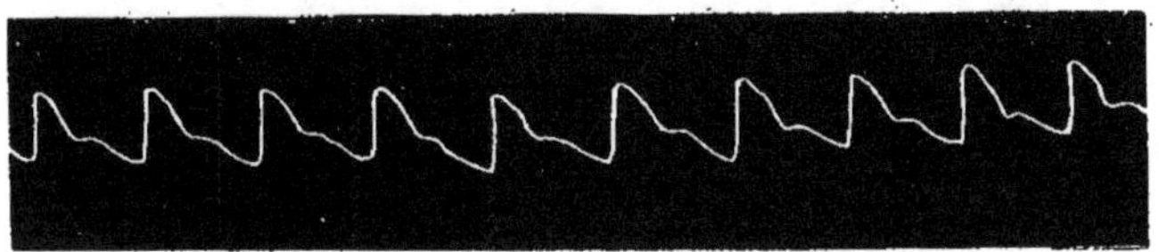

Fig. 117. — Accès sans trouble de la circulation.

Nous avons observé souvent chez des emphysémateux que le pouls n'était pas troublé sensiblement malgré une très-forte gêne respiratoire.

Choléra. — Le pouls, enregistré mécaniquement, donne des renseignements bien supérieurs en exactitude à ceux que peut fournir la sensation vague et personnelle qu'éprouve le médecin, alors qu'il tâte le pouls chez les cholériques. Nous avons recueilli pendant une épidémie de choléra un très-grand nombre de tracés parmi lesquels nous avons choisi, soit les types isolés, soit les séries qui nous ont paru offrir le plus d'intérêt.

A. *Types communs.* — Prenons d'abord le pouls de l'algidité dans un cas où la main ne sentait pas les pulsations de l'artère radiale (fig. 118).

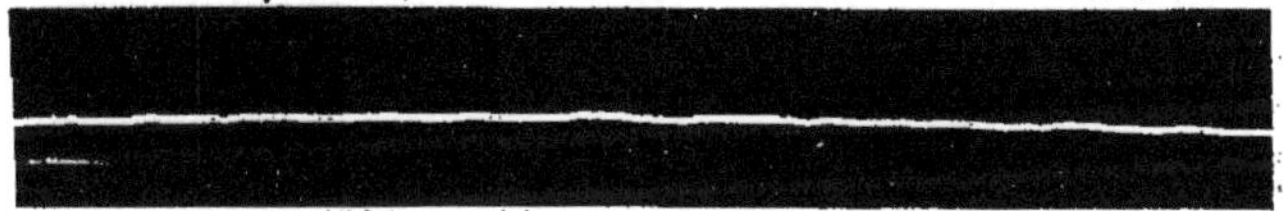

Fig. 118. — Choléra : Pouls filiforme.

C'est presque une ligne droite ; cependant l'œil peut compter de petits soulèvements qui indiquent les pul-

sations. Six heures plus tard, le pouls, pris sur le même
sujet, s'accentuait davantage (fig. 119).

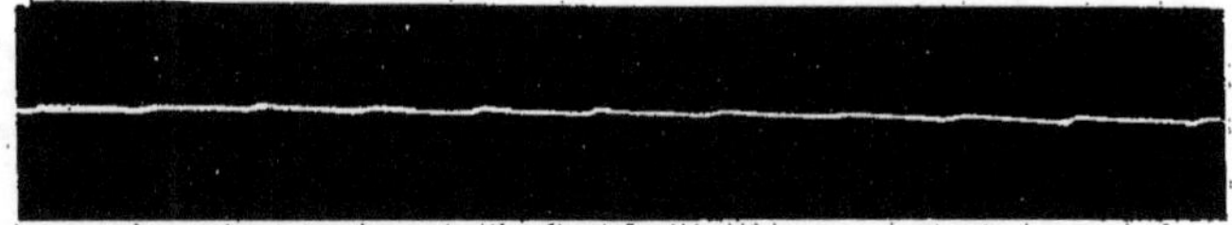

Fig. 119. — Faible tendance à la réaction.

Trois jours après, quoique faible encore, il se rapprochait de la forme normale.

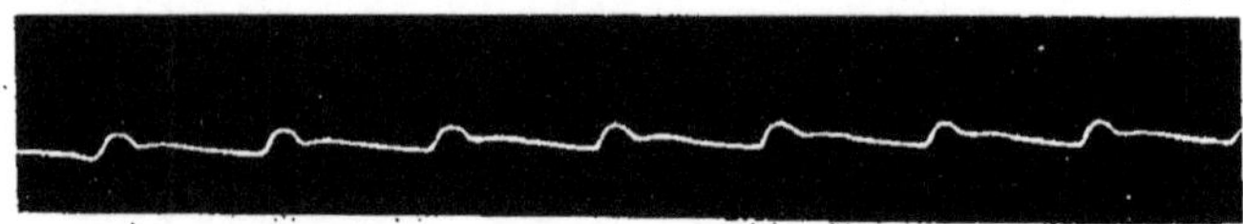

Fig. 120. — Commencement de réaction.

C'est là un type commun et d'intensité moyenne.

B. *Pouls comparé à la température.* — Le pouls n'est
pas toujours d'accord avec les températures, et la réaction, dans le choléra, est un mot sur le sens duquel il
faudrait que l'on s'expliquât. Ainsi, qu'on regarde le
tableau, page 167, on y verra la température décroître
peu à peu. Or, au début, le 15 août 1866, le pouls était
petit, et très-fréquent; bien que ce ne fût pas un pouls
insensible et que l'algidité ne fût pas très-prononcée;
néanmoins on était à la période de début, et le pouls
avait subi une dépression manifeste.

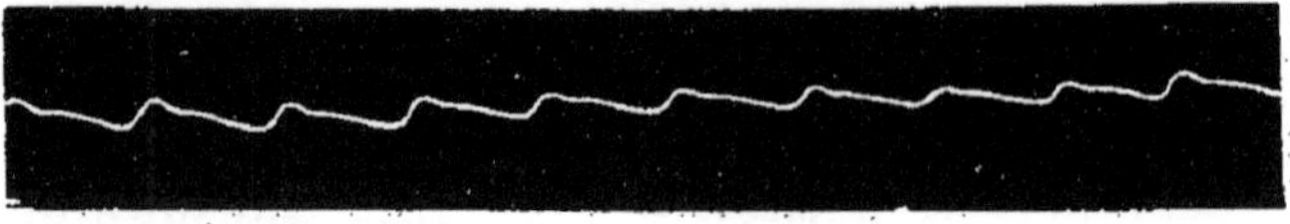

Fig. 121. — Pouls petit.

Cette gêne de la circulation s'accentuait davantage le lendemain 16 août,

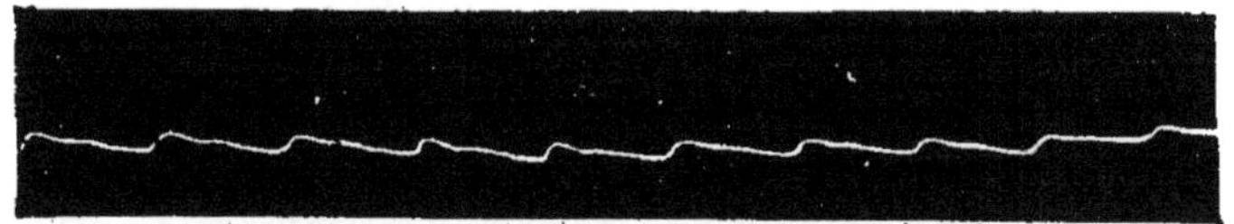

Fig. 122. — Diminution de l'ampleur du pouls.

tandis que le 19 août le pouls acquérait une ampleur remarquable (pleine réaction). Or, à ce moment, les températures étaient basses, et ce mouvement d'abaissement présageait la mort, qui arriva deux jours après. Donc il y a contradiction ici entre l'état du pouls et celui de la température.

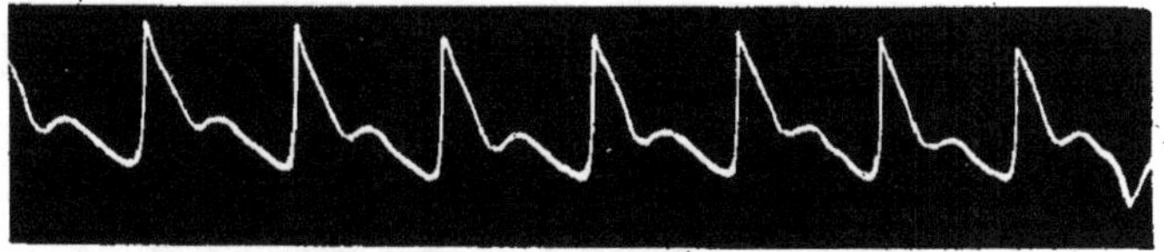

Fig. 123. — Pouls du 19 août.

A ce moment, la température du rectum était de 36 degrés seulement ; celle de l'aisselle était de 35 ; celle de la bouche, de 35°,5. Voici la signification des signes employés dans le tableau, page 167 : la température du rectum est représentée par une ligne composée de petites barres, celle de l'aisselle par une ligne ponctuée ; l'autre ligne représente la température de la bouche.

Le cas suivant montre la même contradiction entre la température et le pouls. Chez ce malade, au moment où la première période (algidité) disparaissait, le 28 septembre, les températures étaient :

Dans le rectum . . . . 38°,0
Dans l'aisselle. . . . . 36°,0
Dans la bouche. . . . . 36°,5

C'était comme on le voit, des températures s'éloignant peu du type normal. Or le pouls était encore filiforme, petit, à peine perceptible, et donnait un tracé des plus faibles (fig. 125).

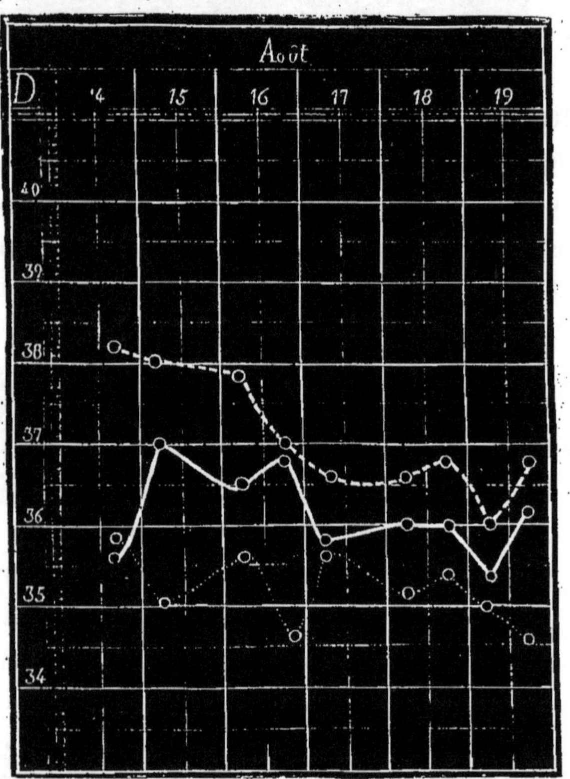

Fig. 124. — Choléra : Température du rectum de l'aisselle et de la bouche.

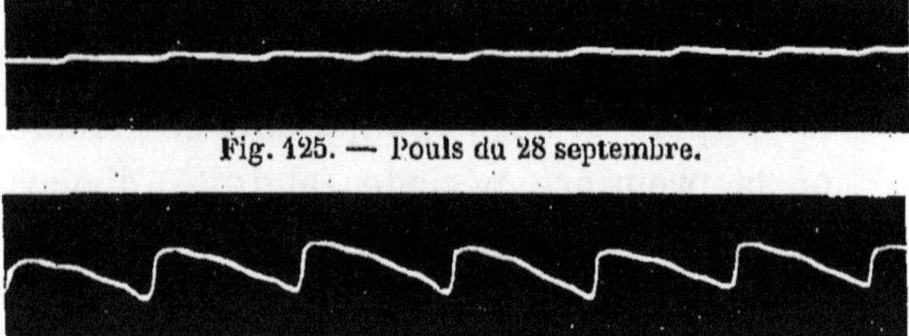

Fig. 125. — Pouls du 28 septembre.

Fig. 126. — Pouls du 30 septembre

Le 50 septembre, le pouls était devenu fort et ample et justifiait tout à fait l'expression de réaction (fig. 125).

Cependant les températures ne s'étaient pas élevées; au contraire, elles étaient tombées. On trouvait :

Dans le rectum. . . . . 57°,4
Dans l'aisselle.. . . . . 35°,0
Dans la bouche. . . . . 56°,0

Ainsi il est donc bien certain que la température, dans le choléra, n'est pas toujours d'accord avec le pouls, et que la circulation obéit à d'autres influences, comme celle de la respiration, par exemple. Qui dit réaction dit, en général, en style de clinicien, la cessation des signes de l'algidité, le retour de la chaleur à la peau, à la langue, le retour des urines et l'ampleur du pouls. Or, il peut se faire que le pouls soit trompeur; il faut donc chercher d'autres signes.

C. *Oscillation diurne du pouls.* — C'est un fait aujourd'hui bien connu que l'oscillation diurne de la température chez l'homme; elle est le plus basse le matin vers neuf heures, et elle est à son maximum dans la soirée. Le pouls suit la température et s'élève ou s'abaisse comme celle-ci. Ces variations existent à l'état physiologique, et le plus souvent on les retrouve dans le cours des maladies pyrétiques, mais avec des modifications. L'amplitude des oscillations est plus grande en pareil cas que dans l'état de santé. Le choléra offre des perturbations telles, et une marche si irrégulière, que l'ordre de ces oscillations y est souvent troublé : à peine peut-on compter en trouver vestige à la période algide; mais sitôt que se montre une tendance à un retour vers l'état normal, ou un mouvement réactionnel, alors on voit apparaître ces oscillations.

La connaissance de cet ordre de faits est d'une réelle importance, quand on veut apprécier sainement la valeur des changements survenus du matin au soir dans les signes objectifs que présente une maladie. Il faut connaître et les oscillations qui se font à l'état physiologique, et les limites dans lesquelles doit légitimement se faire l'oscillation diurne dans telle ou telle maladie arrivée à certaine période. Quelques praticiens, peu habitués à voir leurs malades deux fois par jour, sont surpris de trouver, le soir, une augmentation de chaleur et de circulation, qu'ils appellent à tort aggravation, et contre laquelle ils sont quelquefois tentés de faire une intervention thérapeutique; il a pu arriver que cette recrudescence légitime du soir fût traitée d'intermittence morbide. Il y a, comme on le voit, intérêt à étudier cette question.

Dans le choléra, alors que cette maladie marche vers une solution heureuse, l'ataxie est moindre et le pouls marque des oscillations diurnes très-nettes(1).

(1) M. le docteur J. Besnier a donné d'excellents tracés graphiques du pouls recueillis chez les cholériques, et distingué les formes nerveuses, asphyxique, asystolique, typhique (*Arch. gén de méd.*, septembre et octobre 1866, et thèse inaugurale. Paris 1867).

La fréquence du pouls étant un élément variable et trompeur dans le choléra, il faut apprécier non pas seulement la *fréquence*, mais encore la *forme* du pouls; c'est ce que le sphygmographe permet de faire facilement. Voici un tracé du matin et un tracé du soir, pris sur un malade le même jour. Les températures étaient, le matin :

Rectum. . . . . 37°,0
Aisselle. . . . . 35°.8
Bouche. . . . . 36°,6

Le pouls avait une fréquence modérée et une ampleur suffisante.

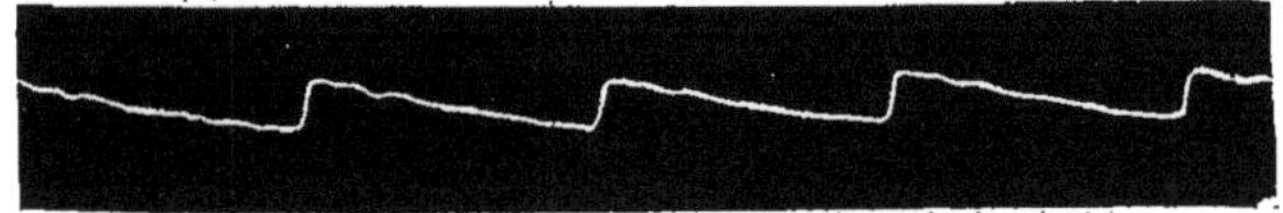

Fig. 127. — Pouls du matin.

Le soir, les températures étaient un peu plus élevées.

Rectum. . . . . 37°,4
Aisselle . . . . 36",2
Bouche. . . . . 36",8

Et le pouls avait un peu plus de fréquence et d'ampleur.

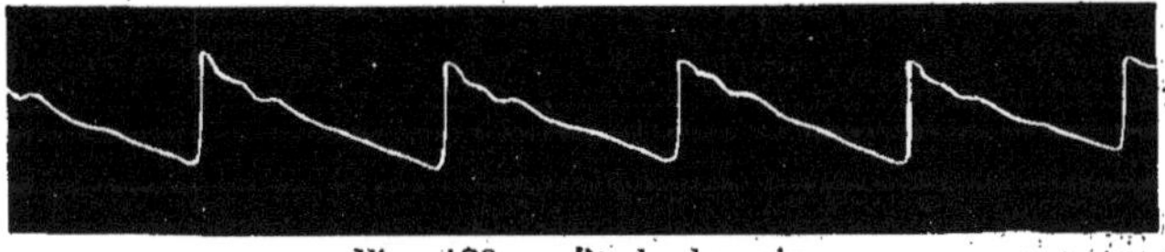

Fig. 128. — Pouls du soir.

Autre exemple : un malade, sorti de la période algide et entré depuis trente-six heures dans la période de réaction, présentait les températures suivantes, le 18 août 1866, à neuf heures du matin :

                    Rectum . . . . 38°,8
                    Aisselle . . . . 38°,2
                    Bouche . . . . 38°,2

Voici le tracé de son pouls pris au même moment :

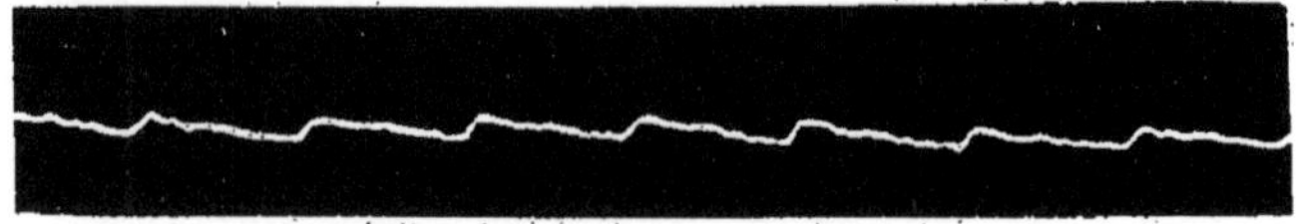

Fig. 129. — Pouls du matin.

A la visite du soir (5 heures), nous trouvions les températures plus élevées :

                    Rectum . . . . 39°,8
                    Aisselle . . . . 38°,6
                    Bouche . . . . 38°,4

Et le pouls modifié dans sa fréquence, qui était accrue de 10 pulsations, et dans sa forme (dicrotisme).

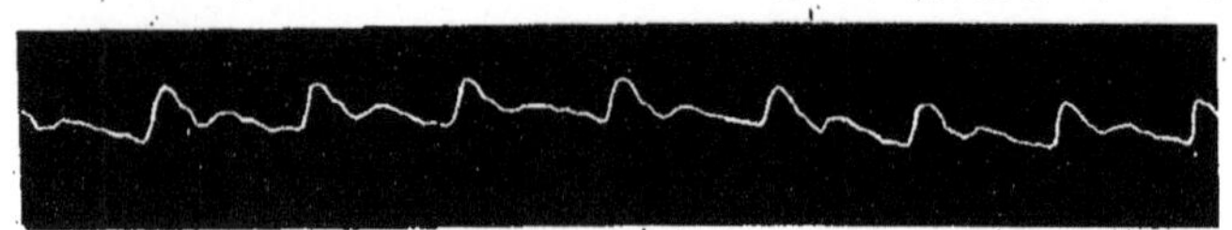

Fig. 130. — Pouls du soir.

Rhumatisme articulaire aigu. — L'étude du pouls dans cette maladie offre un intérêt particulier, en raison de l'atteinte portée au cœur par le rhumatisme. On s'attend à trouver dans le cours de cette maladie, des désordres notables de la circulation. Il faut bien le dire, cette attente est trompée le plus souvent, attendu que les endocardites rhumatismales sont souvent légères et passagères. Celles qui persistent ne donnent lieu quelquefois que beaucoup plus tard à des troubles circulatoires.

La péricardite altère si peu le pouls dans l'immense majorité des cas que le sphygmographe n'est habituellement d'aucune utilité dans le diagnostic de cette maladie.

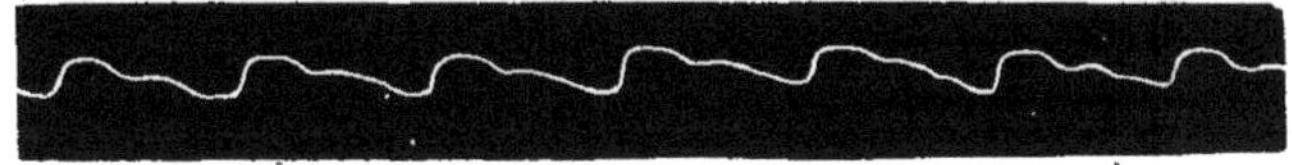

Fig. 131. — Pouls de péricardite.

Dans le cours du rhumatisme articulaire aigu, le pouls est surtout remarquable par son extrême amplitude et par le crochet dû à la brusque contraction du ventricule, principalement lorsque la fluxion rhumatismale s'est portée sur le cœur, ainsi que le montrent les tracés 132 et 133 :

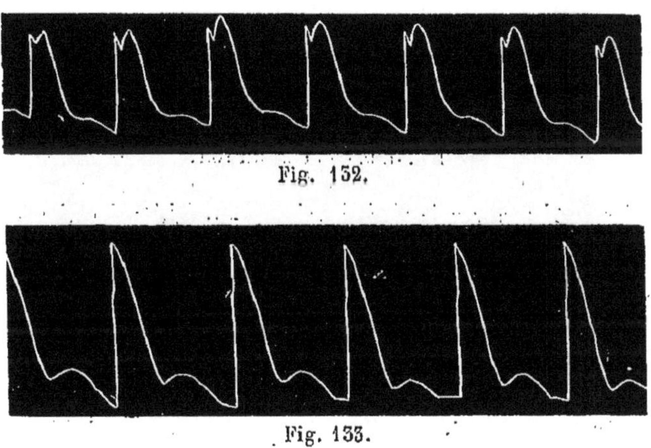

Fig. 132.

Fig. 133.

Le dicrotisme y est souvent très-accusé. Dans la con-

valescence, le pouls devient lent et tricrote ou polycrote, tout en conservant son amplitude.

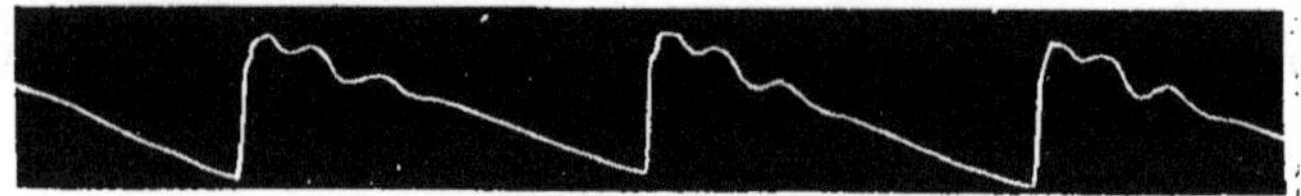

Fig. 134. — Convalescence.

Les trois tracés qui précèdent ont été recueillis, pendant le cours d'un rhumatisme articulaire aigu, chez
le même malade.

Voici un pouls pris sur un autre rhumatisant et qui
peut servir de type de pouls fébrile offrant les quatre
caractères suivants :

1° Assez grande fréquence;
2° Grande amplitude et sommet aigu;
3° Montée verticale très-marquée;
4° Dicrotisme très-accusé.

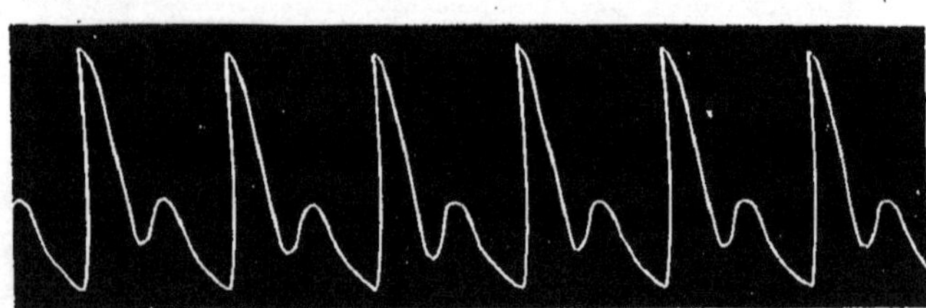

Fig. 135. — Pouls ample des rhumatisants.

Ce malade était âgé de 54 ans.

Sur un autre malade âgé de 55 ans, au vingtième
jour d'un rhumatisme articulaire aigu avec fluxion

cardiaque, nous avons recueilli le tracé suivant, qui
est comme la reproduction exacte du précédent.

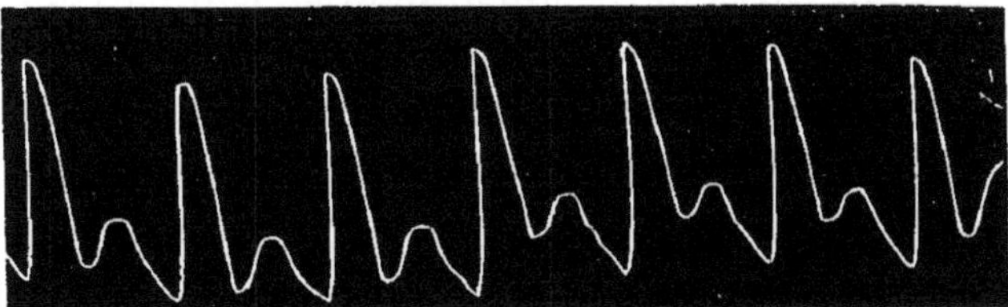

Fig. 136. — Pouls ample des rhumatisants.

On peut admettre, pour expliquer l'extrême amplitude de ces pouls, une tension très-faible en rapport
avec les sueurs profuses de rhumatisants ; mais il n'en
faut pas moins admettre ici l'action directe du cœur,
atteint par le rhumatisme et doué d'une énergie spéciale par l'état morbide dont il est directement affecté.

Peut-être l'extrême acuïté du sommet, la brusque
descente sont-elles une preuve suffisante de la grande
perméabilité du système capillaire, ainsi qu'on peut le
supposer d'après l'état de la peau, chez les rhumatisants ; en effet, si nous prenons par comparaison un
pouls d'anémie pure avec fièvre, c'est-à-dire de très-
faible tension, mais avec un état autre des capillaires,
nous trouvons un tracé analogue, quant au dicrotisme,
quant à la fréquence et quant à l'ampleur, mais très-dif-

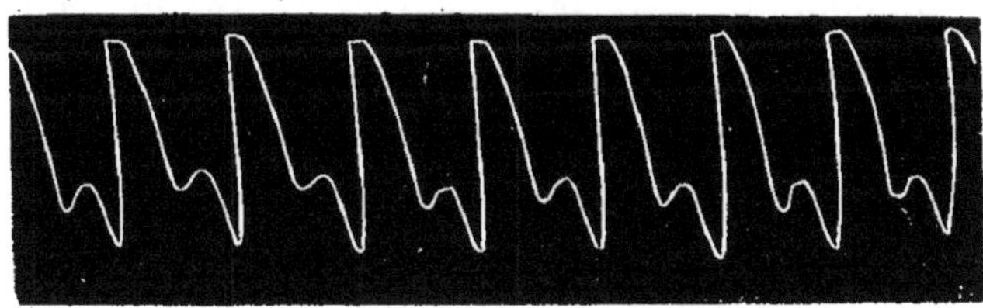

Fig. 137. — Purpura hemorrhagica.

férent quant au sommet qui est beaucoup moins aigu.
(*Purpura hemorrhagica* chez un homme âgé de 31 ans.)

Le cœur participe fréquemment au rhumatisme ainsi
que Bouillaud nous l'a appris (1), et le pouls s'en ressent
naturellement. Chez un homme de 34 ans, entré à l'hôpital, le 15 mars 1869, pour un rhumatisme articulaire
aigu généralisé, la plupart des séreuses furent atteintes
successivement : articulations, plèvres, péricarde et
peut-être l'endocarde lui-même ; il y eut des accidents
cérébraux qui montrèrent que les méninges avaient
eu leur part du rhumatisme. Les signes physiques de
la péricardite étaient positifs (frottements). Le pouls
n'accusait pas cette lésion du péricarde ; car, au moment où elle était le plus marquée, il ne présentait que
la forme banale de la fièvre (fréquence et dicrotisme).
Il n'est pas possible, en voyant ce tracé de pouls, de
dire à quelle affection particulière il appartient (fièvre
ou phlegmasie).

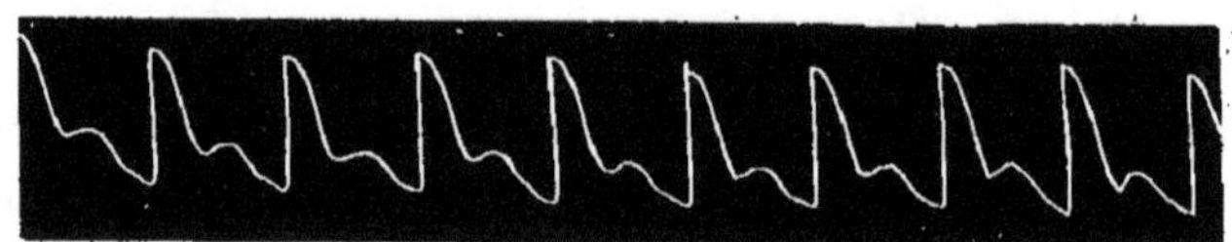

Fig. 138. — Pouls de péricardite.

Cependant vers les derniers temps de la maladie,
au moment de la convalescence, alors que tout bruit
anomal du cœur avait disparu, le pouls présenta des
irrégularités très-remarquables : il avait des intermit-

(1) Bouillaud, *Traité clinique des maladies du cœur*, 1841. — *Traité
clinique du rhumatisme articulaire*, 1840.

tences survenant tantôt après deux battements, tantôt après trois battements.

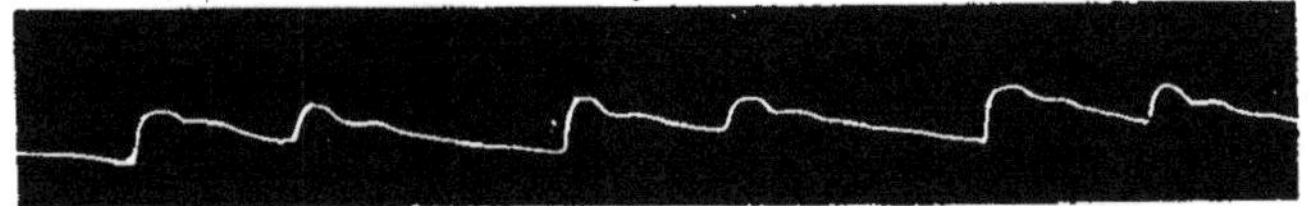

Fig. 139. — Type à deux battements.

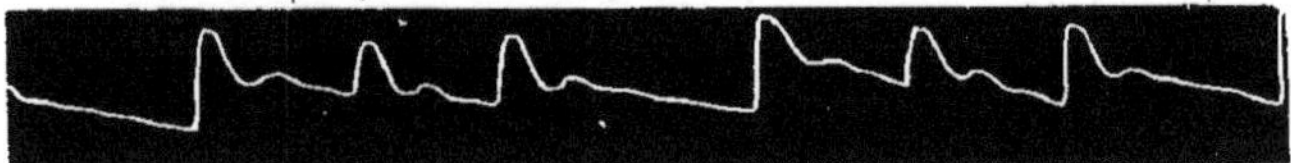

Fig. 140. — Type à trois battements.

Pendant la convalescence définitive, le pouls devint lent et polycrote, comme c'est l'habitude.

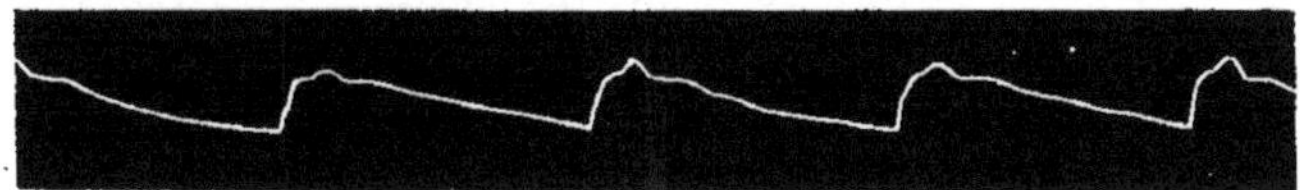

Fig. 141. — Pouls de la convalescence.

Méningite rhumatismale; irrégularité du pouls comme élément de diagnostic. — Dans la pratique, il importe de reconnaître les premiers signes d'un état cérébral grave dans le rhumatisme articulaire aigu. Quelquefois, il y a un délire peu apparent ou intermittent, qui peut passer inaperçu. Si le pouls présente de l'irrégularité et des intermittences, il faut s'arrêter à ce signe important et penser à un rhumatisme cérébral. C'est ce qui arriva dans le cas suivant : une femme de 26 ans, entrée à l'hôpital Saint-Antoine pour un rhumatisme articulaire aigu, fut examinée avec le thermomètre et avec le sphygmographe, pendant toute la durée de sa maladie. L'irrégularité du pouls se montra, pour la première fois un matin, et les tracés sphygmographiques, qu'on trouvera plus loin, donneront une juste idée de ce trouble circulatoire, lequel persista seulement pendant vingt-quatre heures. On pouvait se demander si ce trouble du pouls ne provenait pas du cœur.

L'auscultation, qui n'avait du reste cessé d'être pratiquée, ne montra point d'endocardite. En interrogeant les fonctions cérébrales, on reconnut de suite que la malade avait tous les signes propres au rhumatisme méningé à son début. Si l'on examine les tracés qui suivent, on verra que :

1° Les irrégularités ne sont pas constantes ;

2° Qu'elles consistent tantôt dans une intermittence complète, tantôt simplement dans une systole avortée.

La première pulsation de la figure supérieure est lente, tandis que les autres sont fréquentes (irrégularité).

Dans la figure inférieure de cette même planche (142), toutes les pulsations sont égales (l'irrégularité n'est pas constante).

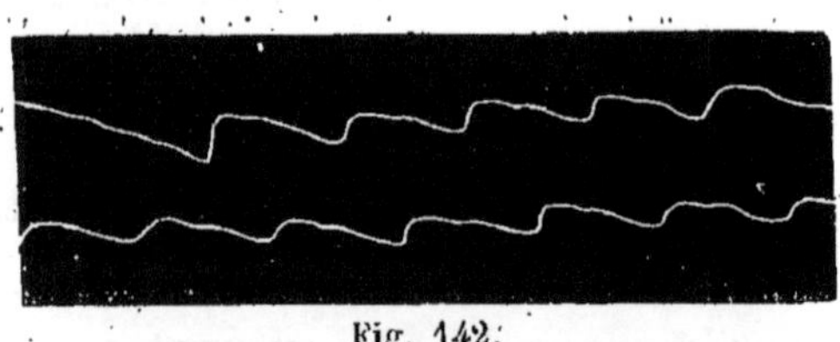

Fig. 142.

Fig. 143. — Dans cette figure 143, on voit une systole avortée.

Ces deux tracés diffèrent par quelques caractères, mais ils sont semblables par le caractère essentiel qui est l'intermittence. On voit ici deux choses sur lesquelles nous attirons l'attention du lecteur :

1° La nécessité de recueillir un grand nombre de tracés pour obtenir tous les caractères qui se produisent dans le pouls d'une façon intermittente (il est à désirer que les médecins soient pourvus, le plus tôt possible, d'un enregistreur du pouls à indications prolongées) ;

2° Qu'il faut négliger, dans les tracés du pouls, une analyse trop subtile des détails et s'attacher surtout aux caractères les plus apparents et les moins contestables.

Envisagée de ce point de vue, la sphygmographie, alors même qu'elle serait taxée de moyen empirique, n'en rendrait pas moins de grands services dans la pratique.

Ictère. — Le pouls de l'ictère est souvent lent et par conséquent dépourvu de dicrotisme franc. On y remarque quelquefois des particularités plus dignes d'intérêt. Ce pouls est en général ample et fort, et ressemble parfois au pouls des vieillards et à celui des femmes en couches.

Ictère simple.

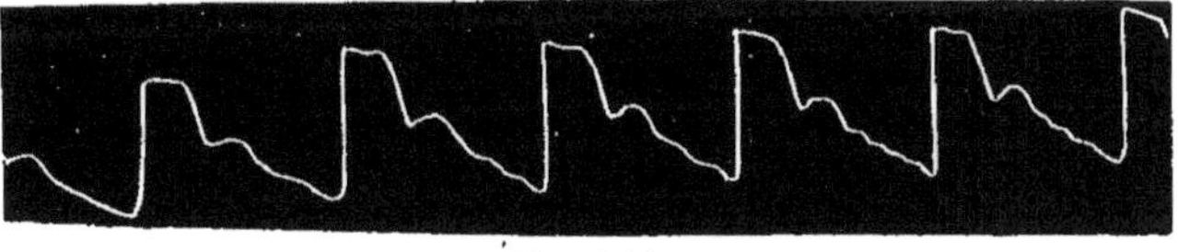

Fig. 144.

Cette ressemblance est encore plus frappante si l'on comprime l'aorte (fig. 145).

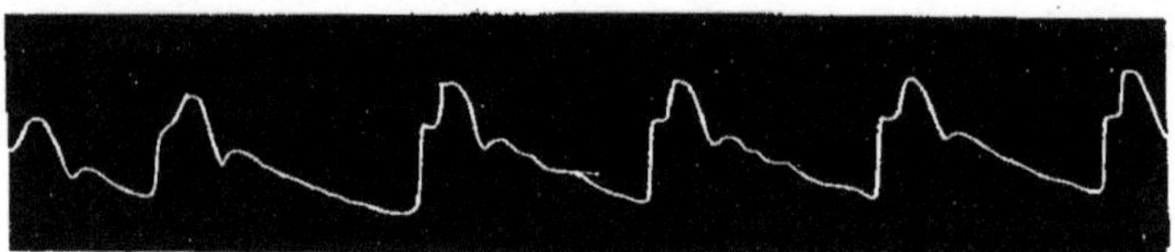

Fig. 145. — Compression de l'aorte.

Sur un homme atteint d'un ictère simple, on est étonné de voir que le pouls offre les mêmes caractères que celui des femmes en couches ; mais on est en droit de se demander si les modifications, survenues dans la circulation hépatique, ne sont pas analogues à celles qui surviennent dans la circulation utérine ; ce qui est certain, c'est qu'ici il n'y a nulle lésion du cœur, et que cependant le pouls offre une forme anomale qui se rapporte tout à fait à celle de la puerpéralité.

Analyse de cette déformation : 1° Agrandissement de la pulsation ; 2° plateau large ; 3° ascension verticale, formant même un crochet ; 4° la compression de l'aorte exagère encore cette disposition en même temps qu'elle ralentit le pouls.

Il n'est pas impossible que le foie dans l'état d'hépatite cesse de fournir un diverticulum au sang et que par là soit accrue l'ondée systolique.

Ictère grave. Pouls irrégulier. — Dans le cours d'une maladie grave encore insuffisamment connue et dont les suites sont à peu près constamment mortelles (l'ictère grave), j'ai rencontré sur deux malades différents l'irrégularité du pouls consistant soit dans des systoles du cœur avortées, soit dans des intermittences franches, comme on le voit dans la figure suivante (146).

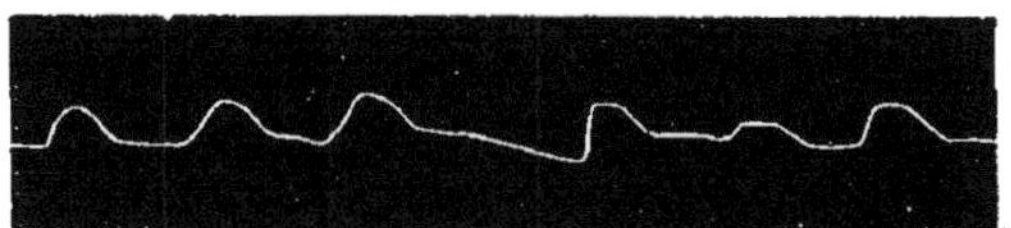

Fig. 146. — Pouls irrégulier de l'ictère grave.

Il n'y avait dans ce cas-ci, ni méningite, ni affection du cœur. Je signale le fait simplement ne pouvant l'expliquer.

L'explication est possible dans le cas suivant.

Chez une femme de 31 ans, qui était entrée à l'hôpital Saint-Antoine pour un ictère grave auquel elle a succombé, il y avait des palpitations de cœur et une notable irrégularité du pouls.

On trouva à l'autopsie, outre la lésion hépatique, un œdème considérable des méninges et un commencement de méningite. Le pouls était très-irrégulier (fig. 147).

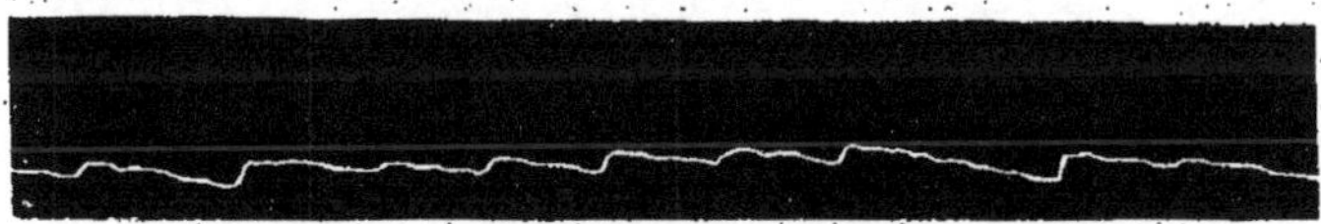

Fig. 147. — Pouls irrégulier de l'ictère grave.

Cependant le fait en lui-même étant admis, à savoir que l'ictère, dans ses formes graves, à l'état aigu, peut donner lieu à une irrégularité très-notable du pouls, il n'est pas habituellement possible d'en donner une explication plausible. Il n'en reste pas moins acquis que c'est là un signe clinique positif. On ne saurait dire, à présent, quelle est la fréquence de ce signe; mais j'ai eu occasion de le rencontrer assez souvent, cette année même (1869), pendant une épidémie d'ictère que j'ai observée.

Les tracés 148 et 149 ont été recueillis sur un homme de 26 ans, atteint d'un ictère aigu avec fièvre légère, et qui a guéri. Le tracé 148 montre à la fois l'état fébrile (dicrotisme franc et fréquence) et l'irrégularité.

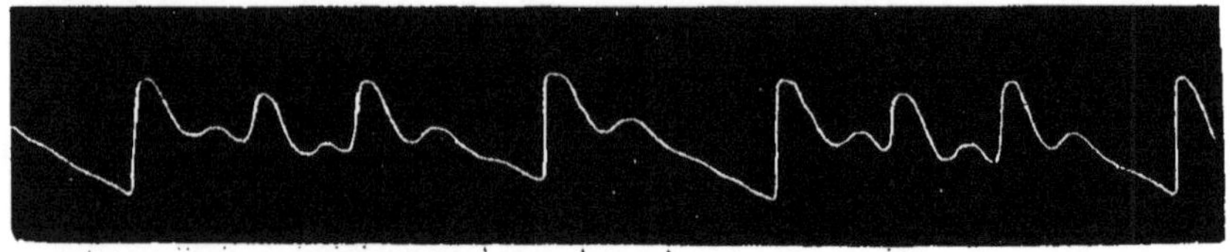

Fig. 148. — Pouls irrégulier de l'ictère.

Dans la convalescence, le pouls était devenu lent, polycrote et tout à fait régulier.

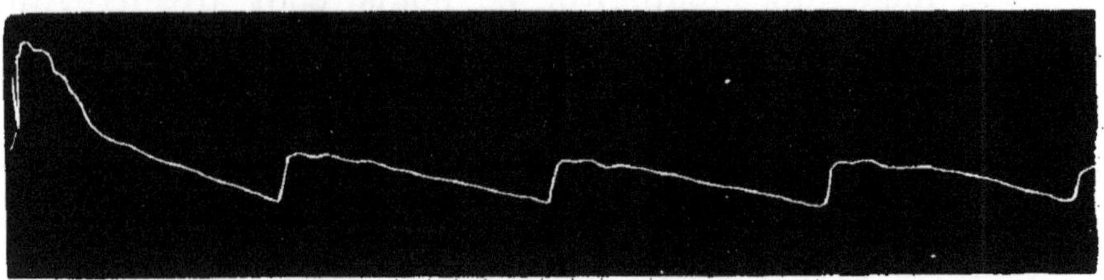

Fig. 149 — Pouls de la convalescence.

CHAPITRE VI

Chlorose. — Contrairement à une opinion assez répandue, les tracés que l'on obtient dans la chlorose montrent que le pouls ne manque généralement pas d'amplitude, qu'il n'est pas petit, et qu'il ne s'éloigne pas sensiblement du type normal. Ces tracés ne sont comparables ni à celui que donne le pouls d'un sujet soumis à une récente hémorrhagie (fig. 150) :

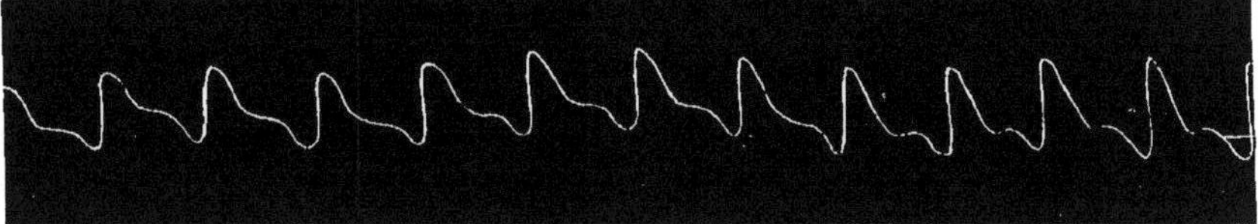

Fig. 150. — Pouls d'un sujet soumis à une récente hémorrhagie.

ni au tracé que donne l'artère radiale chez un sujet dont les vaisseaux sont presque vides, comme cela a lieu dans la période algide du choléra (fig. 151).

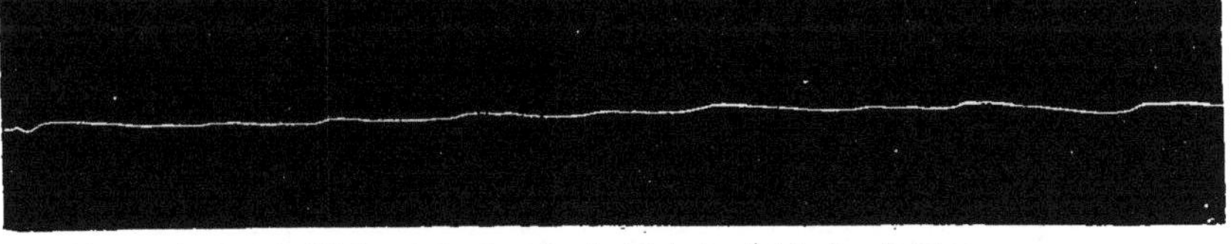

Fig. 151. — Pouls dans la période algide du choléra.

Chez une jeune fille de 22 ans, devenue anémique à la suite d'un avortement, les symptômes de la chloro-anémie étaient des plus manifestes; on constatait le bruit de soufflet doux à la base du cœur et au premier temps, le bruit de soufflet intermittent dans les artères carotides, et un bruit de diable continu à renforcements dans les jugulaires; la sensibilité cutanée était très-émoussée, les palpitations étaient facilement produites; des phénomènes hystériformes se montraient. Voici deux tracés obtenus sur cette malade, l'un quelques jours après l'avortement (fig. 152); l'autre tracé a été pris trois semaines plus tard (fig. 153).

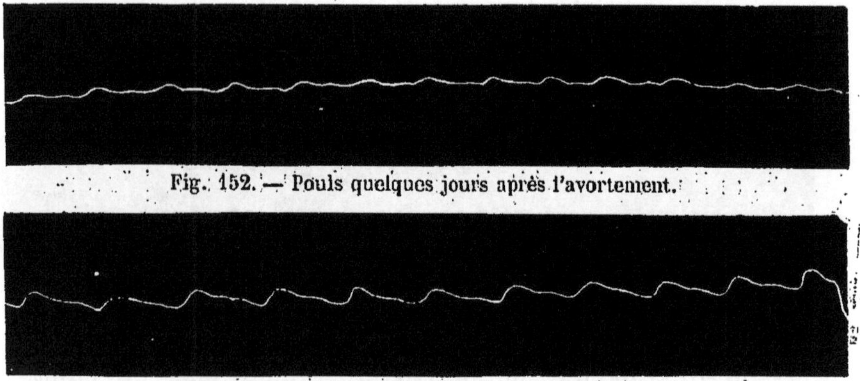

Fig. 152. — Pouls quelques jours après l'avortement.

Fig. 153. — Pouls trois semaines après l'avortement.

Sur une jeune fille âgée de 17 ans, et chez laquelle l'anémie la plus prononcée s'était produite sous l'influence d'une vaginite, nous avons constaté des phénomènes circulatoires identiques à ceux que nous décrivons plus haut : souffle au cœur, souffle dans les artères carotides et dans les veines jugulaires. Le pouls nous a donné, à dix jours d'intervalle, les deux tracés suivants (fig. 154 et 155).:

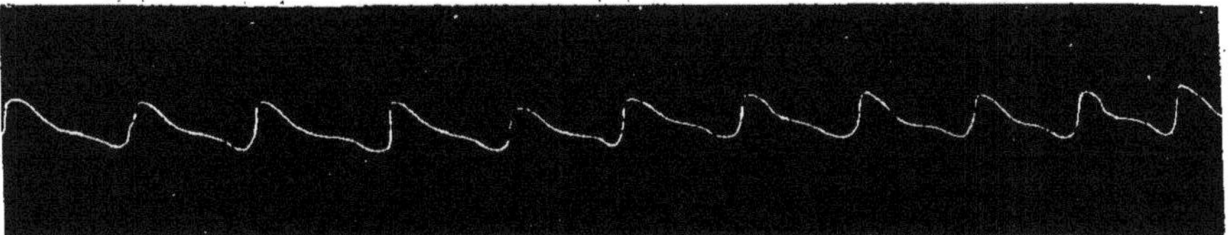

Fig. 154. — Pouls dans la chlorose.

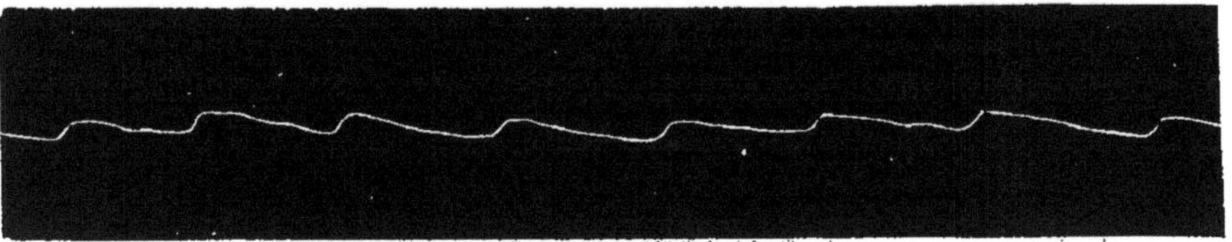

Fig. 155. — Pouls dans la chlorose. .

Enfin nous donnons ici le tracé sphygmographique recueilli sur une jeune femme qui présentait la chlorose la moins contestable. Cette chlorose ne dépendait ni d'une maladie accidentelle, ni d'une lésion organique ; elle n'était pas le résultat d'une hémorrhagie. En un mot, pour les partisans de la distinction à établir entre l'anémie et la chlorose, toute confusion paraîtra impossible ici. Il s'agit, en effet, d'une jeune femme de 26 ans, bien constituée, et dont les règles avaient cessé de paraître depuis trois mois, sans cause appréciable. C'est donc par la dysménorrhée que la chlorose avait débuté. La malade était pâle, d'apparence cireuse ; ses membranes muqueuses (bouche, paupières, vulve) étaient décolorées ; elle éprouvait de violents maux de tête, une faiblesse générale, un état de langueur et de paresse invincible ; sous l'influence de la moindre émotion ses joues se coloraient

subitement et son cœur battait avec force. On entendait un bruit de soufflet doux à la base du cœur et
au premier temps, et dans les vaisseaux du col, le
souffle artériel et le souffle continu musical. La sensibilité était très-notablement diminuée à la peau. C'est
là un cas de chlorose franche. Or voici le tracé du
pouls, tracé presque normal, où l'on remarque seulement un peu d'accélération et une légère tendance au
dicrotisme. Ce tracé ne s'éloigne pas sensiblement de
ceux que nous avons donnés et qui provenaient de
sujets anémiés simplement et par une cause quelconque.

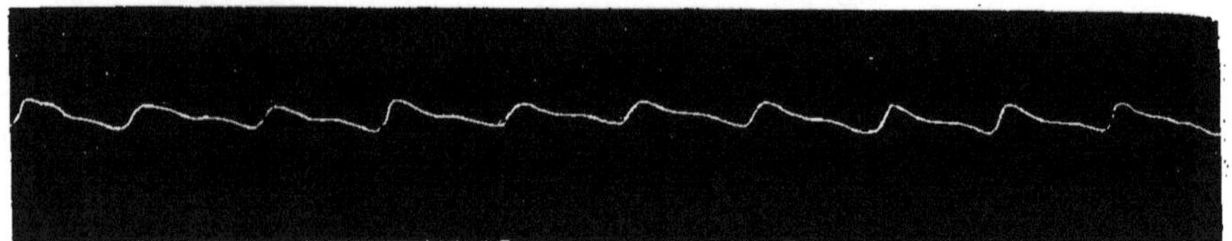

Fig. 156. — Pouls dans la chlorose franche.

Puerpéralité. — La puerpéralité modifie l'organisme
dans son ensemble. De toutes les fonctions, celle de la
circulation est la plus troublée, par l'acte de l'accouchement.

Le pouls des femmes en couches a des caractères si
accentués, si franchement différents de ceux qu'on est
habitué à reconnaître comme indiquant l'état physiologique, qu'on ne peut les passer sous silence. Ces caractères sont :

La lenteur ;

L'amplitude très-grande ;

La verticalité de la ligne systolique;

Le plateau du sommet.

Nous indiquerons d'abord quelques modifications apportées à la forme des tracés par les diverses phases du travail même de l'accouchement.

Variations du pouls marquant les diverses phases de l'accouchement. — Au moment où l'enfant est expulsé hors de la vulve, la mère éprouve généralement un frisson avec tremblement; puis viennent de grands soupirs qui s'expliquent par le vide qui s'est fait subitement dans l'abdomen et le défaut de soutien du diaphragme; enfin le calme revient et le pouls acquiert ses caractères nouveaux. Les trois tracés qui suivent ont été recueillis, dans l'espace de vingt minutes, sur une jeune femme de 24 ans :

1° Tremblement au moment de l'expulsion de l'enfant :

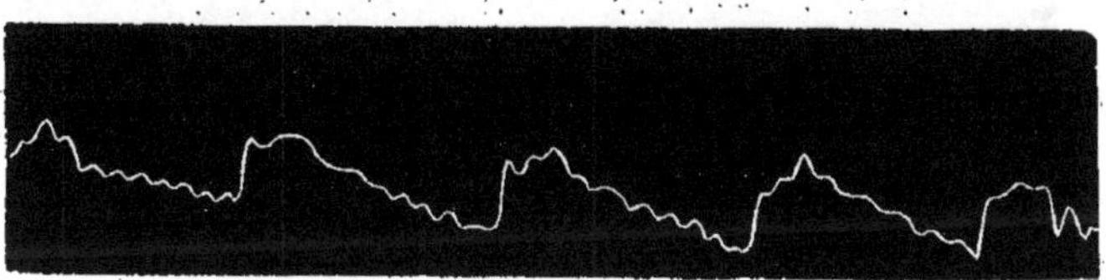

Fig. 157. — Pouls pendant l'expulsion.

2° Le pouls suivant montre l'action de la respiration, après l'expulsion, et alors que vient de s'opérer ce vide énorme qui enlève tout soutien au diaphragme.

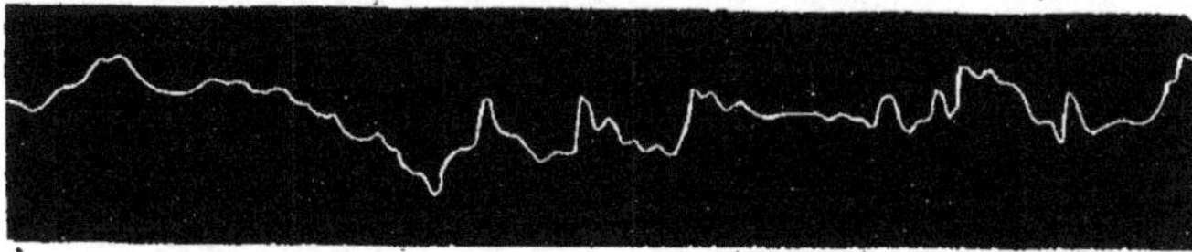

Fig. 158. — Pouls après l'expulsion.

5° A la suite de la délivrance, vingt minutes après l'accouchement, apparaît le pouls type :

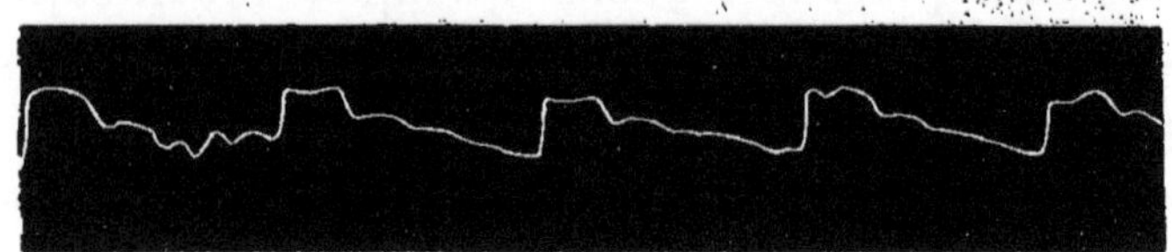

Fig. 159. — Pouls type de la puerpéralité.

Le pouls d'une femme en travail peut présenter déjà des modifications analogues à celles qui suivent l'accouchement ; mais ces dernières n'en seront pas moins très-fortement accentuées.

Ainsi, chez une femme de 29 ans, on a recueilli le pouls plusieurs heures avant l'accouchement :

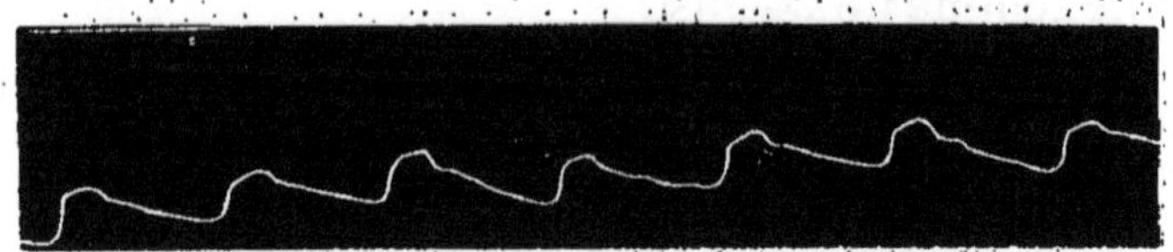

Fig. 160. — Pouls avant l'accouchement.

Ce pouls offrait certains caractères se rapprochant du pouls qui suit l'accouchement, mais à un faible degré.

Une heure après l'accouchement, le pouls était ainsi modifié, exagération des mêmes caractères :

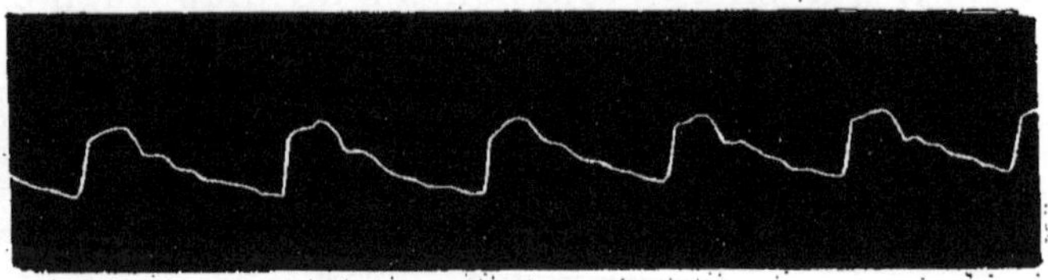

Fig. 161. — Pouls après l'accouchement.

Le lendemain, les modifications étaient encore plus sensibles :

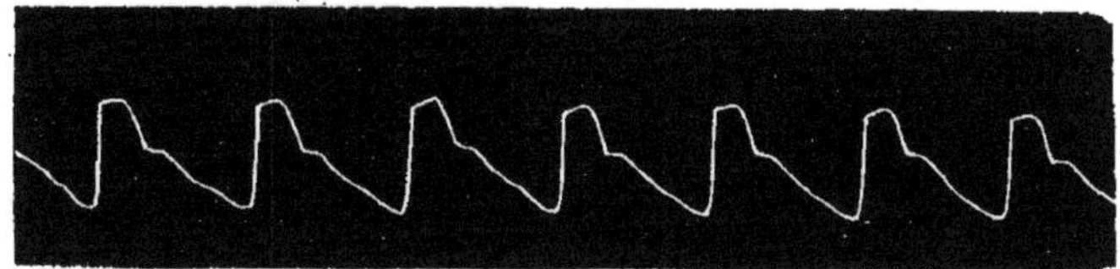

Fig. 162. — Pouls au lendemain de l'accouchement.

Trois jours après, ces caractères tendaient déjà à s'effacer, car ils ne doivent durer qu'un certain temps :

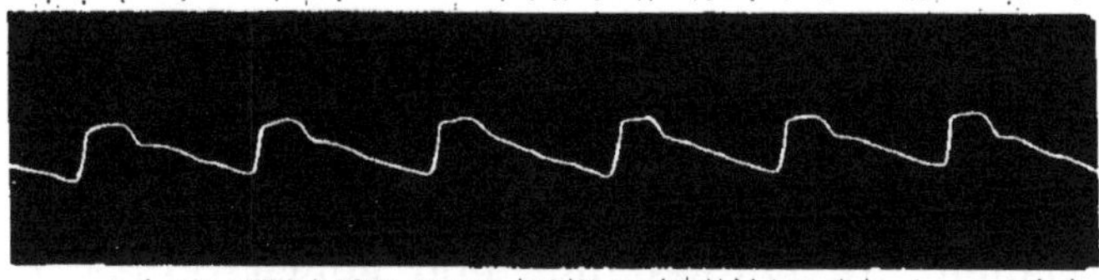

Fig. 163. — Pouls au troisième jour.

Cette modification du pouls avec agrandissement, plateau, etc., peut être très-marquée déjà pendant le travail de l'accouchement, alors surtout qu'il y a des contractions utérines ; tel était le cas observé chez une jeune femme de 25 ans, pendant les douleurs :

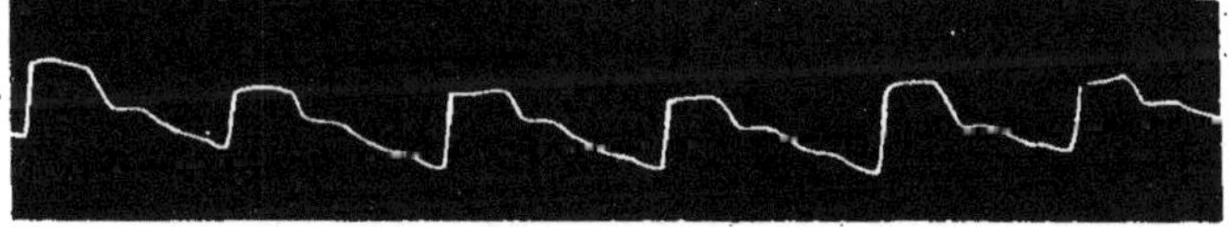

Fig. 164. — Pouls pendant les douleurs.

Vingt heures après l'accouchement, le pouls était à peu près identique :

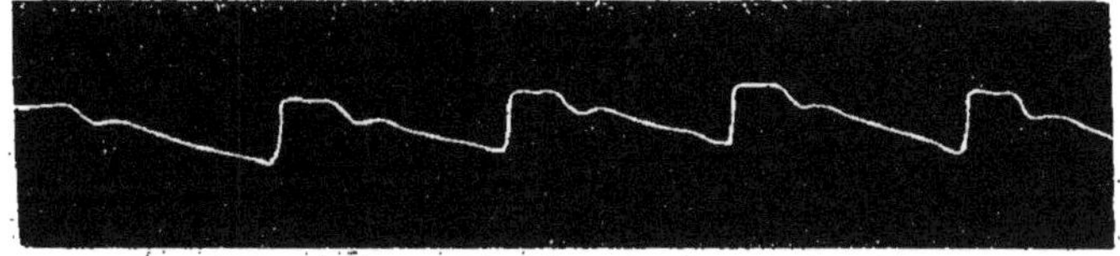

Fig. 165. — Pouls vingt heures après l'accouchement.

Chez une femme âgée de 25 ans, pendant le travail de l'accouchement, dans les moments mêmes où il n'y avait pas de douleurs, le pouls présentait déjà les caractères ci-dessus signalés :

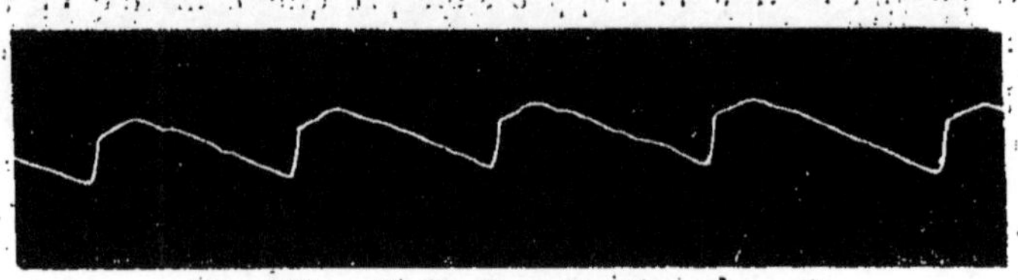

Fig. 166. — Pouls d'une femme en travail.

RALENTISSEMENT DU POULS APRÈS L'ACCOUCHEMENT.

Le docteur Hipp. Blot a le premier signalé le ralentissement du pouls dans l'état puerpéral (1). Le mémoire de M. Blot avait pour base trois cents observations. M. Blot considère le ralentissement du pouls comme un fait général en rapport avec la déplétion utérine. Le plus communément ce ralentissement oscillait entre 44 et 60. Une fois M. Blot a trouvé seulement 35 pulsations par minute. Ce ralentissement commencé ordinairement dans les vingt-quatre heures qui suivent l'accouchement, il va en augmentant, reste un certain temps stationnaire, puis disparaît peu à peu.

M. Blot a utilisé le sphygmographe avec l'assistance de M. Marey et donné quelques tracés. L'interprétation de ces tracés fournie par M. Blot dans le passage suivant est d'accord avec l'opinion de M. Marey.

(1) Hipp. Blot, *Du ralentissement du pouls dans l'état puerpéral*, Mémoire lu à l'Académie de médecine le 23 juillet 1863 (*Bulletin de l'Acad. de méd.*).

« Le ralentissement du pouls dans l'état puerpéral est, comme les autres ralentissements, en rapport avec un certain degré d'augmentation dans la tension artérielle ; restait à expliquer le mécanisme de cette augmentation dans la tension artérielle. Sans vouloir rien affirmer à ce sujet, nous avons pensé, avec M. Marey, qu'il pouvait tenir à la suppression presque complète et assez brusque de l'active et abondante circulation qui s'effectuait dans les parois utérines pendant la grossesse. L'utérus une fois désempli et revenu sur lui-même, un trouble doit se produire dans la circulation générale. Les vastes réseaux vasculaires de l'utérus en gestation constituaient une large voie pour le passage du sang des artères dans les veines ; dès que cette voie se trouve supprimée par le retrait de l'utérus, qui agit là d'une manière analogue à la ligature appliquée sur une artère volumineuse, le sang s'accumule momentanément dans le système artériel, et il en résulte une tension plus grande. Cette tension plus grande devient à son tour un obstacle à la systole ventriculaire, d'où le ralentissement du pouls. Bientôt, et cela dans un temps variable, l'équilibre se rétablit, et avec lui réapparaît la fréquence ordinaire des battements du cœur, absolument comme on l'observe aussi un certain temps après la ligature d'une grosse artère. »

Ralentissement. — Nous donnons ici un exemple de pouls ralenti après l'accouchement.

Chez une femme adulte multipare, le pouls était tombé, une heure après l'accouchement, au chiffre 42. Le tracé, est remarquable en même temps par la lenteur et ce qu'on est convenu d'appeler la forte tension.

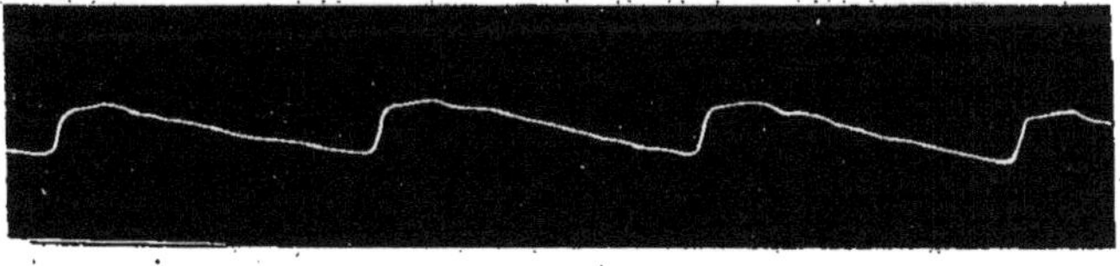

Fig. 167. — Pouls lent des femmes en couches.

Modifications successives du pouls pendant les premiers jours qui suivent l'accouchement. — Au lieu de donner des explications sur ces modifications, nous laisserons parler l'instrument lui-même, et les tracés en diront plus que ne ferait le langage ordinaire. — Le sujet est une femme de 29 ans, multipare, à terme. Le premier tracé est recueilli pendant l'accouchement :

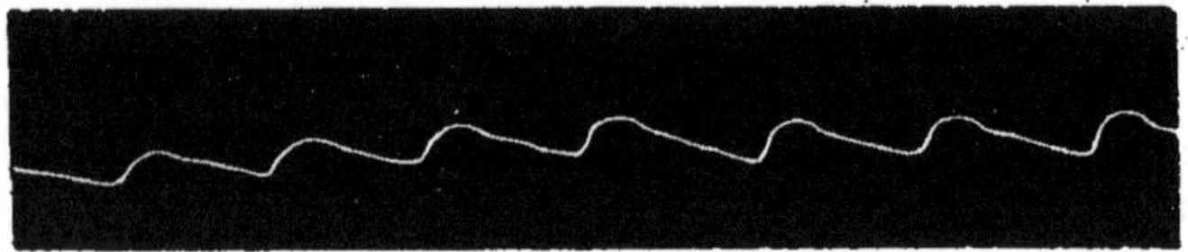

Fig. 168. — Pouls pendant l'accouchement.

Le second tracé est pris seize heures après l'accouchement ; il offre les caractères typiques : forme, lenteur, amplitude, etc.

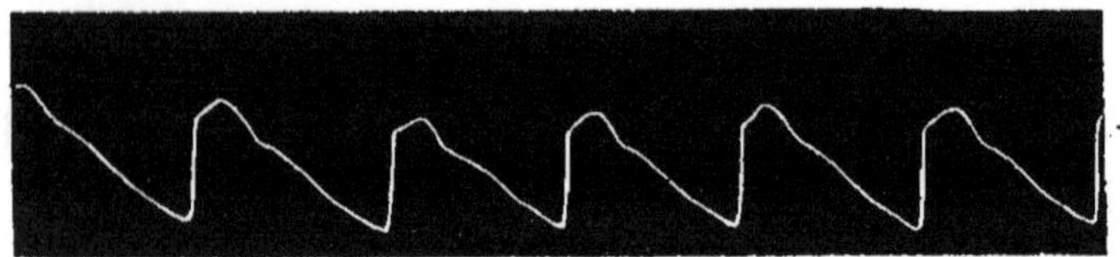

Fig. 169. — Pouls seize heures après l'accouchement.

Le troisième tracé est pris le troisième jour, alors que les mamelles commencent à se durcir :

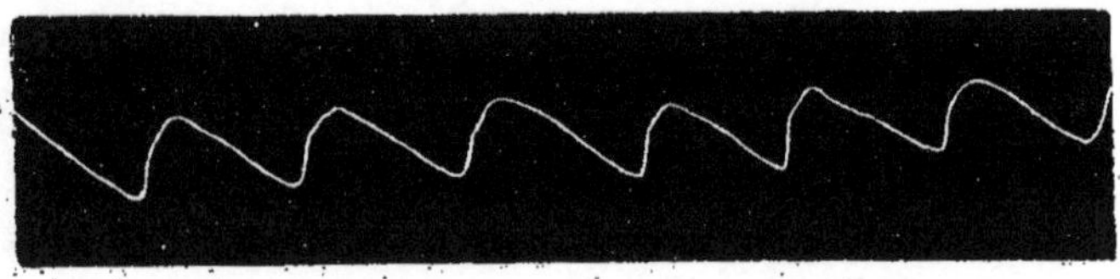

Fig. 170. — Pouls trois jours après l'accouchement.

Le dernier tracé est recueilli le quatrième jour (léger état fébrile).

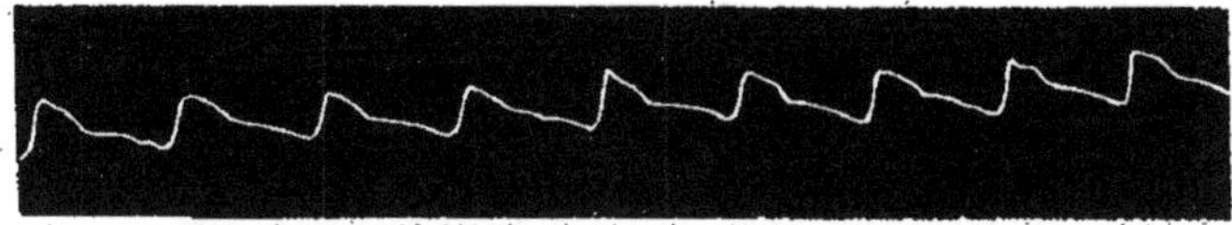

Fig. 171. — Pouls du quatrième jour. Fièvre.

Chez la femme en couches, dans la première et la seconde journée, et même pendant plus longtemps, le pouls présente des caractères particuliers qui sont la lenteur quelquefois, la grande amplitude toujours, souvent l'ascension verticale, et le plateau avec un crochet, comme dans l'insuffisance et dans l'induration aortique.

Irrégularité du pouls. — Il y a un autre caractère fréquent qui est l'irrégularité du pouls; cette irrégularité affecte des types variés. Le plus souvent c'est une simple irrégularité dans le rhythme.

Chez une femme de 20 ans, primipare, accouchée depuis quatorze heures, le pouls présentait presque tous les caractères que nous venons de dire : grande amplitude, ascension verticale, crochet, plateau, irrégularité :

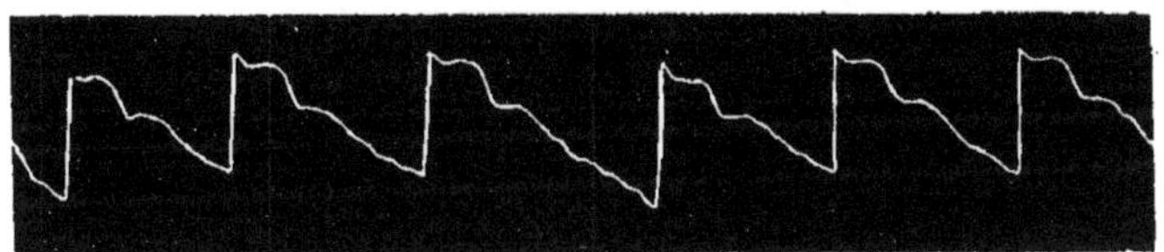

Fig. 172. — Irrégularité du pouls.

Ici, comme dans tous les cas de cette espèce, on peut invoquer comme causes, la désadaptation rapide sur-

venue par le fait de l'accouchement, dans la circulation, et l'influence de la gêne respiratoire, par suite
du point d'appui qui vient à manquer au diaphragme.

Chez cette jeune femme, quatre jours après l'accouchement, le pouls avait perdu tous les caractères transitoires ci-dessus énoncés, sauf toutefois l'amplitude
et la verticalité de la ligne systolique :

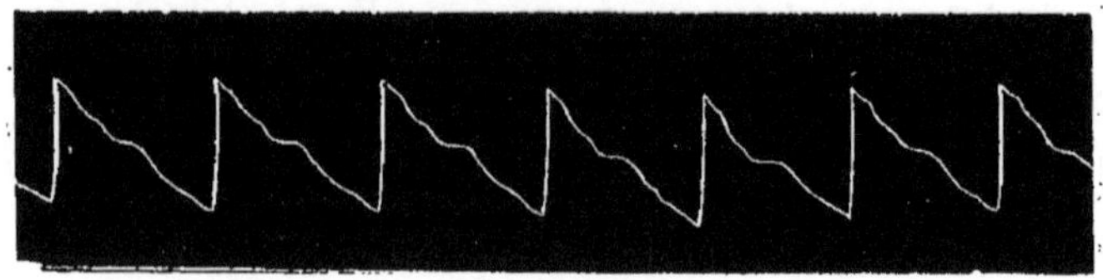

Fig. 173. — Pouls redevenu régulier.

Le tracé 175 donne un exemple de grand pouls à
plateau chez une femme de 25 ans, dix heures après
l'accouchement. Nous pourrions, s'il y avait quelque
utilité à le faire, multiplier indéfiniment ces exemples :

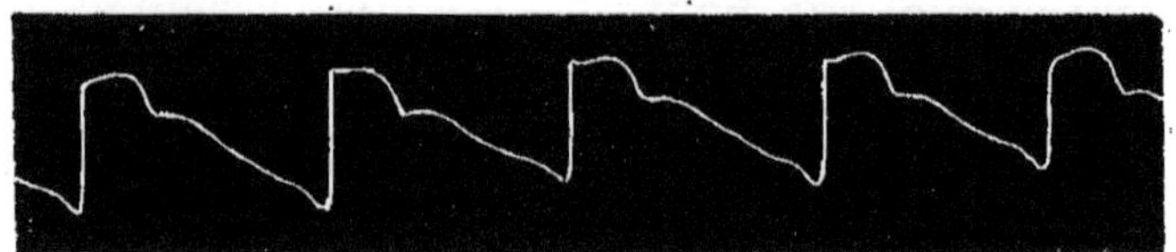

Fig. 174. — Pouls type des femmes en couches.

*Effets de la compression de l'aorte chez les femmes ré-
cemment accouchées.* — Si l'on comprime l'aorte chez
une femme en couches, on produira des modifications
sensibles dans la circulation artérielle (le fait a été
signalé par Marey dans d'autres cas) :

1° Agrandissement du tracé ;

2° Ralentissement ;

5° Déformation du sommet.

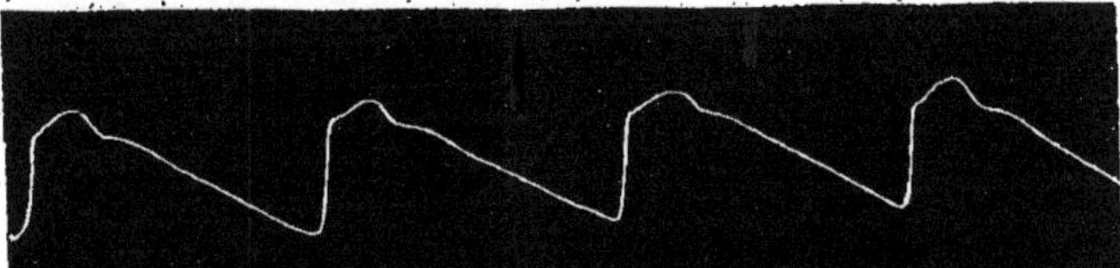

Fig. 175. — Pouls d'une femme de 56 ans trois heures après
l'accouchement.

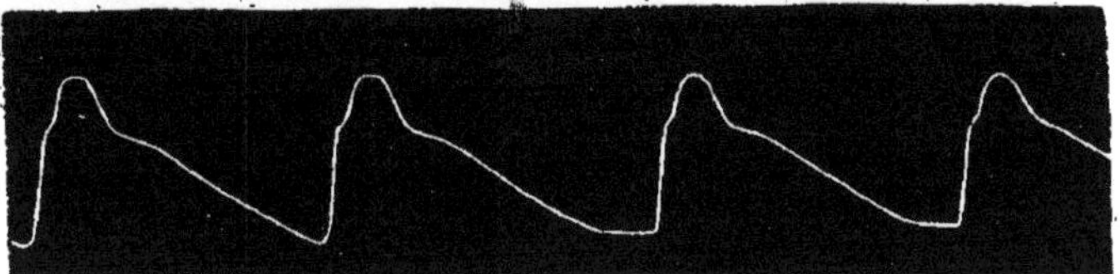

Fig. 176. — Compression de l'aorte.

Nous introduisons, ici, incidemment un autre tracé
destiné à montrer quelles singulières modifications le
pouls des femmes en couches peut subir sous diverses
influences ; le tracé suivant a éét recueilli sur la même
femme, deux jours après les précédents, et alors qu'elle
était sous l'influence d'une vive émotion (colère) :

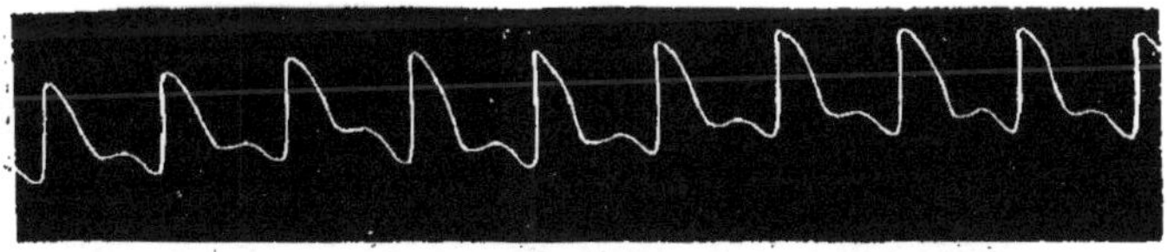

Fig. 177.   o

Les deux tracés qui suivent montrent bien les modifications imprimées au pouls par la compression
de l'aorte (agrandissement du tracé, montée verticale,
plateau, crochet, ralentissement considérable). Ils
ont été recueillis, à trois minutes d'intervalle, sur

une femme de 25 ans, accouchée depuis vingt heures.

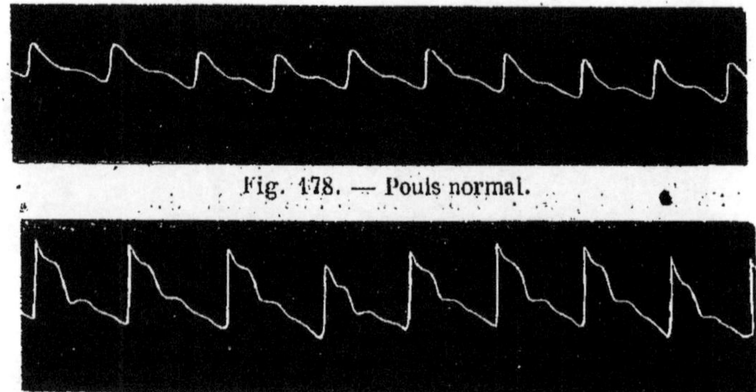

Fig. 178. — Pouls normal.

Fig. 179. — Compression de l'aorte.

La déformation et le ralentissement du pouls par
la compression aortique, dix heures après l'accouchement, sont encore plus marqués dans les deux tracés
suivants ; le pouls, par suite de la compression, avait
passé, comme fréquence, de 70° à 50°. C'est là un ralentissement considérable et qui résulte du principe
suivant : quand on augmente la charge, on diminue
la vitesse, principe élémentaire de mécanique. (Voyez
le livre de M. Marey.)

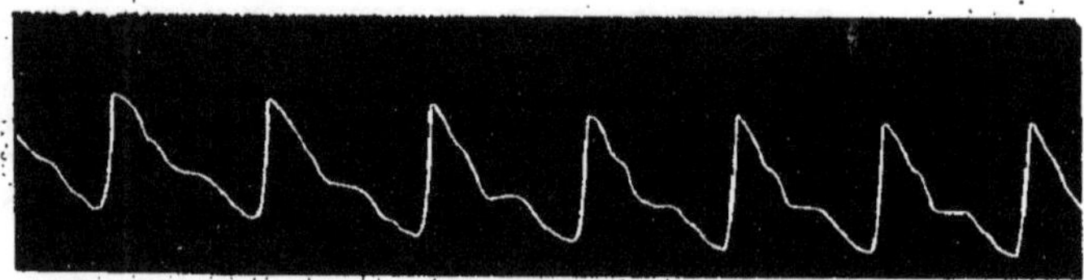

Fig. 180. — Pouls avant la compression.

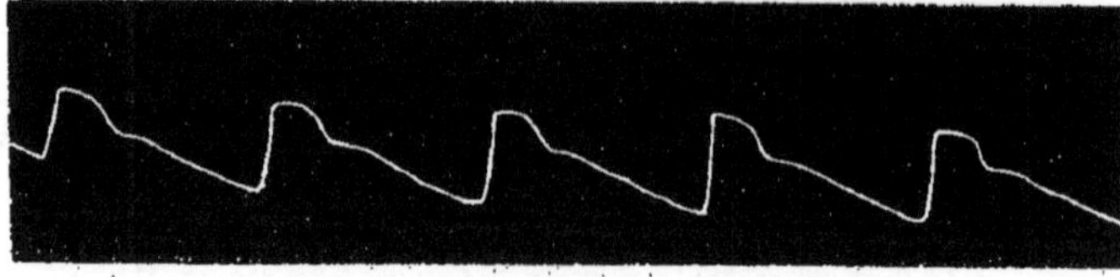

Fig. 181. — Pouls pendant la compression.

Il y a des exceptions concernant les modifications
du pouls après l'accouchement.

Chez une femme de 25 ans, accouchée à terme, le
pouls, douze heures après l'accouchement, ne présentait aucune modification, ni dans sa fréquence, ni
dans sa forme; ces exceptions sont rares.

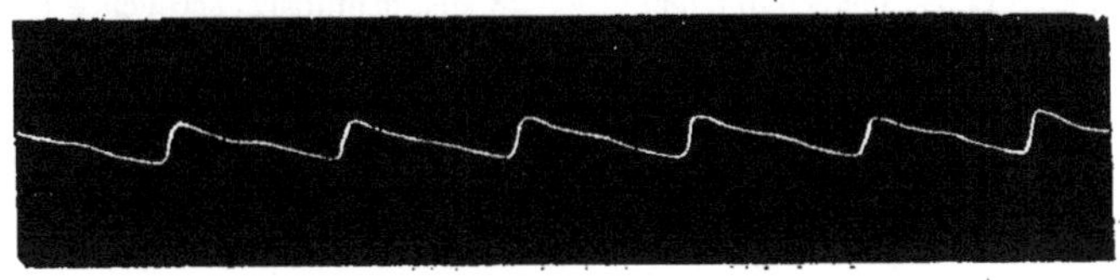

Fig. 182. — Pouls faisant exception à la règle.

Il n'y a pas que l'accouchement au terme normal
qui donne lieu à ces modifications du pouls.

Un avortement à trois ou quatre mois peut donner
lieu à un pouls présentant les mêmes caractères que
celui des femmes accouchées à terme. Ce fait toutefois n'est pas constant.

Nous donnons ici le tracé du pouls recueilli sur une
femme de 24 ans, accouchée à trois mois, depuis quelques heures.

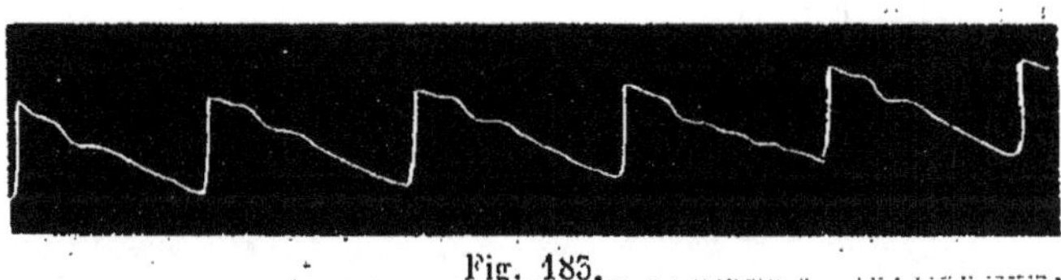

Fig. 183.

Le ralentissement du pouls après l'accouchement, à
l'état physiologique, n'est pas un caractère tout à fait
constant; mais, alors même que le ralentissement

n'existe pas, les autres caractères, notamment l'amplitude, font rarement défaut.

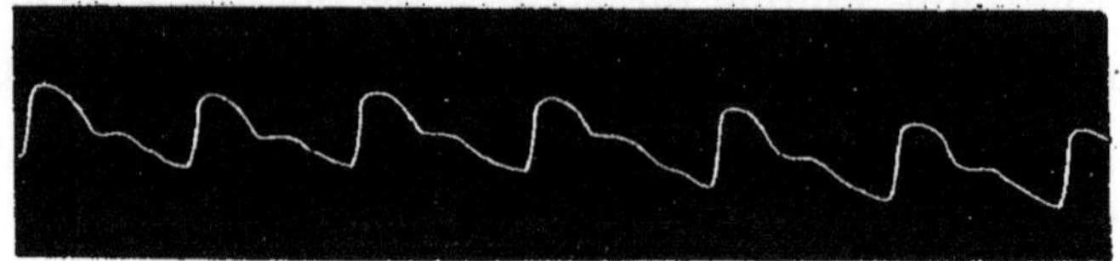

Fig. 184. — Pouls d'une femme de 28 ans, primipare, accouchée depuis neuf heures.

Persistance des caractères transitoires du pouls, chez une accouchée, un mois après l'accouchement. — En général, le type de pouls à grande amplitude, à montée verticale, à crochet, à plateau, n'appartient qu'aux premiers jours qui suivent l'accouchement. Peu à peu, il se fait une nouvelle adaptation qui ramène le pouls à la forme normale. Nous ne pouvons dire combien de temps dure cette transition. Nous avons trouvé quelquefois ce pouls des premiers jours de l'accouchement persistant pendant très-longtemps; une fois, notamment, chez une femme accouchée depuis un mois. Le pouls ici était, de plus, nettement, polycrote, comme dans la convalescence des maladies fébriles.

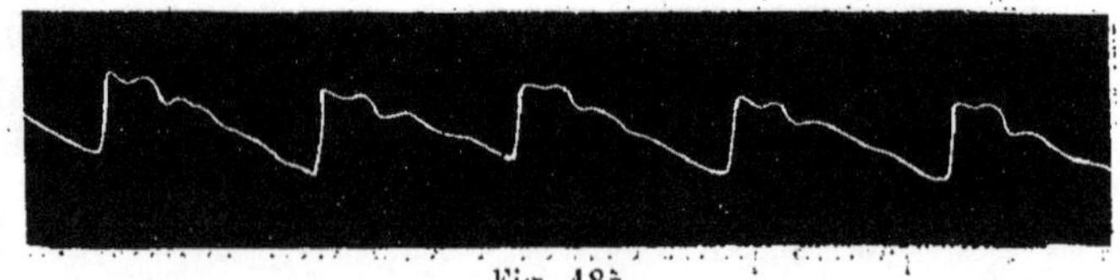

Fig. 185.

Irrégularité du pouls chez les femmes en couches. — L'irrégularité du pouls, avons nous dit, est très-fréquente chez les femmes en couches ; elle affecte diverses formes ; elle peut être notamment :

1° Variable et par conséquent nulle, d'un moment à l'autre ;

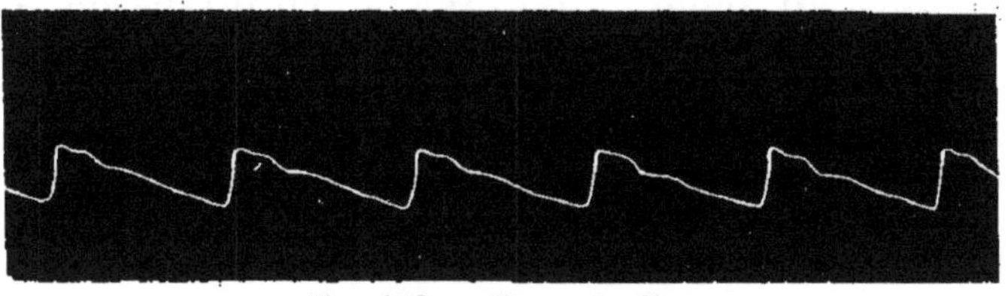

Fig. 186. — Type régulier.

2° Bigéminée, ainsi qu'on le verra sur le type suivant, recueilli chez la même femme après quelques minutes d'intervalle ;

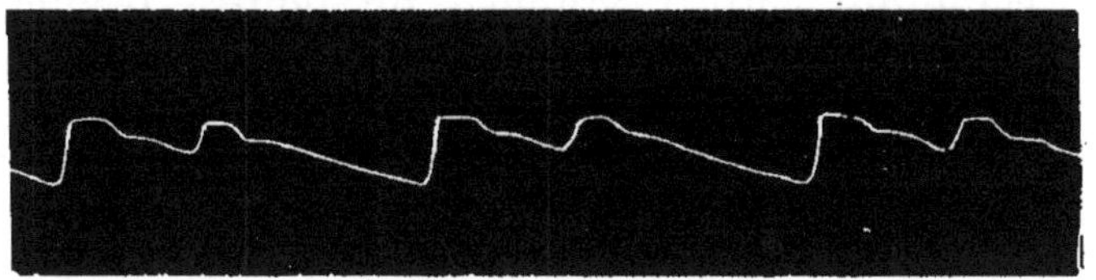

Fig. 187. — Type géminé.

3° Elle peut consister en une autre forme qui est celle des palpitations avec systoles du cœur avortées.

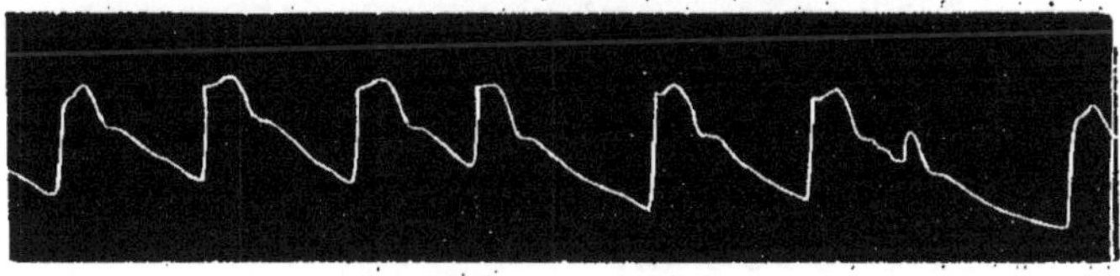

Fig. 188. — Palpitations.

Ainsi, le pouls peut affecter ces différentes variations, non-seulement chez des sujets différents, mais chez le même sujet.

Il arrive quelquefois que ce ne sont plus des irrégu-

larités ordinaires, des palpitations passagères qui ont
lieu, mais que le cœur est influencé par un état morbide lié à la puerpéralité, véritable endocardite, qui
peut même engendrer des maladies définitives du
cœur, au même titre que le rhumatisme. Ces faits
ont été remis en lumière par une récente discussion qui
s'est élevée dans le sein de la société des médecins des
hôpitaux de Paris sur le rhumatisme puerpéral (1867).
Chez une jeune femme de 18 ans, accouchée le 12 mai
1867, et qui ne présentait aucun signe de maladie du
cœur à l'auscultation, deux jours après, le pouls devenait très-fréquent et très-irrégulier, avec une faible
élévation de température qui ne justifiait pas suffisamment cette fréquence du pouls; il survenait un
léger souffle à la pointe du cœur au premier temps,
et le pouls prenait l'apparence de l'irrégularité qui
appartient en propre à l'insuffisance mitrale :

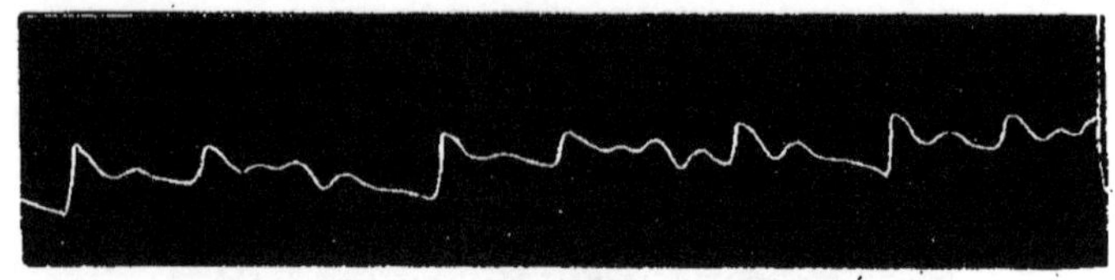

Fig. 189.

Cette irrégularité et ce souffle avaient complétement
disparu le 26 mai.

Généralement les intermittences avec les palpitations,
et en même temps avec la lenteur et la grande amplitude, se rencontrent à une époque peu éloignée de
l'accouchement; mais elles peuvent ne se produire
que quelques jours après. Il en était ainsi chez une

femme de 25 ans, chez laquelle on ne surprit les palpitations que cinq jours après l'accouchement.

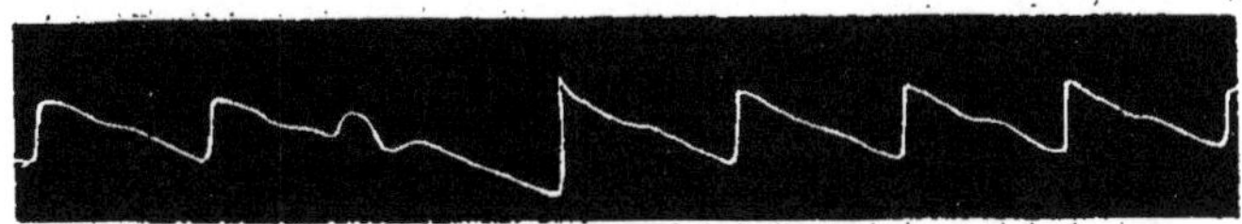

Fig. 190. — Palpitations et systole avortées.

L'irrégularité du pouls, chez les femmes en couches à l'état normal, se borne le plus souvent à un léger défaut dans le rhythme du cœur, et cette irrégularité peut échapper au tact de l'observateur; mais elle se traduit nettement dans le tracé sphygmographique.

Pouls enregistrés le jour et le lendemain de l'accouchement chez une femme de 27 ans, accouchée à terme :

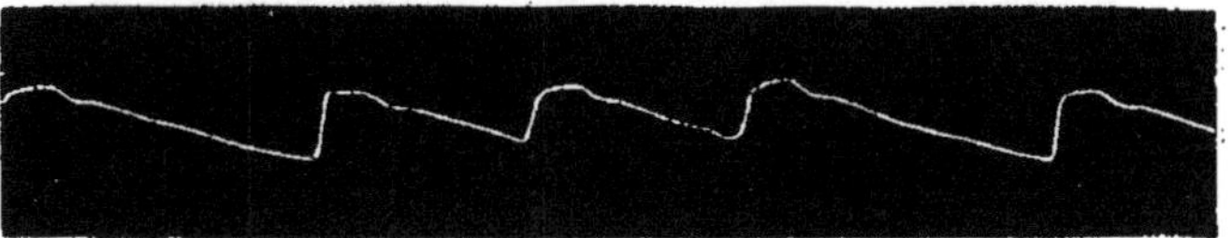

Fig. 191. — Inégalité du rhythme.

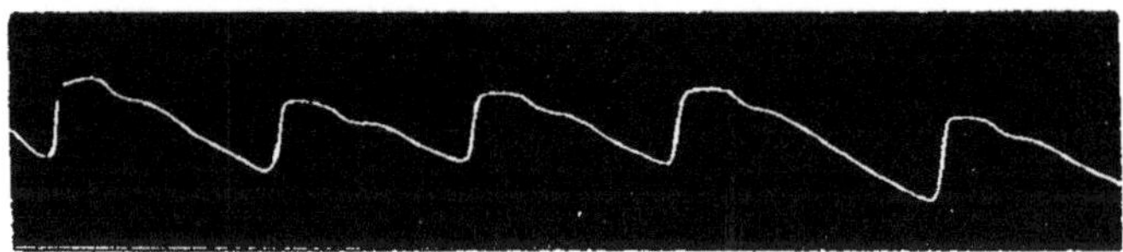

Fig. 192. — Inégalité du rhythme.

On reconnaît facilement ici les inégalités des pulsations.

Autre exemple, chez une femme de 21 ans, au lendemain de l'accouchement :

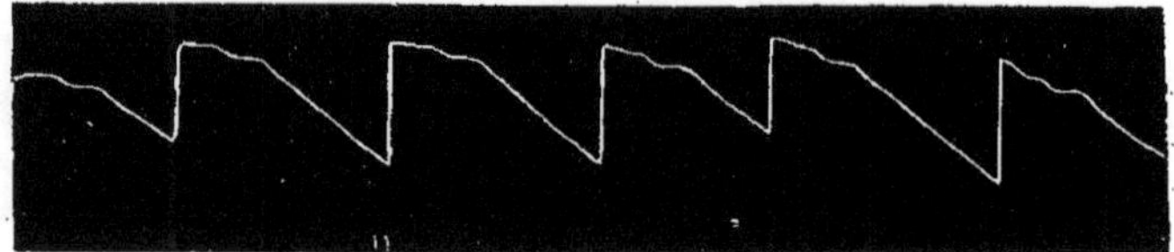

Fig. 193. — Pulsations inégales.

Il faut distinguer l'inégalité des battements d'avec l'irrégularité du rhythme (les deux états peuvent se rencontrer chez la même femme en couches) (1) :

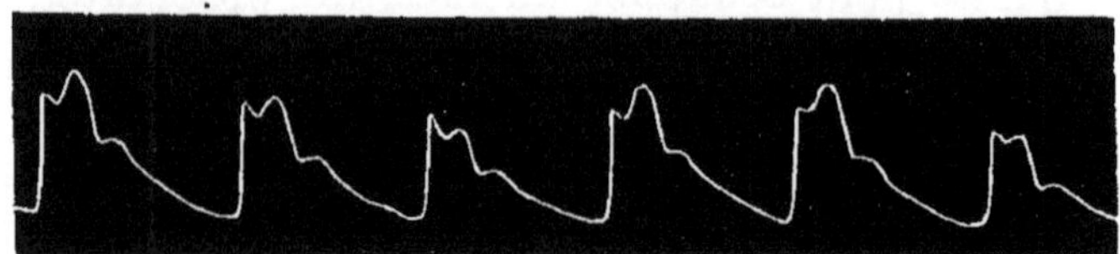

Fig. 194. — Inégalité d'amplitude par gêne de la respiration.

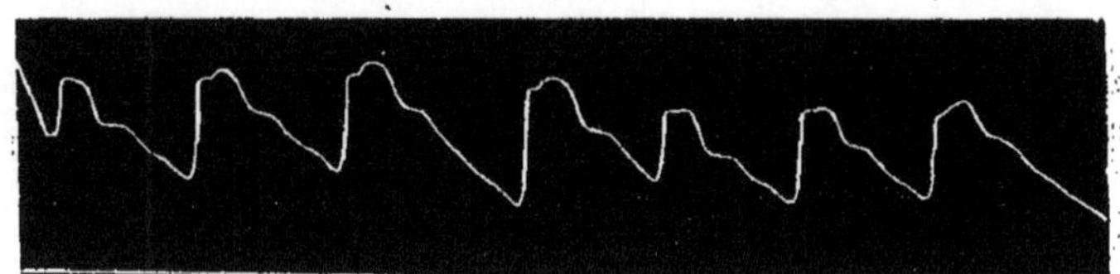

Fig. 195. — Inégalité du rhythme.

L'intermittence, ou irrégularité du rhythme, peut

(1) *Recherches sur le pouls pendant les quinze jours qui précèdent ou qui suivent l'accouchement,* par le docteur Hémey. (*Arch. gén. de méd.,* août 1868, p. 154.)

Les recherches de Hémey reposent sur 580 observations. Il signale le ralentissement du pouls indiqué formellement par H. Blot. [*Du ralentissement du pouls dans l'état puerpéral* (*Bull. de l'Acad, de méd.,* t. XXVIII, 28 juillet 1863, p. 925).]

Blot avait, en outre, produit des tracés de pouls où l'on voyait l'ampleur.

ne se montrer qu'accidentellement; rarement elle s'observe pendant plusieurs jours de suite.

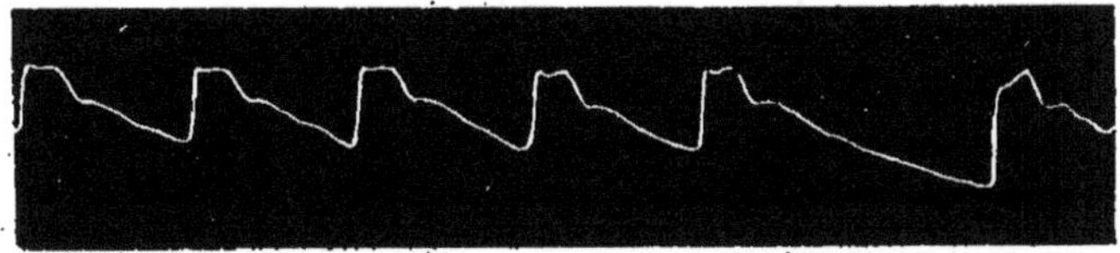

Fig. 196. — Pouls au troisième jour de l'accouchement (irrégularité).

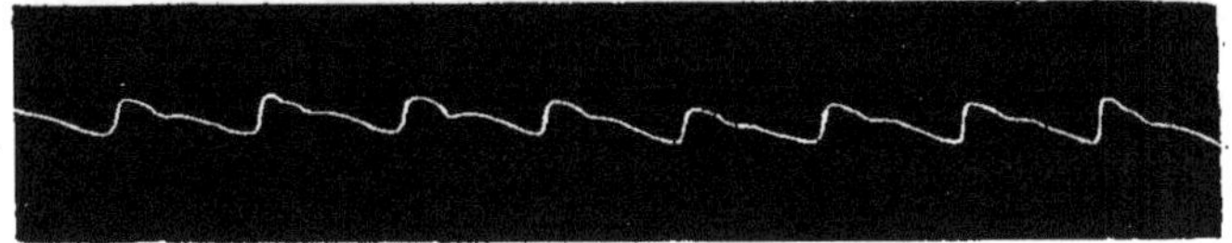

Fig. 197. — Pouls de la même femme deux jours après.

État fébrile des femmes en couches. — La fièvre, dans l'état puerpéral modifie nécessairement les caractères du pouls.

agrandie et la forme de la pulsation modifiée; Hémey a trouvé le ralentissement après l'accouchement dans 156 des cas.

Le plus souvent (65/400), le pouls était à 60 et au-dessous; une fois à 44 et une autre à 48, plusieurs fois à 52.

Le ralentissement s'est montré le plus souvent quelques heures après l'accouchement, et persiste rarement au quatrième jour.

La durée du travail n'influe pas sur le ralentissement.

Il faut tenir grand compte des états morbides si fréquents chez les femmes en couches et qui sont une cause de perturbation (accélération) du pouls.

L'influence de la sécrétion laiteuse ne s'est montrée que dans les 3/10 des cas sous la forme de l'accélération du pouls.

On trouve également le ralentissement du pouls chez des femmes accouchées avant terme (5e mois).

Irrégularité et inégalité du pouls. — Dans 94 cas sur 400, le rhythme du pouls était altéré. Hemey, malheureusement, ne reproduit pas de dessins, et il en donne une raison qui est en désaccord avec les idées que nous soutenons « c'est que les originaux ont seuls une valeur, et que les paroles en disent tout autant qu'un dessin. » En refusant à donner au lecteur un moyen nécessaire de contrôle, Hémey a retranché, nous osons le dire, la portion la plus utile de son travail.

Voici une série de tracés pris sur une femme qui avait subi la version et qui fut prise, le jour même de son accouchement, de fièvre avec frissons. Accouchée le 12 février, elle mourait six jours après, ayant présenté les accidents suivants : péritonite, érysipèle, rhumatisme puerpéral :

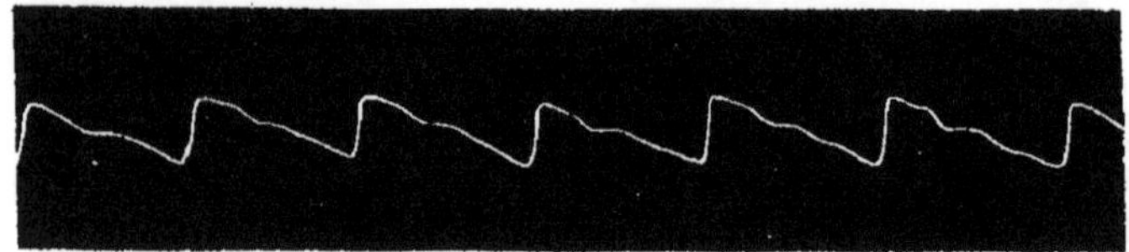

Fig. 198. — Pouls une demi-heure après l'accouchement.

Le lendemain le pouls était devenu fréquent et petit, et présentait les caractères de la fièvre (dicrotisme franc) :

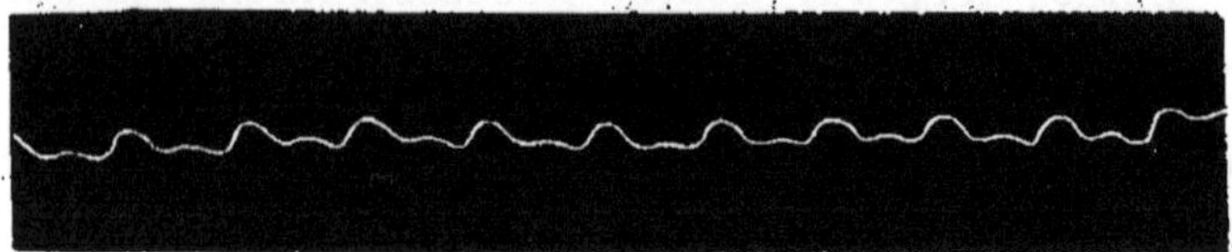

Fig. 199. — Pouls du deuxième jour.

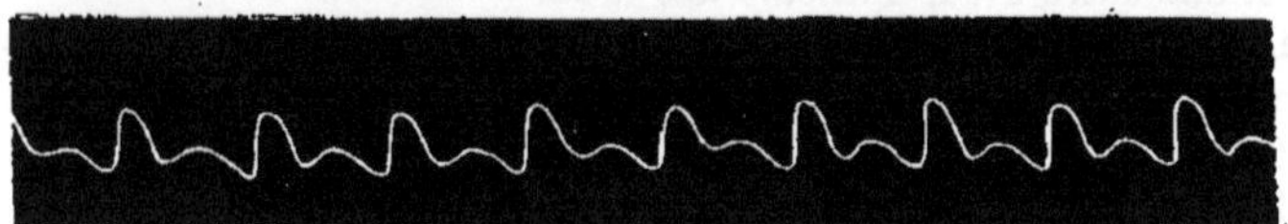

Fig. 200. — Pouls du troisième jour.

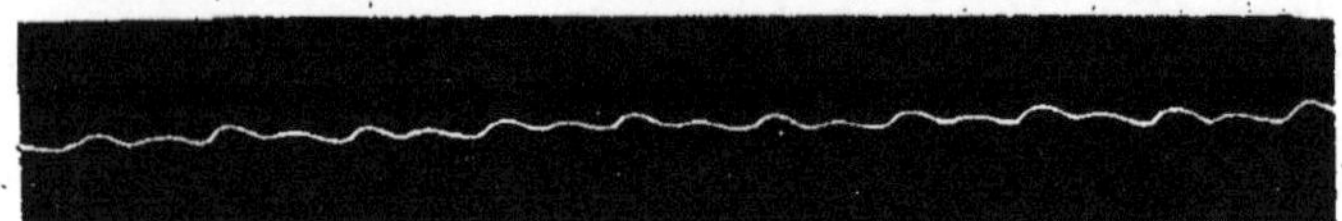

Fig. 201. — Pouls vingt-quatre heures avant la mort.

Dans les cas les plus graves, comme dans les cas de métro-péritonite simple, les modifications du pouls n'ont rien de caractéristique; elles consistent dans la fréquence avec le dicrotisme comme dans tous les états fébriles ; on peut seulement remarquer que ce pouls emprunte sa très-grande amplitude à l'état puerpéral lui-même.

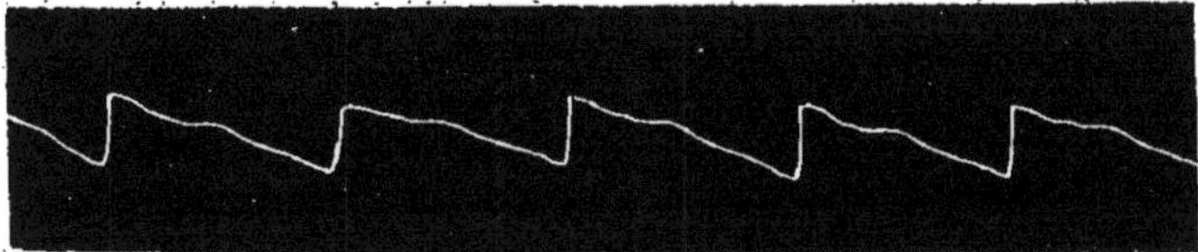

Fig. 202. — Femme de 19 ans. six heures après l'accouchement.

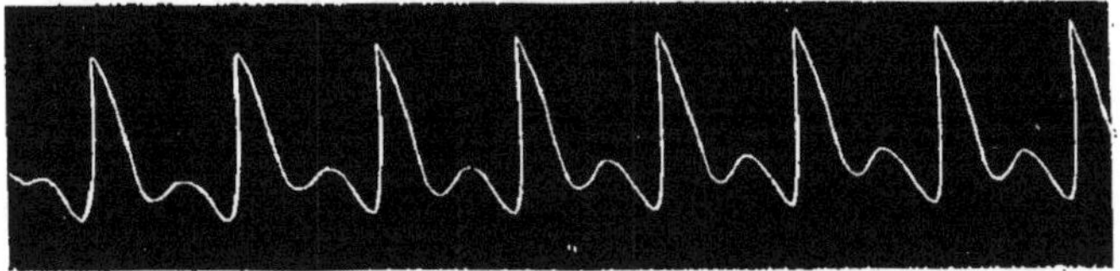

Fig. 203 — Etat fébrile au troisième jour.

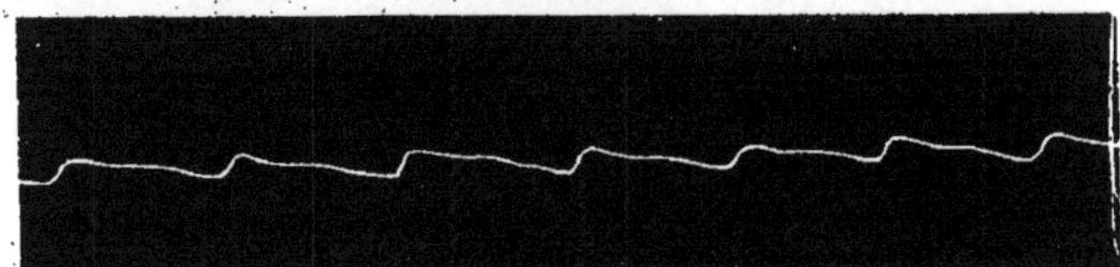

Fig. 204. — Guérison le huitième jour.

Cette grande amplitude s'observe fréquemment dans le pouls fébrile des femmes en couches (femme de 21 ans accouchée le 10 janvier — métrite).

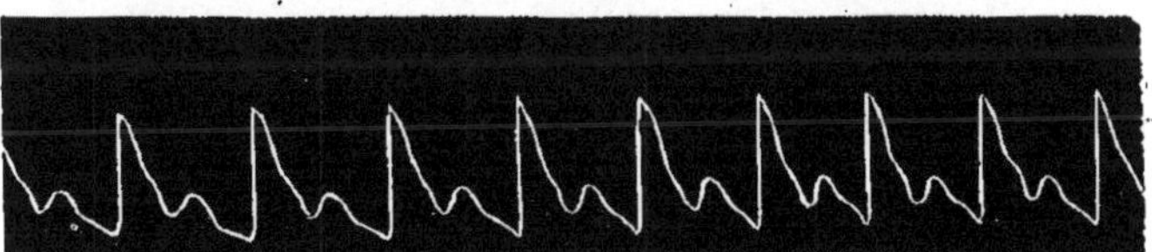

Fig. 205. — Vingt-deux heures après l'accouchement.

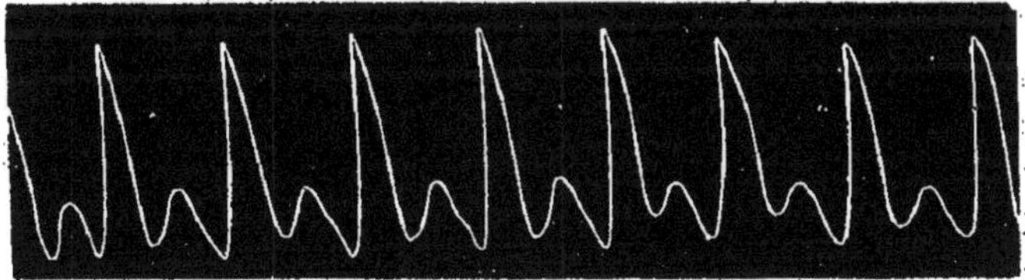

Fig. 206. — Quarante-six heures après l'accouchement.

Une circonstance accidentelle, comme le frisson de la fièvre, peut faire disparaître momentanément ce caractère de grande amplitude.

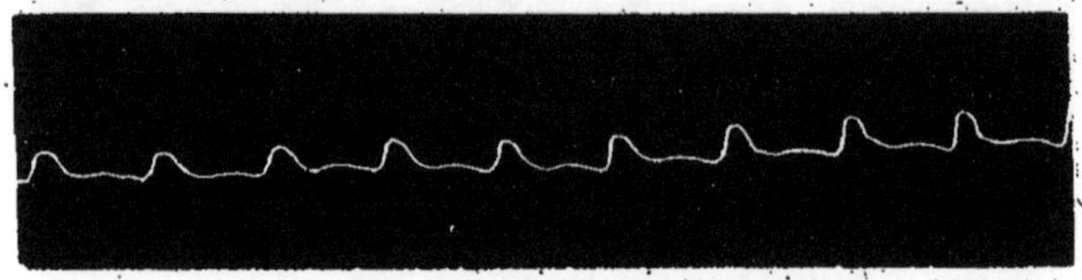

Fig. 207. — Même femme. Frisson.

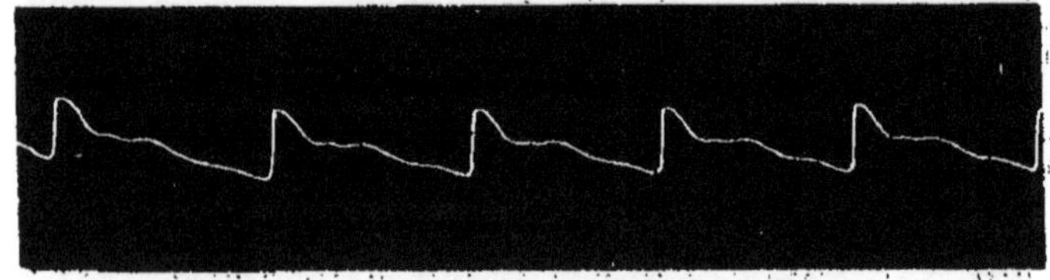

Fig. 208. — Pouls de la même femme guérie.

Chez les femmes atteintes de péritonite, la ligne d'ensemble du pouls peut être altérée dans sa forme par la gêne respiratoire, surtout lorsqu'il y a tympanite abdominale.

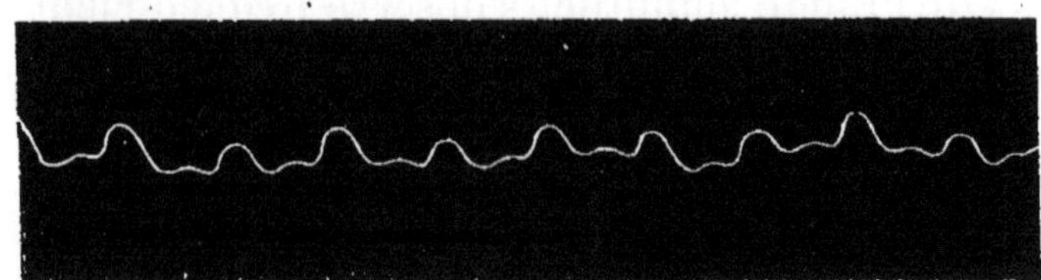

Fig. 209. — Tympanite abdominale.

Une déformation plus sensible encore peut avoir lieu lorsque cet état se complique de spasmes nerveux :

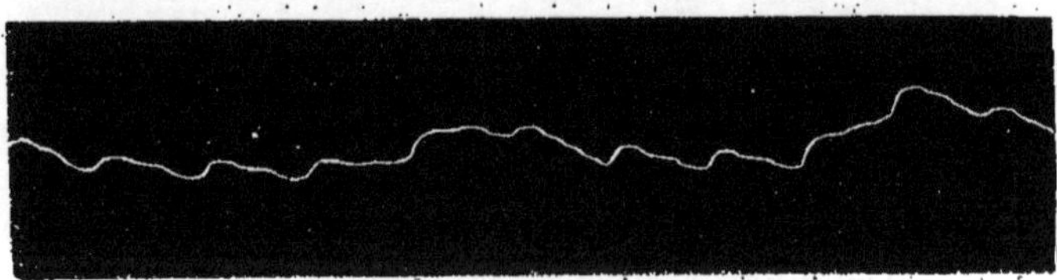

Fig. 210. — Angoisse respiratoire.

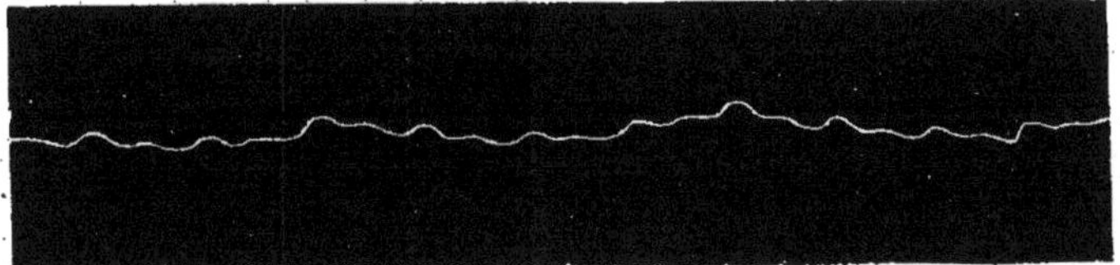

Fig. 211. — Gêne considérable de la respiration.

Les modifications imprimées par un état fébrile quelconque au pouls de la femme en couches sont d'autant plus remarquables, que le pouls physiologique puerpéral offre des caractères tout à fait spéciaux, tandis que le pouls fébrile, en pareil cas, est banal, et ressemble à tous les pouls fébriles pris sur n'importe quel malade ; ce changement est très-nettement marqué dans les tracés 212 et 213 pris sur la même femme.

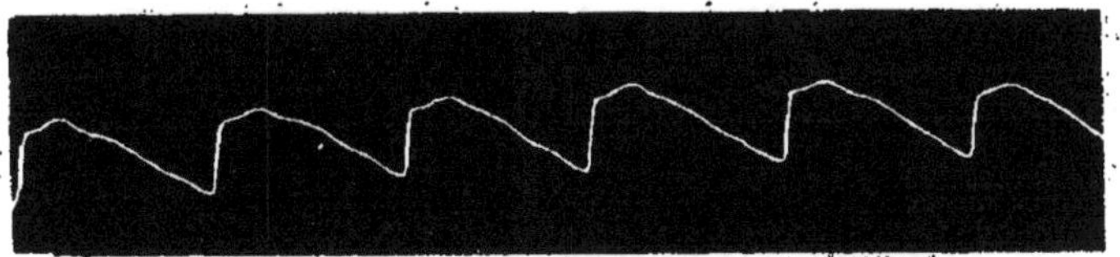

Fig. 212. — Pouls normal après l'accouchement.

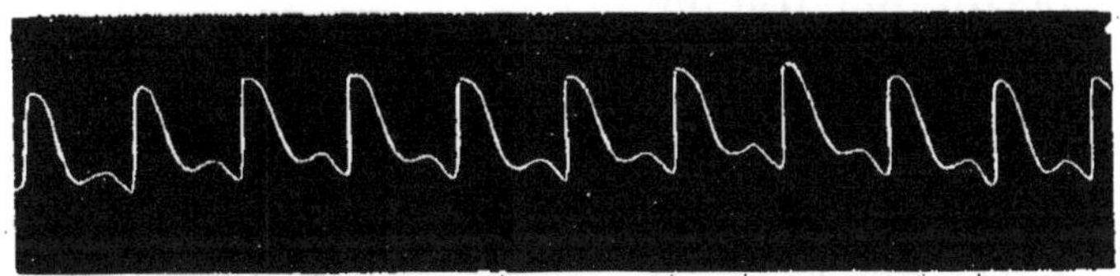

Fig. 213. — Le lendemain, pelvi-péritonite.

La fièvre fait donc disparaître les caractères propres au pouls qui suit l'accouchement. — Chez une femme accouchée depuis deux jours seulement, la fièvre puerpérale étant survenue, le pouls devint fréquent et perdit les caractères que nous avons signalés.

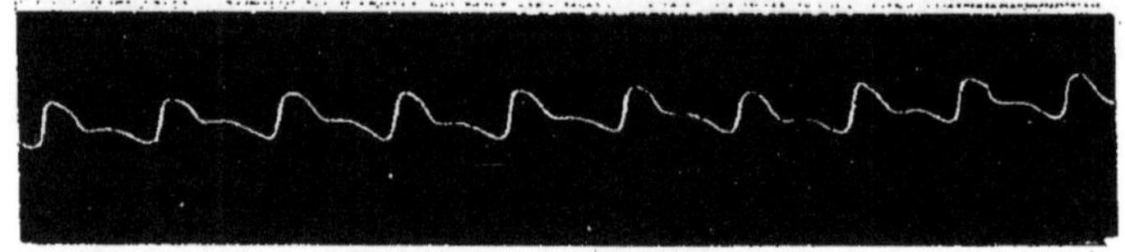

Fig. 214. — Pouls fébrile.

Le pouls primitif aussitôt après l'accouchement était le suivant :

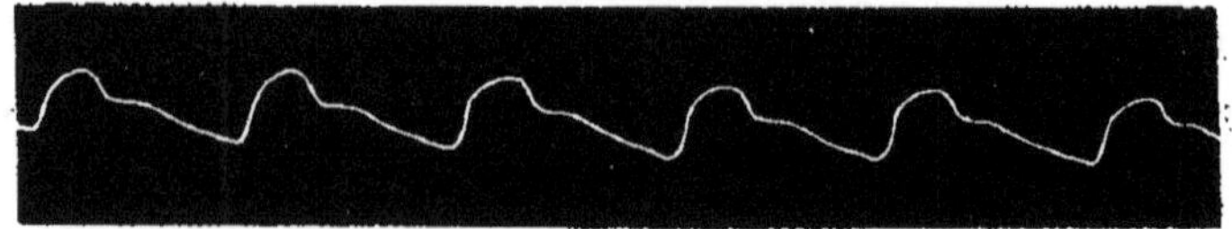

Fig. 215. — Pouls type de femmes en couches.

Une grave hémorrhagie empêche les modifications du pouls après l'accouchement, et donne lieu à une grande fréquence avec dicrotisme. Tel était le cas chez une femme de 27 ans accouchée depuis 6 heures; on remarquera en outre, ici, certaine déformation de la ligne d'ensemble du tracé produite par de grands appels du diaphragme.

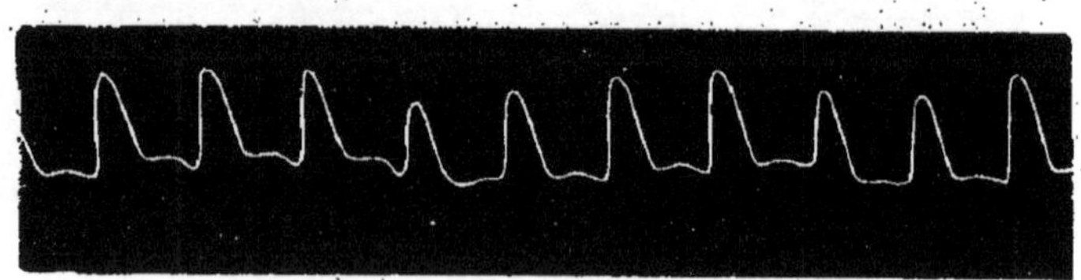

Fig. 216. — Pouls après une hémorhagie.

Le pouls fébrile, fréquent et dicrote après l'accouchement, n'indique pas toujours une maladie grave. — Il importe de savoir que de simples crevasses du mamelon peuvent produire cette apparence fébrile.

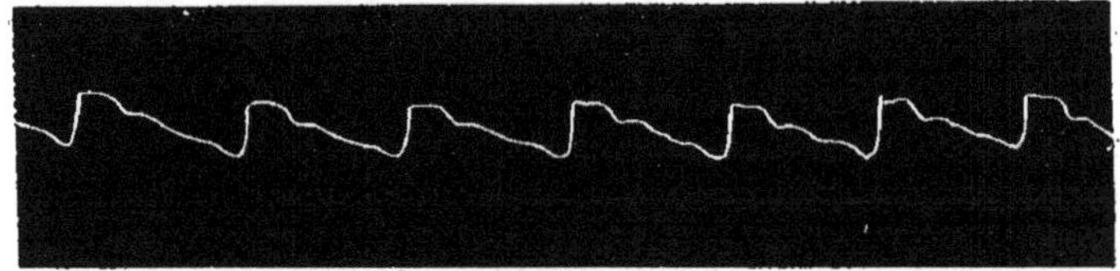

Fig. 217. — Pouls d'une femme de 19 ans accouchée depuis trois heures.

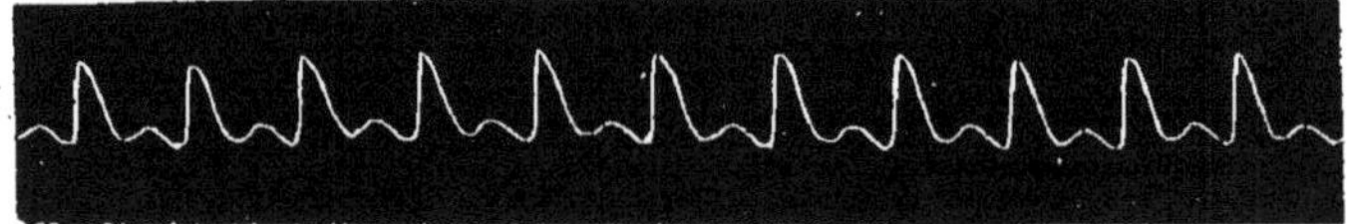

Fig. 218. — Quatre jours après (crevasses).

La lactation, lorsqu'elle dépasse les limites physiologiques, peut amener un état fébrile qui modifie la forme et la fréquence du pouls. — Le sujet de l'observation est une femme de 26 ans, multipare, accouchée à terme, et ne donnant point à téter.

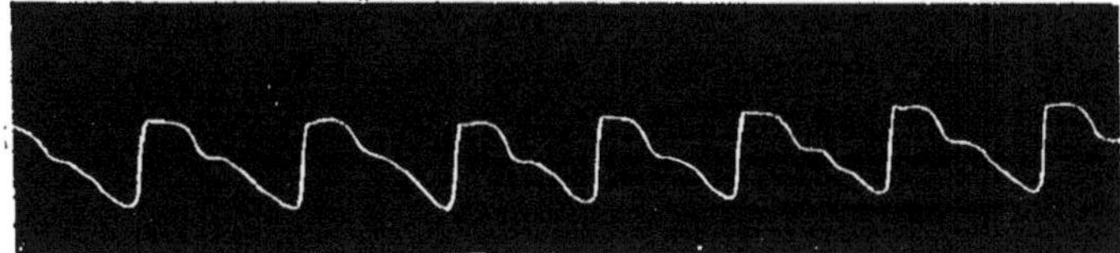

Fig. 219. — Nᵒ 1, pouls vingt heures après l'accouchement.

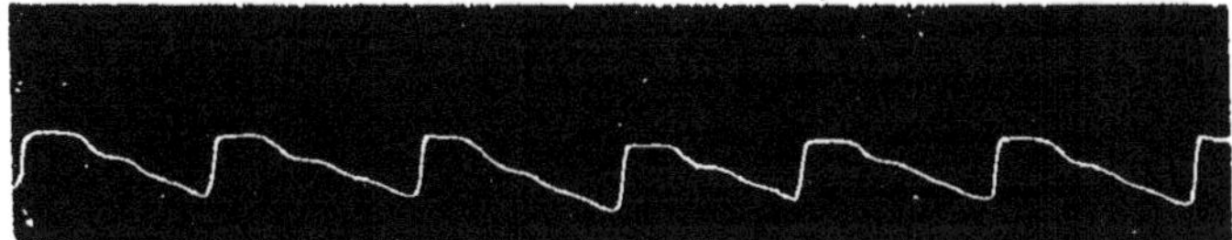

Fig. 220. — Nᵒ 2, troisième jour, commencement de la montée du lait.

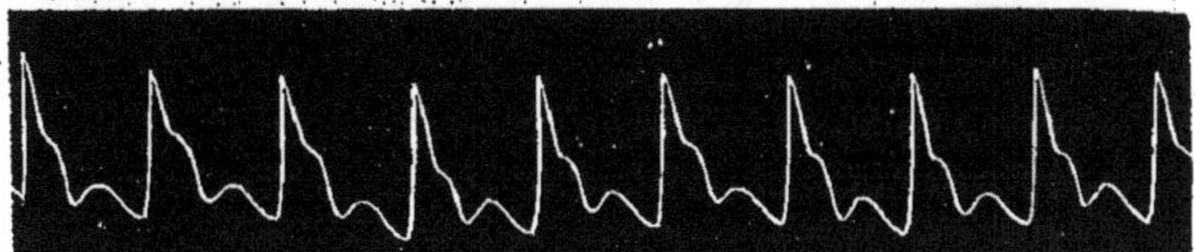

Fig. 221. — Nᵒ 3, quatrième jour, turgescence excessive des mamelles, s'accompagnant de tranchées utérines.

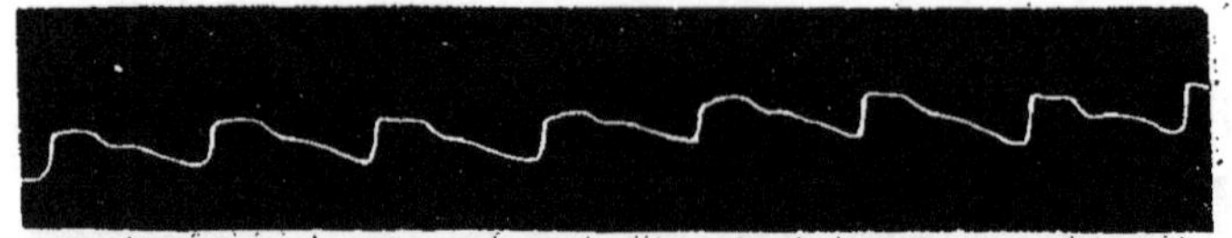

Fig. 222. — N° 4, sixième jour, retour à l'état normal.

Éclampsie. — Le pouls des femmes éclamptiques n'a rien de spécial, si ce n'est qu'il reproduit les caractères propres à l'état de grossesse ou à l'état de suites de couches, témoin le tracé suivant recueilli sur une femme éclamptique accouchée depuis trente heures et qui avait subi, deux heures après l'accouchement, une saignée modérée du bras.

On reconnaîtra ici la grande amplitude, la montée verticale, le crochet et le plateau du pouls de la femme en couches; seulement la fréquence est accrue.

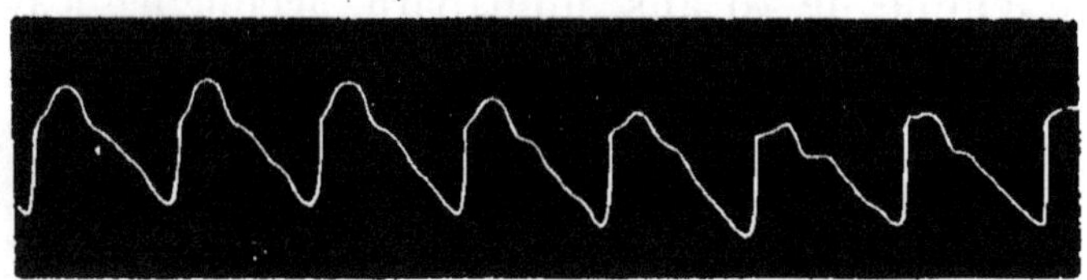

Fig. 223. — Pouls d'une éclamptique.

Quelquefois le tracé sphygmographique, chez les éclamptiques, marque à la fois les grands soupirs et l'agitation des muscles de l'avant-bras.

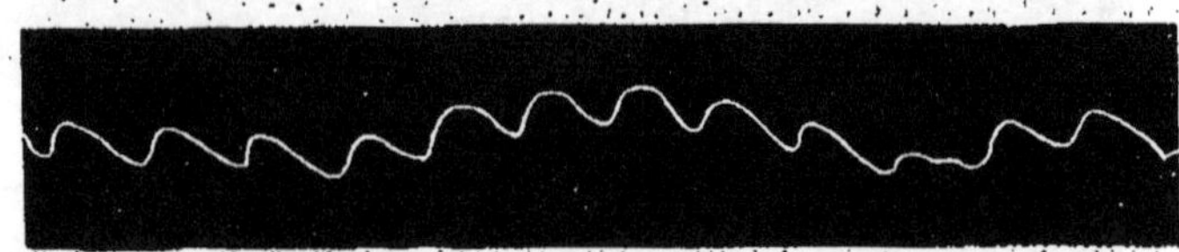

Fig. 224. — Pouls d'une éclamptique.

Manie puerpérale. — Il n'y a point, à proprement parler, de troubles de la circulation spéciaux dans la manie puerpérale ; cependant il peut se faire qu'en pareil cas il y ait à la fois troubles cérébraux et ataxie respiratoire : tel est le cas d'une femme de 28 ans atteinte de manie puerpérale six jours après son accouchement.

Les tracés suivants représentent bien cet état d'ataxie.

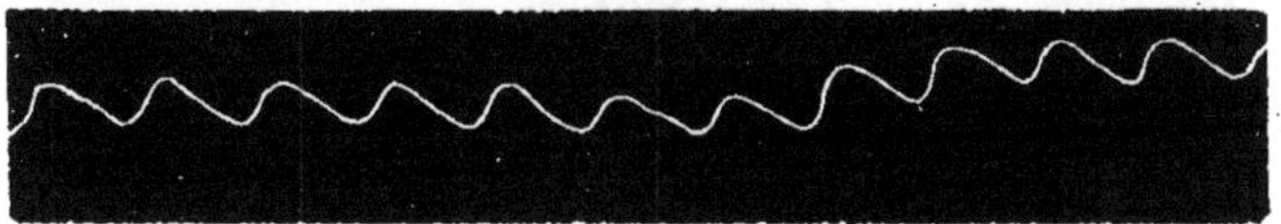

Fig. 225. — Manie puerpérale.

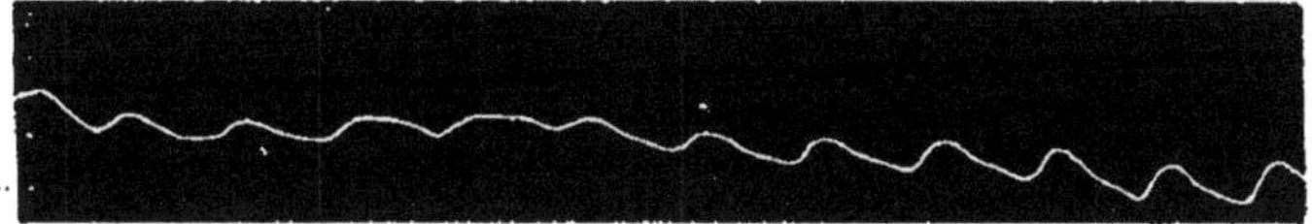

Fig. 226. — Manie puerpérale.

Hémorrhagie puerpérale. — L'hémorrhagie, chez une femme en couches, diminue la tension artérielle, fait disparaître les caractères physiologiques propres au pouls de la nouvelle accouchée, et amène : 1? la fréquence ; 2ᵘ le dicrotisme franc ; 5° diminution de la tension (pouls semblable à celui de la fièvre).

Le premier tracé a été pris sur une femme de 27 ans aussitôt après l'accouchement :

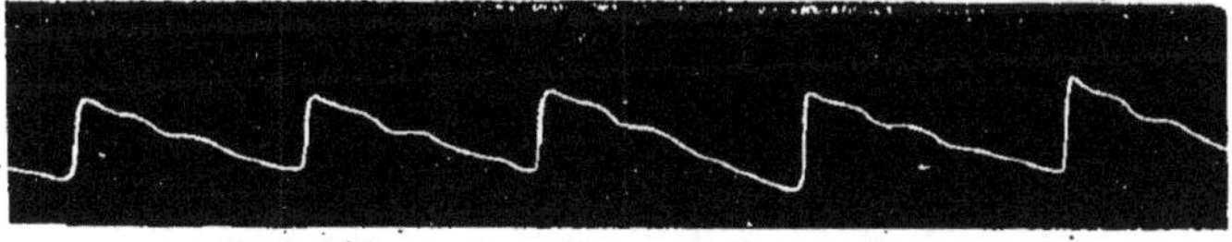

Fig. 227. — Aussitôt après l'accouchement.

Dans la journée il se fit une hémorrhagie abondante

et le lendemain le pouls offrait l'apparence suivante
(ces faits confirment l'opinion de M. Marey relativement
à la tension artérielle) :

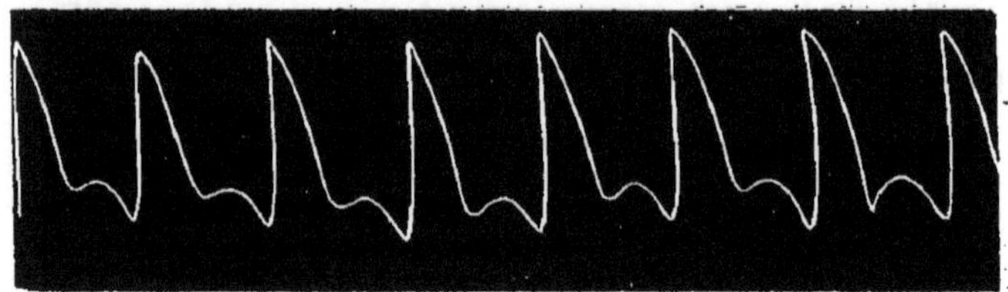

Fig. 228. — Pouls après une hémorrhagie.

Une hémorrhagie artificielle (saignée abondante au
bras) peut également modifier le pouls; mais le cas est
plus complexe, ici, attendu qu'il s'agit d'une éclampsie
et que le pouls avant la saignée était peut-être anomal
et modifié par l'état cérébral; la saignée sembla resti-
tuer simplement au pouls ses caractères normaux un
peu exagérés toutefois.

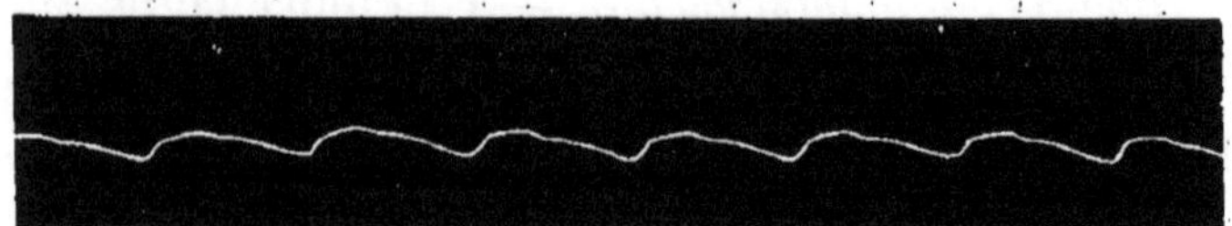

Fig. 229. — Pouls vingt-quatre heures après l'accouchement.

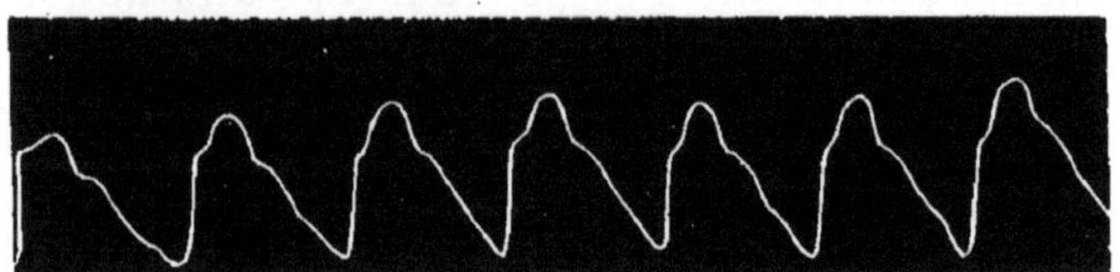

Fig. 230. — Douze heures après la saignée.

La perte de sang ne relève le pouls qu'à la condition
de n'être pas trop abondante ; si la déplétion est telle
que la quantité du sang en circulation soit trop diminuée, le pouls devient petit ; il peut même devenir in-

sensible ; le tracé suivant a été recueilli vingt-quatre heures après l'accouchement chez une femme qui avait perdu de 2 à 3 litres de sang.

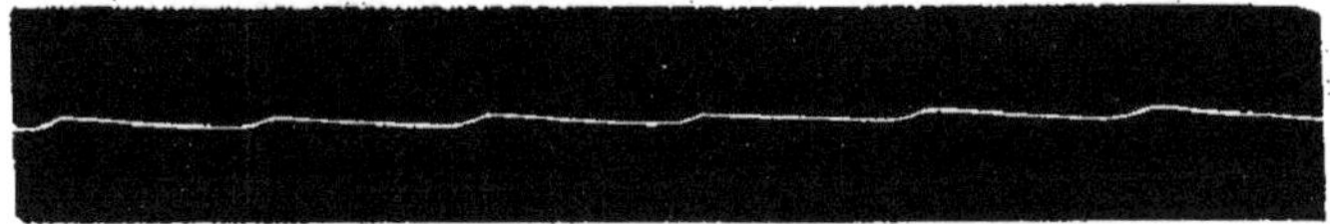

Fig. 231. — Après une hémorrhagie grave.

Hémorrhagie par insertion du placenta sur l'orifice.

La représentation graphique du pouls en pareil cas vaut mieux que toute description et donne l'idée la plus nette du drame morbide.

En regardant les tracés suivants, on assiste aux péripéties qui se succèdent, et l'on voit la mort survenir.

D'abord le pouls est petit, mais il y a encore du sang suffisamment ; puis survient un grand désordre de la respiration avec une énorme diminution de la quantité du sang en circulation. Enfin l'hémorrhagie est telle, qu'il n'y a plus de pouls, la malade meurt.

Voici en quelques mots l'observation : Une femme fut amenée à l'hôpital Saint-Antoine par une sage-femme chez laquelle elle était soignée depuis trente-six heures pour une hémorrhagie utérine survenue au terme de la grossesse ; on avait tenté d'arrêter cette hémorrhagie à l'aide de la glace. Je reconnus que la grossesse était à terme, que le fœtus était mort, que le placenta était inséré sur l'orifice, lequel permettait l'introduction de la main. Je pris aussitôt le tracé du pouls, et sans plus tarder j'arrachai le placenta, saisis le fœtus par les pieds et l'amenai au dehors. L'utérus fut vigoureusement frictionné, il revint mal sur lui-même ; l'opération avait été faite à neuf heures et demie du matin ; à dix heures et demie, la femme, épuisée par la perte de son sang survenue tant avant que pendant l'opération, succombait sous nos yeux.

Les derniers tracés sont tout à fait horizontaux, autrement dit nuls. Les vibrations qui existent sur la dernière figure sont le produit de la contraction musculaire d'un aide qui comprimait l'aorte de la malade. (L'instrument est si sensible qu'il reproduit les moindres chocs ou mouvements imprimés au corps des malades.)

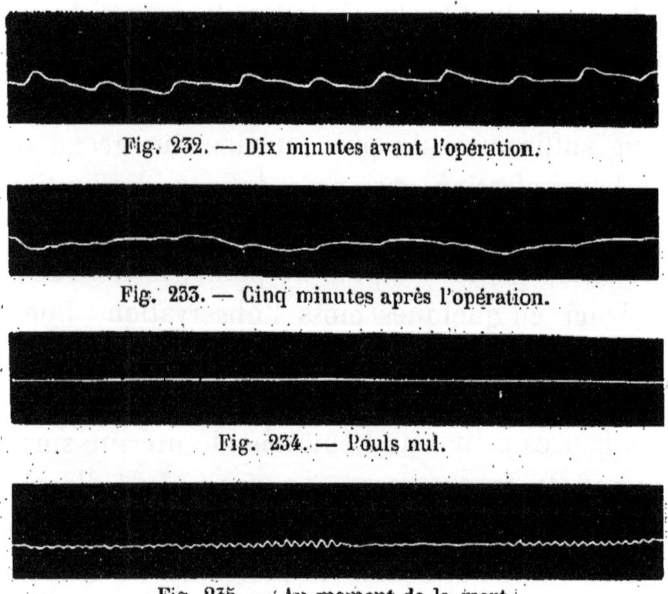

Fig. 232. — Dix minutes avant l'opération.

Fig. 233. — Cinq minutes après l'opération.

Fig. 234. — Pouls nul.

Fig. 235. — Au moment de la mort.

Le pouls battait avant et après, 104. Dans les grandes hémorrhagies, le pouls, contrairement à ce que l'on croit généralement, n'a pas toujours une très-grande fréquence.

CHAPITRE VII

Les maladies aiguës du cerveau modifient le pouls. —
Dans un cas d'*albuminurie*, avec *coma* et *délire*, chez
un homme de 45 ans, le pouls offrait des irrégularités
dont les unes consistaient en une sorte d'ataxie des

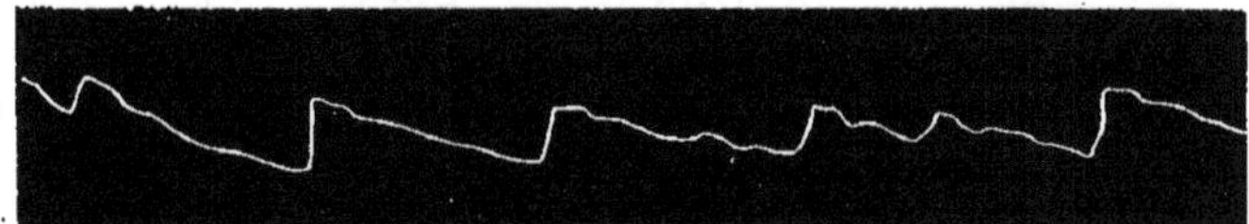

Fig. 236. — Albuminurie avec délire.

battements du cœur ; les autres résultaient des tremblements musculaires.

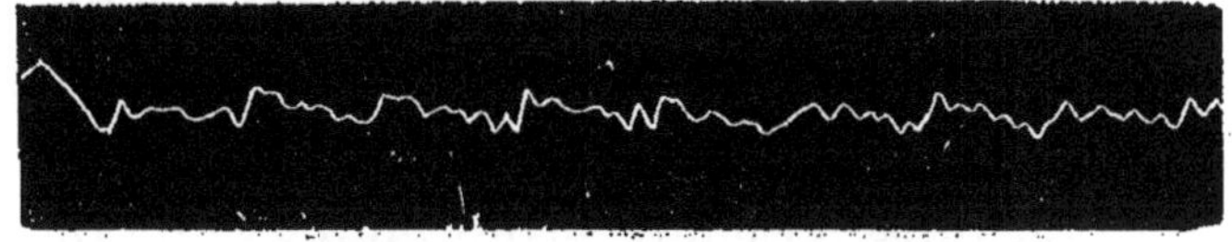

Fig. 237. — Tremblement musculaire.

La *méningite* aiguë peut présenter, surtout au début,
des difficultés sérieuses pour le diagnostic. On peut
facilement la confondre avec d'autres affections, surtout avec la fièvre typhoïde.

Il ne faut donc négliger aucun moyen, si accessoire qu'il paraisse, de déterminer les caractères positifs de cette maladie. Parmi les moyens de cette catégorie, l'examen du pouls et la thermométrie, surtout employés en même temps, sont aptes à donner des renseignements précieux.

Si l'on rencontre, chez un malade de cette espèce, un désaccord excessif entre le chiffre du pouls et celui de la température, si le pouls est très-mobile, parfois lent en deçà même de la limite physiologique, tandis que la température est très-élevée, on peut de ce seul désaccord tirer des conclusions importantes en faveur de l'idée d'une méningite.

Par exemple, chez le malade dont nous rapportons ici l'observation, le pouls battait tantôt 46 fois, tantôt 72 fois, la température étant très-élevée (environ 40° dans le rectum).

Ce n'est d'ailleurs pas seulement le chiffre du pouls, c'est encore sa régularité dans le rhythme qui importe. Chez ce malade, le pouls présentait des intermittences réelles consistant en un complet avortement d'une systole cardiaque. Ce signe est sans doute perceptible à la main de l'observateur, mais il est rendu bien plus sensible encore par le tracé sphygmographique.

Un autre caractère, et que donne seul l'instrument enregistreur, c'est la forme physiologique des battements du pouls, et l'absence de l'amplitude et du dicrotisme, signes qui permettent de reconnaître que l'on n'a point affaire à une fièvre typhoïde.

On verra la preuve de cette assertion en regardant

les deux tracés qui suivent et qui ont été recueillis
chez le malade dont nous parlons, lequel était atteint
d'une méningite aiguë à laquelle il a succombé, et qui
a été vérifiée par l'autopsie.

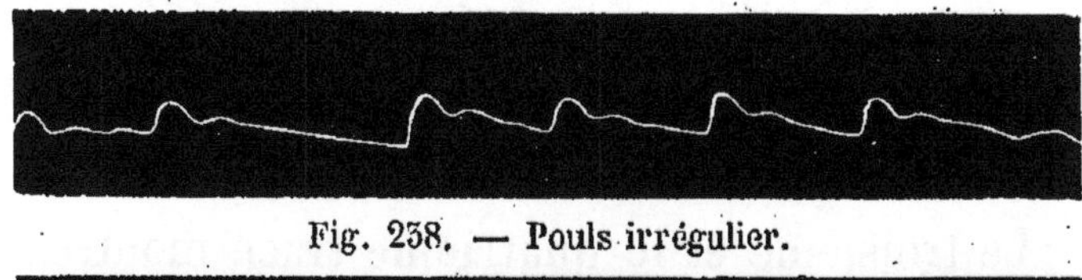

Fig. 238. — Pouls irrégulier.

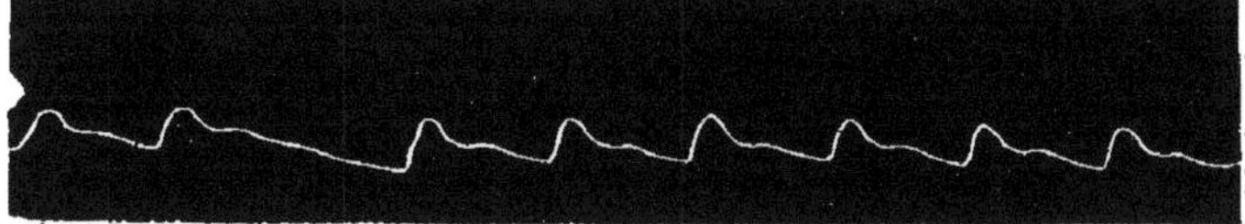

Fig. 239. — Fréquence sans dicrotisme franc.

Il est important, dans ces cas, de prolonger l'examen
du pouls afin d'en saisir les intermittences qui sont
quelquefois très-espacées. Le sphygmographe à enregistrement prolongé serait utile pour cela.

La série qui suit a été prise sur un homme de 34 ans,
qui a succombé à une méningite aiguë confirmée par
l'autopsie. On y voit les variations du pouls qui est
tantôt lent, tantôt rapide, jamais dicrote.

Le premier tracé montre ce qui suit : le pouls est
lent, de forme physiologique et ne rappelle en rien
les affections fébriles. Il n'offre point d'intermittences,
mais des inégalités dans la longueur, dans la durée
des pulsations, fait qui apparaît assez nettement sur le
tracé et qui aurait pu passer inaperçu sous le doigt de
l'observateur.

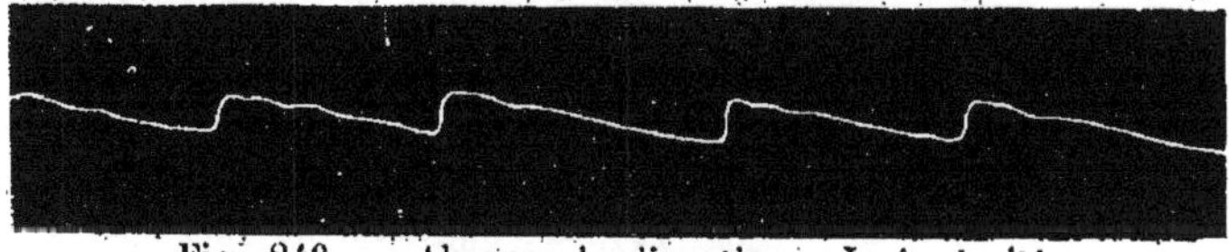

Fig. 240. — Absence de dicrotisme. Irrégularité.

Le deuxième tracé montre, au contraire, un pouls fréquent (toujours sans dicrotisme marqué) : on y voit accusés quelques soubresauts des tendons.

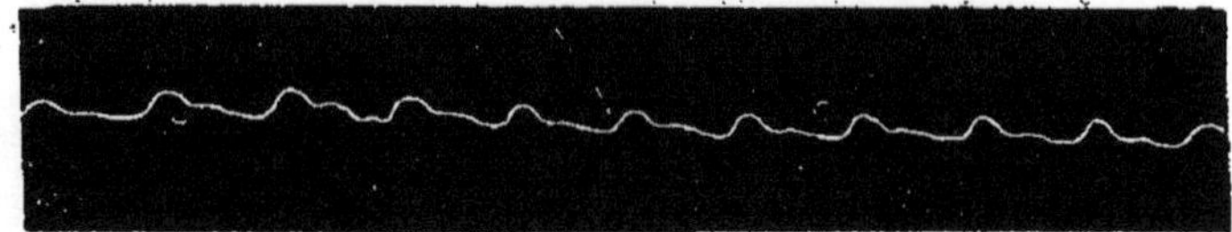

Fig. 241. — Pouls fréquent et peu dicrote.

Le troisième et le quatrième tracé montrent la petitesse du pouls et l'angoisse respiratoire.

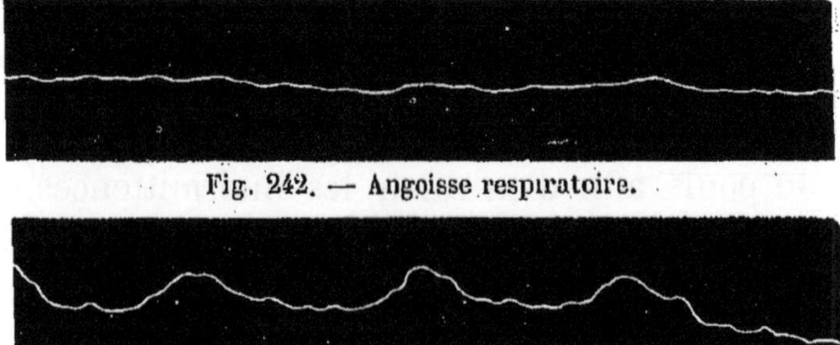

Fig. 242. — Angoisse respiratoire.

Fig. 243. — Angoisse respiratoire. Agonie.

Quelquefois on peut ne percevoir d'autre déformation du pouls que celle qui résulte du soubresaut des tendons. Ce signe n'est pas dépourvu de toute valeur, surtout lorsqu'il se rencontre avec un pouls qui n'a point d'apparence fébrile et qui ne peut pas être confondu avec celui de la fièvre typhoïde, ainsi que cela se voit sur ce tracé recueilli chez un homme de 28 ans atteint de méningite tuberculeuse.

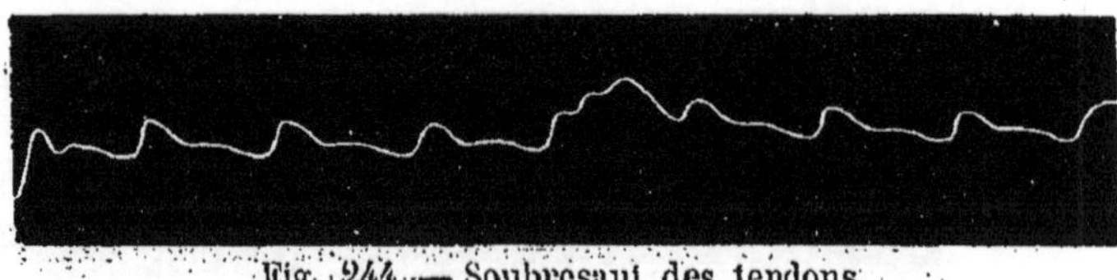

Fig. 244. — Soubresaut des tendons.

Fièvre typhoïde, méningite. — Chez un jeune homme âgé de 16 ans et qui était traité dans mes salles pour une fièvre typhoïde, il se produisit vers la quatrième semaine (octobre 1869) des phénomènes qui firent craindre une méningite. Le pouls, qui jusqu'alors était fréquent mais régulier, devint irrégulier, donnant à la main une sensation un peu confuse. Le sphygmographe leva les doutes.

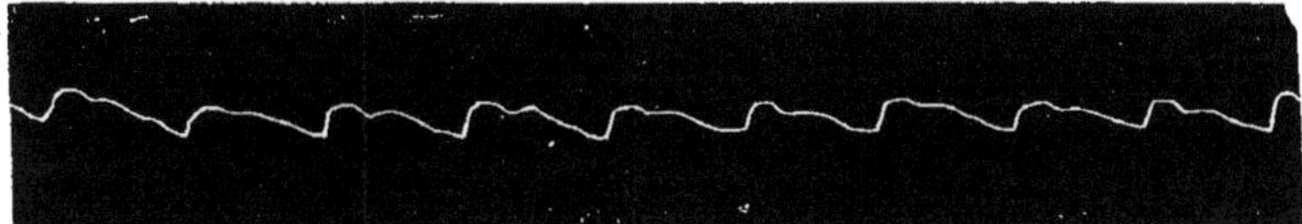

Fig. 245. — Tracé avant la méningite.

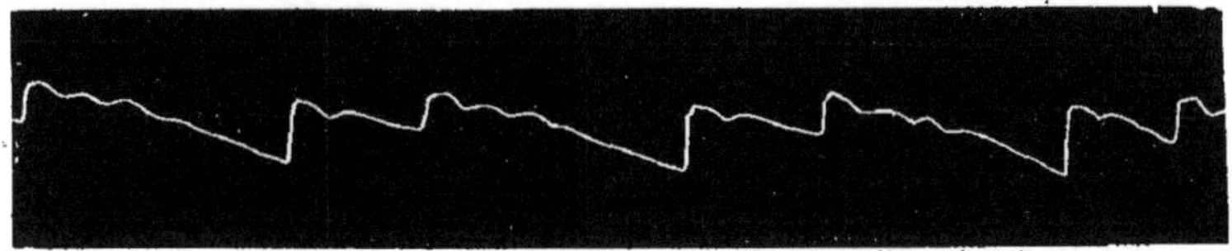

Fig. 246. — Tracé de la méningite.

C'est, comme on peut le voir, un pouls intermittent à type géminé, dans lequel chaque troisième systole cardiaque avorte. L'autopsie confirma le diagnostic.

L'inégalité des pulsations avec un pouls lent, dans le cours d'une maladie aiguë, marque l'affection cérébrale.

Chez un malade atteint d'une variole, au quatrième jour de l'éruption, la fièvre tombe tout d'un coup et est remplacée par son équivalent, le délire (manie et hallucinations); le pouls devient inégal.

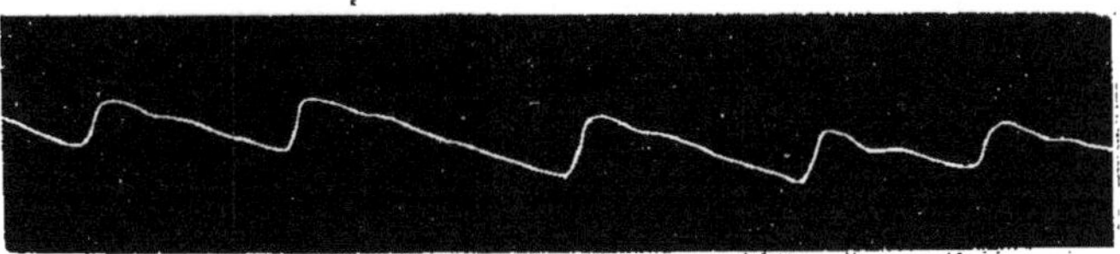

Fig. 247. — Délire chez un varioleux.

SIREDEY. — *Sur un nouveau caractère du pouls dans la méningite* (1).

Dans quelques cas de méningite cérébrale ou spinale d'un diagnostic difficile, obscur au début, pour lesquels il était presque impossible de se prononcer en faveur de la méningite plutôt que pour la fièvre typhoïde, M. Siredey, étudiant au sphygmographe les caractères du pouls, a trouvé des tracés qui, par leur forme spéciale et insolite, par des particularités non décrites et encore inexpliquées, l'ont une première fois étonné, puis l'ont plus tard guidé presque avec certitude et lui ont permis d'établir d'emblée le diagnostic méningite malgré le vague des premiers signes de cette grave affection.

L'instrument de Marey, appliqué dans ces circonstances, a donc donné des tracés qui ne ressemblent en rien à ceux qui se rencontrent dans la fièvre typhoïde. Il y a absence totale de dicrotisme, qu'accuse en général une sorte de pulsation avortée au milieu de la ligne de descente, dans le pouls de la fièvre typhoïde. Dans la méningite, M. Siredey a trouvé un tracé qui se distingue par une *irrégularité* de la ligne de descente *à son origine* avec de *fines ondulations formant des dentelures* qui disparaissent à peu près à l'union du premier avec le second tiers de cette ligne de descente. A partir de ce point, elle prend un trajet rectiligne jusqu'à la ligne verticale suivante.

M. Siredey est en droit d'être affirmatif autant qu'on peut l'être en pathologie, et de témoigner de la valeur du signe qu'il indique, car il a pu vérifier, chaque fois à l'autopsie, l'exactitude du diagnostic porté, et l'absence de lésions de la circulation cardiaque ou vasculaire pouvant être invoquées pour l'explication de son tracé.

En terminant, l'auteur se demande si ce caractère du pouls serait constant dans la méningite ; si cette maladie aurait, par exemple, son pouls particulier comme l'intoxication saturnine. Il n'ose l'affirmer, le nombre de ses observations étant trop restreint, mais il fait appel au contrôle et aux recherches de ses confrères. On conçoit toute l'importance qu'aurait ce caractère

(1) Siredey, *Société médicale des hôpitaux de Paris*, 10 juin 1868.

du pouls s'il était constant, car il éluderait beaucoup des difficultés du diagnostic de la méningite, et en permettant de la reconnaître tout à fait à son début, il engagerait à une thérapeutique active qui pourrait être suivie de succès.

M. Siredey eût désiré, pendant un intérim dont il fut chargé à l'hôpital Sainte-Eugénie, poursuivre ses recherches chez les enfants atteints de méningite. Malheureusement le sphygmographe, disposé pour l'adulte, est inapplicable chez les enfants, et malgré des tentatives multipliées, il n'a pu obtenir un seul tracé. Il y aurait là à introduire un léger perfectionnement à l'instrument, et M. Marey arrivera facilement à résoudre cette petite difficulté.

Ataxie. — Le pouls peut dénoncer un état cérébral dans le cours d'une maladie : l'intermittence en est le caractère le plus habituel. Le délire avec hallucinations, la méningite, l'état ataxo-adynamique des fièvres se traduisent par l'irrégularité du pouls. Ce signe perçu par un doigt exercé devient bien plus apparent par le tracé sphygmographique. Au point de vue du pronostic, ce signe a une certaine importance. Cette irrégularité doit être analysée ; elle n'a pas toujours la même forme. Elle peut consister dans des alternatives de fréquence et de lenteur ; elle peut atteindre le rhythme même du cœur et donner lieu à des intermittences régulières ou irrégulières ; enfin elle peut consister dans des systoles avortées, imparfaites ou supprimées. Dans le tracé qui suit et qui a été recueilli sur un jeune homme de 18 ans au quatorzième jour d'une fièvre typhoïde ataxo-adynamique, on voit ces deux types d'intermittence :

  1° Systole avortée ;

  2° Systole supprimée.

5° On voit de plus le pouls dicrote franc de la fièvre
typhoïde.

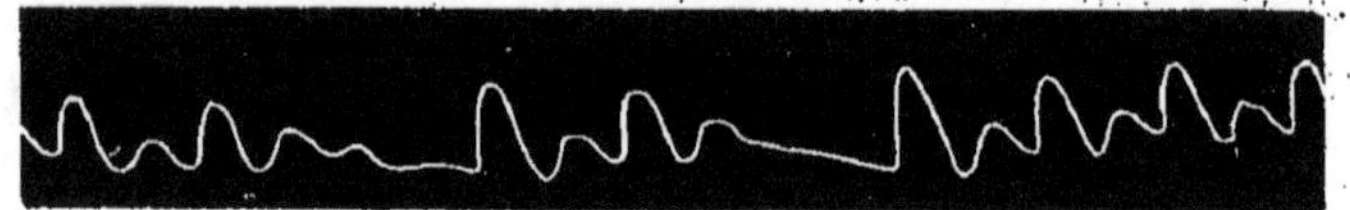

Fig. 248. — Fièvre typhoïde ataxique.

Ce malade a succombé.

Hémorrhagie cérébrale. — L'hémorrhagie cérébrale
donne lieu à diverses observations sphygmographiques;
on y peut reconnaître des caractères propres à l'état
habituel du sujet et qui marquent la prédisposition à
l'apoplexie ; on y peut voir aussi des caractères propres
à la maladie aiguë, par exemple, l'irrégularité excessive. Tel est le cas d'un homme de 65 ans atteint d'une
hémorrhagie récente du cerveau et chez lequel le pouls
se montra très-irrégulier sans que l'auscultation fît
reconnaître aucune maladie du cœur.

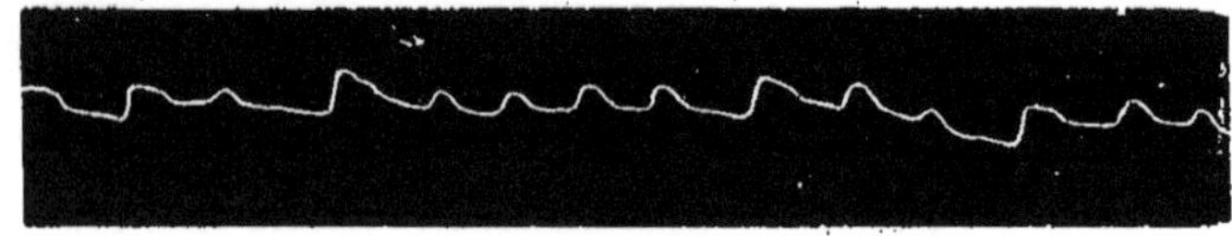

Fig. 249.

Le caractère qui concerne l'état habituel du sujet
peut se résumer dans l'expression suivante : sénilité
du système artériel. Sans doute ce caractère perd de sa
valeur alors qu'on observe la maladie sur un homme
déjà avancé en âge. Cependant il y a des degrés et il y a
des vieillards dont le système artériel est relativement
jeune ; inversement il y a des hommes dont les artères
sont vieilles avant l'âge. D'une façon générale, on peut

dire que l'apoplexie cérébrale est une maladie de la vieillesse et, ici, le fait se trouve d'accord avec la théorie : vieillard = athérome artériel, d'où découle l'apoplexie.

Le fait du rapport existant entre le caractère athéromateux du pouls et l'apoplexie cérébrale acquiert toute sa valeur et devient très-démonstratif lorsqu'il se rencontre chez un homme peu avancé en âge.

Chez un malade âgé de 47 ans seulement, exempt de maladie du cœur et atteint d'une apoplexie cérébrale, l'athérome artériel, cause probable de la rupture cérébrale, apparaissait nettement dans le tracé du pouls.

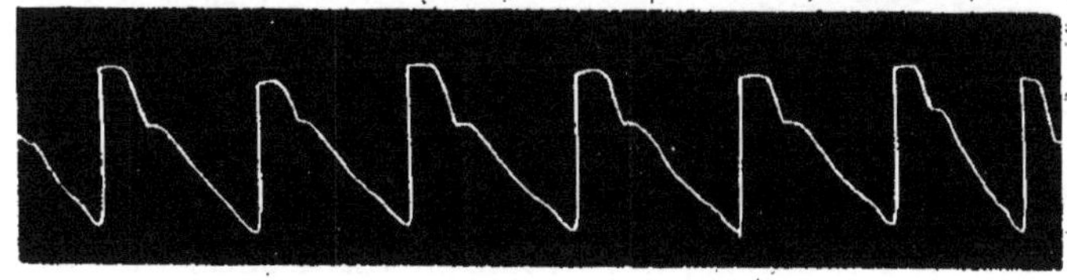

Fig. 250. — Sénilité précoce. Apoplexie.

Nous donnons le tracé suivant à titre de type de grand tracé athéromateux (homme de 69 ans atteint d'une hémorrhagie cérébrale récente).

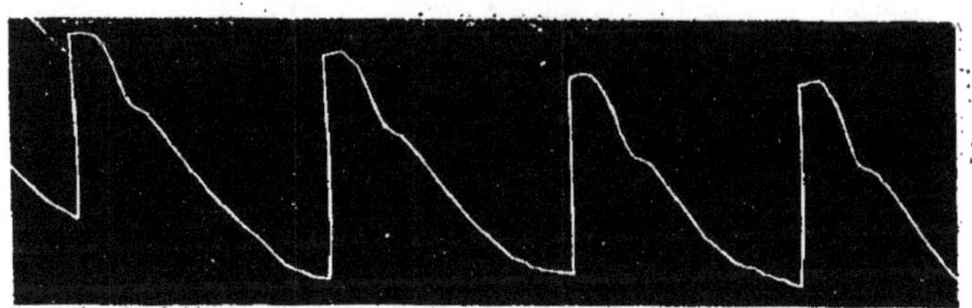

Fig. 251. — Pouls de vieillard apoplectique.

Pouls plus fort d'un côté que de l'autre. — Chez les paralytiques, lorsqu'il y a hémiplégie complète, le pouls diffère parfois d'un côté à l'autre ; il peut être beaucoup plus ample du côté paralysé.

Chez un homme de 57 ans atteint d'une hémiplégie à droite de date récente, sans maladie du cœur, le pouls est beaucoup plus petit du côté sain que du côté paralysé (il n'y a pas d'atrophie musculaire).

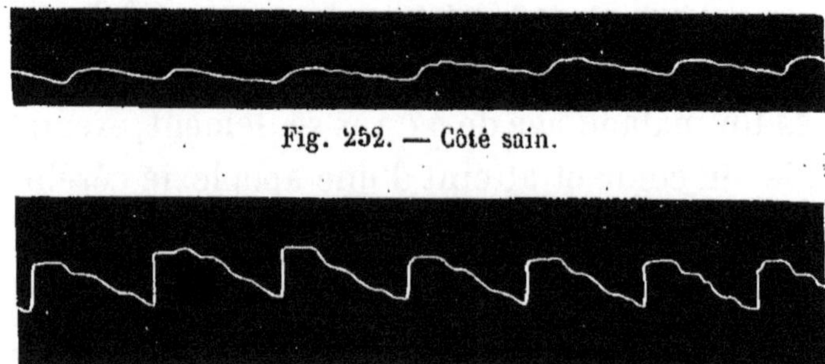

Fig. 252. — Côté sain.

Fig. 253. — Côté paralysé.

Lorsque, au contraire, la paralysie est ancienne, est complète, avec atrophie de tous les tissus et diminution de la circulation, l'artère radiale peut devenir plus petite, plus étroite ; alors le tracé du côté paralysé est plus petit que celui du côté sain, ainsi qu'on le verra sur les deux tracés qui suivent :

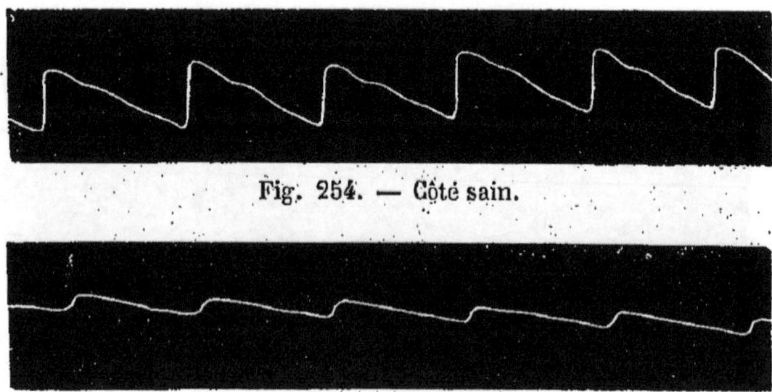

Fig. 254. — Côté sain.

Fig. 255. — Côté paralysé.

Dans un cas d'apoplexie cérébrale datant de quelques jours seulement chez un homme âgé de 69 ans,
et affecté d'athérome artériel, le pouls du côté paralysé
donnait un tracé plus grand et plus caractéristique
que le pouls du côté sain.

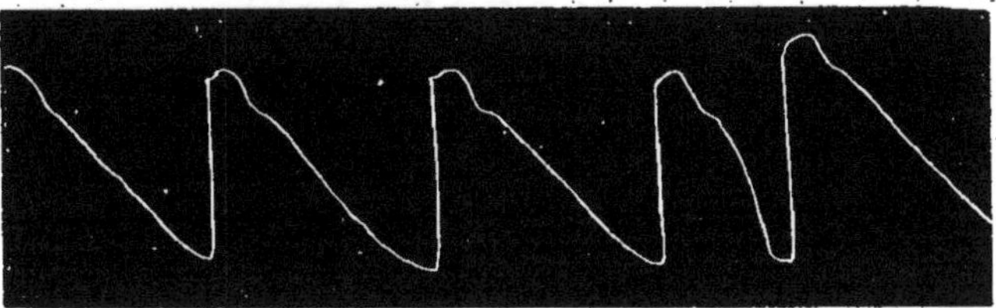

Fig. 256. — Côté paralysé.

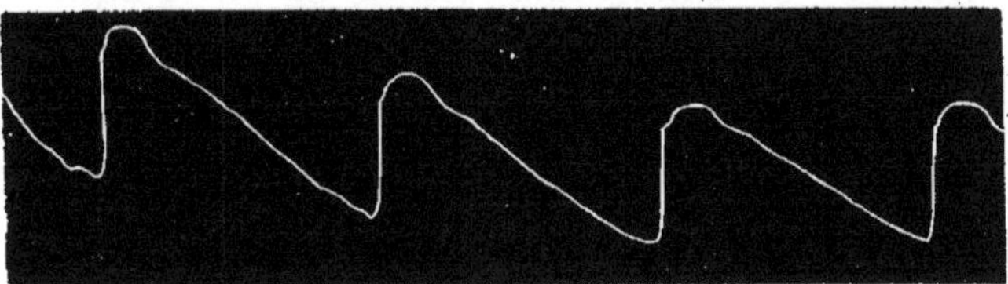

Fig. 257. — Côté sain.

CHAPITRE VIII

INTOXICATIONS DIVERSES :

PLOMB, MERCURE, CHARBON, TABAC, ALCOOL ; TREMBLEMENTS MUSCULAIRES

M. Marey a donné dans son ouvage une figure représentant le tracé du pouls chez un homme atteint de coliques de plomb (p. 545, *loc. cit.*). « Dans la colique de plomb, dit-il, nous avons rencontré un très-grand nombre de fois une forme singulière du pouls, forme dont la figure (231) donne les caractères les plus constants. »

Dans ce tracé, la montée est presque verticale, le sommet assez aigu, et le tricrotisme très-accentué ; la seconde ondée est presque sur le même niveau que le sommet du pouls.

Une étude minutieuse de l'intoxication saturnine nous a permis de reconnaître au pouls, dans cette maladie artificielle, plusieurs caractères nouveaux. Outre la forme spéciale figurée dans les tracés fournis par M. Marey, et que nous nommerons : *polycrotisme exagéré*, ce pouls présente souvent :

Une grande *amplitude* avec un *sommet large et arrondi*, un *tremblement* spécial très-commun, et cependant peu connu ou méconnu, ce qui nous permet de dire qu'il existe un *tremblement plombique* comme il existe un *tremblement mercuriel;* une *irrégularité* qui indique l'ataxie du cœur et celle des poumons. Quant à l'encéphalopathie et à l'éclampsie saturnine, nous ne doutons pas qu'elles ne puissent donner lieu à des troubles spéciaux du pouls.

(Les deux tracés suivants ont été recueillis sur un homme de 35 ans intoxiqué par le plomb) :

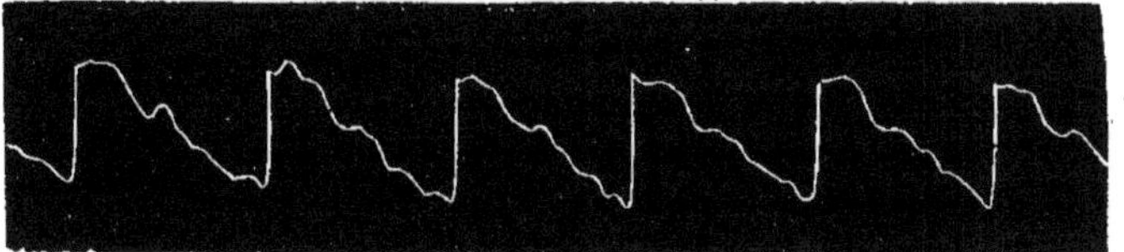

Fig. 258. — Grand pouls un peu troublé.

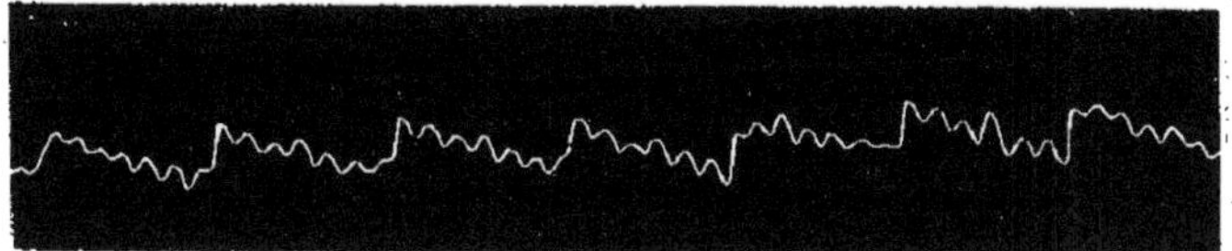

Fig. 259. — Tremblement plombique.

Ces variations des tracés sont très-marquées sur un même sujet intoxiqué, d'un jour à l'autre, ainsi que le montre la série suivante prise sur un homme de 56 ans, peintre, atteint de coliques de plomb.

Le premier tracé est très-tremblé, et l'on y aperçoit à peine les pulsations.

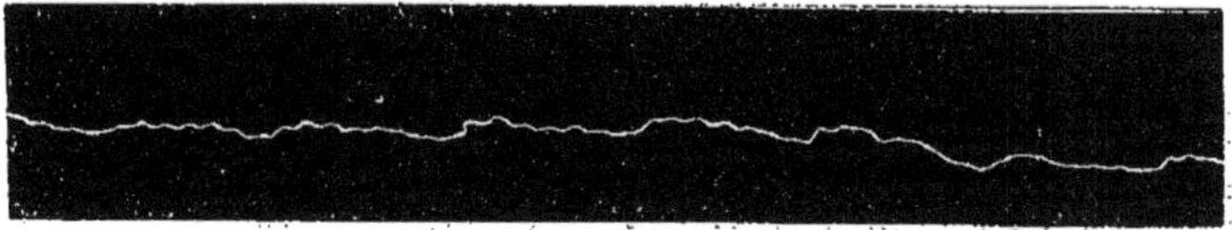

Fig. 260. — Tracé déformé par le tremblement.

Le deuxième tracé est ample et à grand plateau (type classique).

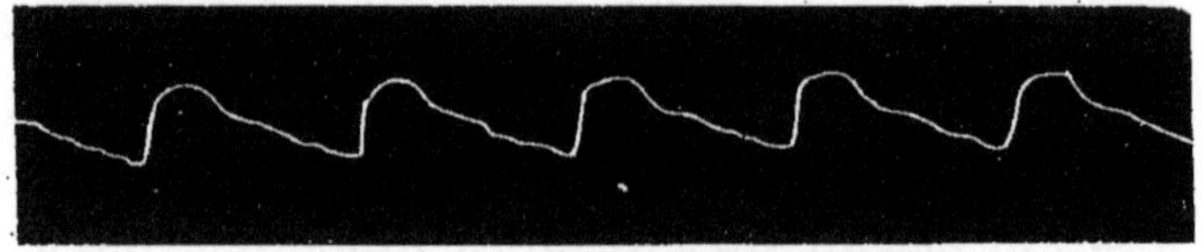

Fig. 261. — Même malade. Type grand.

Le troisième tracé est assez ample et très-tremblé.

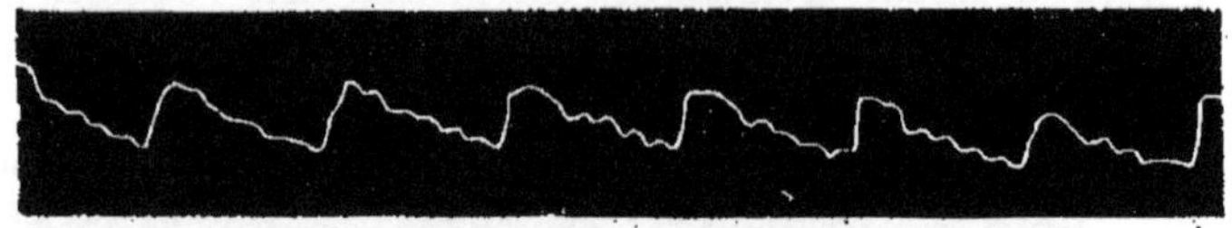

Fig. 262. — Type mixte.

Lorsqu'un pouls offrant des caractères analogues à ceux du tracé 261 se rencontre chez un homme atteint d'intoxication saturnine, il n'en faut rien conclure, s'il s'agit d'un sujet déjà avancé en âge et dont le pouls est naturellement déformé, ainsi que cela se voit dans le tracé suivant recueilli chez un peintre âgé de 55 ans.

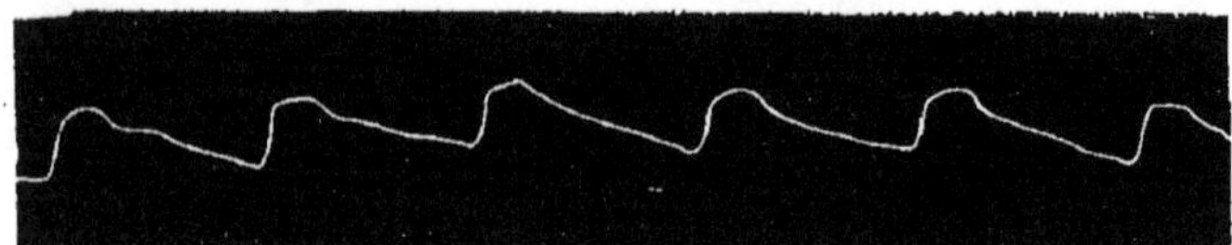

Fig. 263. — Pouls à forme sénile.

Inversement, il pourrait arriver que l'on trouvât des déformations très-accentuées du pouls chez un sujet jeune, et que, en l'absence de tout autre renseignement, ce pouls fournît un élément important au diagnostic (principalement dans un cas d'éclampsie saturnine). On trouvera dans les tracés qui suivent des caractères positifs.

Chez un homme âgé de 52 ans, employé au dépotage de la céruse, à la fabrique de Clichy, le pouls présentait des caractères singuliers et très-différents de ceux de la sénilité ; cet homme était anémique et cachectique. Il est permis de penser que le cœur lui-même est altéré dans sa fonction en pareil cas, et que sa contraction est modifiée.

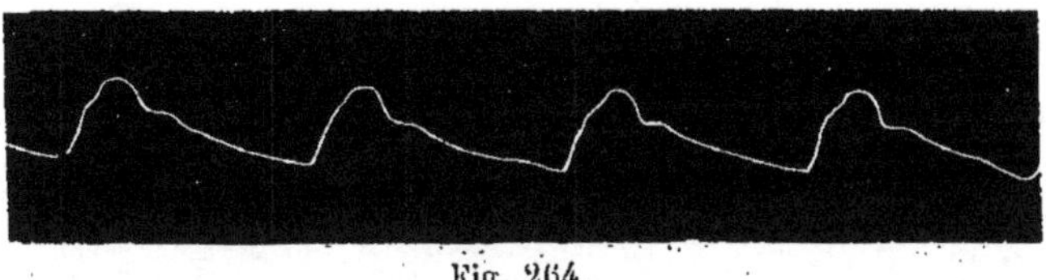

Fig. 264.

Le polycrotisme, sans amplitude exagérée et sans autre déformation, se rencontre très-souvent chez les gens atteints de cachexie plombique.

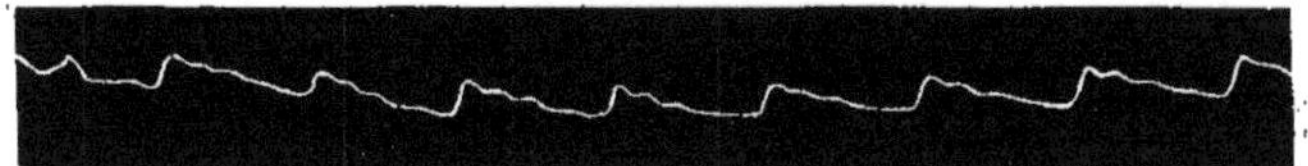

Fig. 265. — Polycrotisme.

Ce polycrotisme est quelquefois extrêmement marqué, à tel point qu'il constitue un caractère vraiment spécifique de cette affection (la série suivante est prise sur un homme de 21 ans atteint de violentes coliques de plomb).

Le premier tracé est pris au plus fort de la colique :

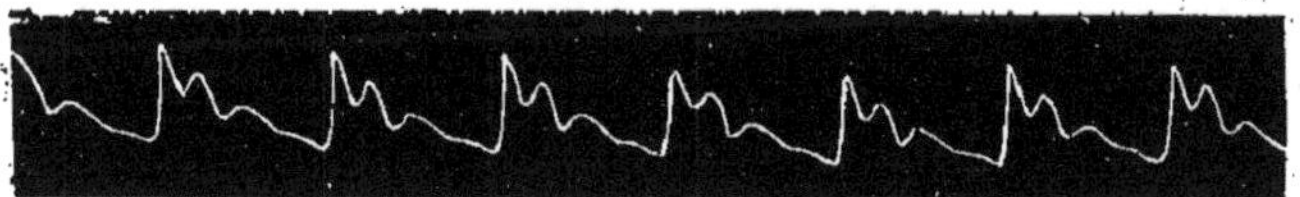

Fig. 266. — Type de polycrotisme plombique.

Le deuxième tracé montre [la modification produite

par une forte dose d'opium (sur le même sujet), avec
état sudoral ; on y reconnaît encore le tricrotisme.

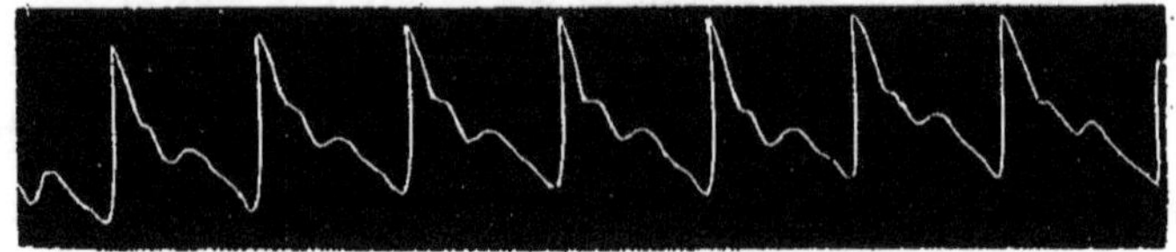

Fig. 267. — Pouls modifié par l'opium.

Le troisième tracé, où le tricrotisme n'a pas encore
complétement disparu, marque le retour vers la guérison :

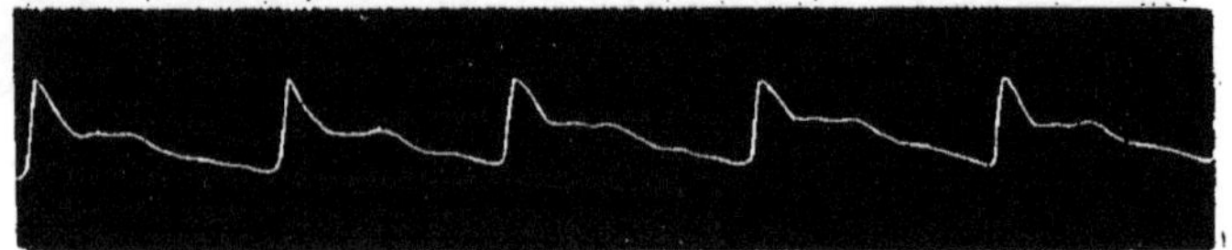

Fig. 268. — Retour à l'état normal.

On sait que l'empoisonnement par le plomb agit de
deux façons : l'une chronique, l'autre aiguë. Dans
l'état aigu, sorte d'exaspération transitoire survenant
souvent sans cause connue, chez des hommes intoxi-
qués depuis longtemps, ou du moins soumis habituellement à l'action du plomb, la circulation peut subir
des troubles variés. Nous avons décrit déjà les pouls à
plateau, polycrote, tremblé ; il peut exister aussi des
palpitations avec irrégularité et intermittences, sans
que l'auscultation décèle aucun bruit anomal du cœur.

On verra dans les séries qui suivent la plupart de
ces variétés se produire successivement et en quelques
jours sur le même malade. Le sujet était un homme de
38 ans, potier de terre, et qui, dans l'espace de huit
ans, avait été atteint trois fois d'intoxication aiguë par

le plomb (colique, constipation, arthralgie). Ces séries de tracés peuvent être rangées en trois catégories :

1° Tracés variant d'aspect, mais appartenant au même type (la seconde ondée très-voisine de la première et à la même hauteur, d'où résulte une sorte de plateau);

2° Palpitations et irrégularité (ataxie);

3° Retour à la santé.

PREMIÈRE SÉRIE.

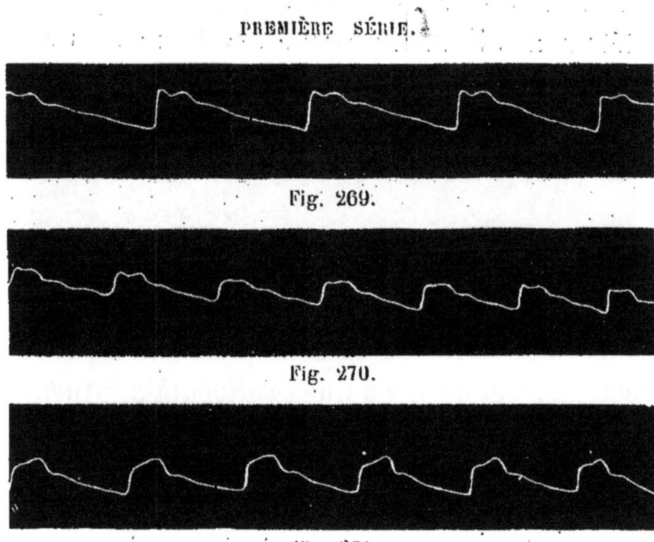

Fig. 269.

Fig. 270.

Fig. 271.

DEUXIÈME SÉRIE.

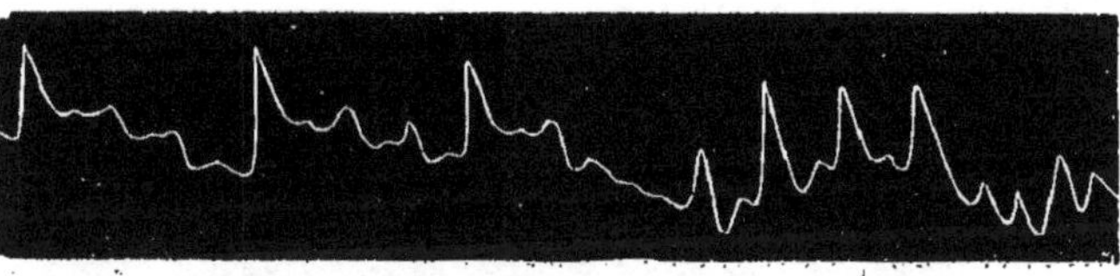

Fig. 272. — Ataxie du cœur et des poumons.

Il semble que, dans ce premier tracé de la deuxième série, il y ait à la fois ataxie du cœur et de la respiration; dans les trois tracés qui suivent, le cœur paraît être presque seul en cause.

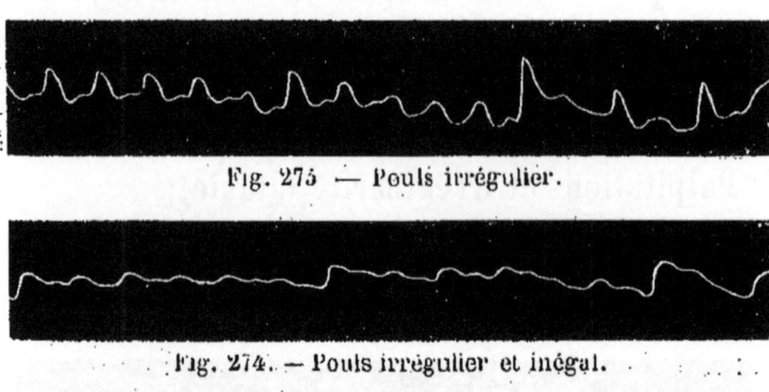

Fig. 273 — Pouls irrégulier.

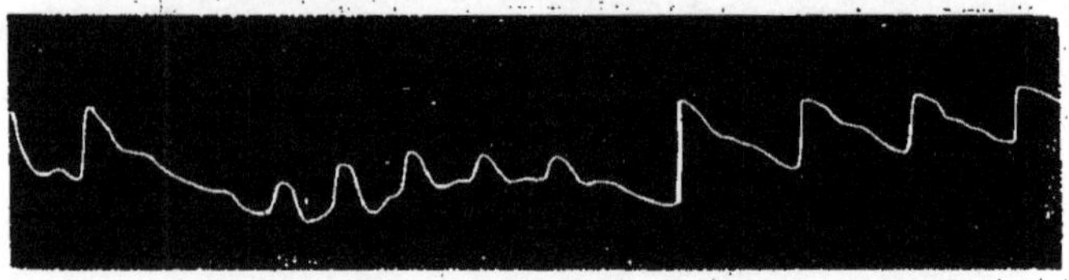

Fig. 274. — Pouls irrégulier et inégal.

Fig. 275. — Ataxie très-prononcée.

Il résulterait de là que le plomb attaque le cœur directement et qu'il y a une *cardiopathie* saturnine. On peut supposer aussi une action du plomb sur le nerf pneumogastrique.

On ne saurait expliquer autrement cette ataxie purement accidentelle et transitoire du cœur, sans aucun des signes ni des symptômes d'une affection anatomique de cet organe.

TROISIÈME SÉRIE.

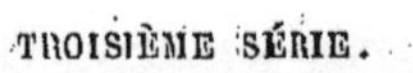

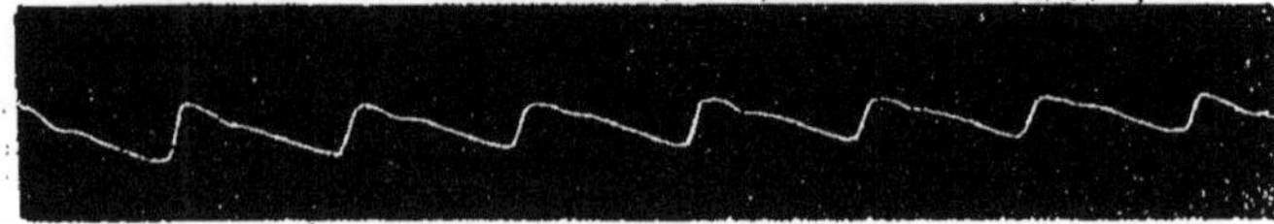

Fig. 276. — Retour à l'état normal.

Nous donnons encore ici un type de pouls à plateau

recueilli sur un homme de 44 ans affecté de colique saturnine.

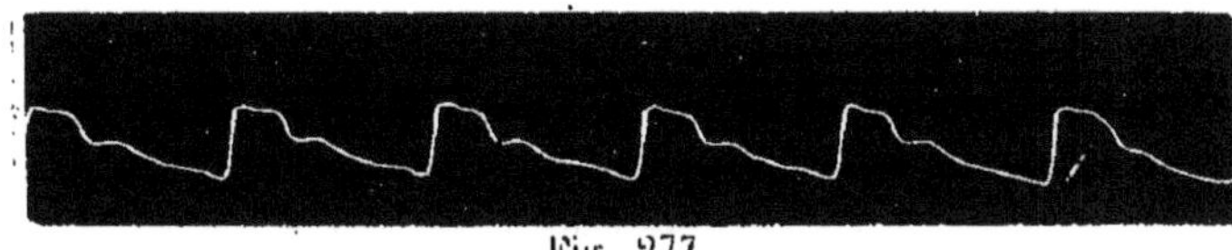

Fig. 277.

Le tracé du pouls aide certainement au diagnostic de l'intoxication plombique.

Un homme âgé de 35 ans est entré à l'hôpital pour des malaises gastriques. Il ne présentait pas de fièvre : pouls = 70; temp. rect. = 37,4. Le diagnostic était incertain. L'application du sphygmographe leva les doutes. En effet, on reconnut le tracé habituel de l'intoxication plombique : pouls polycrote où le premier retour de l'ondée ou dicrotisme est très-voisin de la première ondée et presque sur le même plan, de façon à simuler un plateau légèrement concave, tandis que la troisième ondée (tricrotisme) est moins marquée et située plus bas.

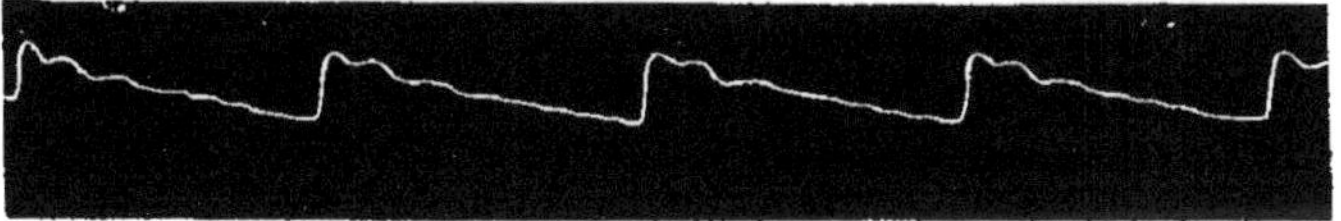

Fig. 278. — Polycrotisme très-marqué.

Le même malade fut purgé le lendemain du jour où ce premier tracé avait été obtenu, et l'on recueillit le tracé suivant qui diffère notablement du précédent (retour à l'état normal).

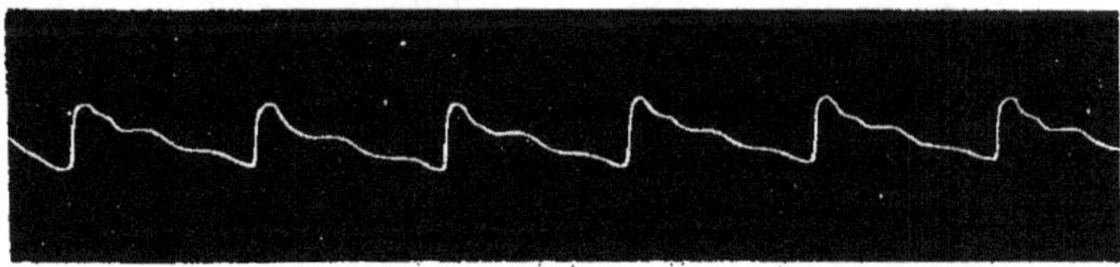

Fig. 279. — 24 décembre, retour à l'état normal.

Le 26 décembre le pouls reprenait son caractère polycrote, mais avec diminution de l'amplitude.

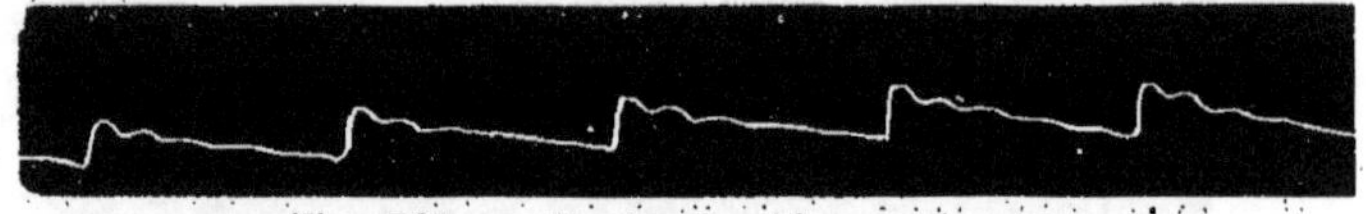

Fig. 280. — Pouls plombique polycrote.

Chez cet homme, on voyait du reste le liséré plombique des gencives, et le bain sulfureux amena une coloration intense des ongles et d'une partie de la peau par le sulfure de plomb.

Intoxication mercurielle. — Le caractère le plus habituel du pouls dans l'intoxication mercurielle est l'altération du tracé par suite du tremblement musculaire.

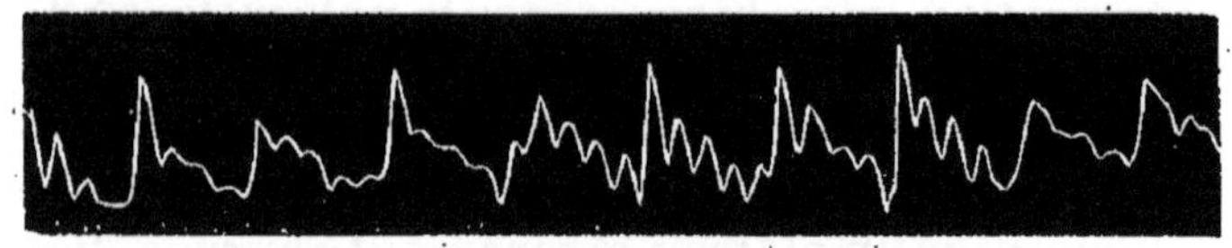

Fig. 281. — Pouls du tremblement mercuriel.

Si l'on se reporte aux chapitres du plomb et de l'alcoolisme, on verra que le tremblement n'est pas le même dans ces diverses affections ; le tremblement mercuriel est plus violent, plus franchement convulsif ou choréique.

Dans un pareil tracé, on ne distinguera pas l'action propre du cœur, ni les indices d'un trouble fonctionnel ou d'une lésion anatomique des artères; les muscles font presque tous les frais du tracé.

Le cœur est-il directement influencé par le mercure? Cela est vraisemblable *a priori;* mais il faut chercher dans les tracés graphiques la preuve du fait.

Nous donnons ici une longue série prise sur un

homme de 39 ans, intoxiqué par le mercure, et devenu cachectique, anémique, choréique (ouvrier employé dans une fabrique de préparation des pelleteries par le sublimé).

Les premiers tracés montrent l'ataxie musculaire, et la forme même du pouls ne s'y dégage pas nettement. Dans les trois derniers tracés qui ne sont plus déformés par le tremblement, apparaît une forme spéciale du pouls assez comparable à celle des plombiques. On est en droit de reconnaître là une action directe du cœur.

Il n'existait chez ce malade aucun signe de maladie du cœur dans le sens clinique du mot.

Premier tracé : contractions musculaires mêlées au pouls ; tracé mixte ;

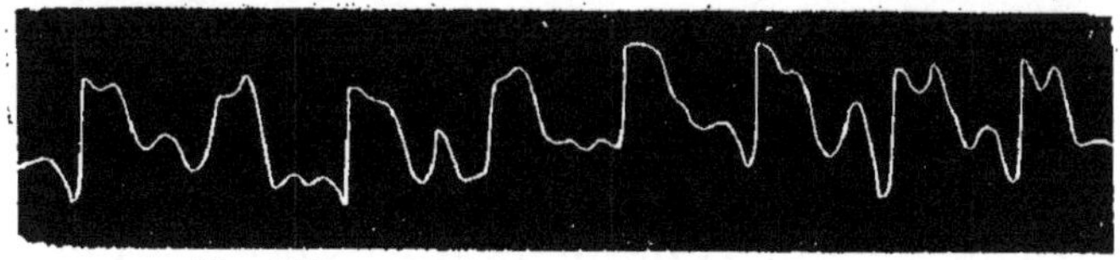

Fig. 282. — Pouls et tremblement musculaire.

Deuxième : pouls tremblé où le plateau et le polycrotisme se montrent nettement ;

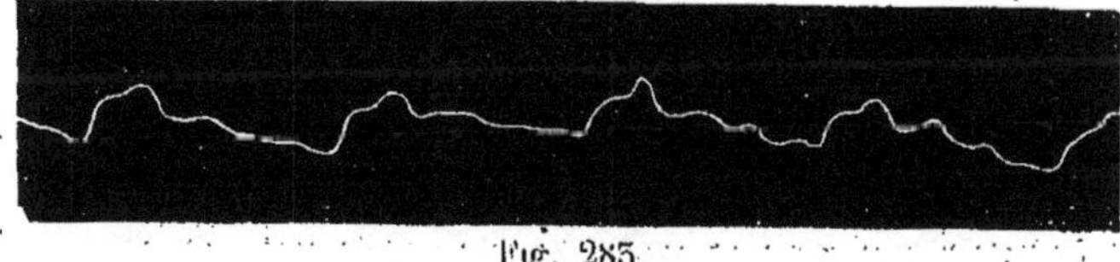

Fig. 283.

Troisième : deux tracés où les contractions musculaires désordonnées sont seules enregistrées ;

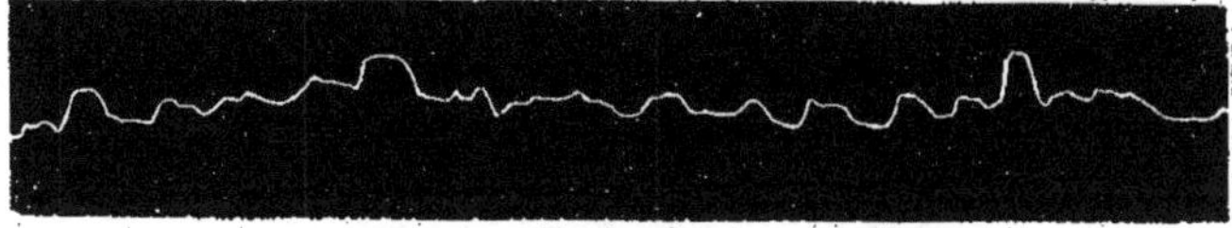

Fig. 284. — Tremblement musculaire.

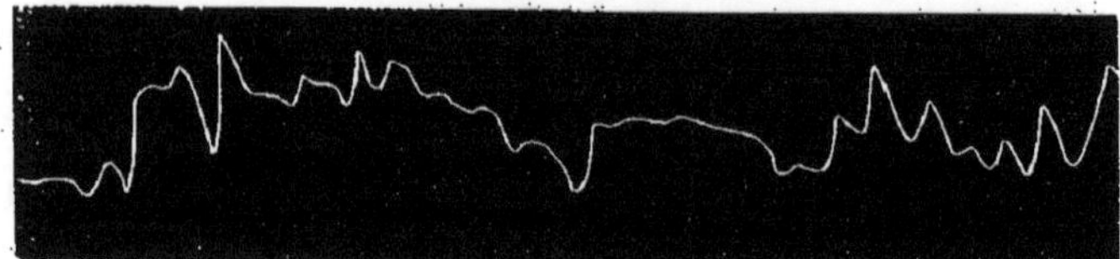

Fig. 285. — Tremblement musculaire.

Quatrième : le pouls commence à se dessiner, quoique déformé encore par les contractions musculaires;

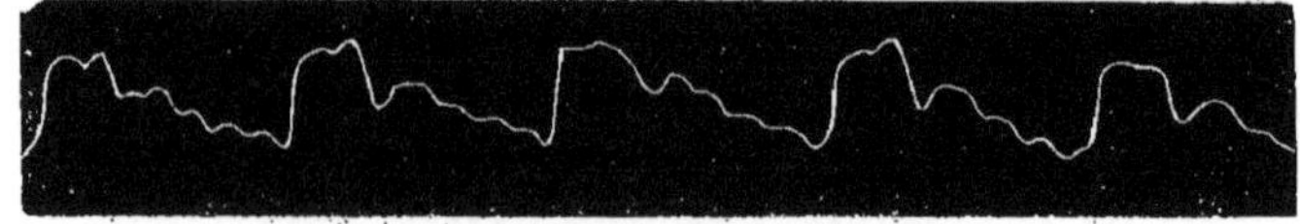

Fig. 286. — Tracé mixte.

Cinquième : le pouls apparaît dégagé de tout élément étranger ; le type y est nettement accusé ;

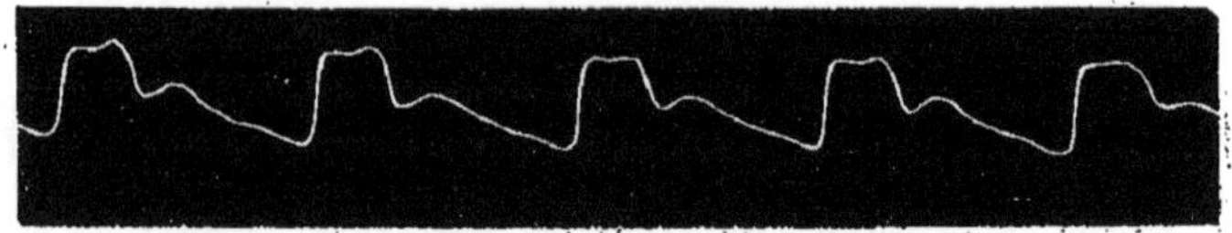

Fig. 287. — Pouls mercuriel sans tremblement.

Sixième : les deux derniers tracés offrent une forme encore plus accentuée et qui donne l'idée d'un trouble spécial de la circulation. Or il n'existait aucun signe de maladie du cœur.

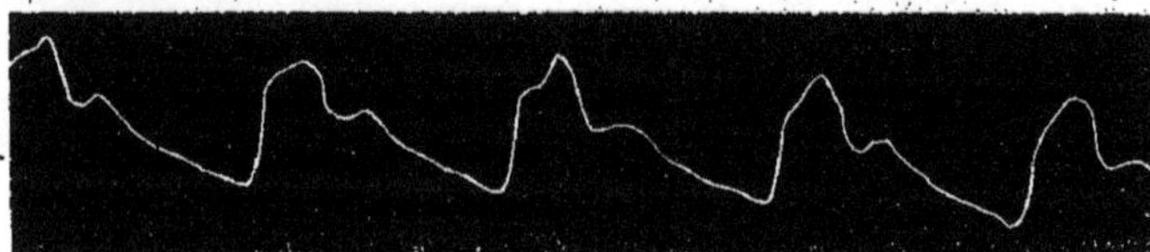

Fig. 288. — Intoxication mercurielle.

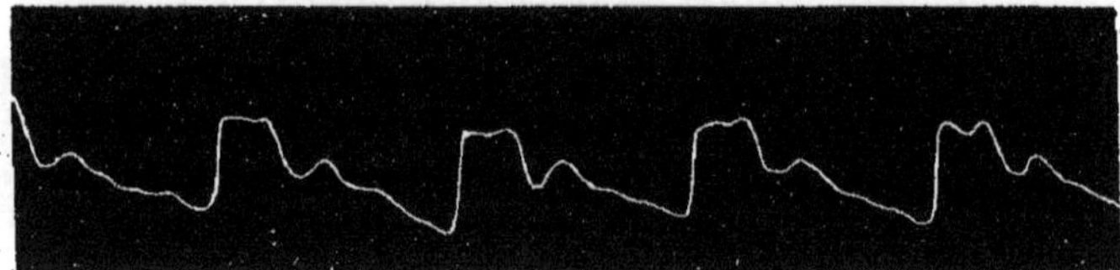

Fig. 289. — Intoxication mercurielle.

Intoxication par l'oxyde de carbone. — « Dans les cas d'intoxication par les vapeurs du charbon, il n'y a point, à proprement parler, de déformation caractéristique du pouls. Il y a habituellement une gêne de la respiration avec de grands soupirs, et par suite, production d'une série de courbes respiratoires dans la ligne d'ensemble du pouls. Cette déformation n'a rien qui soit particulier à l'asphyxie par les gaz provenant de la combustion du charbon. Nous insisterons surtout sur l'erreur étymologique qui ferait penser que ce genre d'asphyxie entraîne l'affaiblissement syncopal du pouls.

Un jeune homme qui s'était volontairement asphyxié par le charbon fut amené à l'hôpital ; sa face était injectée, congestionnée ; sa peau était livide ; il respirait avec peine ; on espéra lui procurer quelque soulagement par la saignée, mais l'emploi de ce moyen hâta la mort, qui, du reste, avait paru inévitable.

Le pouls, avant la saignée, présentait encore quelque force ; le tracé montre quel trouble existait dans la respiration.

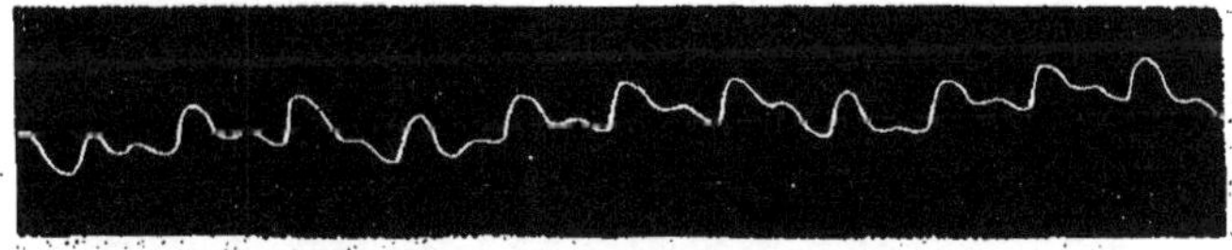

Fig. 290. — Gêne de la respiration.

La saignée ne fit qu'aggraver encore cet état.

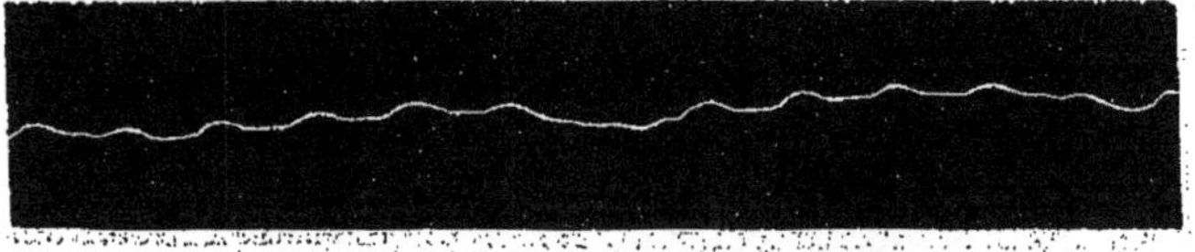

Fig. 291. — Pouls après la saignée.

Le mot asphyxie n'a pas de sens bien déterminé ; c'est une mauvaise expression qu'il conviendrait de rayer de la nomenclature médicale, ainsi que l'a fort bien montré le professeur Tardieu. Pris au pied de la lettre, et en décomposant les deux mots grecs dont il est formé, ce mot signifierait l'absence du pouls. Or rien n'est plus faux, du moins en ce qui concerne l'empoisonnement par la respiration des gaz provenant de la combustion du charbon, ainsi que le montre le tracé suivant pris sur un homme intoxiqué de cette façon, et qui a succombé.

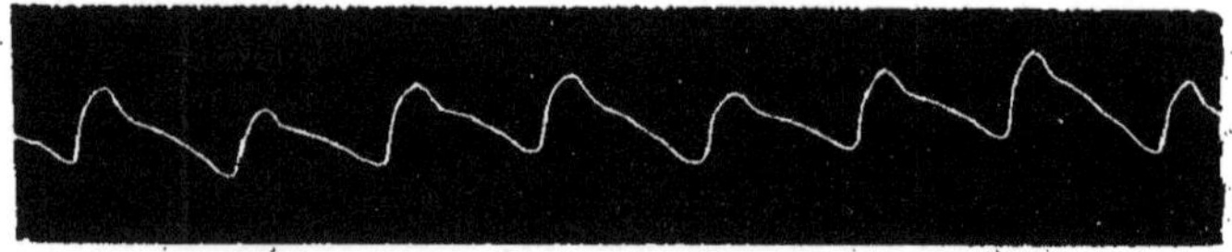

Fig. 292. — Intoxication par les gaz du charbon.

Palpitations par le tabac. — L'abus de la fumée de tabac peut amener des palpitations chez des sujets exempts de toute maladie de cœur. Chez les sujets disposés aux palpitations, cette cause accroît la disposition aux irrégularités et aux intermittences du pouls.

L'auteur a pu observer sur lui-même les effets du tabac et les reproduire à volonté.

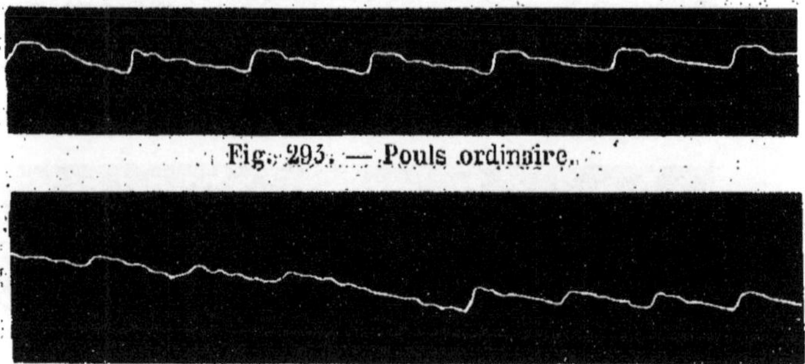

Fig. 293. — Pouls ordinaire.

Fig. 294. — Palpitations par le tabac.

Le tabac ne produit pas cet effet chez tous les fumeurs. Un de ses effets les plus habituels est l'accélération simple du pouls. (C'est ce que l'on peut voir sur des tracés recueillis par M. le docteur J. Besnier.)

Intoxication chronique par l'alcool. — L'alcoolisme fait sentir son action sur la circulation ; il produit des lésions multiples des organes : la dégénérescence graisseuse du cœur, et athéromateuse des grosses artères, et l'hypertrophie *compensatrice* du cœur.

Chez un homme de 45 ans, atteint d'alcoolisme chronique, le pouls était en tout semblable à celui d'un vieillard caduc : c'était le pouls de l'athérome aortique, avec palpitations et intermittences.

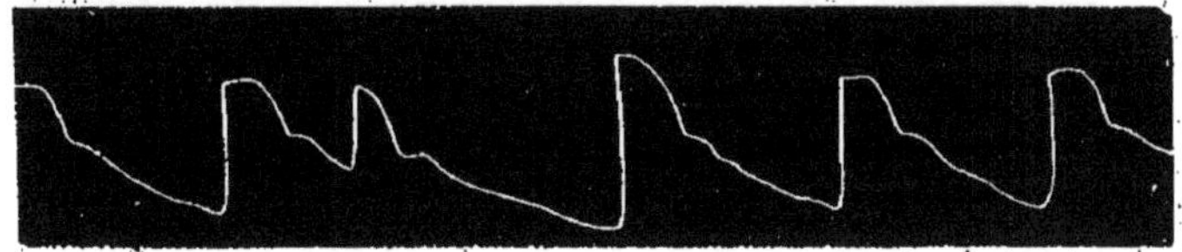

Fig. 295. — Alcoolisme chronique.

Chez un homme de 35 ans atteint de stupeur et d'imbécillité alcooliques, le pouls présentait la déformation sénile.

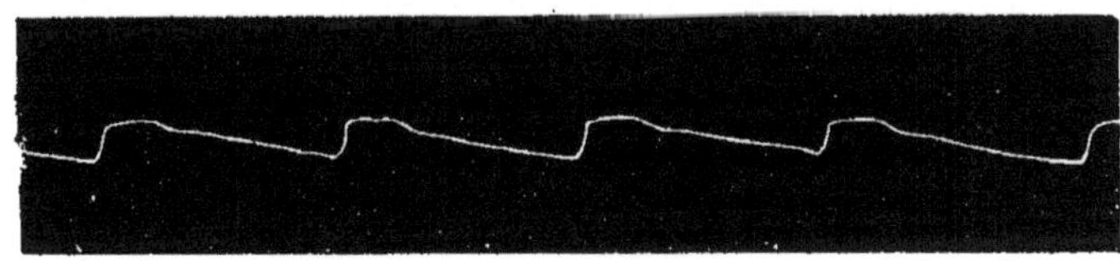

Fig. 296. — Alcoolisme chronique.

Nous n'avons pas besoin d'ajouter que, dans tous les cas que nous rapportons ici, il n'y avait aucune maladie du cœur d'origine rhumatismale, aucun bruit anomal.

Le *tremblement* est un des caractères habituels de l'alcoolisme ; il se fait remarquer dans le pouls enregistré, alors même qu'il ne serait pas sensible au toucher ; du reste, l'instrument enregistreur fournit des notions délicates et caractéristiques dont le diagnostic clinique, et la médecine légale peuvent faire leur profit. C'est ainsi que, dans un cas douteux, le clinicien, le médecin légiste, ou l'aliéniste pourront s'éclairer par l'emploi du sphygmographe.

Tremblement chez un homme de 42 ans, atteint d'alcoolisme, ici ce signe était très-marqué.

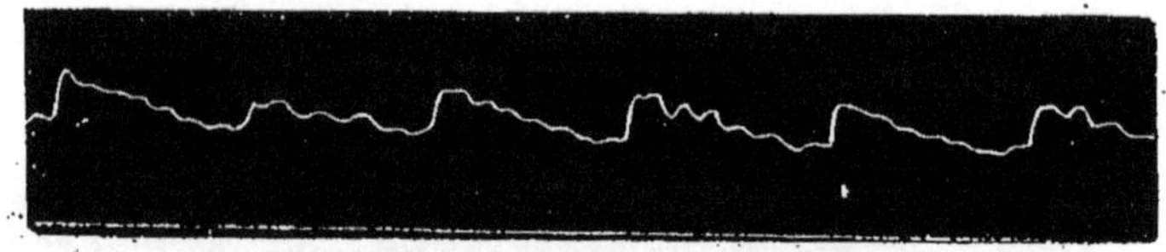

Fig. 297. — Tremblement alcoolique.

Dans un autre moment, le tremblement était plus accusé encore.

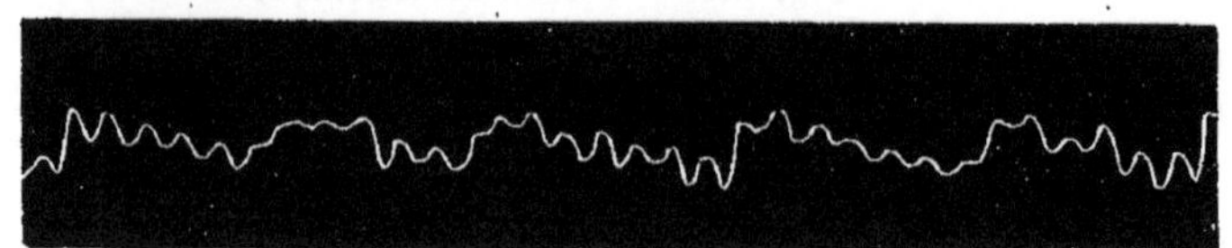

Fig. 298. — Tremblement alcoolique.

Dans les intervalles, et alors que le tremblement était moins marqué on reconnaissait nettement la forme propre du pouls.

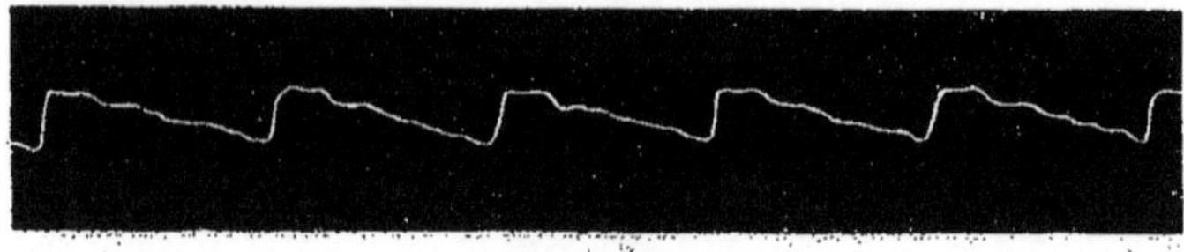

Fig. 299.

Chez un homme de 59 ans, atteint de *delirium tre-*

mens, le pouls offrait les caractères que nous venons d'indiquer.

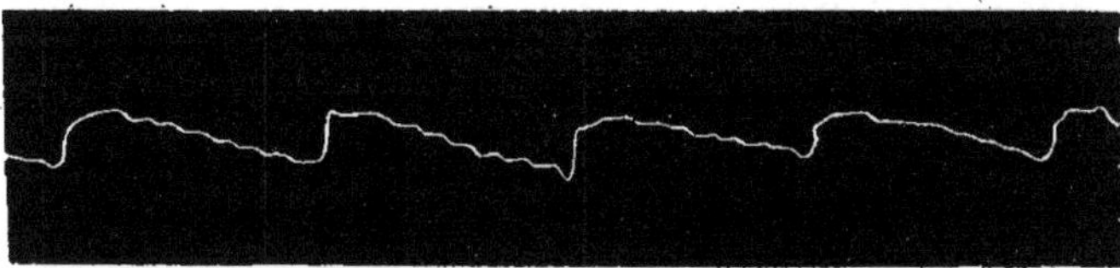

Fig. 300. — Delirium tremens.

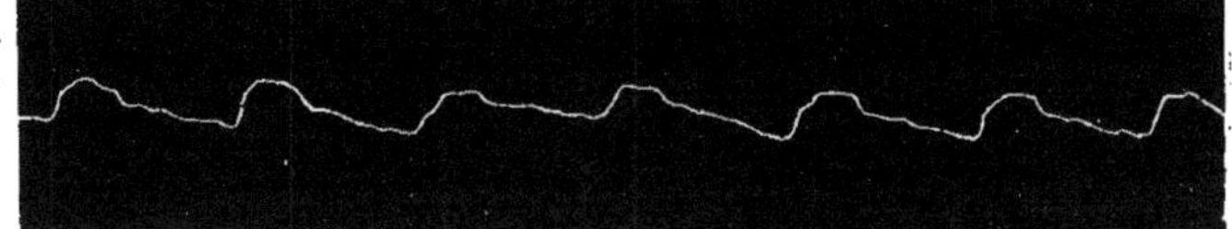

Fig. 301. — Type banal d'alcoolisme.

Chez un homme de 50 ans, adonné à l'ivrognerie et atteint d'alcoolisme aigu peu intense, le pouls donnait un tracé un peu tremblé. Ce tremblement très-faible n'était pas perceptible à la main ; ici donc le sphygmographe était un utile auxiliaire pour le diagnostic.

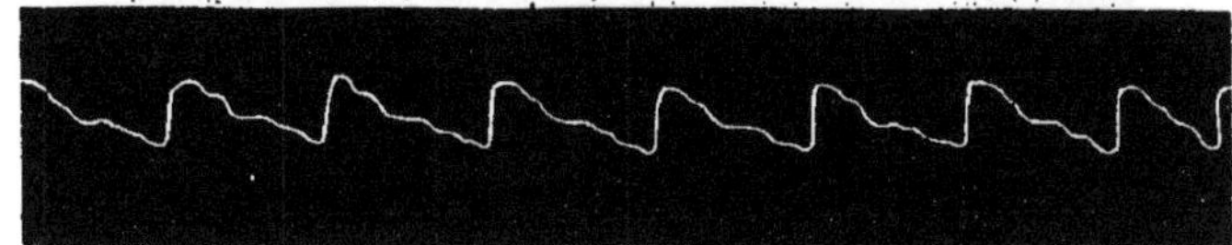

Fig. 302. — Léger tremblement alcoolique.

Tremblements musculaires variés déformant les tracés du pouls. — Ces tremblements sont très-communs et tiennent à des causes multiples ; la timidité du malade suffit à les produire ; ces soubresauts dus à l'émotion se voient dans le tracé suivant ; c'est là une cause d'erreur qu'il faut connaître :

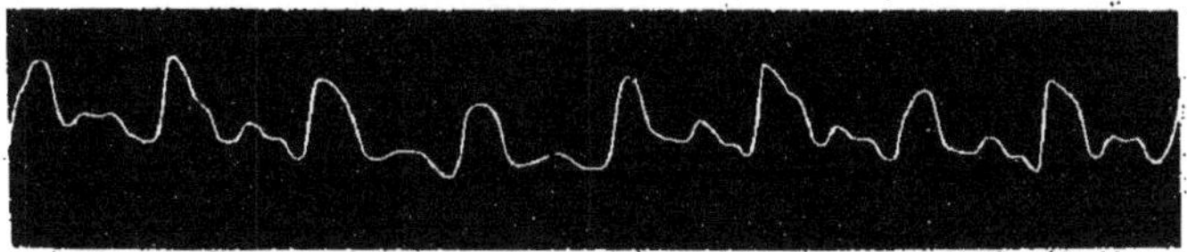

Fig. 303. — Tremblement par suite de timidité.

Certaines personnes sont affectées de ce tremblement qui est constant ou variable, suivant les moments; c'est une affection quelquefois héréditaire. On
arrive facilement à dégager cet élément, lorsque la
déformation du tracé est très-accusée.

Chez un jeune homme de 21 ans, atteint d'une maladie aiguë et affecté de ce tremblement depuis l'en-
fance, le pouls se présentait avec des caractères normaux quelquefois; d'autres fois il était complétement
déformé par le tremblement. (Voir la série suivante.)

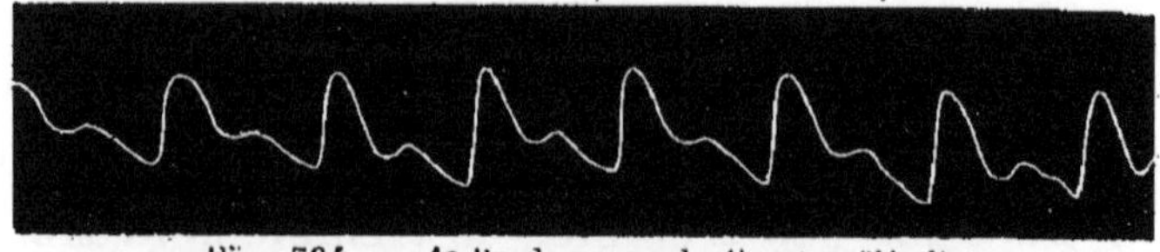

Fig. 304. — 1° Pouls normal, dicrote, fébrile.

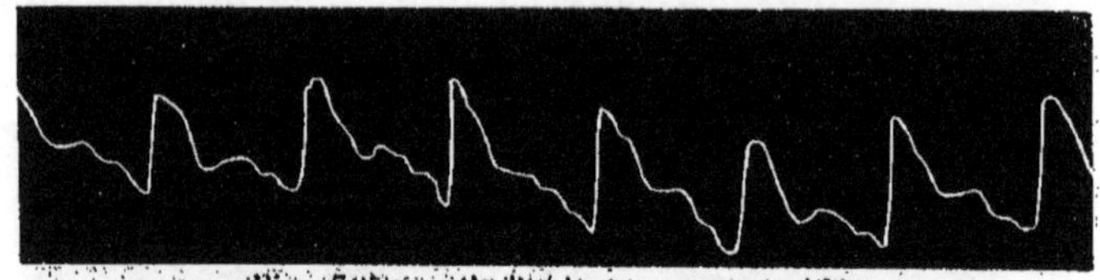

Fig. 305. — 2° Pouls un peu tremblé.

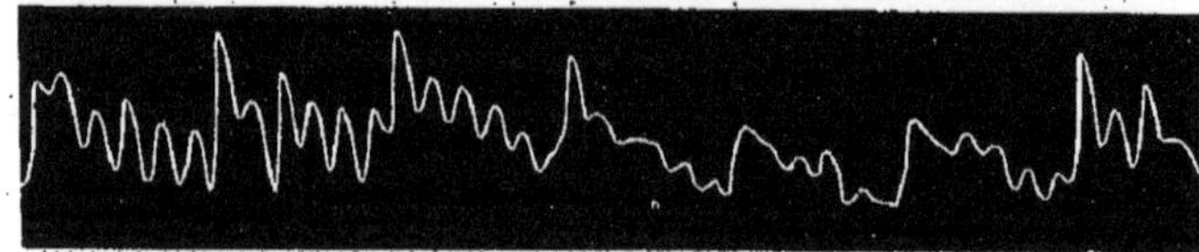

Fig. 306. — 3° Tremblement convulsif excessif.

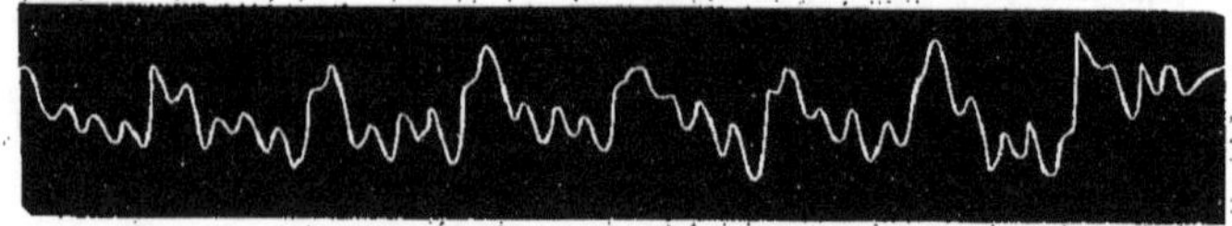

Fig. 307. — 4° Tracé mixte.

Chez ce jeune homme, les secousses musculaires
atteignaient parfois le chiffre de 400 en une minute.

Tremblement chez les ouvriers en caoutchouc. —

Chez un homme de 52 ans, employé à la fabrication du caoutchouc vulcanisé, et affecté de divers troubles de la sensibilité et du mouvement, le pouls offrait un tracé qui rendait bien compte de l'état choréique propre à cette affection.

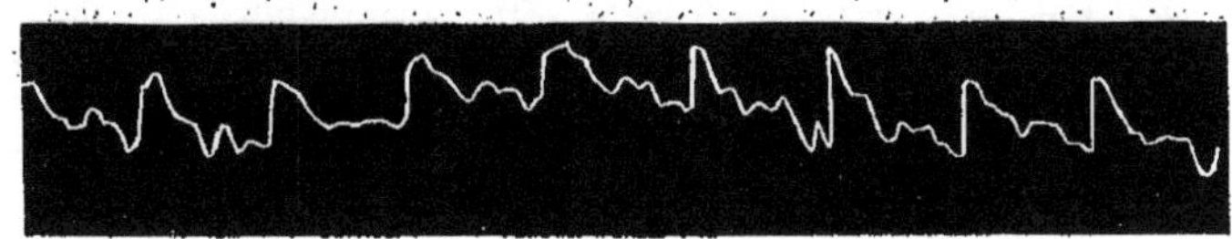

Fig. 508.

Tremblement dans l'atrophie musculaire. — L'atrophie musculaire s'accompagne quelquefois de troubles de la motilité qui déforment le tracé du pouls. (Le tracé suivant a été pris sur un homme de 22 ans.) On voit ici que c'est la forme ataxique qui domine.

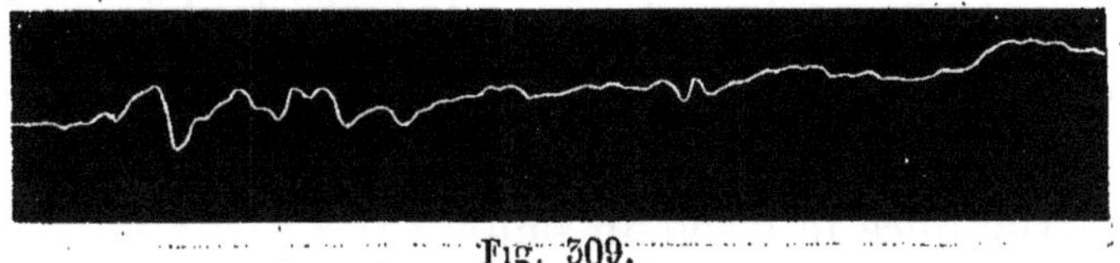

Fig. 309.

Tremblements dans les maladies du système nerveux central. — La paralysie générale commençante ne présente pas toujours des signes cliniques bien accusés; il ne faut donc négliger aucun des moyens d'assurer le diagnostic. Dans ces cas, le tremblement se marque souvent sur le tracé sphygmographique, mais il n'est pas constant, et il peut se montrer ou disparaître d'un jour à l'autre chez le même malade.

Un homme âgé de 57 ans, d'une taille élevée, très-vigoureux, présentait les signes de la paralysie générale commençante : tremblement de la voix, affaiblissement notable des muscles des membres, amaigrissement sensible, diminution de la mémoire, anaphrodisie. Le pouls était tantôt normal sur le tracé,

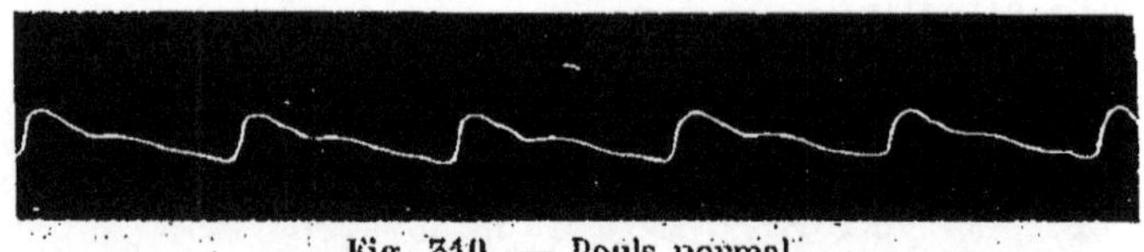

Fig. 310. — Pouls normal.

tantôt déformé par suite de l'ataxie musculaire.

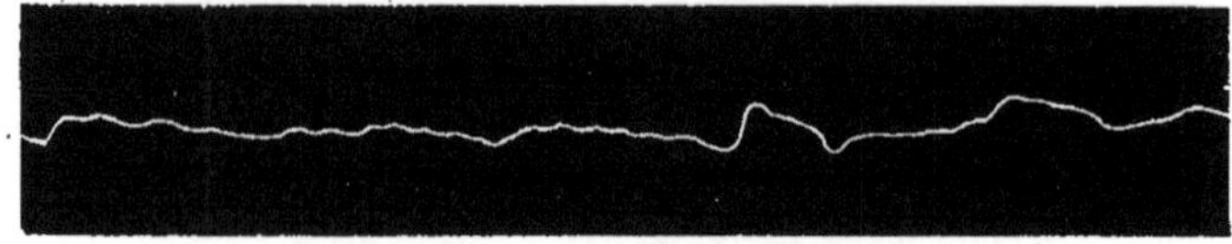

Fig. 311. — Paralysie générale.

Dans un cas de paralysie générale dont la cause primitive paraissait avoir été l'alcoolisme, chez un homme de 38 ans, l'ataxie musculaire déformait d'une façon particulière le tracé du pouls.

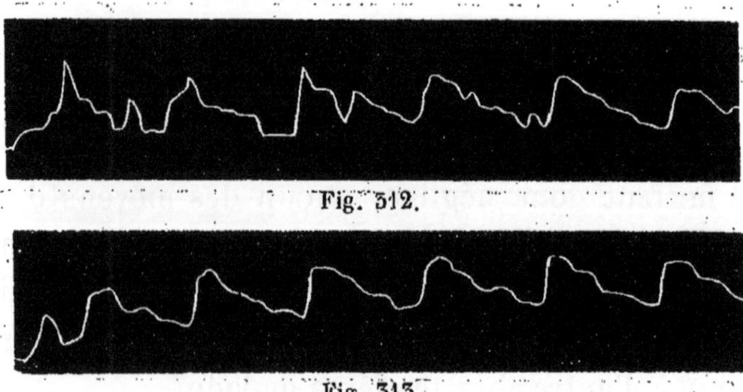

Fig. 312.

Fig. 313.

Certaines maladies organiques du cerveau donnent lieu à un tremblement musculaire qui s'inscrit avec le pouls.

Le tracé suivant a été pris sur un homme de 20 ans qui était atteint d'une tumeur cérébrale développée dans le mésocéphale.

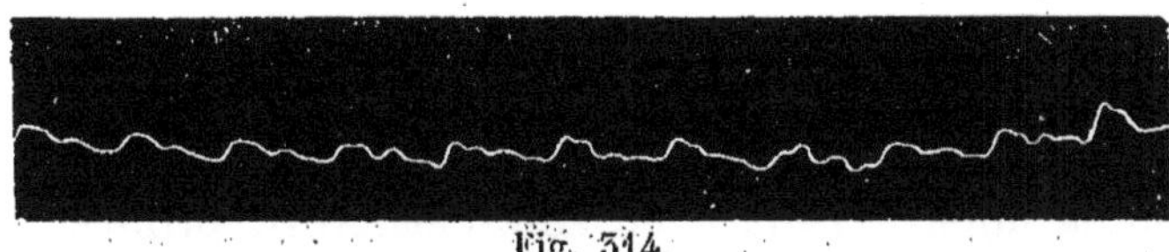

Fig. 314.

Dans la *paralysis agitans*, il est presque impossible de recueillir le tracé net du pouls lui-même, et le sphygmographe devient alors un véritable myographe qui peut être d'une certaine utilité.

Les tracés suivants ont été recueillis sur un homme de 44 ans affecté de cette maladie. Ce qui caractérise ce tremblement, c'est que les secousses musculaires y sont comme rhythmées, et relativement lentes; elles sont, en outre, assez régulières (environ 240 par minute). Ce tremblement ne ressemble pas aux tremblements plombique, alcoolique, mercuriel.

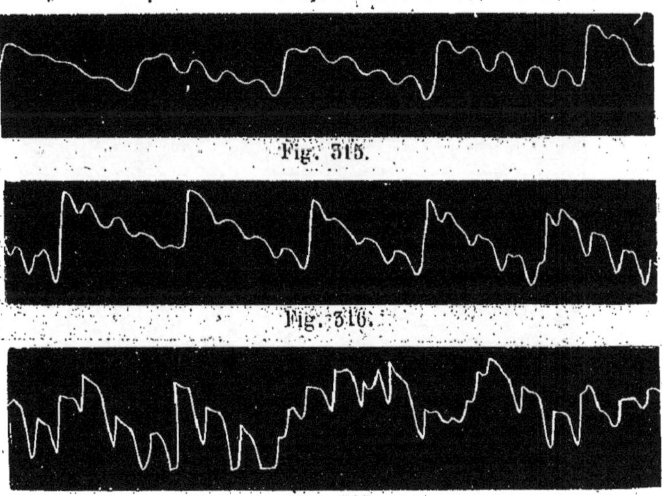

Fig. 315.

Fig. 316.

Fig. 317.

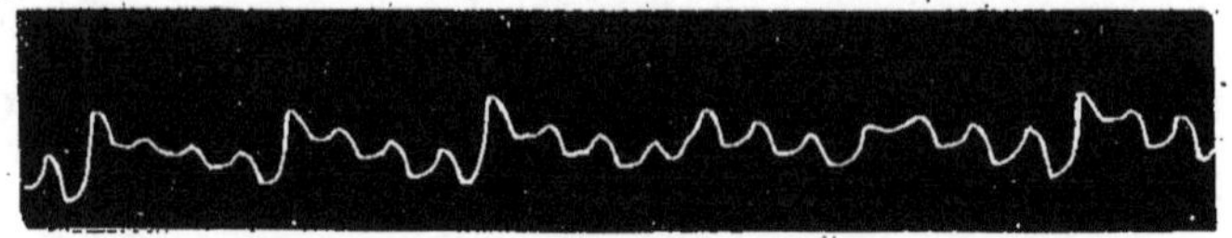

Fig. 318.

A d'autres moments, le tremblement cessait, et le pouls apparaissait avec son caractère propre.

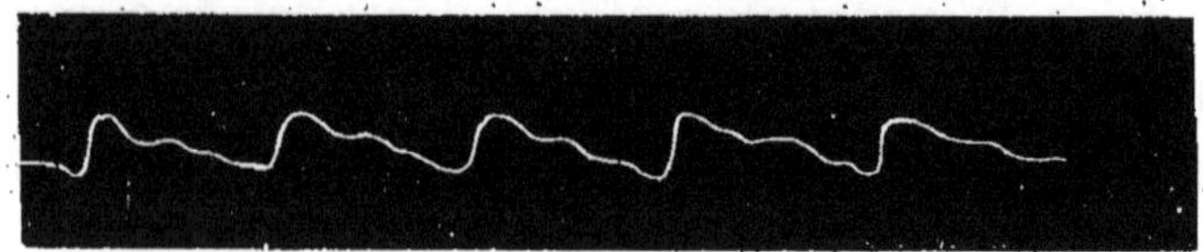

Fig. 319.

Si l'on plaçait l'instrument, non plus sur l'artère, mais sur les muscles de l'avant-bras, dans les moments où se manifestait la paralysis agitans, on obtenait des tracés du tremblement, variables d'un moment à l'autre. Il s'agit ici non plus de sphygmographie, mais de myographie.

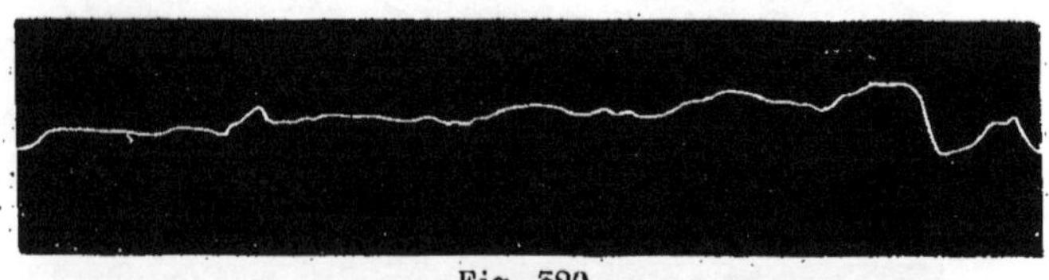

Fig. 520.

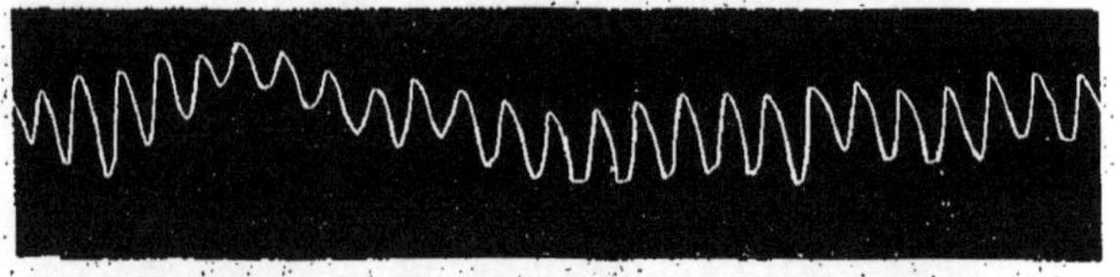

Fig. 321.

Tétanos. — Les tracés du pouls sont réguliers et normaux. Pendant les accès, les contractions musculaires toniques et cloniques s'inscrivent.

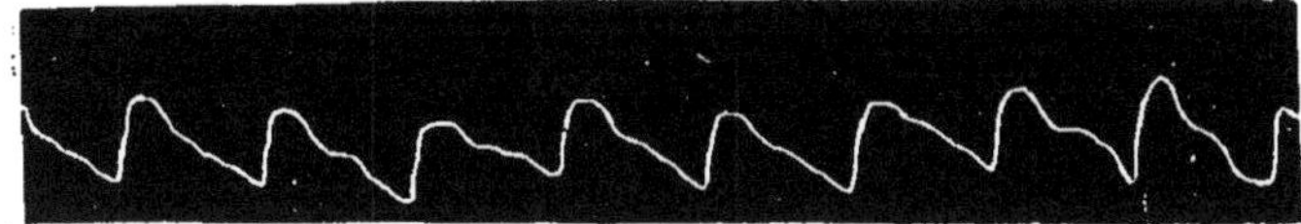

Fig. 322. — Tétanos. État de repos.

Les deux planches suivantes donnent seulement le tracé des contractions musculaires de l'avant-bras.

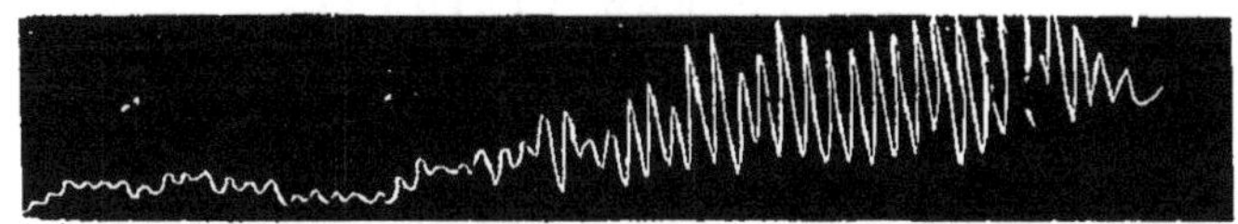

Fig. 323. — Tétanos. Convulsions cloniques.

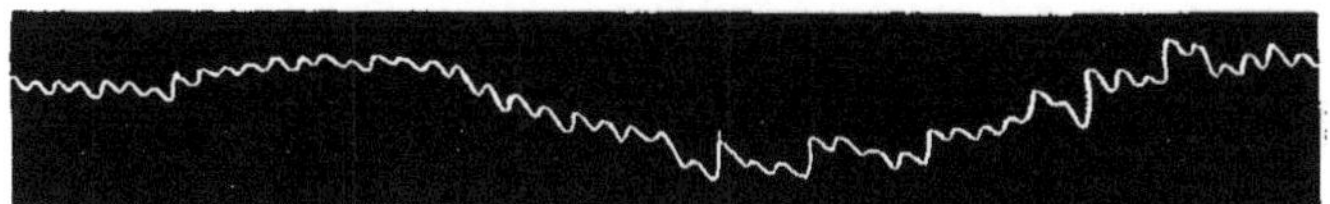

Fig. 324. — Autre forme de convulsions.

Le pouls des *épileptiques* mériterait d'être étudié spécialement. On ne peut manquer de retirer quelque profit de cette étude. L'attaque en elle-même modifie surtout la fréquence des battements du cœur ; elle peut influer sur la forme du tracé, surtout dans la respiration suspirieuse à la période de *stertor*, comme dans le cas ci-joint :

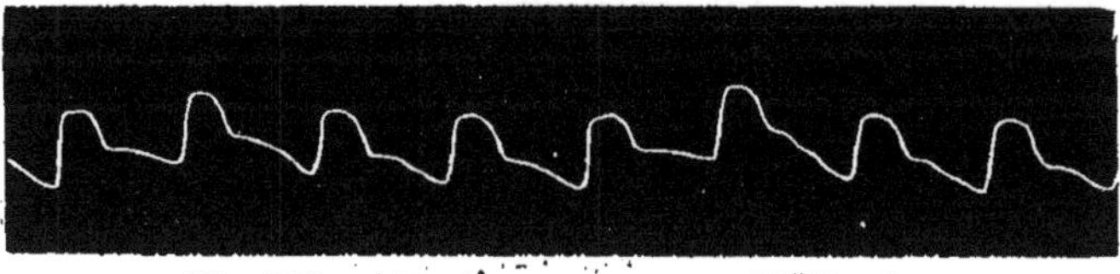

Fig. 325. — Pendant une attaque d'épilepsie.

CHAPITRE IX

Aucun chapitre n'a été traité avec plus de soin et de succès par M. Marey, que celui du pouls des vieillards (1). Il a montré la fréquence de l'altération des artères chez les vieillards. Il l'a signalée comme cause d'hémorrhagie cérébrale, et comme cause de l'hypertrophie du ventricule gauche du cœur et de la dilatation des vaisseaux artériels eux-mêmes. Il a montré à quoi tenait le pouls fort de la vieillesse; il a indiqué les diverses formes du pouls sénile, ascension verticale, plateau, amplitude très-grande, irrégularités dans le rhythme, etc. Nous ne ferons que compléter ce chapitre en y ajoutant quelques variétés du type, et en insistant sur la similitude du pouls sénile et du pouls dit de l'insuffisance aortique.

Pouls des vieillards. — Le pouls des vieillards présente des caractères constants, ce sont :

1° Une grande amplitude;

(1) Marey, *Physiologie médicale de la circulation*, p. 410.

2° Une montée verticale ;

3° Un large plateau qui peut être horizontal, ou descendant, ou ascendant ;

4° Assez souvent le crochet observé également dans l'insuffisance aortique ;

5° Fréquemment des intermittences avec systoles avortées.

Ces mêmes caractères peuvent se rencontrer chez des hommes qui ont passé 40 ans et dont le système artériel est atteint d'une sénilité précoce. Nous donnons ici différentes variétés de pouls séniles recueillis sur des personnes exemptes à proprement parler de toute maladie du cœur, mais dont les artères étaient athéromateuses.

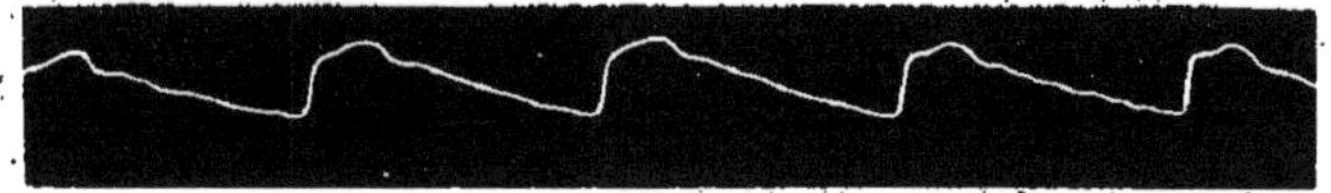

Fig. 326. — Pouls d'un homme de 72 ans.

Le pouls suivant appartient à un homme de 70 ans dont l'aorte présentait une induration avec concrétions calcaires. Il a succombé à une gangrène du poumon à laquelle le mauvais état de ses artères n'était pas étranger ; on reconnaîtra ici les principaux caractères indiqués plus haut : grande amplitude avec montée verticale, plateau, intermittences.

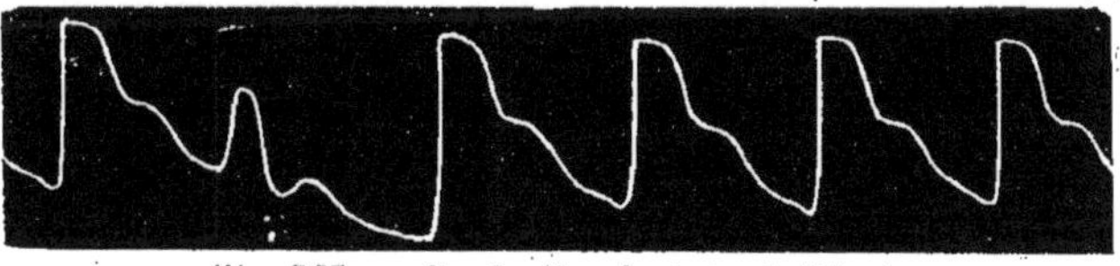

Fig. 327. — Pouls d'un homme de 70 ans.

Le tracé qui suit a été recueilli sur un homme affecté d'une sénilité précoce des artères sans aucune maladie du cœur, sauf l'hypertrophie qui existe toujours en pareil cas et qui n'est, à bien prendre, qu'un fait d'accommodation analogue à l'hypertrophie de l'estomac dans le cas de rétrécissement du pylore ou à celle de la vessie dans le cas de rétrécissement de l'urèthre. Ce pouls ressemble, à s'y méprendre, à celui de l'insuffisance aortique, bien qu'il n'existât ici aucun des signes de cette maladie. Les faits de cette nature sont très-communs, à ce point qu'on pourrait penser que le pouls de l'insuffisance aortique n'existe que lorsque l'aorte est malade, athéromateuse, indurée, ce qui reviendrait à dire qu'en pareil cas la lésion est toute aortique, ou principalement aortique, l'insuffisance valvulaire ne jouant qu'un rôle secondaire. C'est une opinion que nous développerons ailleurs.

Le sujet de cette observation n'était âgé que de 55 ans.

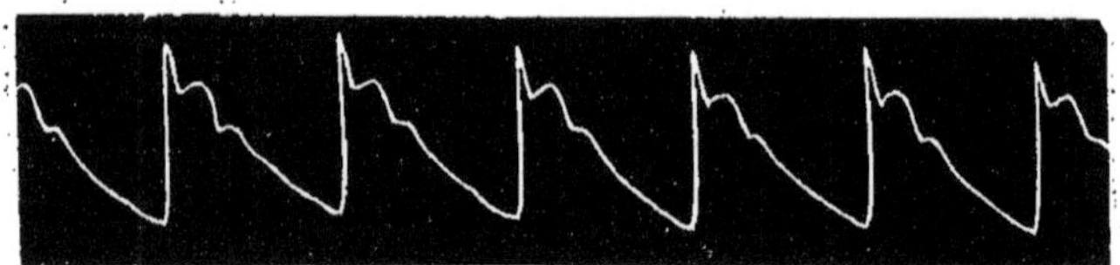

Fig. 328. — Pouls sénile semblable au pouls de Corrigan.

Il est à remarquer que chez ces personnes, soit atteintes de sénilité précoce, soit réellement avancées en âge, on n'entend jamais aucun bruit anomal du cœur et que l'orifice aortique est habituellement sain, quelles que soient du reste les déformations du pouls.

Un autre caractère qui se rencontre assez souvent,

c'est le tremblement sénile ainsi qu'on le voit sur ce
tracé recueilli sur un homme âgé de 74 ans.

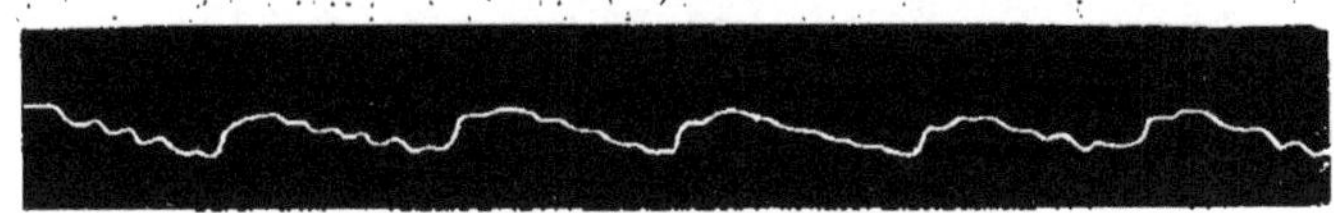

Fig. 329. — Tremblement sénile.

Chez un homme âgé de 66 ans, et atteint de paralysie hémorrhagique du côté droit avec aphasie, le
pouls présentait tous les caractères qu'on est convenu
d'attribuer exclusivement à l'insuffisance aortique,
bien que la sénilité avancée, l'athérome aortique,
agissant absolument de la même façon. Il n'y avait
chez ce malade aucun signe d'insuffisance aortique;
mais la dégénérescence artérielle avancée était manifeste. On pouvait affirmer que cette dégénérescence
sénile, très-marquée, s'étendait aux artères du cerveau;
et ainsi se trouvait justifiée l'apoplexie cérébrale. On
peut dire d'un homme qu'il a l'âge qu'ont ses artères,
vieux, si elles sont vieillies. Il n'est donc pas sans intérêt de prendre le tracé sphygmographique dans des
cas pareils.

Ici le pouls présentait tous les caractères les plus
accusés de la sénilité : grande amplitude, montée verticale, crochet, plateau et irrégularité.

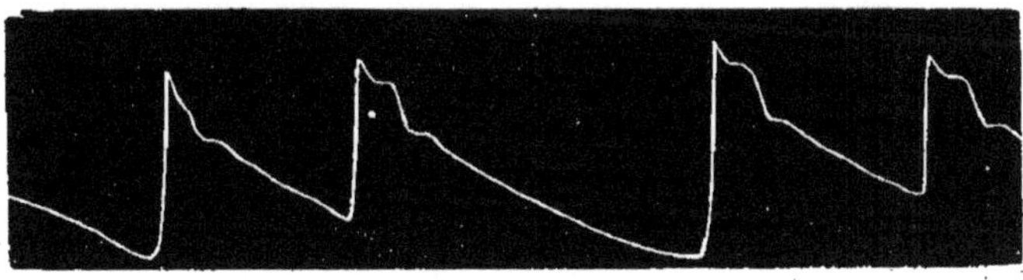

Fig. 330. — Pouls sénile.

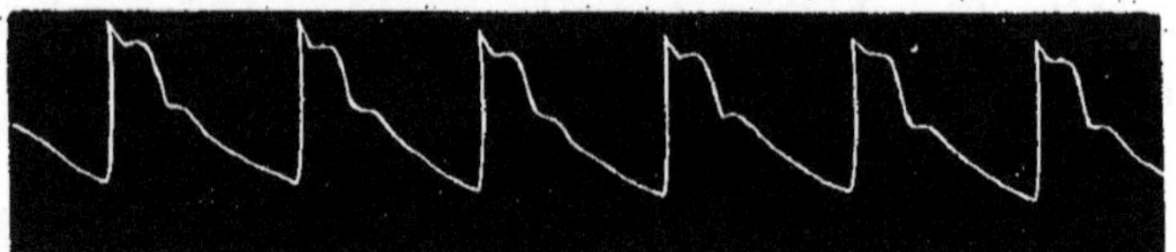

Fig. 331. — Pouls du même malade.

Athérome artériel précoce, apoplexie. — On peut juger de l'état des artères par la forme du pouls, indépendamment de toute maladie du cœur. La sénilité prématurée des artères entraîne la prédisposition aux hémorrhagies cérébrales par rupture des artères du cerveau athéromateuses ou anévrysmatiques ; le sphygmographe peut être ici de quelque utilité dans la pratique. Nous donnons le tracé du pouls recueilli chez une femme âgé de 44 ans et exempte de maladie du cœur. Elle était affectée d'une légère hémiplégie par apoplexie cérébrale. Son pouls était dur, large et assez semblable à celui des vieillards. Le tracé sphygmographique ne laisse aucun doute sur l'état athéromateux des artères.

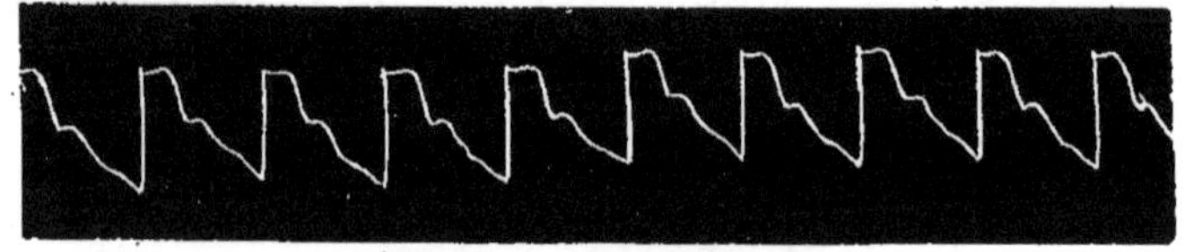

Fig. 332. — Sénilité précoce.

Wolff. — *Pouls de l'artère pédieuse (loc. cit.).*

L'auteur a recueilli environ 4000 tracés sur la pédieuse... Il a recommencé les mêmes études sur la pédieuse que sur la radiale, constatant ici, comme là, qu'il existait des différences entre les pouls aux trois âges de la vie.

Le pouls pédieux a une grande ressemblance avec le pouls radial. Il se distinguerait de celui-ci par une ligne ascendante moins rectiligne. Le sommet est un peu moins aigu. Dans la ligne de descente, la première onde secondaire est, en comparaison de la grande ascension, étonnamment petite ; les ondées secondaires dans le pouls pédieux sont aussi peu constantes. — Mêmes modifications du pouls par l'âge (pédieuse).

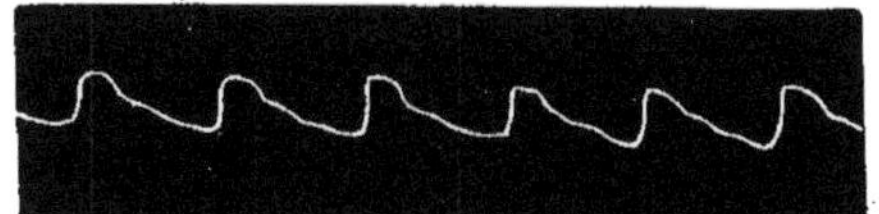

Fig. 333. — Pouls d'un vieillard.

Le pouls de la pédieuse peut être monocrote ; mais il peut présenter un dicrotisme régulier et parfait (1).

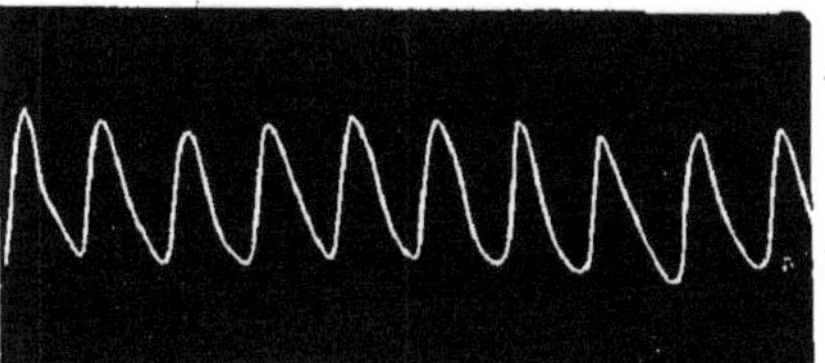

Fig. 334. — Pouls pédieux monocrote.

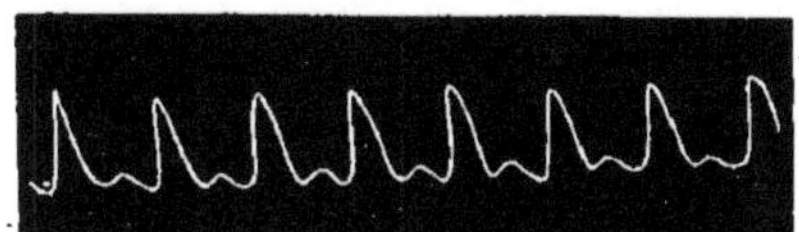

Fig. 335. — Pouls pédieux dicrote.

(1) On trouve des tracés de pouls pris sur des sujets atteints d'*athérome* artériel dans Cousin (thèse de doctorat. Strasbourg, 1864). — Bucquoy, *Leçons cliniques sur les maladies du cœur*. Paris, 1869. — Dolbeau, *Leçon sur le mal perforant (Clinique chirurgicale)*. Paris, 1867. — Massaloux, même sujet, thèse. Paris, 1868.

CHAPITRE X

MALADIES DU CŒUR

Insuffisance aortique et maladies de l'aorte (1). — Le pouls de l'insuffisance aortique a été particulièrement étudié depuis la découverte de l'auscultation.

Tout le monde connaît les caractères classiques indiqués par les auteurs anglais (Corrigan) et par Bouillaud, pouls dur, large, brusque, s'exagérant lorsqu'on fait tenir la main en l'air et le bras vertical. Pour quelques praticiens de nos jours, ce pouls était presque le seul dont on analysât les qualités de la même façon que faisaient les anciens et même les modernes au siècle dernier, lorsqu'ils appréciaient, avec plus d'imagination encore que de tact, les qualités d'un pouls quelconque. L'auscultation, à la vérité, vient maintenant au secours du toucher et fournit des signes plus certains que ceux qu'on pouvait retirer de la seule palpation du pouls. La sphygmographie n'a pas, sans doute, changé ces conditions de diagnostic clinique;

(1) Marcy, *Physiologie médicale*, chapitre De l'insuffisance aortique, où les principaux caractères de ce pouls sont indiqués, et *Archives de physiologie*, 1868, avec observation par Tridon et Liouville.

elle a introduit seulement un élément nouveau plus
utile que nuisible, mais pouvant cependant amener
quelques erreurs nouvelles. C'est ainsi que des observateurs hâtifs et plus désireux d'annoncer des
résultats nouveaux que d'expérimenter à loisir, ont
introduit l'idée d'un tracé caractéristique de l'insuffisance aortique à l'exclusion de toute autre maladie.
Cette assertion est vraie, sauf des réserves qu'il faut
faire; ainsi nous avons montré dans le chapitre précédent que le pouls des vieillards et celui des gens
affectés d'athérome aortique, présentaient des caractères à peu près identiques à ceux qu'on donnait comme
appartenant en propre à l'insuffisance aortique. D'autres erreurs résultent de ce que les mêmes observateurs
superficiels se sont attachés à un seul caractère dont
ils ont voulu faire comme un critérium, sans remarquer que ce caractère provenait d'un défaut inévitable
dans le mécanisme de l'instrument ; tel est, par exemple, le *crochet* dit de l'insuffisance, et qui n'est qu'un
signe artificiel, résultant de deux éléments ; la brusque systole du ventricule, et l'inertie du levier ;
ce signe peut être exagéré, amoindri, supprimé, sans
que la forme essentielle du tracé en souffre aucune
atteinte. Le *plateau* est un signe bien autrement important, mais qui peut aussi varier de forme. La pression, plus ou moins forte, exercée par le ressort du
sphygmographe sur l'artère, modifie considérablement
la forme du pouls. Existe-t-il un caractère essentiel
et qui ne soit jamais détruit? C'est ce que nous allons
chercher ici.

Il faut bien le dire, du reste, sous le nom d'insuffisance aortique, on décrit souvent des affections dans lesquelles la maladie de l'aorte prédomine et est vraiment l'élément principal ; ce qui explique pourquoi nous reconnaissons des caractères identiques au pouls de la vieillesse, de l'athérome aortique et de la maladie proprement appelée insuffisance aortique. Les réflexions qui précèdent s'appliquent également à ces trois ordres de lésions, lesquelles peuvent d'ailleurs se trouver toutes les trois sur le même sujet.

Certains autres éléments accessoires peuvent se rencontrer également dans ces trois variétés ; par exemple, la modification du pouls par l'élévation du bras ; il en est de même de l'irrégularité des battements et des convulsions ou mouvements ataxiques du cœur consistant dans des systoles inégales ou avortées, des intermittences ou du rhythme géminé et trigéminé. Pour connaître la question sous toutes ses faces et éliminer les causes d'erreur, il faut avoir longuement étudié et recueilli un très-grand nombre de tracés.

On verra par les exemples qui suivent que l'insufsance aortique comporte de grandes variations dans le type du pouls, non-seulement d'un sujet à l'autre, mais chez le même sujet. Ces variations pourraient dérouter des observateurs qui attacheraient une trop grande importance à certains caractères variables tels que :

1° La hauteur du tracé ;

2° La forme du sommet ;

3° La nature des irrégularités.

Sur un homme de 57 ans, atteint d'une insuffisance aortique avec palpitations ; le pouls présentait plusieurs types fort différents en apparence :

1° Le type banal, consistant en une grande amplitude avec montée verticale, sommet formant pointe, plateau de petite dimension, descente oblique ;

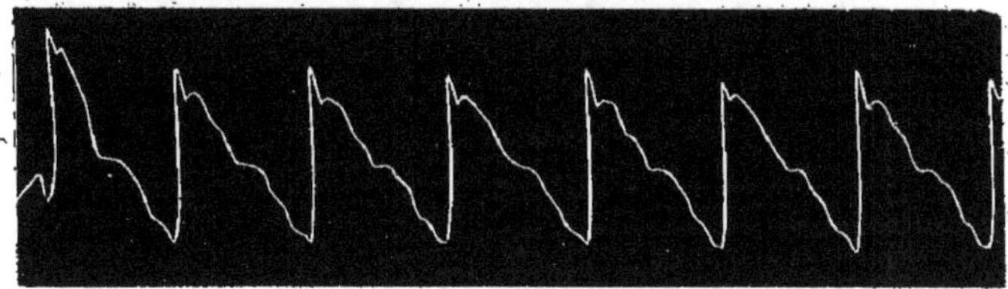

Fig. 556. — Premier type.

2° Lorsque l'instrument était trop serré et la pression du ressort exagérée, la forme changeait, la hauteur du tracé était moindre, l'action de la force vive ne se faisait plus autant sentir, le crochet était différent, le plateau était arrondi et formait le sommet du tracé ;

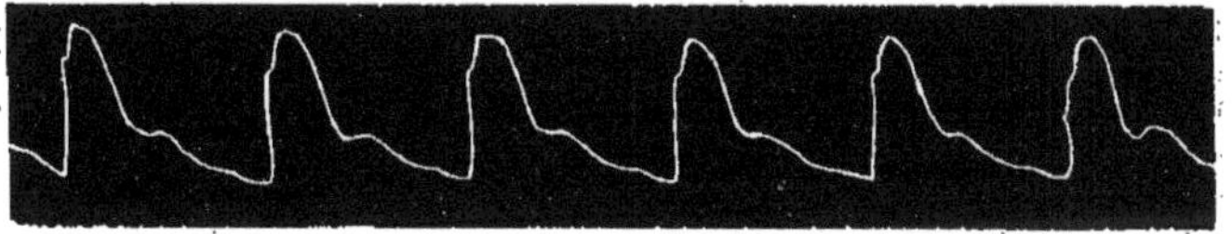

Fig. 557. — Forte pression du ressort.

3° Dans un autre moment, c'était l'amplitude qui dominait et le plateau était moins visible ;

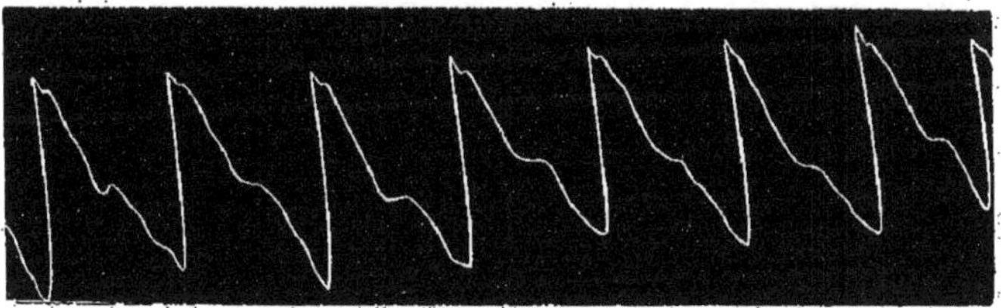

Fig. 558. — Même malade. Autre type.

4° Enfin on observait des palpitations avec le type géminé.

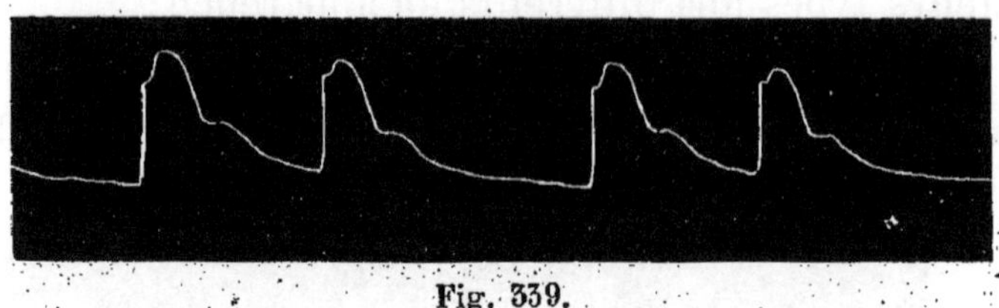

Fig. 339.

Ces palpitations, d'un caractère spécial, devaient être, ici, rapportées à l'action de la digitale.

Diverses circonstances dont on peut quelquefois se rendre compte exercent une influence sur la forme des tracés.

Un homme âgé de 65 ans, hôte habituel des hôpitaux, présentait une insuffisance aortique caractérisée, à l'auscultation, par un double souffle à la base du cœur. Le deuxième souffle, plus fort que le premier, s'entendait au niveau du sternum, et même à droite. Il n'y avait pas d'autre trouble fonctionnel que des palpitations assez rares, des congestions passagères du foie, des hémorrhagies hémorrhoïdales et des épistaxis fréquentes. Grâce à l'immobilité et à un régime très-doux, cet homme vivait, d'une vie à la vérité médiocre, mais exempte de graves accidents, depuis plusieurs années. On ne remontait pas à l'origine de sa maladie. Il succomba une année après les observations dont il est ici question; on trouva le cœur hypertrophié, les valvules de l'aorte indurées, de façon qu'elles étaient insuffisantes, et l'aorte tout à fait altérée; crétacée, dilatée, etc. Le pouls offrait au doigt la sensa-

tion bien connue dont nous avons parlé plus haut;
le tracé sphygmographique était un type et comme
un modèle parfait de cette espèce de lésion circulatoire.

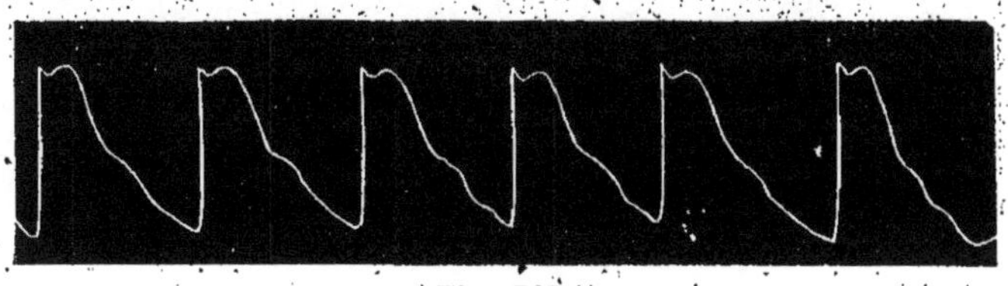

Fig. 340.

Dans les moments de trouble, quand le cœur était
ataxique et que les convulsions cardiaques surve-
naient, le tracé offrait une déformation qui en rendait
moins nets les caractères spécifiques.

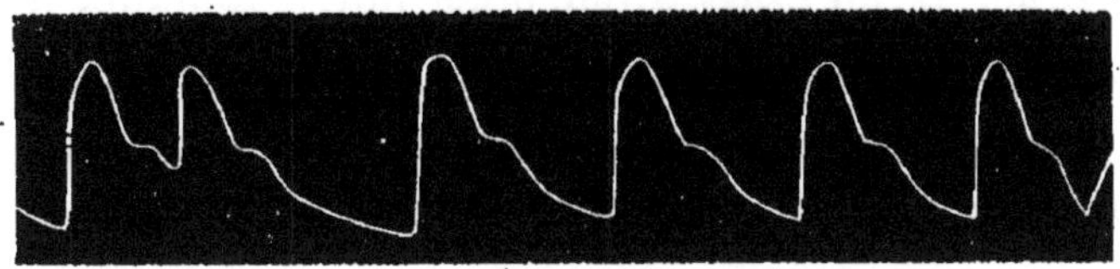

Fig 341.

En élevant le bras, on sentait au doigt la brusquerie
de l'ondée sanguine accrue par cette posture, et, en ra-
menant le bras à la position horizontale, on percevait
des différences notables dans la brusquerie du choc et
dans l'amplitude du pouls.

Le tracé du bras levé montre une excessive amplitude due à la vacuité absolue de l'artère, c'est-à-
dire à l'absence de toute tension; aussi le tracé y
acquiert-il toute l'amplitude possible; avec le bras
horizontal, on ramène une certaine tension et on di-

minue l'amplitude ainsi que l'action de la force vive.

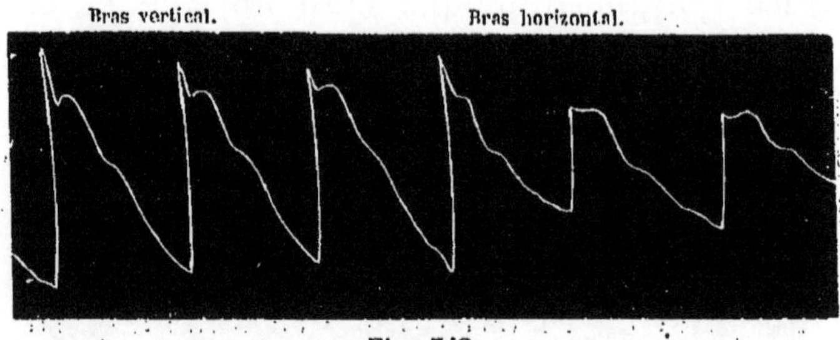

Fig. 342.

En réalité ce pouls si singulier que l'on obtient par le bras levé n'est que l'exagération de l'état ordinaire, et il peut même arriver que le bras horizontal donne un pouls qui atteigne la limite extrême de son type; et soit en tout semblable à celui qu'on obtient en levant le bras. Il en était ainsi chez notre malade, lorsqu'il avait eu des hémorrhagies qui avaient diminué la tension artérielle, ainsi que le montrent les deux tracés qui suivent :

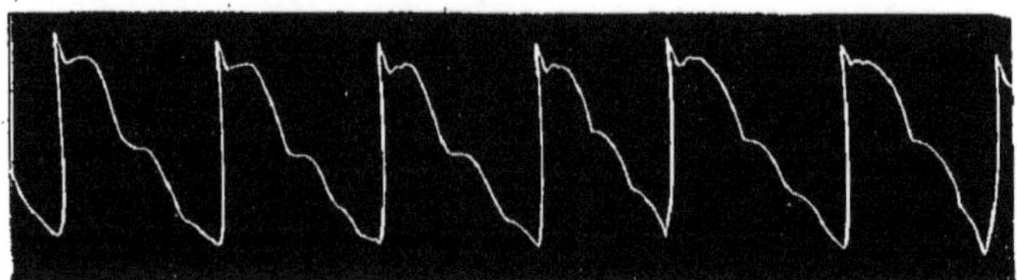

Fig. 343. — Bras horizontal.

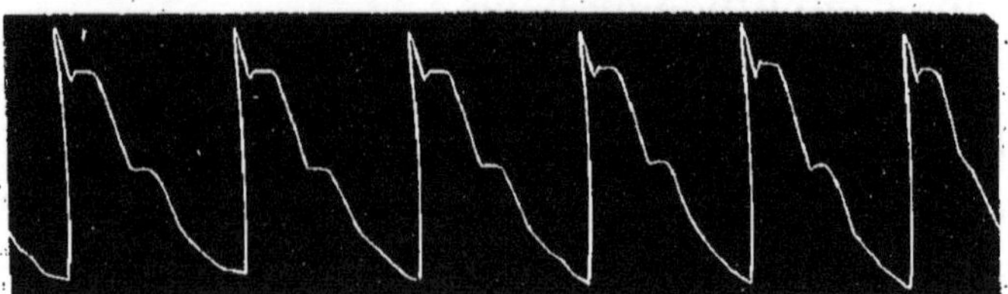

Fig. 344. — Bras horizontal.

L'observation qui suit est analogue à la précédente; elle montre trois choses principales :

1° Que le pouls est variable d'un jour à l'autre, quant à l'intensité de ses signes caractéristiques, et qu'il est par conséquent nécessaire de ne pas s'en rapporter à un seul tracé, mais de suivre le malade et de l'observer plusieurs fois; ainsi les deux premiers tracés, quoique offrant déjà des caractères d'une certaine importance pour un œil exercé, peuvent être considérés comme de faibles spécimens du type;

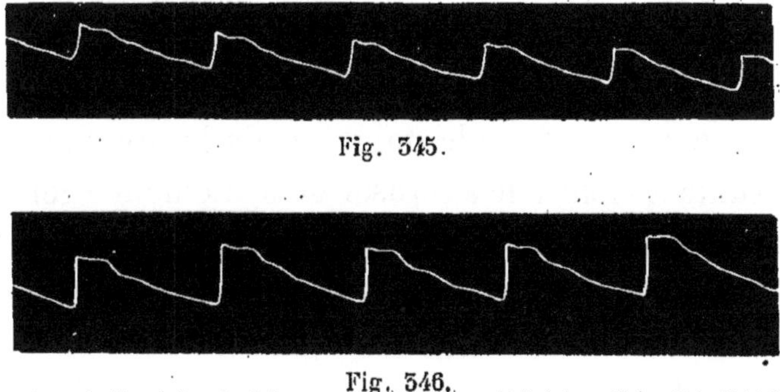

Fig. 345.

Fig. 346.

2° Que le pouls recueilli sur le bras levé verticalement donne le maximum du type (1);

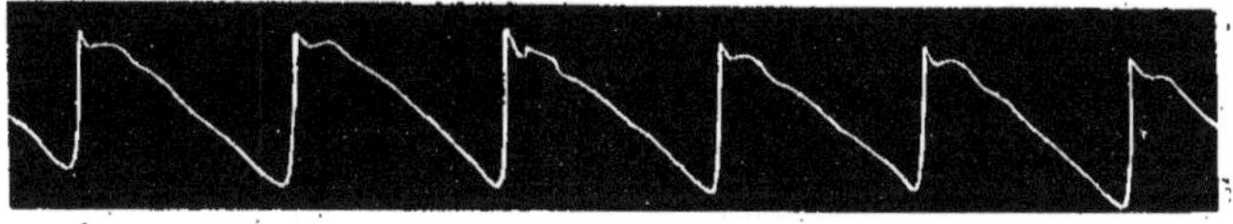

Fig. 347. — Bras levé.

(1) Nous avons montré plus haut (p. 137) que cette méthode (l'élévation du bras) amplifiait le pouls non-seulement dans les cas d'insuffisance aortique, ce qui était connu, mais dans beaucoup d'autres cas, et qu'on pouvait, en quelque sorte, en généraliser l'emploi.

3° Que ce même maximum peut être obtenu à certains moments avec le bras horizontal.

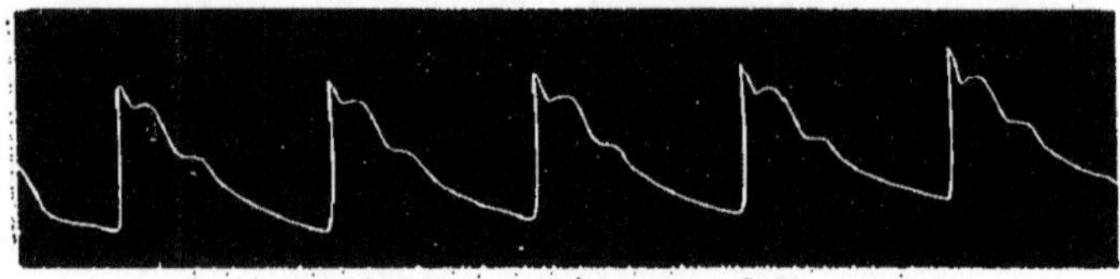

Fig. 348. — Bras horizontal.

Le sphygmographe ne peut pas toujours rendre avec exactitude la sensation ressentie par le doigt placé sur l'artère, en ce qui concerne le degré d'amplitude du pouls.

Le tracé sphygmographique permet, par contre, d'analyser les moindres et les plus fins détails du pouls, ce que ne peut faire le doigt ; mais la pression de l'instrument vient-elle à écraser ou seulement à gêner l'expansion de l'artère : le tracé cesse d'être vrai, il est déformé ; c'est ce qui arrive quelquefois lorsqu'on veut obtenir le tracé du pouls sur le bras levé verticalement. Il peut se faire que les difficultés d'adaptation de l'instrument soient telles, qu'on ne puisse le mettre au point et qu'il faille ainsi renoncer à obtenir le tracé vrai. Tel était le cas chez un homme de 59 ans atteint d'insuffisance aortique. Chez ce malade, les tracés recueillis sur le bras horizontal étaient très-caractéristiques, tandis que le tracé recueilli verticalement ne donnait pas une idée vraie du pouls :

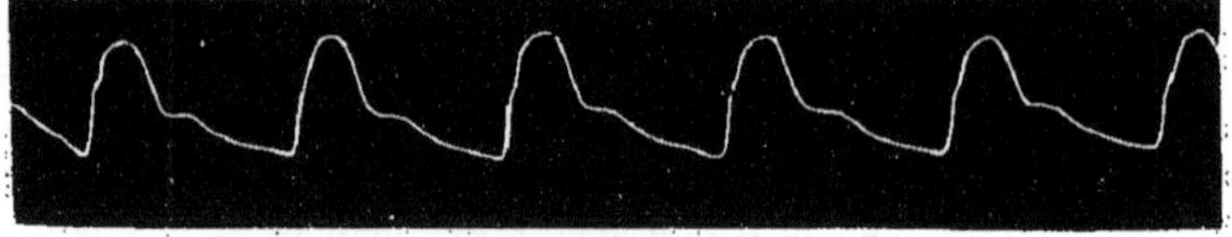

Fig. 349. — Premier tracé : bras horizontal.

Le second tracé est encore plus caractéristique ; on
y voit, en outre, des palpitations :

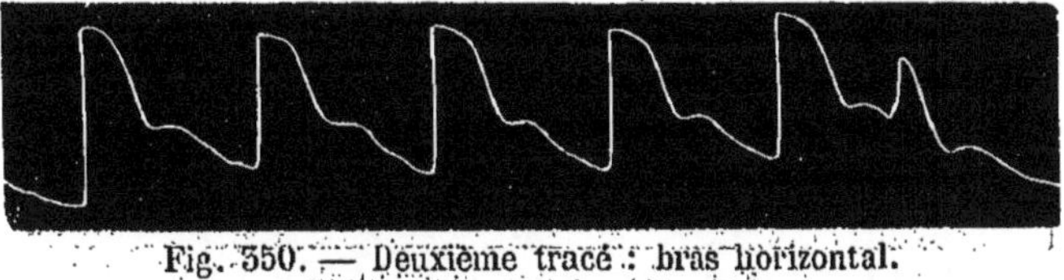

Fig. 550. — Deuxième tracé : bras horizontal.

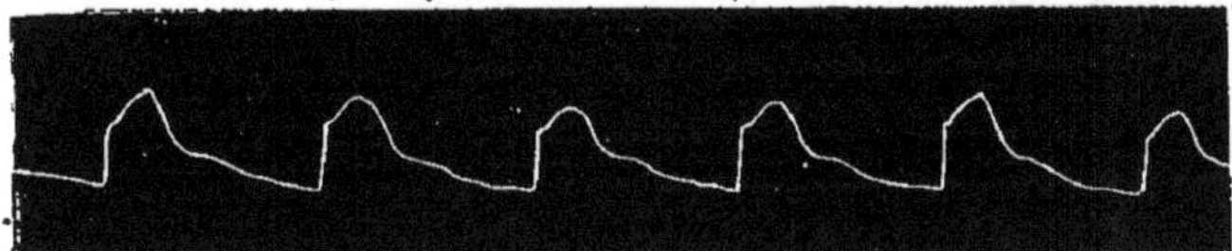

Fig. 551. — Troisième tracé : bras levé.

La même observation s'applique aux deux tracés suivants recueillis sur un homme de 42 ans, atteint d'affection aortique (athérome). Le pouls pris sur le bras

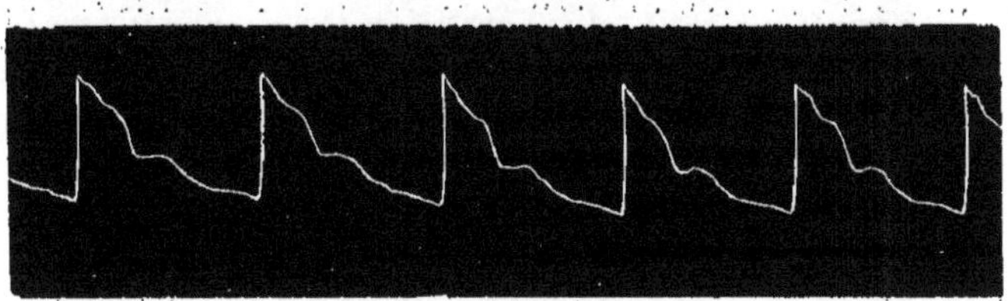

Fig. 552. — Bras horizontal.

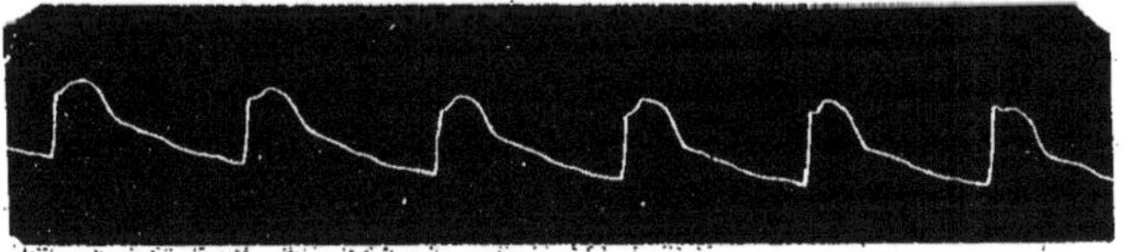

Fig. 553 — Bras levé.

horizontal est caractéristique, il a toute son amplitude,
lorsque l'instrument est bien appliqué et que la pression est mise au point, tandis que le tracé est déformé

par la faute de l'instrument quand on lève le bras. Nous
n'accusons ici que l'instrument; il pourrait se faire
cependant que, dans quelques cas, la sensation fournie
lorsque le bras est levé donnât lieu de penser qu'en
effet la poussée sanguine, loin d'être accrue, est moins
ample ; mais c'est là un point qu'il ne convient pas de
traiter ici, et qui ne peut être jugé que par des expériences de laboratoire.

On remarquera que les palpitations ou systoles avortées produisent un tracé où ne se voient point les
caractères propres au pouls de l'insuffisance, et que
ces pulsations tranchent par leur forme sur celles qui
les précèdent ou les suivent, ainsi que le montre le
tracé ci-joint :

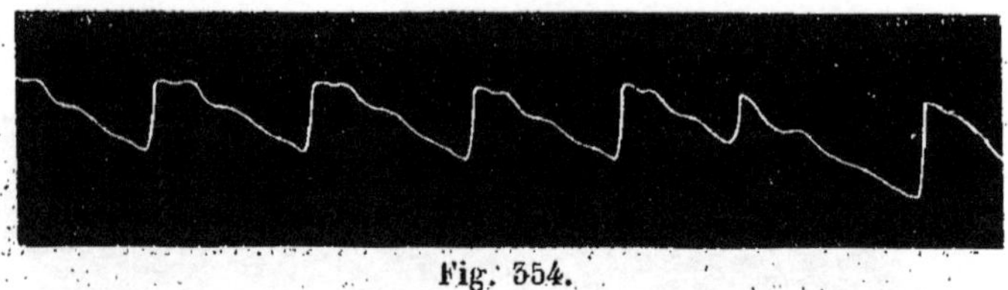

Fig. 354.

Parmi les variétés du pouls de l'insuffisance aortique,
il en est une qui donne lieu à un sommet bifide, par
suite de la projection et de la chute brusque du levier ;
si l'on supprime par la pensée cette bifidité, on retrouve
les trois caractères essentiels qui sont : la grande amplitude, la verticalité de l'ascension, le large plateau :

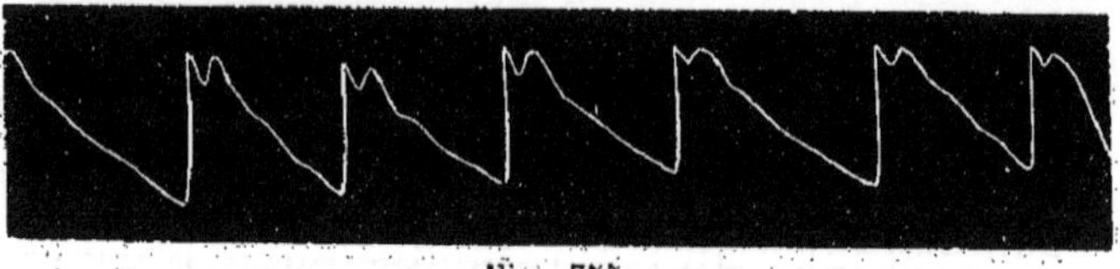

Fig. 355.

L'insuffisanee aortique chez un jeune malade. — Le plateau, avons-nous dit, appartient surtout à l'athérome aortique sénile ou non. Il peut ne pas exister d'une façon sensible dans l'insuffisance aortique, la mieux caractérisée du reste, si le sujet est très-jeune. Le tracé qui suit, recueilli sur un jeune homme de 19 ans, affecté d'une insuffisance aortique franche à la suite d'un rhumatisme, montre en effet tous les signes précités, *sauf le plateau* et *le crochet*.

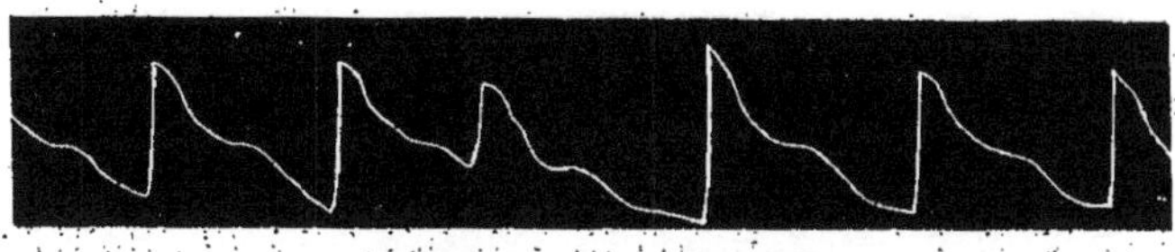

Fig. 356. — Jeune malade.

Le pouls de l'insuffisance aortique peut être déformé par suite de diverses circonstances morbides, principalement lorsque les troubles fonctionnels s'accroissent et se compliquent, et que la circulation est extrêmement troublée.

Chez un vieillard de 68 ans, affecté d'insuffisance aortique avec induration crétacée des valvules de l'aorte et de l'aorte elle-même, et complication de péricardite purulente, la circulation était extrêmement troublée (il existait en outre du tremblement musculaire).

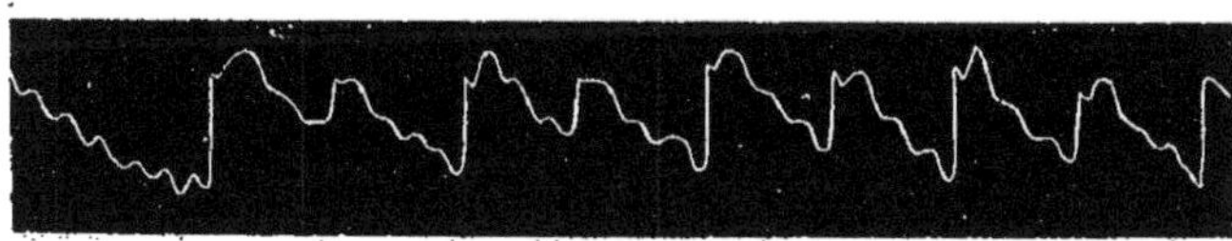

Fig. 357.

Lorsque survient l'affaiblissement du cœur dans les derniers moments de la vie, avant même l'agonie proprement dite, le pouls devient plus petit et n'offre presque pas de caractères indicateurs de la maladie.

Sur un homme âgé de 44 ans et qui succomba à une insuffisance aortique, avec hypertrophie du cœur, lésions reconnues à l'autopsie, le pouls présentait, d'abord, des caractères extrêmement marqués :

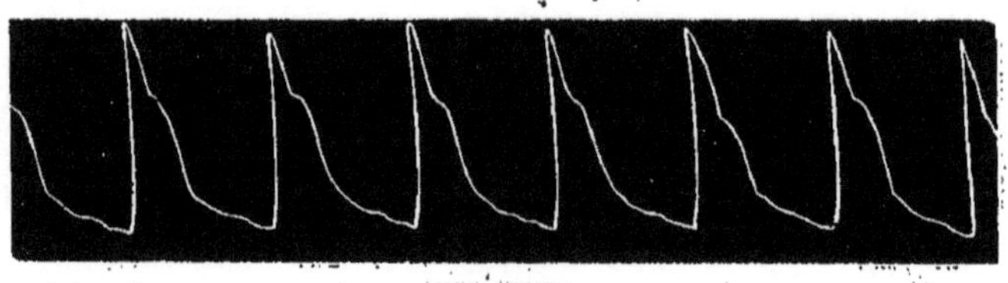

Fig. 358.

Ces caractères s'étaient affaiblis et avaient presque complétement disparu à la veille de la mort :

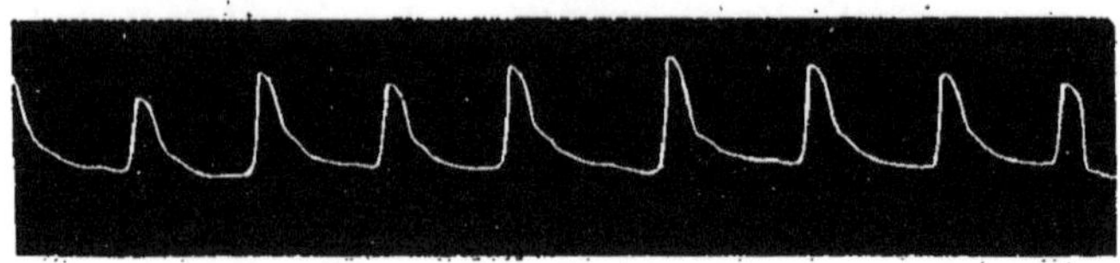

Fig. 359.

Nous retrouvons une déformation analogue à la fin de la série suivante.

Le sujet de l'observation est un homme de 38 ans qui a succombé aux suites d'une affection aortique avec légère insuffisance, sans lésions des valvules sigmoïdes de l'aorte. A l'autopsie on trouva un état d'induration de l'aorte avec ulcérations, dépôt crétacé faisant saillie, large dilatation ampullaire de l'aorte, près du cœur (sorte d'anévrysme). Le cœur, énormément hypertrophié, avait des parois de 2 centimètres et demi au ventricule gauche; son poids total était de 950 grammes. L'orifice mitral était légèrement induré.

On peut voir, par cette série de pouls recueillis pendant une période de un mois, combien le pouls est variable chez un même sujet, suivant les différentes circonstances naturelles ou artificielles que nous allons indiquer.

Le premier tracé est remarquable par l'amplitude et la verticalité de l'ascension.

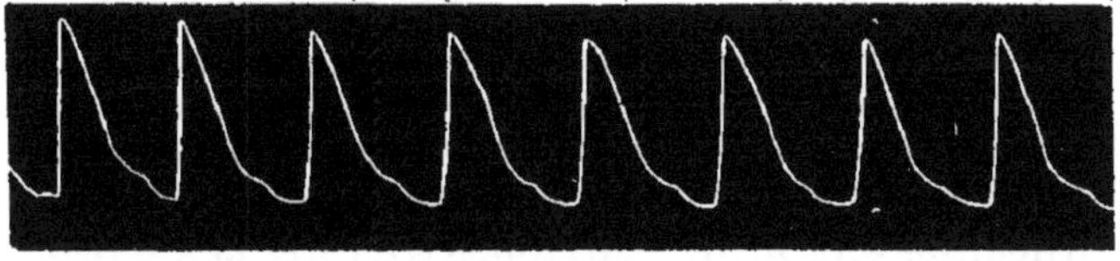

Fig. 360.

Le deuxième tracé reproduit un des types communs des affections aortiques :

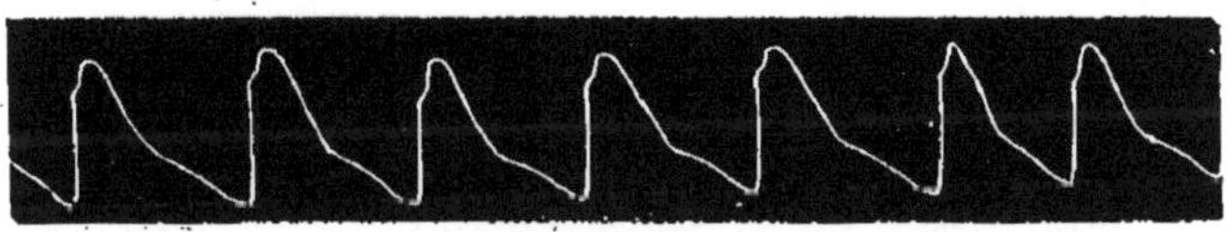

Fig. 361.

Le troisième tracé montre la déformation obtenue par une forte pression du ressort :

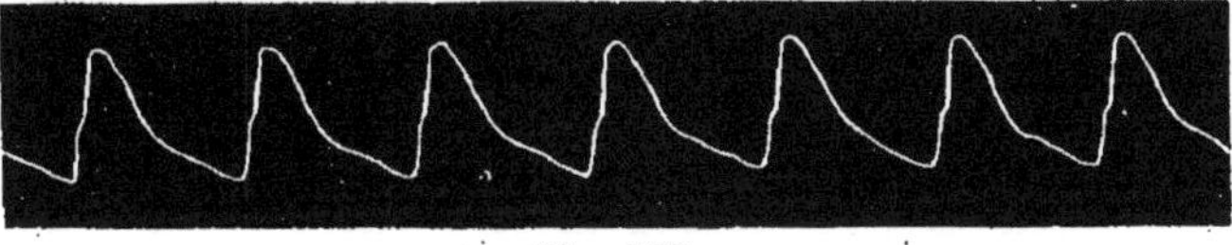

Fig. 362.

Le quatrième tracé est recueilli sur le bras levé verticalement :

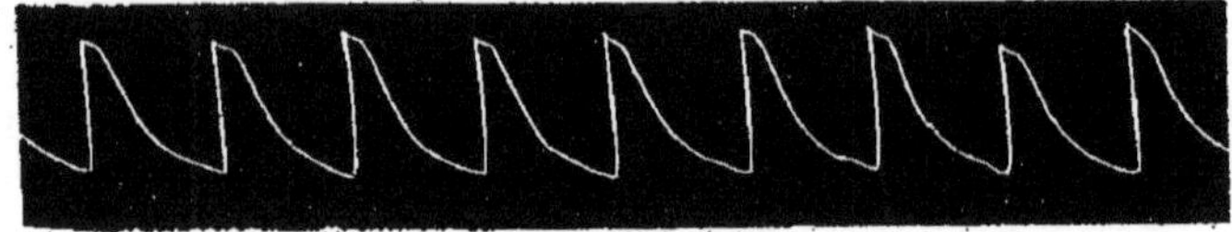

Fig. 363.

A la veille de la mort, le cœur était épuisé (asystolie); le pouls était déprimé et déformé.

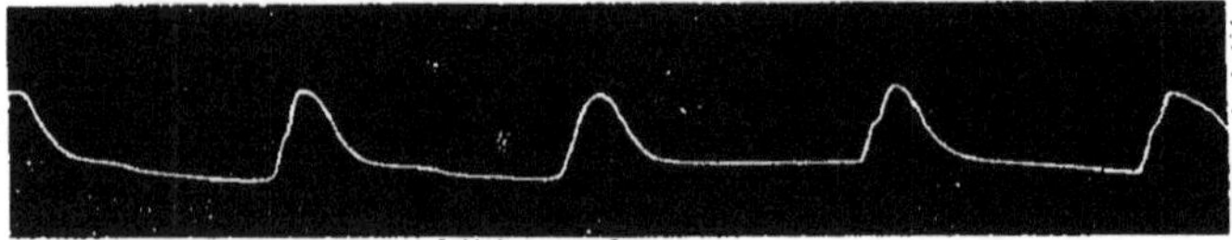

Fig. 364.

Lorsqu'un état fébrile violent intervient, par exemple sous l'influence d'une pneumonie, le pouls de l'insuffisance aortique peut perdre tous ses caractères, et
ne se présenter que sous la forme d'un pouls fébrile
dicrote, ainsi qu'on le verra par les tracés qui suivent.

La fièvre a fait disparaître ici le caractère spécial
du pouls.

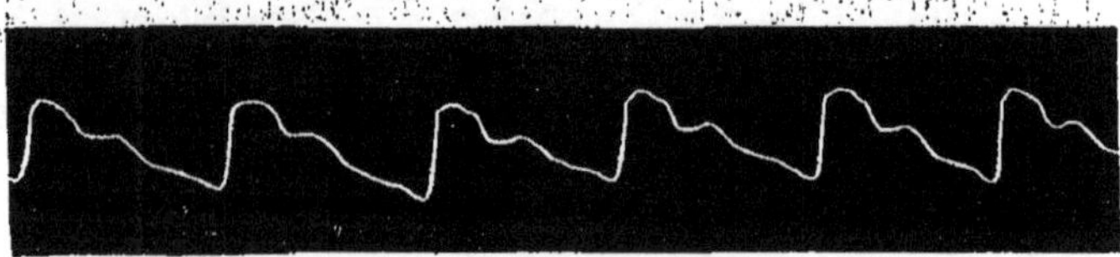

Fig. 365. — Sans fièvre.

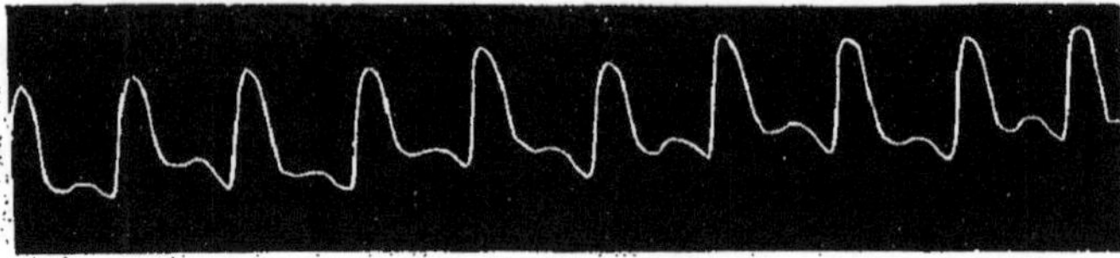

Fig. 366. — Avec fièvre.

Chez un homme de 59 ans, atteint d'une affection aortique avec hypertrophie du cœur sans intermittence habituelle, survient une pneumonie qui modifie considé-

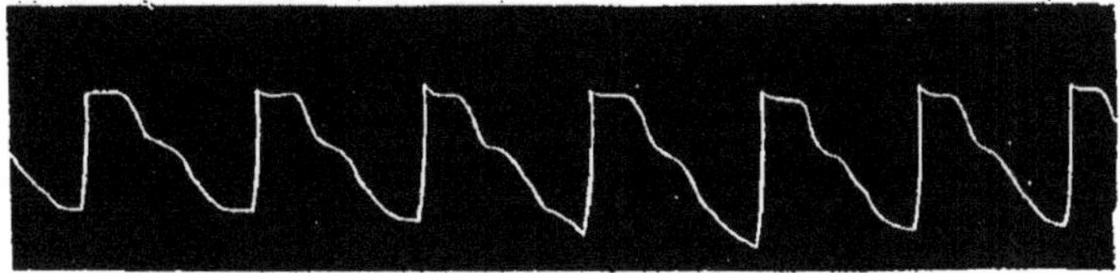
Fig. 367. — Pouls avant la pneumonie.

rablement les caractères du pouls ; il devient fréquent, irrégulier, sous l'influence de la fièvre et de la gêne respiratoire.

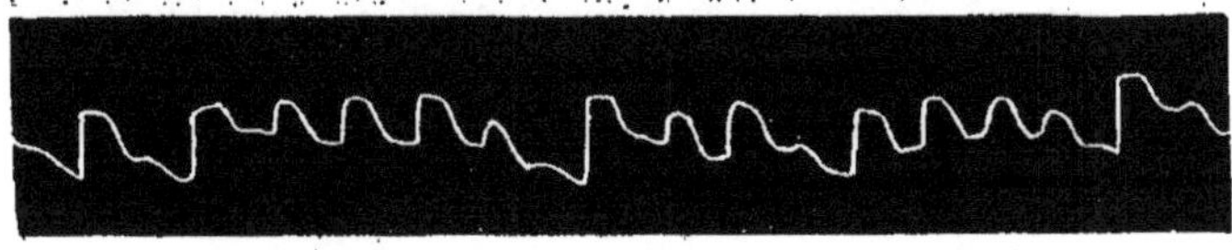
Fig. 368. — Pouls modifié par la pneumonie.

Pendant la convalescence cette irrégularité prit le type géminé.

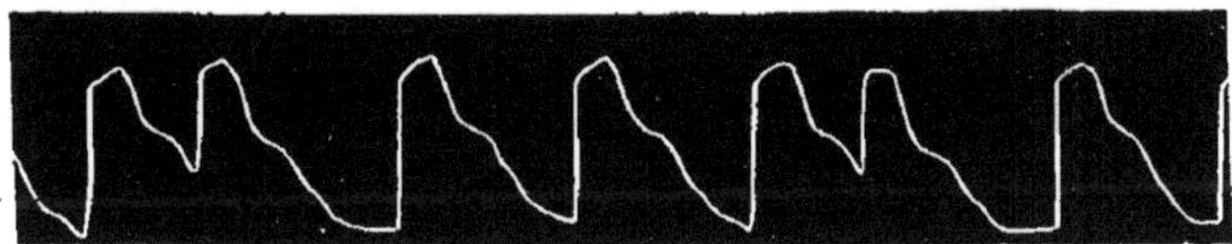
Fig. 369. — Convalescence. Pouls géminé.

Complications ultimes. — Lorsque surviennent des complications ultimes, et que la circulation s'embarrasse, le pouls perd ses caractères spécifiques et devient irrégulier, petit, inégal.

Chez un vieillard de 71 ans, qui a succombé à une cirrhose avec emphysème pulmonaire, accompagnée d'une hypertrophie du cœur, sans lésion des orifices,

le pouls offrait d'abord les caractères de la sénilité
modifiés et amoindris, à la vérité, par la fièvre.

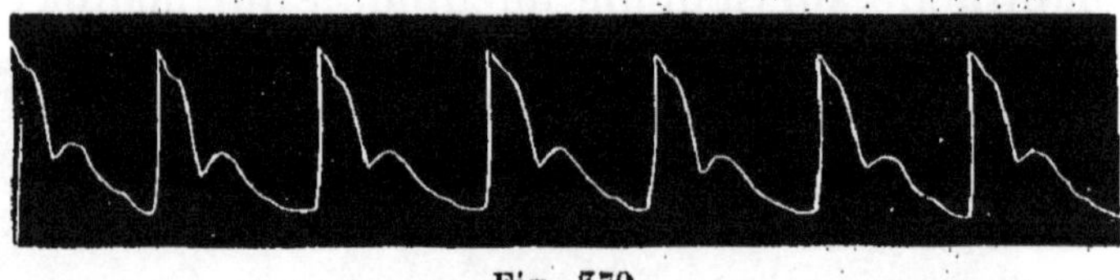

Fig. 370.

Dans les derniers temps de la vie, le pouls était devenu petit et irrégulier.

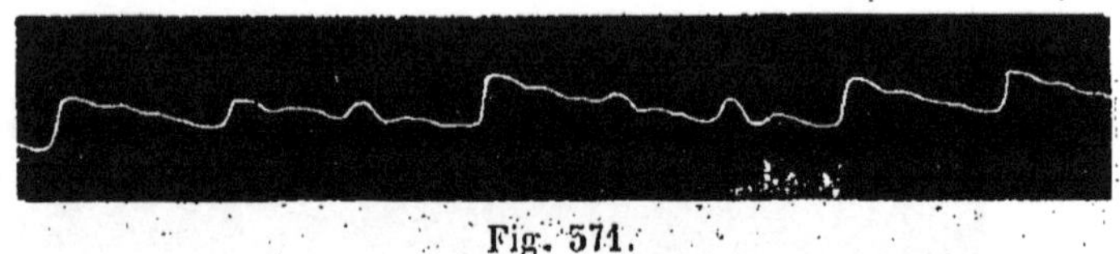

Fig. 571.

*Pouls comparés de la radiale et de la carotide et tracé
cardiographique.* — On peut recueillir le pouls dans
l'insuffisance aortique, sur d'autres artères que la radiale, et l'on y retrouve les mêmes caractères accusa-
teurs de la maladie; on y retrouve également les variations du type.

Sur un homme de 51 ans, atteint d'une insuffisance
aortique, on recueillit les tracés de la radiale, de la
carotide et du cœur lui-même.

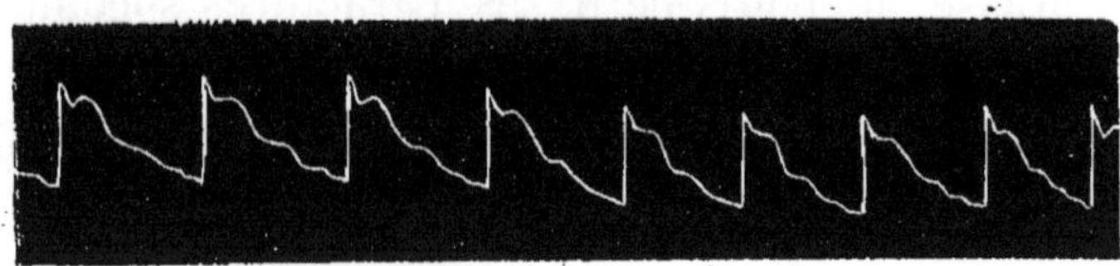

Fig. 372. — Pouls radial.

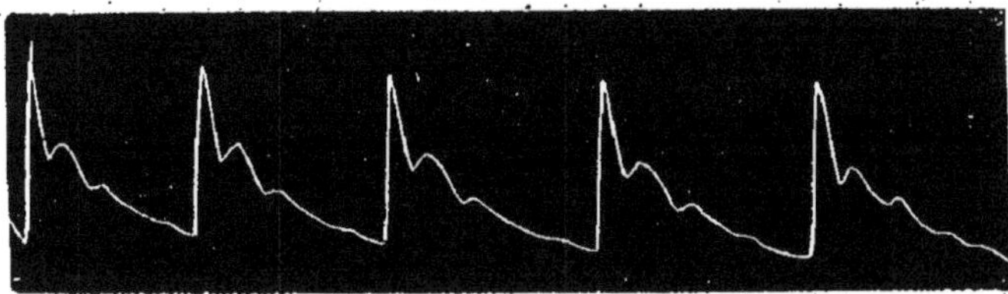

Fig. 373. — Pouls de la carotide.

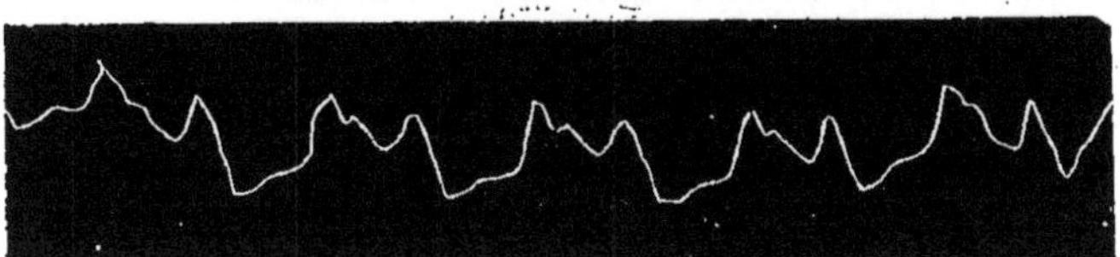

Fig. 374. — Tracé du cœur (cardiographe).

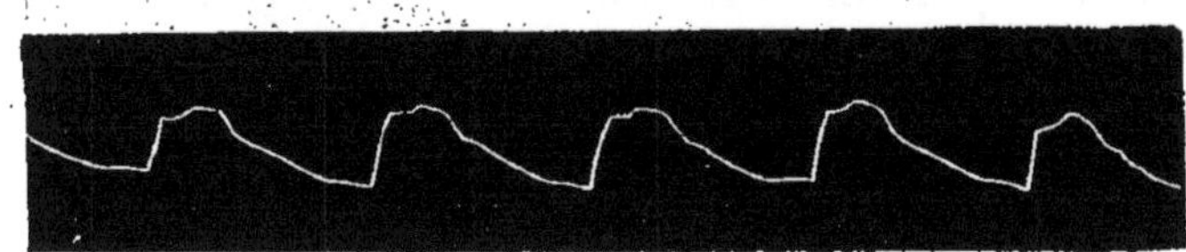

Fig. 375. — Tracé de la carotide recueilli par le polygraphe.

On trouvera des exemples semblables dans une publication récente faite sous l'inspiration de M. Marey, par MM. Liouville et Tridon. (*Archiv. de phys.*, 1868.)

Rétrécissement aortique. — Le *rétrécissement* aortique, sans signe d'insuffisance, est rare. On le comprend difficilement; cependant il en existe des exemples cliniques, et l'autopsie a quelquefois confirmé ce diagnostic. Il est important de rechercher si l'instrument enregistreur fournit quelques signes à ajouter à ceux qui permettent de formuler un semblable diagnostic. Bien que nous ayons eu rarement l'occasion d'observer des cas semblables, et que par conséquent nous soyons tenu à une grande réserve dans nos appréciations personnelles, cependant il nous a paru que le sphygmographe pouvait, dans ces cas, rendre quelques services.

M. Marey s'exprime ainsi sur ce point (1) :

« On peut aussi, dans bien des cas, constater un changement dans la manière dont le sang pénètre dans le système artériel.

« L'ondée sanguine franchit plus péniblement l'étroit passage ventriculo-aortique ; de là résulte un changement dans la forme du pouls artériel, qui présente une période d'ascension plus longue que de coutume. Cela se traduit, dans le tracé, par une courbe au lieu d'une ligne verticale, au début de la pulsation. »

M. Marey donne un tracé recueilli sur le schema, et trois tracés pris sur l'homme ; bien que la théorie indiquée soit satisfaisante, les tracés ne sont pas suffisamment probants.

Il était donc désirable que ces expériences et ces observations fussent continuées jusqu'au moment où l'on rencontrerait des exemples plus démonstratifs. Les tracés que nous donnons nous paraissent combler cette lacune.

Un malade, âgé de 35 ans, présentait, à l'auscultation du cœur, un souffle rude, prolongé, qui occupait le premier temps et le petit silence, à la base. Il existait un frémissement cataire qui se sentait très-nettement à la main dans la partie supérieure du sternum. On n'entendait aucun bruit anomal au second temps. Cette maladie paraissait être survenue à la suite d'un rhumatisme articulaire aigu.

(1) Marey, *Physiologie médicale de la circulation du sang*, p. 501.

Or, chez ce malade, le pouls présentait sur le tracé sphygmographique des caractères rarement observés, et qui appelaient une interprétation.

Nous avons recueilli sur ce malade un grand nombre de tracés, parmi lesquels nous en avons choisi trois, qui montrent les caractères de la maladie de plus en plus et graduellement accentués. Ils ont une physionomie commune, et qui les différencie immédiatement de toutes les autres formes connues du pouls.

Le tracé, dans son ensemble, est arrondi et présente une montée oblique, et non verticale. On n'y voit pas du tout la brusquerie, l'ampleur, la verticalité, le crochet, le plateau horizontal ou descendant ou curviligne, de l'insuffisance aortique, ou pour mieux dire des affections aortiques.

Le premier tracé est le moins caractéristique ; on y retrouve cependant déjà des indications d'une certaine valeur :

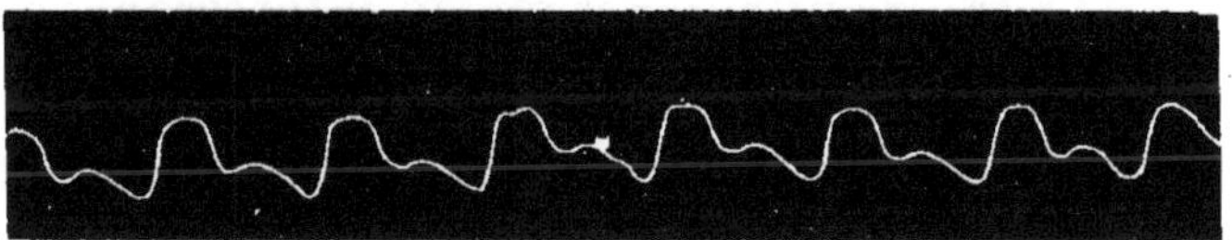

Fig. 376.

A la vérité, ce tracé a été recueilli au moment où le malade était atteint d'une affection fébrile accidentelle, qui modifiait momentanément l'état habituel de sa circulation.

Le deuxième tracé est bien plus caractéristique ; on

y lit, pour ainsi dire, le trouble mécanique, et l'on peut l'interpréter de la manière suivante : le premier mouvement donne lieu à une ascension produite par l'impulsion communiquée à toute la colonne sanguine, mais un obstacle arrête ce mouvement qui se continue alors sous la forme d'une ascension lente et très-oblique :

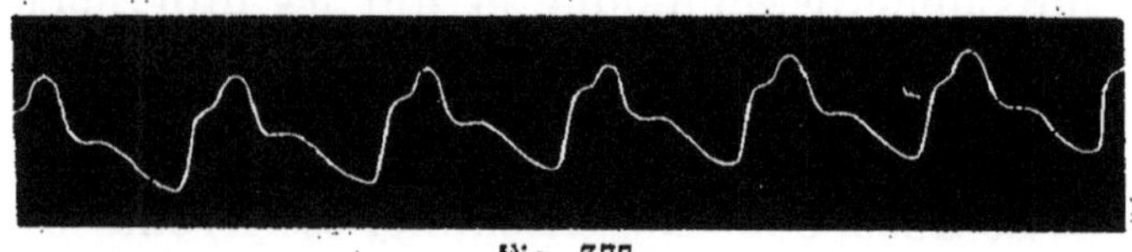

Fig. 377.

Le troisième tracé donne ces caractères pour ainsi dire à leur maximum :

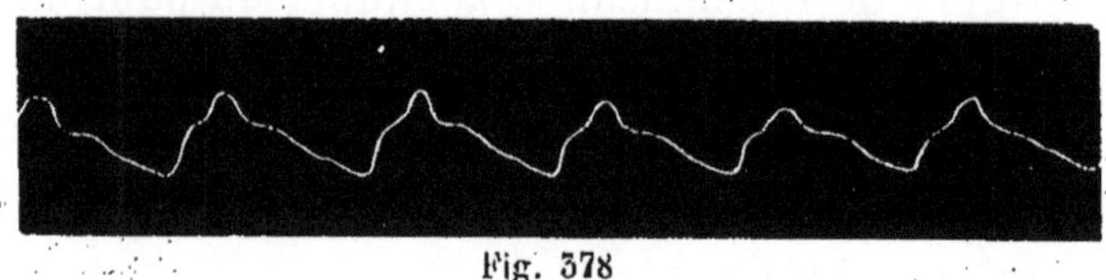

Fig. 378

Le tracé qui suit est moins intéressant, cependant il offre cette particularité qu'il fut recueilli sur un jeune homme de 18 ans convalescent d'un rhumatisme articulaire aigu, et qui présentait les signes cliniques du rétrécissement aortique.

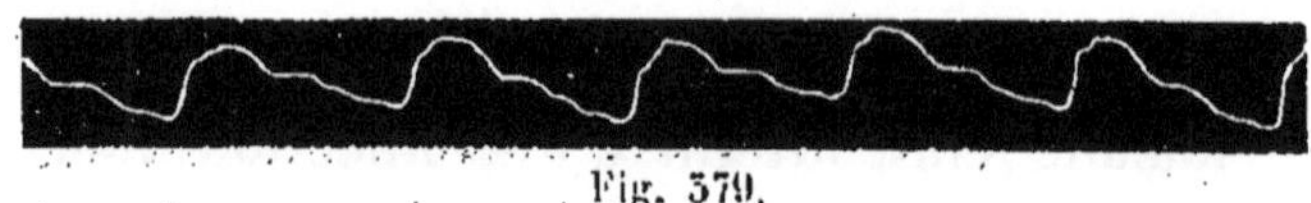

Fig. 379.

Un homme âgé de 56 ans entra à l'hôpital Saint-Antoine, dans les premiers jours du mois de novembre 1868. Il était très-oppressé, sans sommeil, orthopnéique. Ses poumons étaient engoués; il avait un peu d'œdème des jambes. Il nous affirma n'avoir jamais eu de rhumatisme articulaire aigu. Oppressé depuis longtemps, il venait à l'hôpital pour la première fois. On entendait un souffle à l'orifice aortique. La digitale administrée à dose de 0^{gr},50 (poudre) n'amena aucun soulagement, et le malade quitta l'hôpital au bout de quelques jours. Il y rentra vers le 22 novembre, et il succomba sous nos yeux, le 26 novembre, pendant la visite.

Voici les observations qui furent faites sur ce malade :

Lors de son premier séjour, on reconnut facilement l'affection du cœur. Cet organe offrait un volume énorme accusé par une matité étendue. On entendait distinctement un souffle dominant au premier temps et à la base, vers le sternum. Par moment on doutait qu'il y eût souffle au premier temps. Le siége et le temps indiquaient une affection de l'orifice aortique, et, en poussant plus loin la spécialisation, on était tenté d'affirmer un rétrécissement de l'orifice aortique. Cependant un pareil diagnostic ne pouvait être établi sûrement par l'auscultation seule. Rien n'est plus rare que le souffle unique au premier temps à la base, à moins qu'il ne s'agisse d'une anémie ou d'une fluxion rhumatismale aiguë du cœur. Autrement, une vieille maladie du cœur avec un souffle rude et prolongé au premier temps, à la base du cœur, est l'exception. Ce sont habituellement deux souffles que l'on entend, l'un

au premier et l'autre au deuxième temps (rétrécissement et insuffisance). Le rétrécissement vrai est assez
rare, il y a plutôt induration des valvules, mais non
tendance réelle à l'oblitération; et habituellement
l'aorte participe à la maladie autant au moins que l'orifice lui-même.

L'examen du pouls devait rendre ici des services au
diagnostic. Le pouls était médiocrement rapide (84) et
ne donnait pas lieu à la sensation dite de Corrigan ou
de Hope; il n'y avait pas choc brusque, ni forte ondée;
en élevant le bras on diminuait le pouls au lieu de
l'accroître. C'était plutôt un pouls mou, ondulant,
d'un faible déplacement, et ne donnant pas de choc,
en un mot un pouls de rétrécissement aortique.
Point d'irrégularités.

Le sphygmographe vint encore à notre aide, ainsi
qu'on peut le voir sur le tracé ci-contre : le pouls
donnait un tracé ondulant à montée lente et oblique.
C'était le tracé que l'on devait trouver s'il s'agissait
d'un rétrécissement de l'orifice aortique, c'est-à-dire
dans le cas où l'ondée sanguine passerait lente et petite
à travers un orifice rétréci, et comme à frottement.
Théoriquement, le tracé devait être tel qu'on le
voit ici.

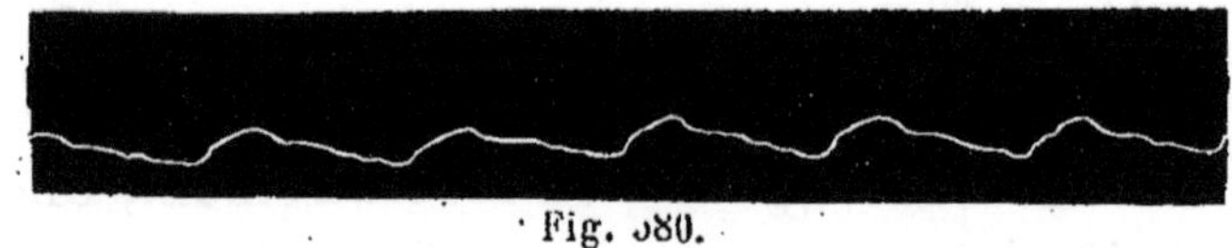

Fig. 380.

Ainsi le diagnostic s'appuyait à la fois sur l'auscultation et sur les signes sphygmographiques.

Le malade mourut. On trouva le cœur hypertrophié et l'orifice aortique du cœur tellement rétréci par suite d'une dégénérescence crétacée des valvules, que le sang ne pouvait passer que par une fente étroite. Il n'y avait pas insuffisance, les valvules étant, au contraire au contact l'une de l'autre, de sorte qu'on ne voyait pas d'abord d'orifice.

Brondgeest (d'Utrecht) rapporte l'observation suivante : chez un malade, à droite du sternum, entre la quatrième et la cinquième côte, on entendait un souffle rude et fort, qui se prolongeait dans l'aorte et les carotides. La main sentait un frémissement cataire, qui se propageait jusqu'au-dessus des clavicules. Le malade se plaignait de violentes palpitations et d'étouffement. On diagnostiqua un rétrécissement aortique. L'obliquité de la ligne d'ascension, l'absence du polycrotisme et la grande largeur horizontale du sommet, permettaient de faire ce diagnostic. On trouva, à l'autopsie, des excroissances papillaires sur les valvules sigmoïdes, et l'orifice aortique tellement rétréci, que, vu de l'intérieur du ventricule, il semblait bouché complètement.

Rétrécissement de l'orifice aortique du cœur. Remarquable action de la digitale. — J'ai observé sur un homme âgé de 65 ans tous les signes d'un rétrécissement aortique sans insuffisance. On entendait au niveau de la première pièce du sternum un énorme souffle rude qui commençait avec la systole et s'arrêtait avant la diastole. Cet homme avait eu, trois ans avant, un rhumatisme articulaire. Depuis quatre mois il éprouvait de l'oppression et il avait de l'hydropisie des parties inférieures du corps.

Le pouls offrait des caractères très-intéressants; il était très-régulier, très-fort et très-lent. Le malade n'ayant jamais été traité et n'ayant absorbé aucun médicament, on ne pouvait pas soupçonner, ici, l'action de la digitale. Il fut tenu en observation pendant plusieurs jours sans qu'aucune médication lui fût appliquée.

Le cœur était modérément hypertrophié et nullement ataxique. Il n'y avait aucun signe de ce que Beau appelait asystolie. En un mot, le cœur faisait face aux difficultés de la circulation et n'était point troublé. La lenteur du pouls s'expliquait peut-être en vertu de cette loi posée par M. Marey, à savoir que le cœur se meut d'autant plus lentement qu'il supporte une charge plus forte. Or le rétrécissement constituait un obstacle capable de ralentir les battements du cœur. La force du pouls (amplitude et dureté) s'expliquait également par ce fait que le cœur, battant moins vite, devait à chaque systole pousser dans les artères une plus grosse ondée.

Tels étaient les caractères du pouls dont on pouvait se rendre compte par le simple toucher.

Le pouls battait 32 fois seulement par minute. L'auscultation diurne se faisait à peine sentir. Deux ou trois pulsations de plus, quelquefois quatre, tel était l'accroissement du pouls vers le soir, alors même que le malade avait marché.

Le sphygmographe fut appliqué tous les jours. On remarqua tout d'abord que le tracé présentait une singulière obliquité dans la ligne d'ascension, laquelle s'éloignait notablement de la verticale et formait une véritable courbe allant se fondre avec la ligne de des-

cente, sans qu'il fût possible de trouver rien qui res-
semblât à un sommet. C'était bien là le pouls du rétrécissement aortique, tel que M. Marey l'a signalé, tel
qu'il a été observé depuis par de nombreux auteurs et
tel que le donnent les appareils schématiques. Il n'y
avait pas apparence de dicrotisme, ce qui rentre encore
parfaitement dans la théorie. On voyait, pour ainsi
dire, sur ce tracé, la marche du sang passant péniblement et lentement à travers l'orifice du cœur
rétréci.

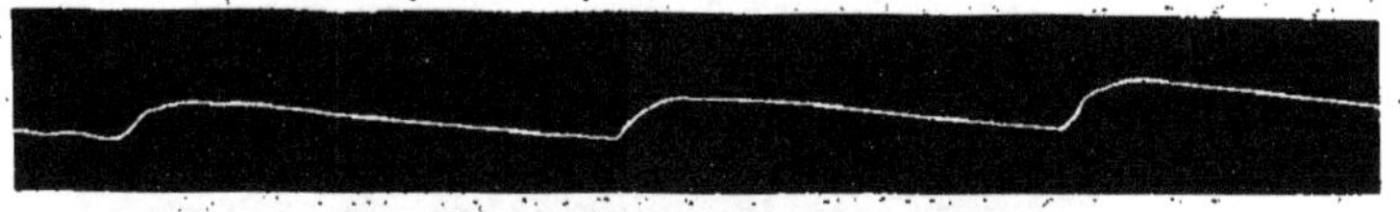

Fig. 381. — Rétrécissement aortique.

Ce premier tracé avait été obtenu avec une très-
faible pression du ressort, de façon que les défauts
tenant à l'instrument étaient autant que possible sup-
primés, du moins en ce qui concerne les modifications
que peut imprimer à la forme des tracés une trop forte
pression du ressort.

Si nous voulions étudier ce pouls en modifiant la
pression, nous serrions la vis et alors le pouls nous
apparaissait un peu différent. L'artère comprimée re-
cevait au niveau de la compression un choc plus
brusque, la ligne d'ascension prenait soudain la
direction verticale avec le crochet tenant à l'inertie
du levier; mais en regardant avec attention on voyait
bien que, ce premier choc une fois passé, la ligne
représentant le sommet et qui marquait la durée et,
pour ainsi dire, la forme de la systole du cœur était

toujours, comme avant, oblique, ascendante et presque courbe.

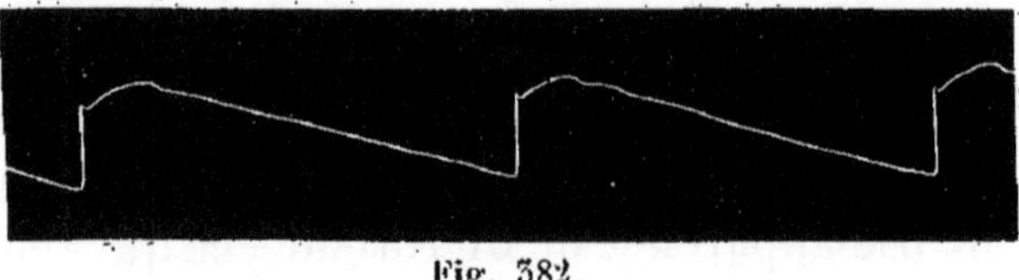

Fig. 382.

Cette disposition intéressante était encore plus marquée dans d'autres tracés, par exemple sur le süi-
vant :

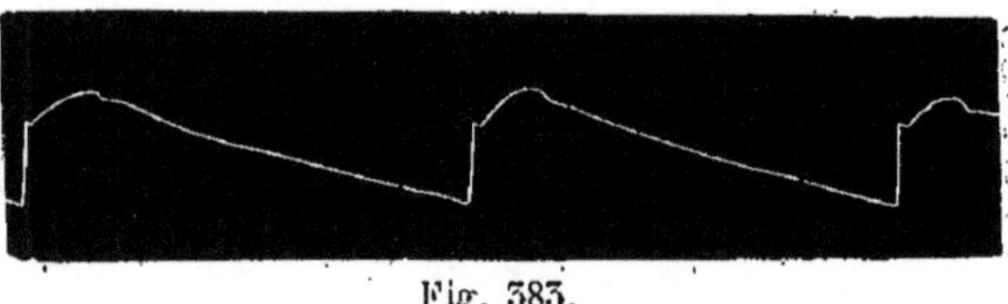

Fig. 383.

Nous n'avons trouvé, dans aucune des publications
qui ont été faites jusqu'ici, aucun tracé plus expressif
ni plus démonstratif que ceux-ci.

Bien que ce malade ne présentât que de faibles signes
d'un embarras direct de la circulation artérielle,
cependant l'infiltration de ses jambes et un commencement d'ascite dont il était atteint, justifiaient suffisamment l'emploi de la digitale. Je lui administrai, le
premier jour, 30 centigrammes de poudre; le second et
le troisième jour, la même dose ; et le quatrième jour,
1 gramme en deux doses de 0^{gr},50 chacun. La digitale
administrée pendant les trois premiers jours avait
amené le pouls au chiffre de 28 ; vingt-quatre heures
après l'administration de 1 gramme de digitale, le
malade éprouvait un malaise qui nous obligea de sus-

pendre immédiatement l'emploi du médicament ; il avait des nausées, des vertiges et une respiration accélérée (32 par minute). Or son pouls était d'une lenteur telle, qu'il descendait à un chiffre dont il n'existe pour ainsi dire pas d'exemple : 26. Nous ferons observer, ici, qu'il y a deux points à considérer dans ce fait :

1° Un pouls extrêmement lent avec 32 inspirations par minutes. Ce n'est pas ici le lieu d'examiner cette question de la fréquence comparée du pouls et de la respiration;

2° La digitale ralentit le pouls même chez un homme qui a déjà le pouls très-lent ; et elle le ralentit presque dans les mêmes rapports ; en effet, un pouls tombant de 34 à 27 donne les mêmes proportions approximativement qu'un pouls tombant de 70 à 58.

Il était intéressant de rechercher, ici, l'influence perturbatrice de la digitale, elle ne fit pas défaut. Le pouls qui, observé chez cet homme depuis le 19 août jusqu'au 30, n'avait pas présenté une seule fois une irrégularité dans son rhythme, devint irrégulier immédiatement après l'intoxication par la digitale, ainsi qu'on peut le voir sur le tracé suivant, où la première pulsation est distante de la seconde de 45 millimètres, tandis que la seconde n'est distante de la troisième que de 32 millimètres et demi.

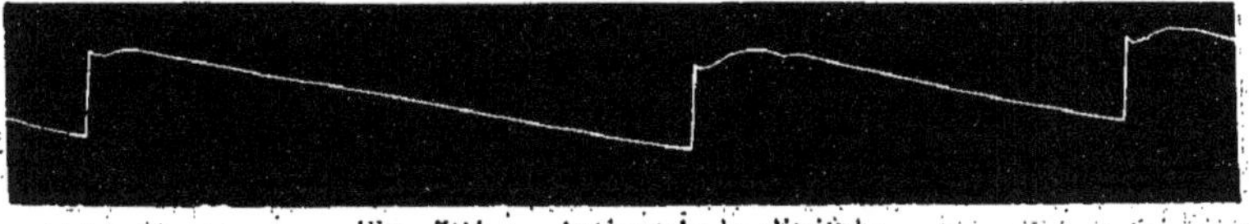

Fig. 384. — Action de la digitale.

Si le lecteur a eu la patience de lire et de regarder tout ce qui précède, il demeurera convaincu que la sphygmographie ne peut pas être classée parmi les moyens accessoires du diagnostic et qu'en tout cas elle est cause que le pouls est examiné minutieusement.

Nous devons répéter ici ce que nous avons dit plus haut à propos de l'insuffisance aortique : il existe dans la nomenclature classique deux expressions qui sont le plus souvent accolées l'une à l'autre, c'est : rétrécissement et insuffisance.

On est habitué à entendre un souffle aux deux temps à la base du cœur quand il y a insuffisance aortique. Quelquefois le deuxième bruit seul existe. Rarement il y a un souffle au premier temps rude et significatif (nous ne parlons pas du souffle doux de l'anémie) sans souffle au deuxième temps. En d'autres termes, si le rétrécissement avec insuffisance est commun, le *rétrécissement seul* est rare.

Ce mot de rétrécissement est d'ailleurs employé à tort dans tous les cas où il y a souffle rude au premier temps et à la base ; car il peut se faire qu'il y ait non pas rétrécissement vrai, mais défaut de souplesse, *induration* de l'orifice, ce qui n'est pas synonyme. Et, en effet, que l'on regarde les tracés fournis par le pouls, qu'on se reporte même à la sensation tactile que donne le pouls dit de Corrigan, dans le cas où il y a précisément un souffle aux deux temps, ne voit-on pas que ce pouls large, plein, dur, vibrant, soudain, à montée verticale, à grande amplitude, exclut toute idée de rétrécissement? Le rétrécissement, on le verra dans un pouls petit, oblique, qui ne donnera ni les mêmes sensations, ni le même tracé que le précédent. J'indique donc ici l'abus que l'on fait dans le langage classique de la médecine du mot rétrécissement aortique.

Chez un jeune homme âgé de 22 ans, atteint d'hypertrophie du cœur avec souffle permanent, rude, au premier temps, à la base, il existait des palpitations et de l'essoufflement. Ce malade avait eu un rhumatisme articulaire aigu. La maladie du cœur, existant depuis plusieurs années, obligeait ce malade à prendre souvent du repos. On aurait pu diagnostiquer un *rétrécissement aortique*, mais comment accorder cette expression avec le tracé du pouls recueilli chez ce malade? Ce tracé est large, ample, à montée verticale (*induration aortique*). L'aortite a trop été oubliée dans le rhumatisme.

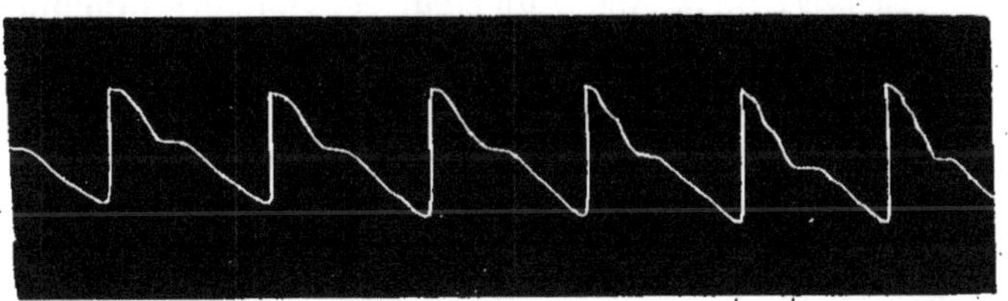

Fig. 385. — Souffle au premier temps, à la base.

INSUFFISANCE MITRALE ET RÉTRÉCISSEMENT MITRAL.

MAREY.

Caractères du pouls dans l'insuffisance mitrale. — « Le pouls, dans l'insuffisance mitrale, est presque toujours *irrégulier*. Il

(1) Marey, *Physiologie médicale de la circulation du sang*, p. 524.

semble que plus l'insuffisance est pure, c'est-à-dire dégagée de rétrécissement, plus aussi l'irrégularité est grande. Ce ne sont plus ici des variations périodiques dans les intervalles du pouls, ainsi que cela s'observe si souvent dans l'altération sénile des artères; c'est une irrégularité complète qui ne semble obéir à aucune règle. En même temps, l'amplitude du pouls diminue. »

Rétrécissement mitral. — Lorsque le rétrécissement mitral est assez prononcé pour donner naissance à un souffle diastolique, il supprime l'irrégularité du pouls. Nous ne saurions affirmer que cet effet soit constant, mais nous l'avons rencontré dans tous les cas de rétrécissement mitral que nous avons eu l'occasion d'observer lorsqu'il existait un souffle diastolique pur. »

Burdon (Sanderson).

Théorie de l'irrégularité du pouls dans l'insuffisance mitrale et de la syncope dans le rétrécissement mitral.

Affections mitrales. — Elles sont complexes. L'expérience montre que l'insuffisance mitrale étant la même, le pouls peut affecter des caractères très-différents.

Le pouls de l'insuffisance mitrale est rarement normal; quant à la fréquence; il est accéléré parce que l'oreillette gauche est toujours pleine et est stimulée, excitée, par la pression du sang.

La *durée* de la systole du cœur est toujours diminuée quand la régurgitation est considérable. On la mesure difficilement à cause de l'absence des caractères vibratiles. L'expansion systolique est toujours courte et la tension systolique artérielle faible tant que le pouls est régulier; sa brièveté et sa compressibilité donnent les indications les plus constantes quant au degré de régurgitation qui existe.

L'irrégularité qui accompagne l'affection mitrale, possède un caractère qui n'a pas encore été noté par les auteurs, et qui est la clef de la cause et du traitement. Dans le pouls irrégulier de la régurgitation mitrale, les contractions du cœur doivent être divisées en deux classes. Celles qui sont fréquentes, courtes et incomplètes, et celles qui sont longues et violentes. Or il résulte de mes observations que les premières surviennent pendant l'inspiration, et les secondes pendant l'intervalle de la respiration. On a dit que certaines discrasies produisent un mode d'irrégularité identique à celui de l'affection mitrale, de tout point, et particulièrement dans ses relations avec les mouvements thoraciques. Or quelle est la relation entre ces deux faits de cause différente et qui ont un élément commun?

L'effet mécanique de l'inspiration, ainsi que je l'ai montré ailleurs (*Philos. trans.*, 1867), est d'augmenter la quantité de sang contenue dans la circulation pulmonaire, et par suite d'accroître la fréquence des contractions du cœur. Cet accroissement de fréquence dépend de l'état de distension des oreillettes qui fait que les ventricules s'emplissent plus rapidement pendant leur période de relâchement. Mais pourquoi les rapides battements qui surviennent dans l'inspiration sont-ils ainsi incomplets ou inefficaces ? Probablement parce que la valvule mitrale ne se ferme pas. Le cœur étant distendu par le sang, ses parois valvulaires plus au contact, le ventricule se contracte, mais une grande partie du sang qu'il contient est reversée dans l'oreillette pour retourner au ventricule aussitôt que la contraction est terminée. Ce n'est que lorsque cesse l'effet de l'inspiration qui était de tenir pleines les oreillettes, que les parois valvulaires se rapprochent assez pour permettre au cœur un effort à l'aide duquel il envoie à l'aorte une ondée suffisante pour dégager la circulation pulmonaire embarrassée.

Cette théorie sert à expliquer tous les phénomènes de l'irrégularité mitrale. Elle s'accorde parfaitement avec ce fait que, dans ces formes de maladie où l'insuffisance procède non du défaut de la valvule elle-même, mais de l'élargissement permanent de son orifice, le pouls a constamment le caractère de fréquence, de brièveté et de faiblesse qu'il possède dans des degrés moins élevés de régurgitation, pendant l'inspiration.

L'effet du *rétrécissement* mitral est de diminuer la quantité du sang envoyé par le cœur à chaque contraction, en empêchant la réflexion du ventricule gauche pendant la pause diastolique. Tant que le malade se tient absolument tranquille et qu'il n'a besoin pour l'entretien de son organisme que d'une petite quantité de sang, le cœur accomplit ses fonctions sans difficulté. Mais si le travail musculaire réclame plus de sang, si le cœur est excité par une émotion ou par quelque autre cause de trouble fonctionnel, le danger devient imminent, la mort survient quelquefois par suite d'une syncope soudaine, conséquence sans doute de l'anémie des centres nerveux. Dans cette dangereuse forme de maladie du cœur, la comparaison de l'état du pouls avant et après l'exercice sera sans doute de quelque importance pour le pronostic.

L'insuffisance mitrale donne au pouls quatre caractères :

1° Fréquence ;

2° Petitesse ;

3° Intermittence ou inégalité de force ;

4° Inégalité dans le rhythme.

Une femme de 22 ans, atteinte d'insuffisance mitrale (souffle au premier temps, à la pointe), avec hypertrophie du cœur, suite d'un rhumatisme articulaire aigu, nous offait un type de cette maladie.

Les deux tracés qui suivent montrent les caractères ci-dessus énoncés.

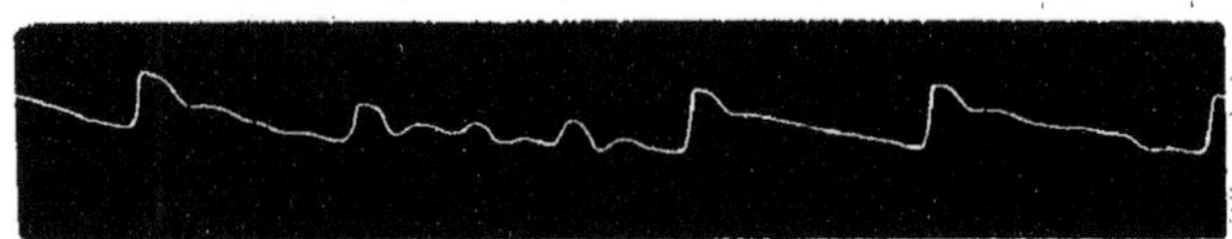

Fig. 386. — Insuffisance mitrale.

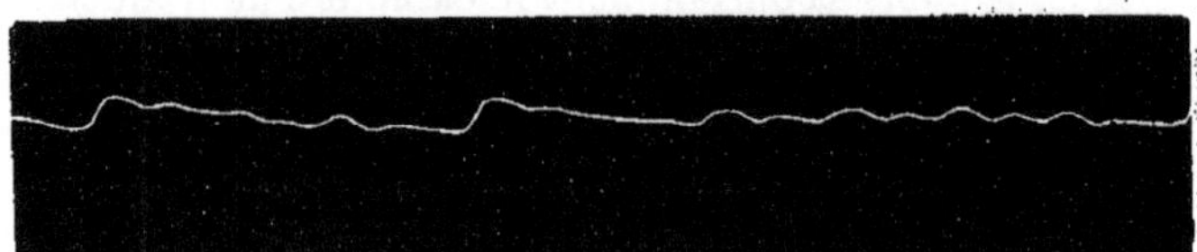

Fig. 387. — Même sujet.

C'est dans ces cas surtout que le trouble du cœur est nettement accusé et que son ataxie semble résulter d'une lutte prolongée contre l'obstacle mécanique de l'orifice.

Le mot asystolie ne répond pas exactement à l'idée qu'on doit se faire de ce trouble du cœur. Ce n'est pas une impuissance de contraction, ni un état d'atonie qu'il faut invoquer ici ; c'est quelquefois, au contraire, une impulsion violente, mais impuissante, en raison de l'état de vacuité du ventricule gauche et du système artériel en général, alors que la réplétion est grande dans le système veineux. La même chose a lieu, dans le choléra, et dans les hémorrhagies graves alors que l'on voit en même temps un choc violent du cœur, et un pouls presque nul. Les tracés qui suivent ont pour objet de mettre ce fait en lumière. L'observation concerne un homme de 31 ans atteint d'insuffisance mitrale bien caractérisée (souffle au premier temps à la pointe, avec hypertrophie du cœur). Le tracé recueilli directement au-devant du cœur (cardiographie) donne l'idée d'un choc puissant ;

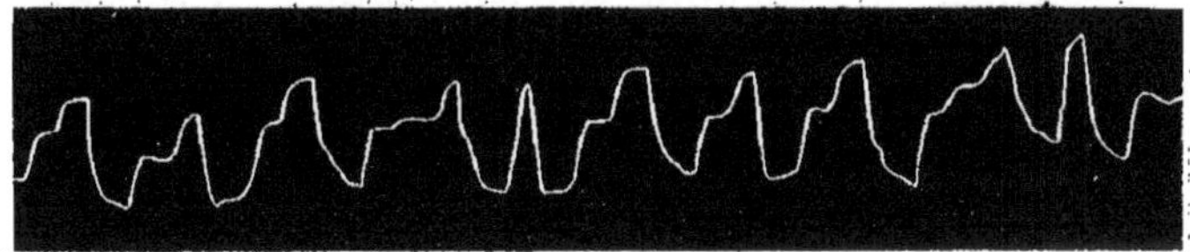

Fig. 388. — Tracé cardiographique.

et cependant le pouls, ainsi qu'on le verra dans les trois tracés qui suivent, était à la fois irrégulier et trèspetit.

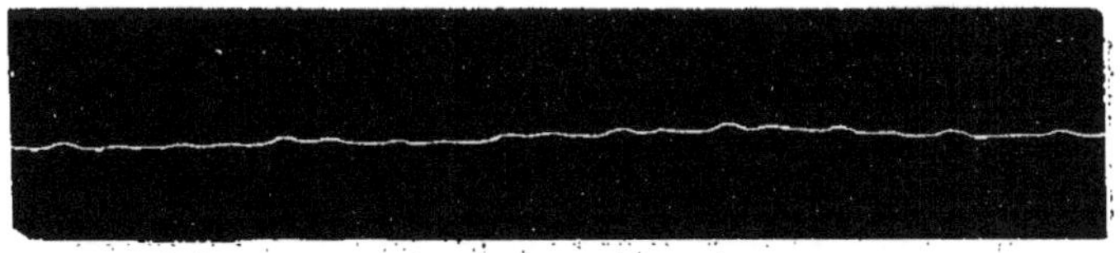

Fig. 389. — Pouls petit et irrégulier.

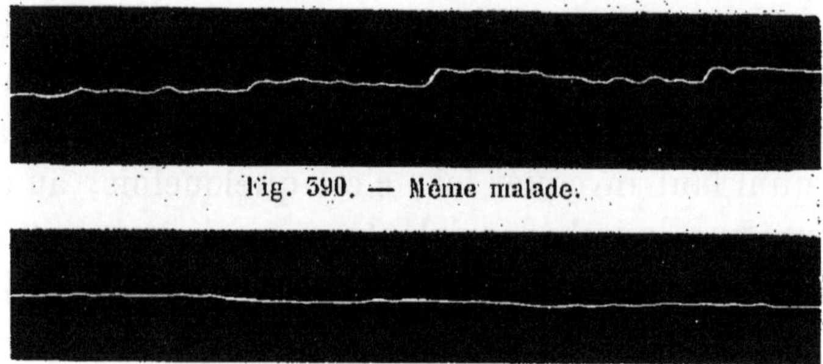

Fig. 390. — Même malade.

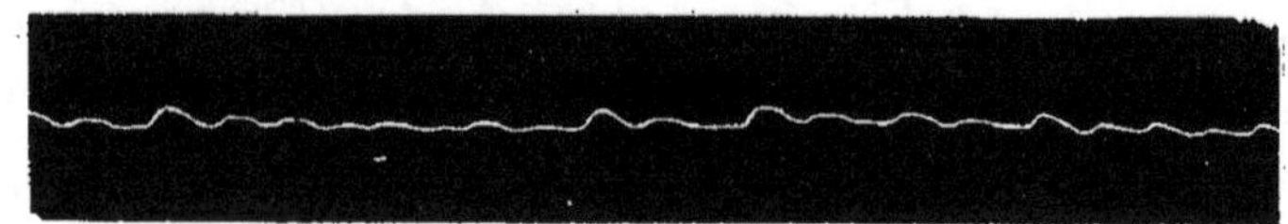

Fig. 391. — Même malade.

Sur un autre malade âgé de 28 ans, affecté également d'insuffisance mitrale avec souffle au premier
temps et grande hypertrophie du cœur, et qui a succombé à une syncope, le cœur donnnait un choc très-
violent et le pouls cependant était misérable.

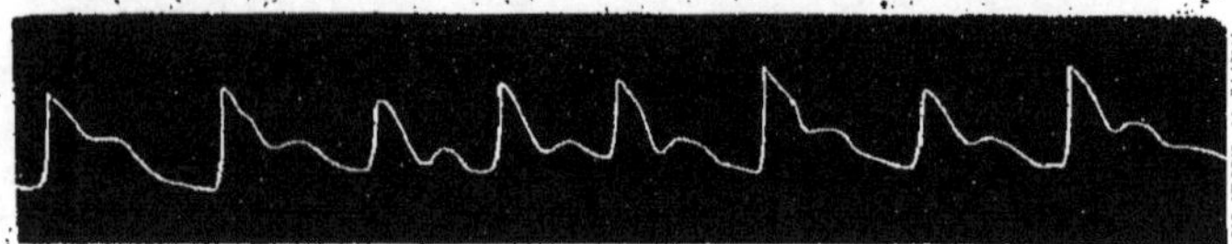

Fig. 392. — Insuffisance mitrale.

Lorsque l'insuffisance mitrale consiste en une lésion
peu avancée, il peut arriver que le pouls n'offre pas
d'autre caractère que l'irrégularité, et que par moment
le tracé, sous l'influence des violentes impulsions du
cœur, prenne une excessive amplitude. Cela se verra
encore chez des sujets déjà un peu avancés en âge et
dont l'aorte est indurée. Les deux tracés suivants sont
pris sur un homme de 35 ans atteint d'insuffisance mitrale.

Fig. 393. — Pouls irrégulier, mais ample.

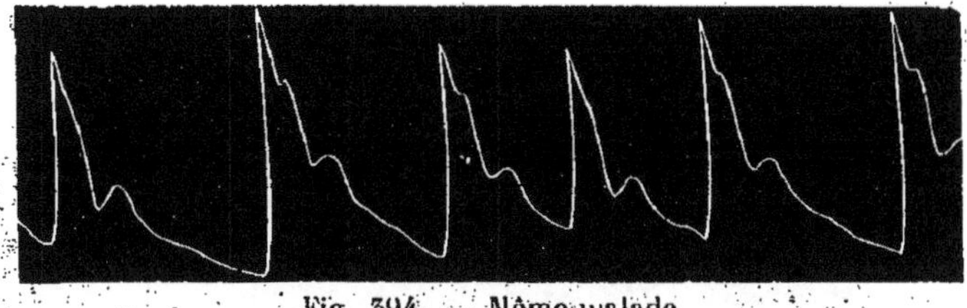

Fig. 394. — Même malade.

Nous avons reproduit au chapitre de la *digitale* un grand nombre de tracés du pouls recueillis sur des sujets affectés d'insuffisance mitrale.

Rétrécissement mitral. — On entend par ce nom, en clinique, la maladie du cœur caractérisée à l'auscultation, par un souffle au second temps et à la pointe. Cette espèce n'a pas de pouls qui lui appartienne en propre ; elle se confond quelquefois avec l'insuffisance mitrale, qui l'accompagne plus ou moins dans la plupart des cas, sinon toujours.

Lorsque cette maladie est très-avancée, elle amène habituellement une gêne considérable de la circulation et de la respiration. Les tracés suivants ont été recueillis sur une femme de 49 ans, chez laquelle le souffle au second temps à la pointe était très-intense. L'angoisse respiratoire était portée à son comble, ainsi qu'on en jugera par le tracé *cardiographique* ci-contre où l'on voit se dessiner les efforts respiratoires :

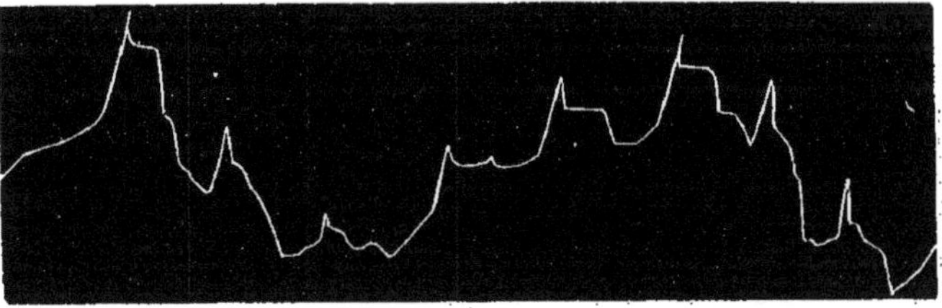

Fig. 395. — Rétrécissement mitral. Cardiographie.

Le pouls, très-petit et très-irrégulier, accusait également cette gêne de la respiration.

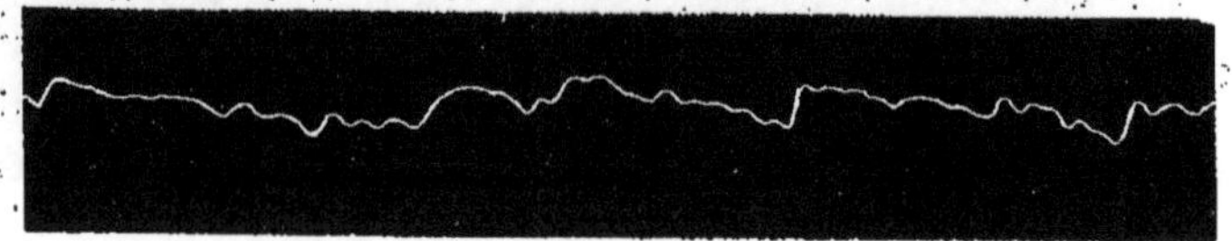

Fig. 596. — Pouls du rétrécissement mitral.

Pour rendre plus apparente la forme propre du pouls, par le grandissement, on recueillit un tracé, non plus de l'artère radiale, mais de l'artère humérale; c'est là une ressource qui n'est pas à dédaigner dans les recherches sphygmographiques.

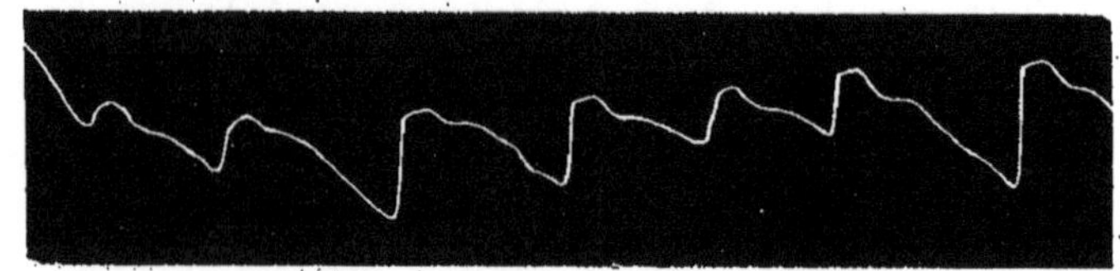

Fig. 597. — Pouls de l'artère humérale.

Après un traitement de quelques jours par la digitale, le pouls radial avait pris plus d'amplitude.

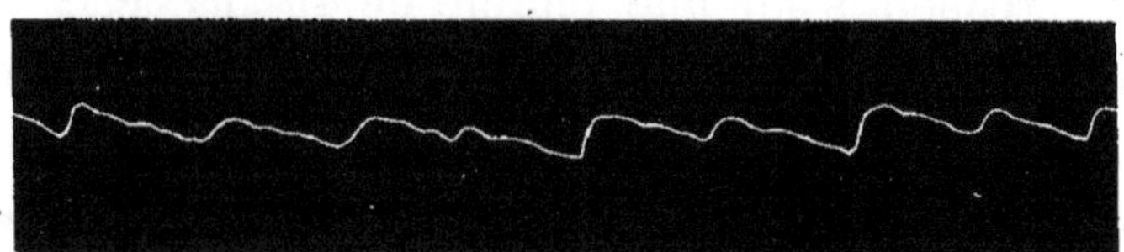

Fig. 598. — Pouls radial après la digitale.

Quelquefois, chez les malades atteints de rétrécissement mitral, sans signe d'insuffisance, le pouls ne présente aucun caractère spécifique, alors que les malades sont dans le repos; il n'en est presque jamais de même lorsque prédominent les signes de l'insuffisance. Dans tous les cas, chez les malades affectés d'une lésion de l'orifice mitral, l'exercice, la marche rapide, les mouvements violents du corps amènent rapidement l'essoufflement et l'ataxie du cœur. Chez un jeune homme de 25 ans, atteint de rétrécissement mitral, le pouls à l'état de repos était presque normal.

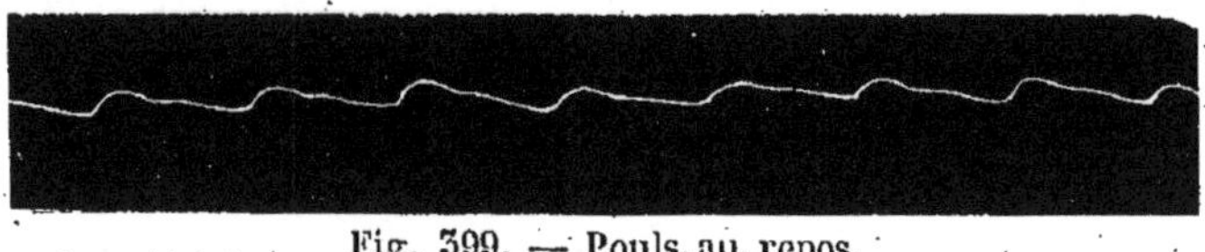

Fig. 399. — Pouls au repos.

Dans d'autres moments, il devenait très-irrégulier et très-influencé par l'angoisse respiratoire.

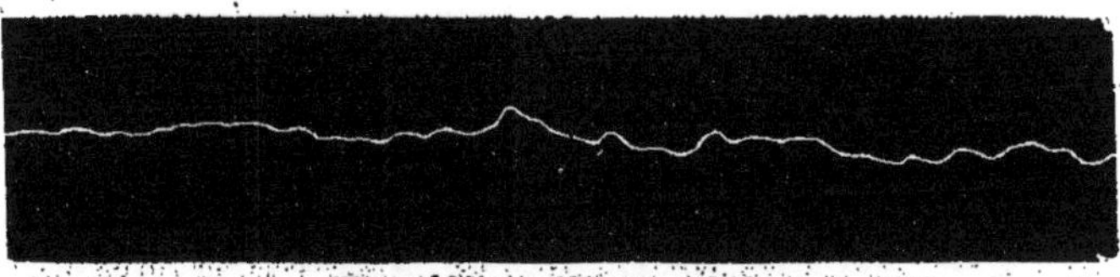

Fig. 400 — Même malade.

Ce trouble s'exagérait encore sitôt que le malade se livrait à un exercice violent :

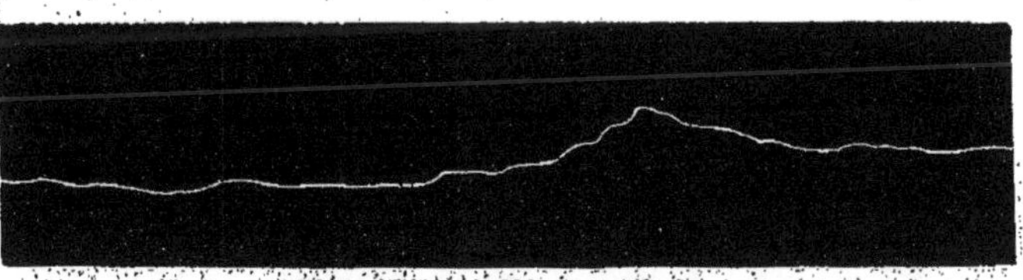

Fig. 401. — Même malade.

Les caractères pathognomoniques du pouls de l'insuffisance avec rétrécissement de l'orifice mitral sont parfois peu nets; il y a beaucoup d'agitation ou de trouble circulatoire; fréquemment il y a fièvre, œdème, etc.; alors le pouls est petit et les intermittences mal accusées.

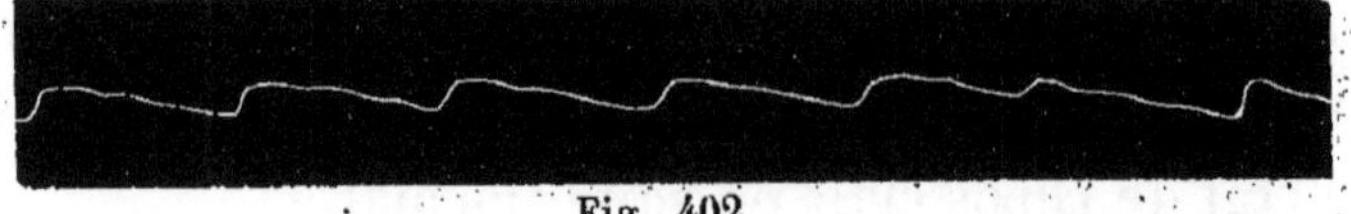

Fig. 402.

Après quelques jours de repos et d'amélioration, le pouls en général s'agrandit, et les intermittences deviennent plus rares et plus nettes.

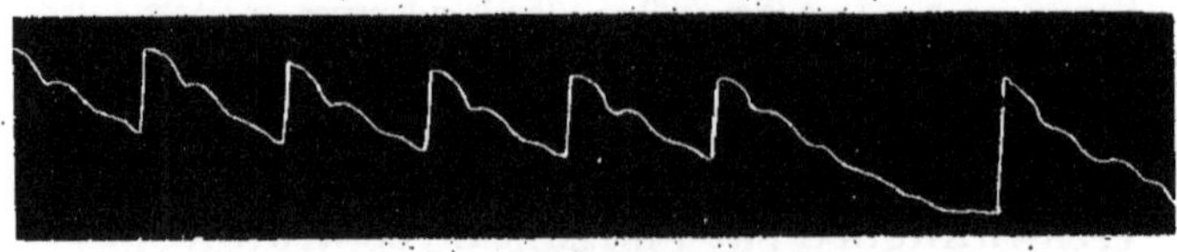

Fig. 403.

Dans les cas de rétrécissement avec insuffisance, le pouls habituellement reste petit;

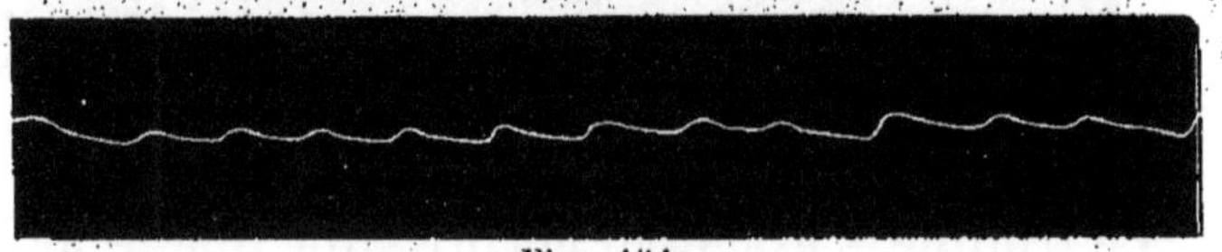

Fig. 404.

et il devient tout à fait filiforme dans les derniers temps de la vie.

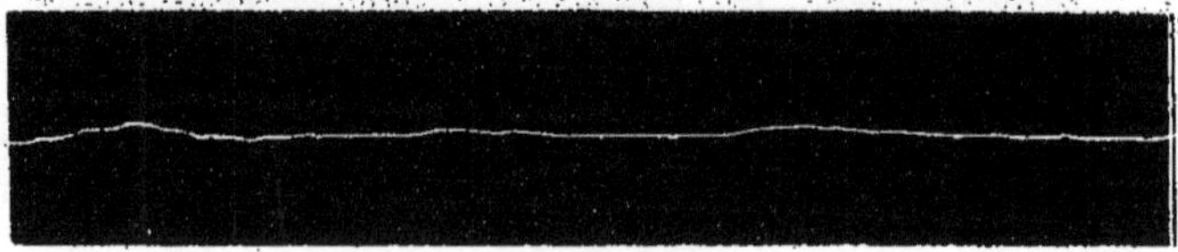

Fig. 405.

ANÉVRYSMES DE L'AORTE.

Marey.

« Les anévrysmes de la crosse de l'aorte agissent sur le pouls, d'une manière différente de celle des anévrysmes des membres.

Ici la tumeur n'est plus située directement sur le trajet du vaisseau qu'on explore ; l'action de l'anévrysme ne se fera donc pas sentir d'une manière exclusive sur un vaisseau, mais elle influencera plus ou moins le pouls de toutes les artères du corps. On a cité des cas d'anévrysmes de l'origine de l'aorte, à la suite desquels le pouls avait disparu dans toutes les artères à la fois. Chez tous les malades atteints d'anévrysme de l'aorte que nous avons eu l'occasion d'examiner, le pouls n'était que modifié dans sa forme ; encore cette modification portait-elle principalement sur certaines artères, ce qui donnait un *pouls différent* aux deux radiales.

« La raison qui fait qu'un anévrysme de l'aorte produit presque toujours peu de diminution dans la force du pouls nous semble être la suivante : presque toujours le volume de la tumeur anévrysmale est faible, relativement au volume de l'aorte. C'est-à-dire que, si l'on observe sur l'artère fémorale une tumeur du volume du poing, ce qui n'est pas rare, il faudrait pour que le rapport fût conservé, que les anévrysmes de l'aorte remplissent toute la cavité thoracique. Lors donc qu'une tumeur anévrysmale est développée sur le trajet de l'aorte, elle ne détourne en général qu'une quantité de sang peu considérable, relativement à celle qui suit son cours dans la direction ordinaire ; la transformation du pouls devra donc en être d'autant moindre.

« Souvent il arrive qu'une tumeur anévrysmale de l'aorte comprime un des troncs artériels qui émanent de ce vaisseau, il survient alors, au-dessous du point comprimé, une modification du pouls qui ne dépend plus du volume ni de l'élasticité de la tumeur, mais qui tient à l'obstacle mécanique apporté au cours du sang. »

Anévrysme de l'aorte et du tronc artériel brachio-céphalique. — Chez un homme de 58 ans, atteint d'une tumeur anévrysmale située à la droite du sternum et douée d'expansion (tronc brachio-céphalique) avec un énorme souffle musical au deuxième temps à la base, le pouls radial droit était plus petit, plus arrondi, plus souple que le gauche. On reconnaît dans ce tracé la

vérification du principe d'après lequel il y a une
transformation du pouls par l'interposition d'une
poche anévrysmale.

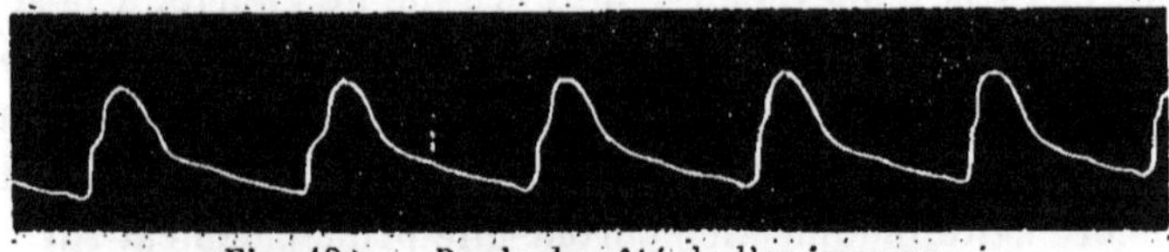

Fig. 406. — Pouls du côté de l'anévrysme.

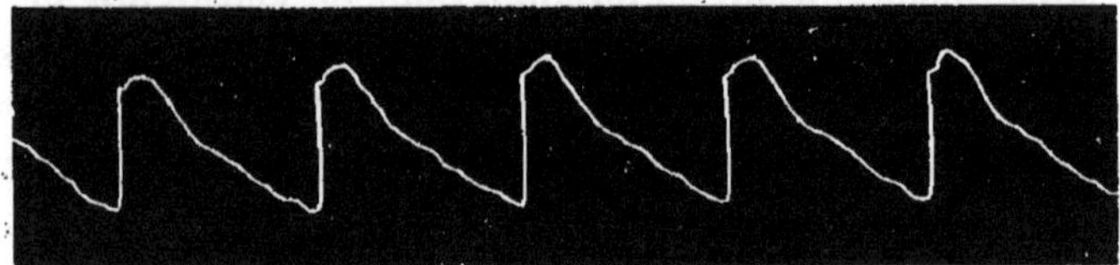

Fig. 407. — Pouls du côté sain.

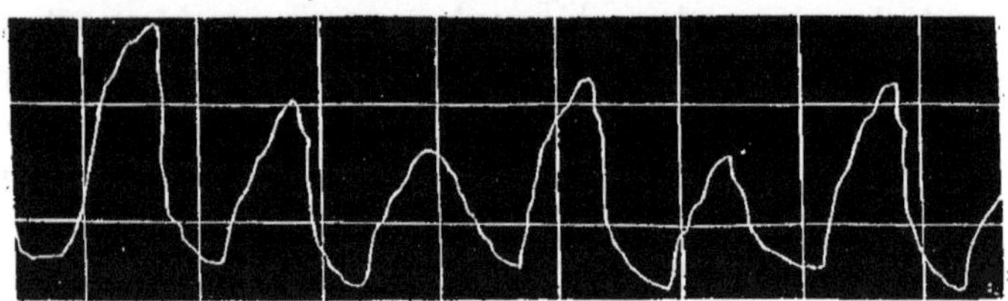

Fig. 408. — Tracé recueilli avec le sphygmographe appliqué directement
sur la tumeur anévrysmale de la poitrine (1).

Anévrysme de l'aorte. — Voici deux tracés recueillis
(9 octobre 1869) sur un malade du service de M. Mes-
net, à l'hôpital Saint-Antoine et dont M. Thaon à recueilli l'observation. Cet homme, âgé de 43 ans, souffre de palpitations du cœur, lorsqu'il se livre à un
exercice violent. Il est souvent obligé d'interrompre
son travail. L'auscultation fait entendre un souffle
sifflant très-intense au premier temps et à la base du

(1) Le papier quadrillé (centimètres) est destiné à permettre d'apprécier les dimensions du tracé.

cœur. Le maximum du bruit est au milieu de la première pièce du sternum.

Ce malade n'a jamais eu de rhumatisme articulaire; il ne présente ni hypertrophie marquée du cœur, ni œdème. Or, en tâtant l'une ou l'autre artère radiale, on sent que l'artère du bras gauche bat beaucoup plus faiblement que celle du côté droit, bien qu'il n'y ait aucune anomalie artérielle. On est conduit à penser qu'il existe un anévrysme athéromateux de la crosse aortique dans sa partie gauche; localement, au col et au niveau de la clavicule gauche ou du sternum, on ne sent aucune tumeur pulsatile.

Le sphygmographe fait apparaître avec une netteté parfaite la différence existant dans la circulation des deux artères. Le tracé pris sur l'artère radiale gauche est tout à fait semblable à celui que l'on trouve dans les cas d'anévrysme situé entre le cœur et l'artère radiale.

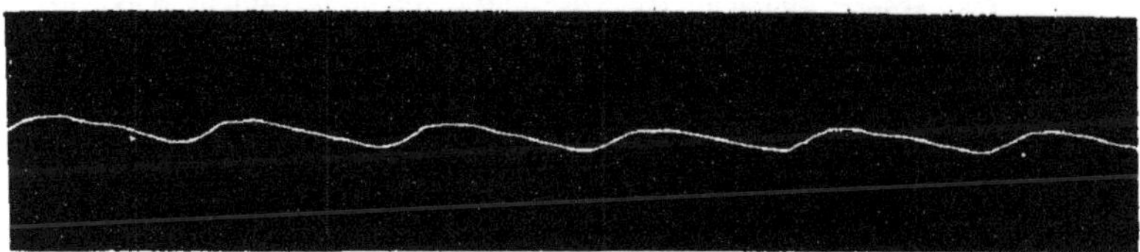

Fig. 409. — Côté gauche.

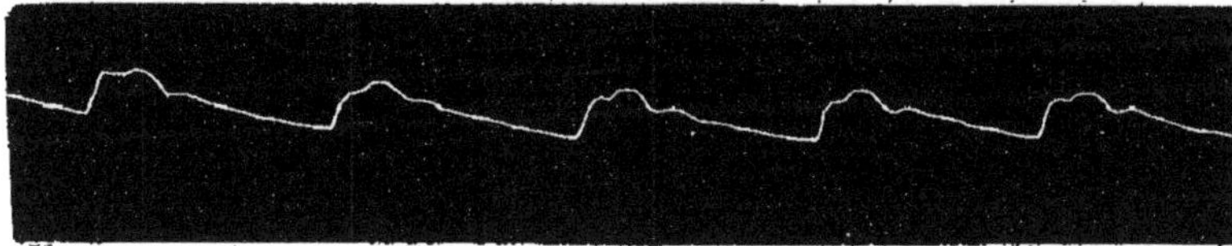

Fig. 410. — Côté droit.

BAYOL.

Le sphygmographe appliqué au diagnostic pendant le traitement d'un anévrysme poplité (1). — Observation recueillie dans le service de M. le professeur Moutet (de Montpellier, hôpital Saint-Éloi) par son élève, M. Bayol. Sous l'influence de la compression de l'artère fémorale, on vit de jour en jour les tracés pris sur la tumeur diminuer d'amplitude, et arriver enfin à n'avoir plus que l'amplitude normale. On put ainsi suivre jour par jour les progrès du traitement.

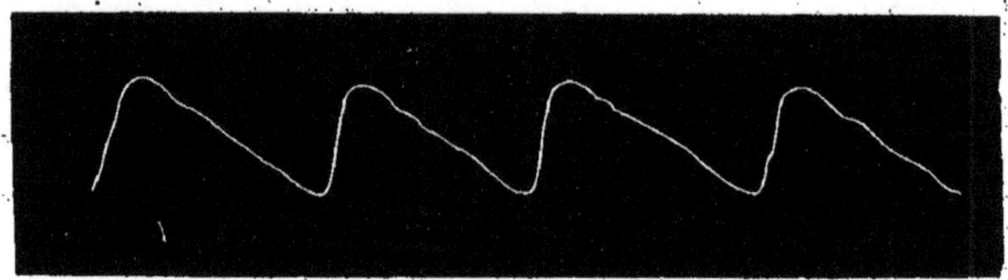

Fig. 411. — Tracé des pulsations de la tumeur au début.

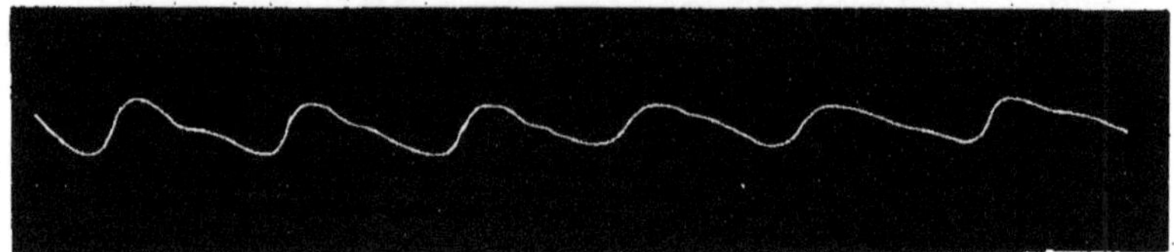

Fig. 412. — Deuxième tracé des pulsations de la tumeur sept jours après le début de la maladie.

W. FOSTER.

W. Foster a publié, en 1866, à Londres un manuel sur « le diagnostic des maladies au moyen du sphygmographe avec 33 figures représentant : le dicrotisme, la tension, l'influence de la compression, la vitesse, l'athérome sénile, le pouls anévrysmal et le travail qui s'opère dans un anévrysme en voie de guérison, et les différentes maladies du cœur. Il a étudié la manière de graduer la compression et de l'évaluer en grammes (voy. *British and foreign medico-chirurgical Review*).

(1) Bayol, *Le pouls vu au sphygmographe* (Thèse de Montpellier, 31 août 1869, avec 44 planches lithographiées.

SEGUY.

Anévrysmes des membres.—Une observation recueillie par M. le docteur Seguy, chirurgien à l'hôpital Saint-André de Bordeaux en 1868 (1), présente, sous le rapport de l'application du sphygmographe à la thérapeutique, un intérêt considérable. Il s'agit d'un anévrysme guéri par la compression. Le malade, âgé de 32 ans, portait à la partie antérieure et externe de l'avant-bras droit, sur la ligne du trajet de l'artère radiale, une tumeur anévrysmale dont le grand diamètre était de 6 à 7 centimètres. On traita cette tumeur par la compression. Les tracés sphygmographiques recueillis par M. Baudrimont devaient servir de moyen de contrôle. Le tracé, pris directement sur la tumeur, donnait la figure suivante :

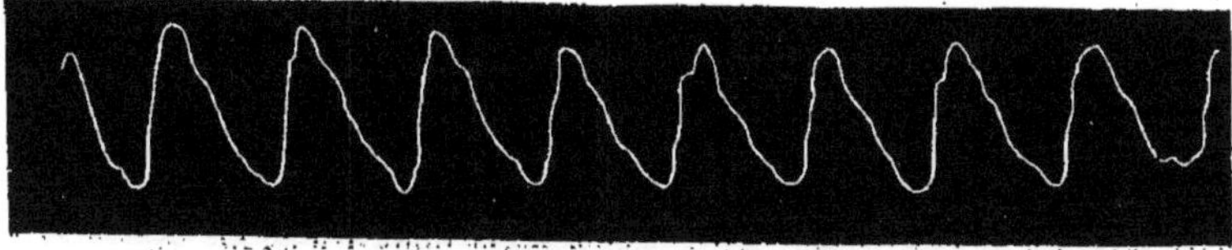

Fig. 413. — Tracé pris sur la tumeur.

Le pouls radial, près du poignet, donnait, comme c'est l'habitude en pareil cas, un tracé petit et ondulé, indice d'un obstacle interposé entre ce point de l'artère et le cœur ;

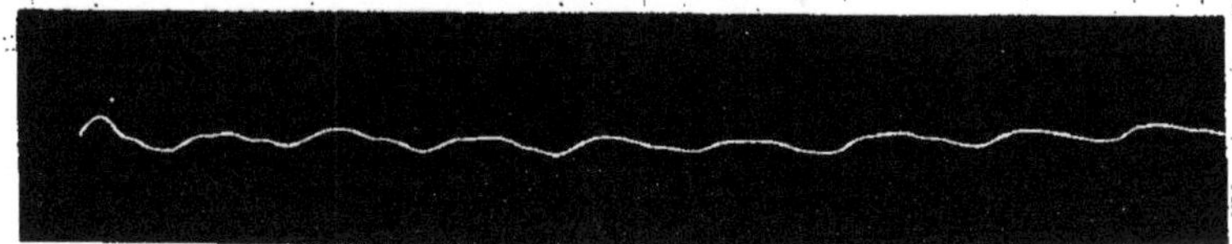

Fig. 414. — Pouls radial du côté malade.

Tandis que le pouls du côté sain donnait un tracé ample, anguleux et tout à fait normal ;

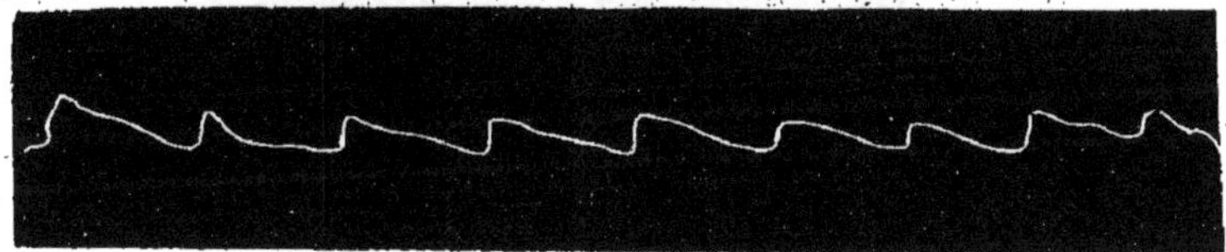

Fig. 415. — Pouls radial du côté sain.

(1) *Mémoires et Bulletins de la Société médico-chirurgicale des hôpitaux de Bordeaux*, t. III, 2º fascicule, 1868.

La compression fut continuée pendant plusieurs jours d'une façon intermittente. Lorsque le traitement eut fait cesser les battements dans la tumeur et que la circulation fut redevenue à peu près normale, le tracé de la tumeur fut de nouveau recueilli ;

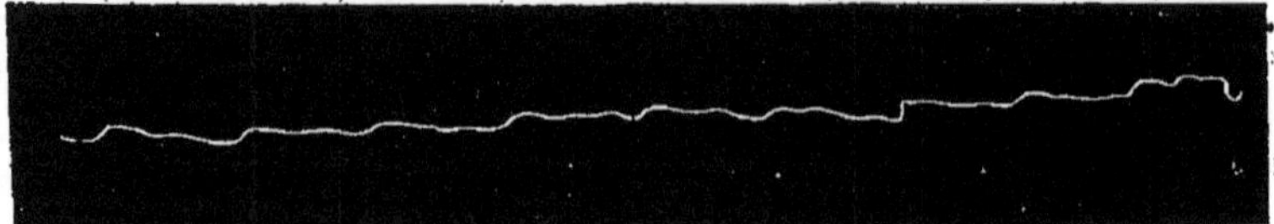

Fig. 416. — Tracé de la tumeur après le traitement.

et le pouls radial du côté malade donna, par le sphygmographe, une figure fort différente de celle qu'il présentait d'abord ; c'était le retour à l'état normal.

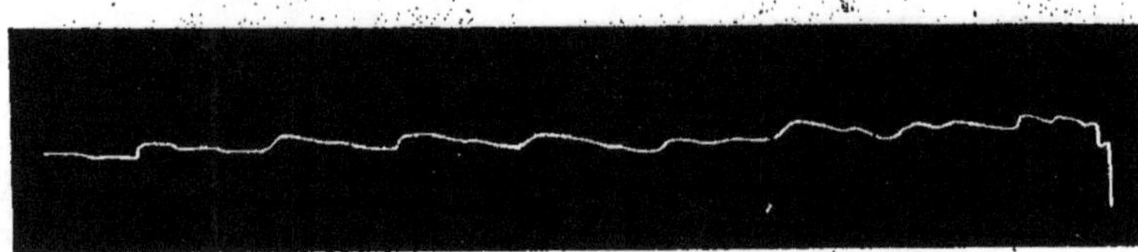

Fig. 417. Pouls radial après le traitement.

M. le professeur Broca a plusieurs fois appliqué le sphygmographe dans des cas semblables.

BRONDGEEST (1).

Parmi les figures nombreuses qu'il a recueillies, à l'aide du sphygmographe, cet auteur donne plusieurs tracés d'anévrysmes que nous reproduisons ici.

Anévrysmes. — L'anévrysme siégeait au creux poplité droit.

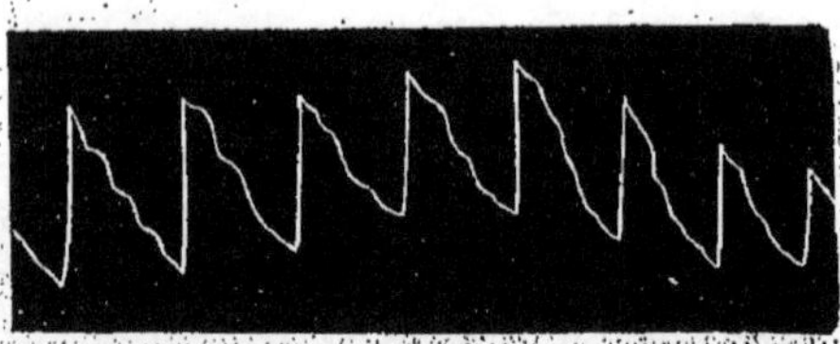

Fig. 418. — Tracé de l'artère crurale droite.

(1) Brondgeest, Lector in de geneeskunde aan de Utrechtsche Hoogeschool (*Vaarnemengen van Gebreken van Het Hart en de Slagaderen, in Verband met de Aanwending van den Sphygmograaph*).

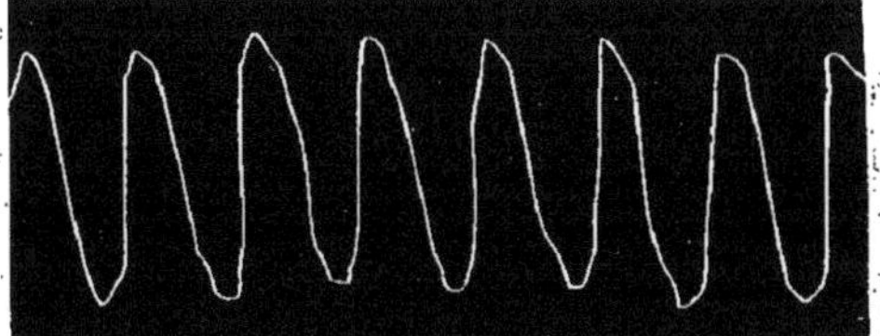

Fig. 419. — Anévrysme lui-même.

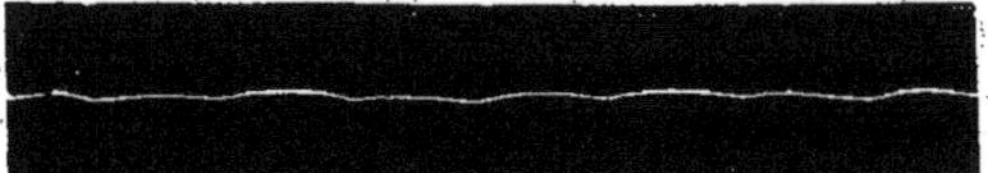

Fig. 420. — Artère tibiale postérieure droite.

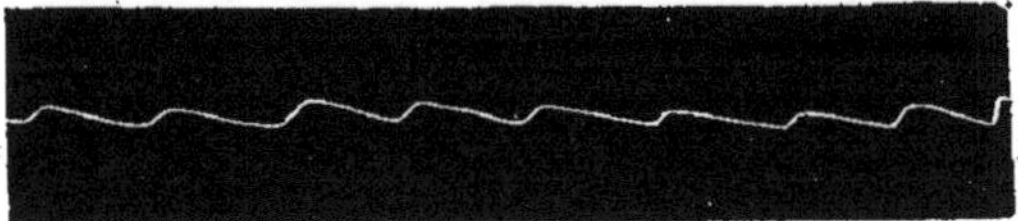

Fig. 421. — Artère tibiale postérieure gauche.

Le même auteur rapporte un cas d'anévrysme de l'aorte :

Un homme de 45 ans affecté de dyspnée, de palpitations de cœur, avec sensation d'oppression de la poitrine, etc...

On reconnut une hypertrophie du cœur ; au niveau de la clavicule droite et au-devant de la poitrine, plus à droite qu'à gauche, on percevait un fort frémissement cataire. On n'entendait, à la place des bruits du cœur, que deux souffles se suivant. Le pouls senti avec le doigt était beaucoup plus fort à droite qu'à gauche.

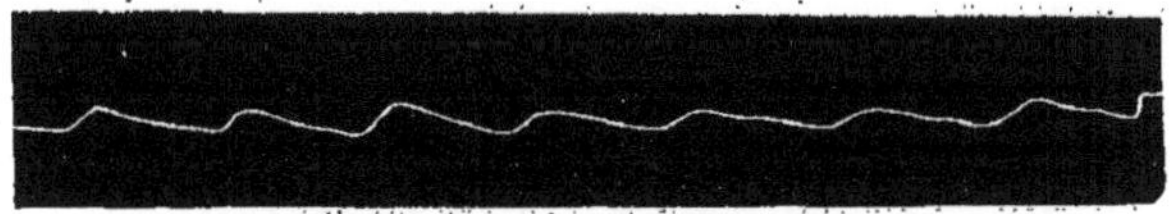

Fig. 422. — Pouls gauche.

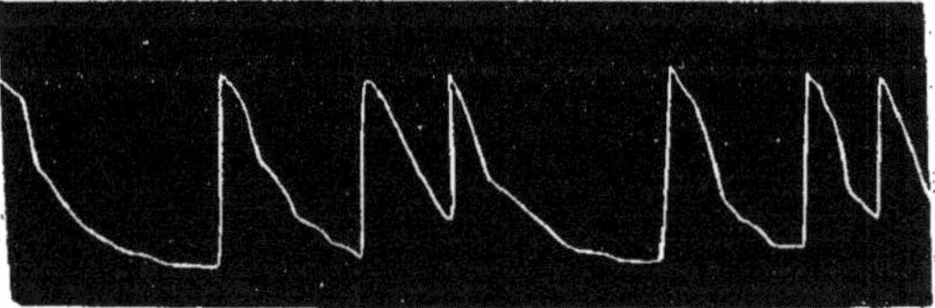

Fig. 423. — Pouls droit.

Le malade quitta l'hôpital pour revenir un an après... La différence entre les deux artères radiales était énorme.

Le pouls gauche ressemblait au pouls du rétrécissement aortique. Le droit était tout le contraire (amplitude), irrégularité, montée haute, verticale, polycrotisme léger, etc.; on crut à la possibilité de l'anévrysme. Le malade mourut deux ans après la première observation.

Autopsie.—Dilatation et hypertrophie du cœur surtout à gauche. Dilatation anévrysmatique de l'aorte ascendante, parois internes raboteuses, épaissies (*Arteritis deformans* de Virchow), rétrécissement et presque oblitération de l'orifice de l'artère sous-clavière gauche.

Étude graphique des mouvements dans les veines du col. — Cette question est encore trop nouvelle pour être résumée : aussi donnons-nous ici de longs extraits de quelques mémoires originaux où elle est traitée avec de grands développements. Friedreich (d'Heidelberg) est l'auteur qui s'est acquis le plus de réputation par ses travaux sur ce sujet. Le mémoire de M. Potain présente une exposition nette et des vues nouvelles.

Potain. — *Du mécanisme des souffles vasculaires veineux que l'on entend au col* (1).

Quand on observe avec attention la partie de la région sus-claviculaire que traversent les veines jugulaires et l'artère carotide, on y remarque souvent trois phénomènes distincts par lesquels se trahit le mouvement dont le sang est animé dans ces vaisseaux : 1° des oscillations visibles ; 2° un frémissement sensible au doigt;

---

(1) *Des mouvements et des bruits qui se passent dans les veines jugulaires*, par le docteur Potain, agrégé de la faculté de médecine, médecin de l'hôpital Necker; communication faite à la Société médicale des hôpitaux dans la séance du 24 mai 1867. Paris, J.-B. Baillière et fils. 1868.

5° des bruits normaux et anormaux que l'auscultation révèle.
Comme l'analyse des mouvements et les particularités que présente
le frémissement cataire peuvent jeter quelque jour sur le mécanisme des souffles, je me suis appliqué à les étudier chez un grand
nombre d'individus et voici ce que m'ont appris à ce sujet des
observations réitérées :

1° Les *oscillations* visibles, dans cette région, consistent en une
série de soulèvements et d'affaissements parfois fort étendus et
faciles à reconnaître. Chez quelques personnes, elles ne sont appré-
ciables qu'à sa partie la plus inférieure, c'est-à-dire la plus voisine
de la clavicule ; chez d'autres, on les voit distinctement dans une
assez grande étendue le long des vaisseaux ; par exception, on les
peut suivre sur le trajet même de la jugulaire interne. Leur amplitude, très-variable, fait qu'elles ne sont pas toujours également
manifestes et qu'une ou plusieurs d'entre elles manquent quelquefois complétement ; mais quand elles sont bien marquées, quand
aucune affection du cœur n'en altère le rhythme et quand le pouls
n'a pas trop de fréquence, leur étude est généralement assez facile.
On constate alors, outre les oscillations lentes déterminées par les
mouvements respiratoires et concurremment avec elles, la série
suivante de mouvements qui se reproduit avec une constante et
parfaite régularité : d'abord un soulèvement lent, puis deux petits
soulèvements brusques, enfin deux affaissements profonds après
lesquels la série recommence. Or chaque série de ce genre correspond à une révolution cardiaque.

Ces battements ont parfois tant de force et d'ampleur qu'on est
tout d'abord tenté de les rapporter aux pulsations de l'artère carotide ou de la sous-clavière. Mais avec un peu d'attention, on arrive
bientôt à se convaincre qu'ils se passent en réalité dans la jugulaire profonde. Ce qui le prouve c'est, en premier lieu, qu'ils ont
quelque chose de vague et de diffus fort opposé à l'idée d'une
pulsation artérielle, et que, tout apparents, tout étendus qu'ils
soient, le doigt les sent à peine, tandis qu'il perçoit avec force les
battements artériels beaucoup moins étendus, que l'on trouve soit
à la même hauteur et tout à côté, soit un peu plus haut, sur le trajet de la carotide elle-même ; en second lieu, que leur rhythme ne
ressemble en rien à celui des battements de la carotide ; troisièmement enfin, qu'une compression légère, convenablement pra-

tiquée à la partie inférieure du cou peut les arrêter, les supprimer
même complétement, tandis que les pulsations de la carotide persistent avec toute leur intensité.

Jusqu'à ces derniers temps, les mouvements physiologiques que
nous venons de décrire étaient ordinairement pris pour des battements artériels, et l'on n'admettait pas qu'il pût apparaître de
pulsations dans les veines, à moins d'une maladie du cœur ou de
quelque trouble considérable dans la circulation. M. Longet, dans
son *Traité de physiologie* (t. I, p. 882, 2e édit., Paris, 1861, in-8º),
signalait, à la vérité, d'après Haller, Morgagni, Bertin et Beau,
deux sortes de mouvements observés sur les veines jugulaires : les
uns déterminés par les alternatives de la respiration, les autres
produits par les battements du cœur. Mais ses remarques s'appli-
quaient exclusivement à des états pathologiques de la circulation ;
et il ne s'agissait pour lui, que de savoir si les battements indiqués
sont produits par la contraction du ventricule en raison d'une
insuffisance valvulaire, ou bien s'il faut y voir, avec Beau, l'effet
d'une contraction exagérée de l'orcillette.

Le hasard attira pour la première fois mon attention sur les
caractères particuliers des battements normaux de la région sus-
claviculaire, et me conduisit à leur donner une interprétation différente de celle généralement reçue. Enfin, après avoir étudié ces
mouvements avec attention, après avoir observé tous leurs caractères, je demeurai convaincu qu'ils ne résultaient en aucune
façon des battements directs ou communiqués de l'artère carotide, mais qu'ils étaient produits par des pulsations de la veine
jugulaire elle-même.

Mon opinion à cet égard put s'étayer dans la suite des observations directes faites par M. Vulpian sur des chiens empoisonnés
avec le curare (*Comptes rendus de l'Institut*, nº 1634. 1865,
p. 134-136); puis des résultats auxquels Friedreich arrivait de
son côté dans ses études cliniques. (*Arch. f. klin. Med.*, I, p. 241;
1865.)

Ces mouvements constatés et leur siège bien établi, il restait à
en trouver l'interprétation. Le moyen le plus sûr me parut être de
déterminer aussi exactement que possible leurs coïncidences avec
les différents temps du cœur. Je les étudiai donc sous ce rapport
en combinant la palpation de la région précordiale ou son auscul-

tation avec l'inspection des battements cervicaux, et, de cette façon, j'arrivai au résultat que voici. Le premier des deux soulèvements brusques précède immédiatement la systole ventriculaire, tandis que le second coïncide à peu près exactement avec cette systole; le premier affaissement tombe dans le petit silence, et le second immédiatement après le second bruit du cœur, c'est-à-dire au moment de la diastole ventriculaire; enfin, le soulèvement lent qui commence la série se place dans le milieu du grand silence, c'est-à-dire pendant le repos cardiaque.

Ce mode d'exploration permettait déjà d'établir assez clairement le rapport des battements de la jugulaire avec les mouvements du cœur, et il en résultait pour moi que les deux soulèvements observés se rapportent aux contractions successives de l'oreillette et du ventricule, et les deux affaissements aux diastoles de ces cavités. En effet, il ne pouvait y avoir guère de contestation pour le second soulèvement brusque, que l'on voit succéder immédiatement au choc systolique et au premier bruit du cœur, et coïncider exactement avec le pouls des grosses artères. Quant au premier, qui, précédant celui-ci, survient avant la contraction du ventricule, il ne pouvait certainement avoir pour cause un acte auquel il est antérieur, il fallait donc l'attribuer à la systole de l'oreillette. Enfin les deux affaissements me paraissaient se placer aux moments précis où nous savons qu'arrivent les diastoles de l'oreillette et du ventricule; et leur apparition, à ce moment, s'expliquait sans peine, car il est tout naturel de voir les veines s'affaisser brusquement dans l'instant où le sang qu'elles contiennent se précipite vers les cavités cardiaques, lesquelles passent tout à coup de l'état de contraction à celui de relâchement.

Mais l'étude comparative des battements veineux et des mouvements du cœur, lors même que ces mouvements ont le moins de fréquence, est chose fort délicate, en ce qu'elle exige la comparaison toujours difficile des impressions fournies par deux sens différents. Je résolus donc, pour plus de précision, d'employer les précieux moyens sphygmographiques que nous devons à notre confrère Marey.

L'idée d'obtenir une représentation graphique des battements de la jugulaire n'était au reste pas nouvelle. En Allemagne, Bamberger, Geigel, Friedreich l'avaient déjà mise à exécution pour étu-

dier les battements exagérés déterminés par certaines maladies du
cœur, et Friedreich avait même montré que l'on peut obtenir de
semblables tracés sans qu'il y ait de pouls veineux pathologique.
Mais les observateurs que je viens de nommer se contentaient
d'appliquer sur la région occupée par ce vaisseau, le sphygmographe construit par Marey pour recueillir les battements du pouls
radial. Il en résultait, en premier lieu, beaucoup de difficultés
pour l'application de l'instrument; en second lieu, une complète
impossibilité de déterminer ensuite avec quelque rigueur la signification des diverses parties du tracé et leurs rapports avec les différents mouvements du cœur. Or ce dernier point étant justement
celui que je cherchais à établir, je dus m'y prendre différemment.

J'employai l'annexe que Marey a ajouté à son instrument pour le
transformer en cardiographe (1). Je recueillis les battements de la
jugulaire à l'aide d'un petit entonnoir de verre qui faisait office de
stéthoscope et transmettait les impulsions reçues au tambour de
l'instrument par un tube de caoutchouc. J'appliquai simultané-
ment sur la radiale le sphygmographe même auquel se transmettaient les battements de la jugulaire. Puis je disposai les choses
de façon que les deux leviers, celui de la jugulaire et celui de la
radiale, écrivissent leurs tracés au même instant, sur le même
papier, et l'un au-dessus de l'autre. Non content de cela, je trans-
portai sur la région précordiale mon entonnoir ou un autre
instrument mieux disposé, et je recueillis ainsi les battements du
cœur en même temps que ceux du pouls radial. Enfin, pour plus
de certitude encore, pendant que s'écrivaient les battements du
cœur, je plaçai le sphygmographe directement sur la carotide
dans les cas où cette artère était facilement accessible. Il ne restait plus qu'à rapprocher tous ces tracés différents et à les super-
poser avec soin à l'aide d'une méthode très-précise, mais qu'il
serait trop long de vous exposer ici, pour voir les coïncidences
s'établir en quelque sorte d'elles-mêmes et de la façon la plus
rigoureuse qui se puisse imaginer.

(1) Cet instrument a été perfectionné depuis par M. Marey; on trouvera en différents points de cet ouvrage des tracés recueillis à l'aide du
cardiographe. Nous avons décrit cet appareil à l'article CARDIOGRAPHIE du
Nouveau Dictionnaire de médecine et de chirurgie pratique. Paris, 1868.
(*Note de l'auteur.*)

En voici, messieurs, un exemple qui a été grandi pour être mis
sous vos yeux :

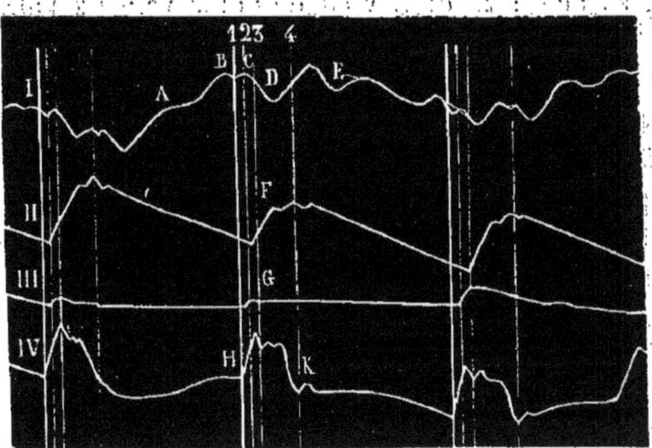

Fig. 424. — I, Battements de la veine jugulaire; II, Battements du pouls radial; III, Battements de la carotide; IV, Battements de la pointe du cœur.
— A, réplétion progressive de la veine; B, Soulèvement déterminé par la
contraction de l'oreillette; C, Soulèvement déterminé par la *contraction du
ventricule*; D, Affaissement produit par la *diastole de l'oreillette*; E, Affaissement produit par la *diastole du ventricule*; H, Commencement de la
contraction ventriculaire; K, Fin de la contraction ventriculaire, occlusion
des valvules sigmoïdes, commencement de la diastole. — 1, Ligne du commencement de la systole ventriculaire; 2, Ligne du pouls carotidien; 3, Ligne du pouls radial; 4, Ligne de la diastole *ventriculaire*. (Cette figure est
la reproduction du tracé dans sa dimension primitive.)

Vous pouvez voir d'abord dans le premier tracé de cette figure (I) la reproduction exacte des mouvements que tout à l'heure
je vous décrivais d'après la simple inspection : un soulèvement
progressif (A); deux soulèvements brusques et peu étendus (B)
(C); puis deux affaissements profonds (D) (E). Vous remarquez en
outre que les mêmes mouvements se reproduisent à chaque révolution cardiaque, modifiés seulement par les oscillations respiratoires qui s'y ajoutent et qui apportent quelques changements
dans la ligne d'ensemble sans supprimer jamais aucun des détails
mentionnés. Sur ce même dessin se trouvent reproduits, à l'aide
des procédés que je vous indiquais et avec les coïncidences exactement marquées par des lignes verticales, le pouls radial (II), le
pouls carotidien (III), le battement de la pointe du cœur (IV). En
comparant ces quatre tracés on peut déterminer, je crois, avec

certitude, la signification précise de chacune des parties du premier, ainsi que vous allez en juger.

Pour se convaincre d'abord que le tracé (I) représente bien les battements de la jugulaire et non ceux de la carotide, il suffirait, à défaut d'autres preuves, de le comparer avec celui qu'on obtient en plaçant l'instrument sur la carotide même (III), et de remarquer que celui-ci n'offre aucun des détails que présente le premier, et ne lui ressemble en aucune façon ; puis d'observer que le mouvement (B) survient à un instant où il ne saurait se produire aucun choc dans le système artériel, puisque le ventricule (H) n'a point encore commencé de se contracter.

Si maintenant nous analysons le tracé de la jugulaire, nous y voyons clairement ce qui suit : 1° le premier soulèvement brusque (B) précède de beaucoup le pouls radial (F) ; il précède aussi, quoique un peu moins, le pouls carotidien (G) et très-notablement encore le commencement de la systole ventriculaire (H) ; en conséquence, il ne saurait être déterminé par cette systole à laquelle il est antérieur. Il se produit, au contraire, à l'instant précis où la physiologie nous apprend que se place la contraction de l'oreillette, et, puisqu'il y a absence de tout mouvement ventriculaire à ce moment-là, c'est nécessairement à la contraction de l'oreillette qu'il le faut attribuer. Il s'explique d'ailleurs aisément par le léger reflux que la systole auriculaire détermine dans les veines voisines du thorax ; 2° la saillie (C) succède immédiatement à la systole ventriculaire (H), et coïncide exactement avec le pouls carotidien (G). Comme ce dernier, elle résulte donc de la systole ventriculaire, soit que le mouvement systolique se transmette directement au système veineux dans le moment où se produit l'occlusion de la valvule tricuspide, soit qu'il se transmette indirectement par la compression que les troncs artériels en diastole exercent certainement sur les troncs veineux dont ils sont voisins, soit enfin qu'il résulte de ces deux modes d'action combinés ; 3° la première dépression (D) se trouve dans l'intervalle des lignes verticales 5 et 4 qui indiquent, l'une, le commencement du pouls radial (F), l'autre, le moment de la diastole ventriculaire (K) ; c'est-à-dire qu'elle se produit pendant le temps où le ventricule se contracte (HK), et dans un moment où l'artère carotide est en pleine diastole (G). Par conséquent, elle ne peut avoir sa cause ni dans

le retrait de l'artère ni dans le relâchement du ventricule. Mais elle
correspond précisément au temps où se fait la diastole de l'oreillette ; elle doit donc résulter de l'afflux rapide du sang veineux
dans cette cavité relâchée, afflux qui désemplit aussitôt les veines
voisines du thorax ; 4° enfin le second affaissement (E) survient un
peu après la diastole du ventricule (K), et il ne peut bien s'expliquer que par l'appel nouveau que cette diastole opère sur le sang
contenu dans l'oreillette et qui, de proche en proche, se transmet
jusqu'aux veines du cou.

Le tracé que nous venons d'analyser a été pris sur une femme
en couches de l'hôpital Necker, dont le pouls, très-ralenti, battait
seulement 40 fois par minute. C'est celui-là que j'ai choisi pour
vous le présenter d'abord, parce que cette lenteur extrême est
singulièrement favorable à l'étude des coïncidences que je voulais
établir. Ceux que j'ai obtenus, dans d'autres cas du même genre,
sont tout à fait identiques.

Au demeurant, il n'est besoin d'aucun état pathologique pour
que les battements de la veine jugulaire se dessinent avec la netteté et avec tous les détails que nous ont montrés les tracés précédents. Je vous apporte en preuve celui-ci que j'ai pris sur moi-même.

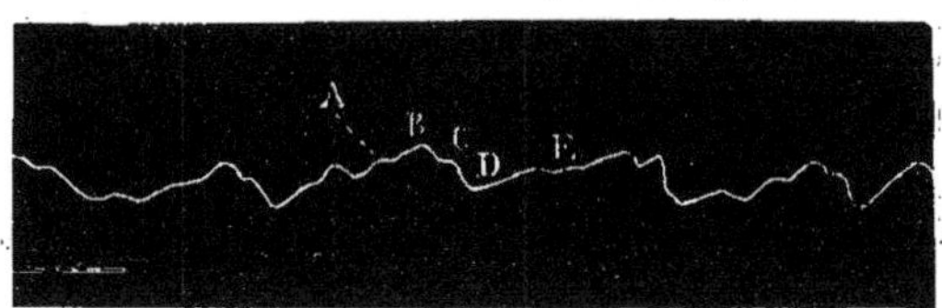

Fig. 425. — A, Réplétion progressive de la veine ; B, Systole de l'oreillette ;
C, Systole du ventricule ; D, Diastole auriculaire ; E, Diastole ventriculaire.

Les éléments de la courbe y sont un peu plus pressés, parce que
mon pouls a plus de fréquence que celui des malades sur lesquels
j'avais recueilli les tracés précédents ; mais ils ont la même forme,
se montrent dans le même ordre et sont aisément reconnaissables.
Ainsi on y remarque en A, le soulèvement lent que produit la réplétion progressive de la veine ; en B, le soulèvement brusque dû
à la systole de l'oreillette ; en C, celui de la systole du ventricule ;
en D, l'affaissement de l'aspiration auriculaire ; en E, celui de l'as-

piration ventriculaire, c'est-à-dire précisément tout ce que nous avions rencontré en analysant les tracés fournis par les jugulaires des femmes en couches ou des ictériques à pouls très-ralenti.

Voyons maintenant quels sont les rapports de ces mouvements avec les frémissements et les souffles.

2° Le *frémissement*, que l'on sent en posant légèrement le doigt au-dessus de la clavicule sur le trajet des vaisseaux du cou, est parfois continu et souvent intermittent; c'est dans ce dernier cas qu'il nous intéresse surtout ici. Quand on l'observe attentivement et principalement sur soi-même, on peut constater qu'une inspiration énergique et soutenue le renforce s'il était faible, ou tend à le rendre continu s'il était intermittent; qu'une expiration forcée l'arrête à l'instant; que, dans certains cas, une pression légère pratiquée au-dessus du point qu'on explore peut le faire apparaître ou le renforcer, tandis qu'une pression un peu plus forte l'éteint absolument. Preuves positives, si on les médite avec attention, qu'il s'agit là d'un phénomène veineux et que ce frémissement ne siège nullement dans l'artère. Parfois même, il est possible de constater, d'une façon parfaitement évidente, que le frémissement intermittent se produit au moment précis où la veine se déprime et s'affaisse, et qu'il est simple ou double, de même que l'affaissement auquel il correspond. Or, il est évident de soi-même et surabondamment prouvé, je crois, par les faits exposés plus haut, que l'affaissement de la région occupée par la jugulaire interne correspond à un appel du sang vers la cavité de la poitrine, d'où il résulte qu'à ce moment, le courant s'accélère dans cette veine. Il y a donc tout lieu de penser que l'accélération du courant centripète est la véritable cause du renforcement que le frémissement éprouve à ce moment-là. J'ose même dire (si les faits que j'avance ont été, comme je le pense, bien observés) qu'il ne saurait y avoir pour ce fait une autre interprétation rationnelle.

3° Le *souffle* coïncide avec le frémissement, se montre dans les mêmes circonstances, se manifeste dans le même point et avec les mêmes variétés de rhythme. Comment ne pas reconnaître à ces deux phénomènes une même cause et un même mécanisme? Comment douter que l'interprétation applicable à l'un le soit également bien à l'autre? La vraisemblance est au moins très-grande. Cependant cette preuve par induction ne pouvait ici suffire; j'en ai voulu de plus directes, et voici l'artifice très-simple qui me les a données.

J'ai placé, comme vous le voyez ici, un petit entonnoir de verre dont l'ouverture a la dimension d'un pavillon de stéthoscope à l'extrémité d'un tube de caoutchouc dont l'autre bout s'introduit dans l'oreille. J'applique sur la région des vaisseaux du cou cette espèce de stéthoscope flexible et transparent ; et de cette façon je puis entendre distinctement les bruits, tandis que j'ai l'œil fixé sur la région, sur le point même que j'ausculte. Puis, pour rendre les mouvements de cette région plus sensibles, j'ai soin de coller avec un peu d'eau, sur la peau que recouvre le pavillon transparent de mon stéthoscope, une petite lanière de papier coloré, coudée à angle droit. Ce papier, faisant office de levier mobile ou, si vous voulez, de sphygmoscope, augmente beaucoup l'amplitude apparente des mouvements et les rend faciles à suivre.

En observant de cette façon, j'ai toujours vu et toujours fait constater par les élèves, comme par toutes les personnes qui ont bien voulu s'y prêter, que *le souffle se produit au moment précis où la peau s'affaisse dans l'aire du stéthoscope ; qu'il est double* quand il y a un double affaissement et qu'il se suspend, au contraire, à l'instant où la région se soulève. N'est-ce point une preuve à la fois démonstrative et bien simple, que le souffle ne se produit pas au moment de la diastole de l'artère et qu'il n'est pas artériel, qu'il ne peut être attribué davantage à un reflux veineux, mais qu'il survient, au contraire, dans l'instant même où la veine, à deux reprises, se vide sous l'influence de l'aspiration des cavités cardiaques ?

Si, de plus, en auscultant les vaisseaux du cou, on prête l'oreille aux bruits du cœur, qui retentissent parfois très-distinctement jusque dans cette région, on peut constater sans peine que le souffle intermittent veineux dont nous parlons ici se produit toujours, non pas autour du premier bruit, mais autour du second ; c'est-à-dire qu'il correspond, non aux systoles des oreillettes et des ventricules, mais aux diastoles de ces cavités ; de telle sorte que, lorsqu'il est double, l'un précède le second bruit et l'autre le suit immédiatement. Or, les renforcements du bruit continu se comportent identiquement de la même façon.

Tout au contraire, les souffles artériels qu'on entend aussi dans cette région se caractérisent par ce fait qu'ils coïncident exactement avec la diastole de l'artère et suivent immédiatement le premier bruit du cœur. Ils se distinguent aussi, du reste, par un timbre différent, par une brusquerie spéciale dans leur début, par l'influence très-différente qu'ont sur eux la compression ou les efforts d'inspiration et d'expiration, enfin par l'impossibilité de les transformer en souffles continus.

D'où résulte qu'on peut distinguer au cou trois sortes de souffles : les continus, qui siégent dans les veines ainsi que mainte preuve le démontre ; les intermittents veineux, simples ou doubles, qui correspondent au second temps du cœur et coïncident avec les affaissements de la région cervicale, c'est-à-dire avec les diastoles des oreillettes et du ventricule ; les intermittents artériels qui se produisent au premier temps et accompagnent exactement le choc de l'artère.

On lira avec profit le mémoire fait par M. J. Parrot sur le même sujet (1).

FRIEDREICH (d'Heidelberg). — Le *Pouls veineux dans les maladies du cœur droit* (2). L'auteur a publié ses premiers travaux sur le pouls veineux en 1861 à Erlangen.

Depuis cette époque plusieurs publications ont été faites sur ce sujet par Bamberger (3) et par Geigel (4).

Le nouveau mémoire que publia Friedreich en 1866 avait pour but de rectifier quelques erreurs et de répondre à quelques questions qui n'avaient pas encore été résolues. De nombreuses observations accompagnent ce mémoire. Ces observations sont de na-

(1) J. Parrot, *Sur le siége, le mécanisme et la valeur séméiologique des murmures vasculaires inorganiques de la région du cou* (*Arch. gén. de méd.*, juin 1867).

(2) *Ueber den Venenpuls*, von prof. Dr Friedriech (*Deutsches Archiv f. Klinik*, 1866).

(3) Bamberger, *Beobachtungen über den Venenpuls* (*Wurzb. Med. Zeitschrift*, IV Band, 1863. § 232).

(4) Geigel, *Ueber den Venenpuls*, ibid., § 332.

ture à fournir de très-utiles moyens de diagnostic pour certaines maladies du cœur.

L'auteur di tingue d'abord deux espèces de battements veineux au col. Il considère comme indubitable et en dehors de toute contestation, le fait que pour la production du pouls veineux du col, en tant que l'on entend par là un mouvement pulsatile des veines dans toute leur étendue au col, il faut qu'il y ait une insuffisance des valvules veineuses du col. (Ce qui suit est une traduction littérale.)

« Quant aux autres mouvements des veines qui ont lieu avec des valvules qui ferment bien, par exemple ceux qui consistent dans des arrêts ou encombrements intermittents des valvules veineuses, qui simulent souvent le pouls veineux, il faut les distinguer essentiellement du pouls veineux proprement dit. Il faut donc considérer comme pouls veineux les mouvements des veines du col isochrones aux battements du cœur, et qui sont produits par une ondée sanguine centrifuge se mouvant à reculons, de bas en haut, quels que soient, du reste, la force de l'impulsion, et le degré de distension des vaisseaux veineux. La prétention de déterminer les limites de l'étendue du pouls veineux dans tous les cas où le vaisseau est distendu avec une grande force, comme une artère battant fortement, où le doigt opposé ressent un choc énergique, ou bien ou l'on réussit à obtenir un tracé sphygmographique caractéristique, doit être considérée comme étant pour le moins illogique, et j'ai déjà eu l'occasion d'exprimer mon avis sur cette manière de voir. De même que nous rapportons à la même loi le pouls artériel, qu'il soit faible ou fort, fût-il même filiforme, et que le pouls accessible au tracé sphygmographique n'est ni plus ni moins que le pouls, de même aussi devons-nous considérer le pouls veineux, quelle que soit, du reste, la faiblesse du mouvement des veines du col, comme une ondée sanguine centrifuge remontant à travers une valvule insuffisante. Que le tracé sphygmographique soit ou non décisif, cela est de peu d'importance, si l'on admet que le degré de la résistance qu'offre l'instrument de Marey est arbitraire et éventuel, et que par conséquent il n'est pas possible de l'appliquer à la détermination d'une force précise. Veut-on faire une comparaison, une évaluation, on trouverait entre un fort et un faible pouls veineux une différence, qui aurait, en tout

cas, sous certains rapports, une valeur diagnostique. Il y a, d'ailleurs, des cas de mouvements faibles des veines du col reconnus
positivement comme pouls veineux et qui ne sont pas susceptibles
de vaincre la résistance du ressort sphygmographique. »

Non-seulement le pouls veineux existe dans des circonstances
morbides déterminées (maladie du cœur droit); mais il peut se
rencontrer sans que la valvule tricuspide soit insuffisante, et dans
des cas où le cœur est parfaitement sain. — Et réciproquement il
peut exister une insuffisance de la valvule tricuspide sans qu'il y
ait aucune pulsation dans les veines du col, et l'auteur se pro-
nonce encore une fois contre l'idée que le pouls veineux soit un
signe pathognomonique de cette lésion de la valvule tricuspide.
Du reste, l'auteur pense que le pouls veineux ne peut être produit
par autre chose que l'insuffisance des valvules veineuses.

Friedreich s'est décidé à suivre Bamberger et Geiger dans la voie
de l'expérimentation sphygmographique, tout en signalant l'imper-
fection de ce moyen d'observation appliqué à un objet et à une
région du corps auxquels n'avait pas songé l'inventeur de l'instrument.

Les résultats sphygmographiques confirment l'auteur dans la
pensée que le pouls veineux, petit ou grand, produit ou non par
l'insuffisance de la valvule tricuspide, mais en tout cas produit
par celle des veines du col, est toujours identique sinon d'amplitude, du moins de forme. Montée verticale provenant de la
régurgitation brusque d'une ondée sanguine, dicrotisme, sont des
signes qui ne manquent jamais.

Voici deux tracés recueillis par Friedreich sur des veines jugulaires où se produisait le pouls veineux.

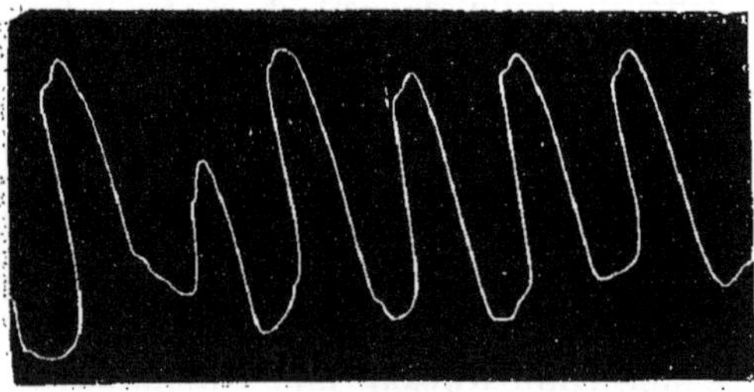

Fig. 426.

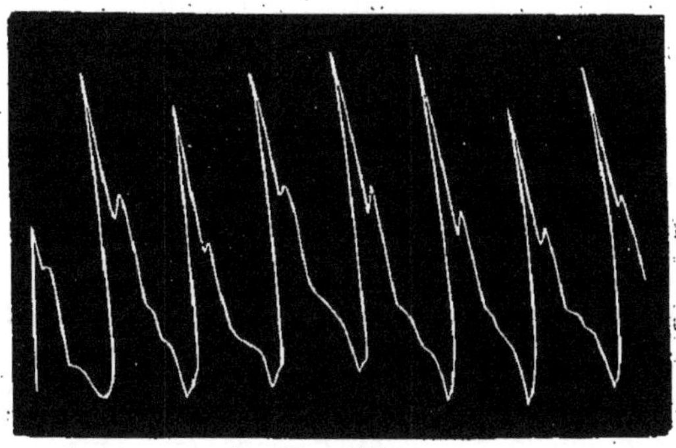

Fig. 427.

P. O. Brondgeest. — *Altérations pathologiques de l'artère pulmonaire dans ses valvules* (1).

Les principaux écrivains qui traitent des maladies du cœur sont d'accord sur ce point, que les lésions de l'artère pulmonaire et ses valvules appartiennent aux anomalies les plus rares que l'on observe au lit du malade. Ainsi Stokes pense que la différence dans la fréquence des lésions des valvules du cœur droit et de celles du cœur gauche est trop grande, et que dans la pratique nous pouvons nous borner à ces dernières. Bamberger (*Archiv für pathologische Anatomie* de Virchow, b. g., § 544) écrit relativement aux premières : « Leur diagnostic n'est pas autrement difficile, mais la rareté de « cette affection est si grande, que dans un cas où elle se présente, on est porté à interpréter ce phénomène préférablement « de toutes les autres manières possibles. »

Deux cas se sont présentés pendant l'année 1864 à l'hôpital d'Utrecht.

Le premier cas concernait une modification dans les valvules de l'artère pulmonaire accompagnée d'une destruction partielle; le second était une dégénérescence athéromateuse des parois artérielles avec une embolie remplissant presque complétement l'une des branches de l'artère, et une hypertrophie considérable du cœur droit.

(1) *Over pathologische veranderingen der Arteria pulmonalis en van hare Klapvliezen.*

OBSERVATION I. — *Excroissances des valvules de l'artère pulmonaire, avec destruction de l'une des valvules.* — Homme de 29 ans,
entré le 22 juillet 1861 à l'hôpital d'Utrecht; visage blême, pieds
enflés. L'auscultation et la percussion ne fournissaient aucun signe
de lésion des poumons ni du cœur. La respiration était normale, le
pouls lent et régulier. L'urine contenait une grande quantité d'albumine et, de plus, des cylindres desquamés et des cellules d'épi-
thélium en état de métamorphose graisseuse. Au bout de quelque
temps survint une hydropisie ascite. L'urine continua à être albu-
mineuse. Ensuite survint une diarrhée aux suites de laquelle le
malade succomba le 12 octobre, sans qu'aucun trouble eût été
constaté ni dans les fonctions de la respiration ni dans celles de
la circulation.

Autopsie vingt-quatre heures après la mort. Cavité crânienne :
cerveau et méninges sains ; poitrine, un peu de sérosité dans les
plèvres ; poumons rétractés ; le poumon gauche comme le droit
contient trois petits noyaux d'engorgement ; la plèvre pulmonaire
adhère en un point à droite. Les deux poumons sont transparents
et surnagent dans l'eau. Des tumeurs des deux poumons s'écoule
une sérosité roussâtre. Le cœur n'est ni hypertrophié ni déplacé.
Les cavités gauches sont larges, la valvule bicuspide est à l'état
normal. Les valvules semi-lunaires de l'aorte sont également saines.
La surface interne de l'aorte est lisse, à l'exception de quelques
places où l'on trouve des taches jaunes peu saillantes, de la grandeur d'une tête d'épingle (athérome). L'oreillette et le ventricule
droits sont dilatés, leurs parois ne sont pas épaissies. La valvule
tricuspide est intacte. Une maladie grave se voit sur la valvule gauche de l'artère pulmonaire, elle consiste en une tumeur purulente
adhérente à la paroi artérielle, couverte de productions condyloma-
teuses de différentes grosseurs et de différentes formes. Les deux
plus grandes avaient la forme de cônes : large base terminée en
pointe, largeur d'environ 5 millimètres; longueur, 10 millimètres.
A la place où s'élevaient ces excroissances, la paroi artérielle était
en dessous ulcérée et purulente, avec les bords de l'ulcération
taillés à pic. Les membranes interne et moyenne sont amincies et
réduites à une très-petite épaisseur. La face de la valvule qui regarde le cœur est lisse. Sur la valvule moyenne et l'endocarde
au-dessous, de petites taches. La troisième valvule enfin est

presque entièrement détruite et réduite à un petit noyau semi-lunaire.

L'artère est amincie au niveau de cette valvule. Dans l'artère elle-même on ne remarque du reste aucune autre altération morbide, ni aucune trace d'une embolie dans ses branches. Les excroissances consistent en une masse caséeuse non organisée...

Rien ailleurs...

Observ. II. — *Embolie de la branche droite de l'artère pulmonaire avec dilatation de la branche gauche, et hypertrophie du cœur droit.* — Homme de 58 ans, entré le 17 décembre 1860 à l'hôpital d'Utrecht, dans les salles du docteur Imans. C'était un homme fort, manœuvrier de son état et qui avait été obligé de cesser son travail à cause d'une oppression accompagnée de palpitations de cœur insupportables. Le pouls était très-fréquent. Du côté gauche et à la base de la poitrine on percevait de la matité et des râles crépitants. Du reste ce côté paraissait agrandi ; et en auscultant le cœur on entendait à la place du premier bruit, un bruit de soufflet systolique fort, prolongé et rude. Le second bruit était obscur. On diagnostiqua une péricardite avec lésion de la valvule mitrale, et une pneumonie de la base du poumon gauche. Une large saignée et l'administration de la digitale améliorèrent cet état. Quand nous examinâmes ce malade en février 1861, nous trouvâmes une hypertrophie du cœur, de fortes palpitations, de l'essoufflement et de l'oppression. Le tracé de l'artère radiale pris avec le sphygmographe montre que le pouls n'offrait aucune anomalie ni dans sa fréquence ni dans son rhythme.

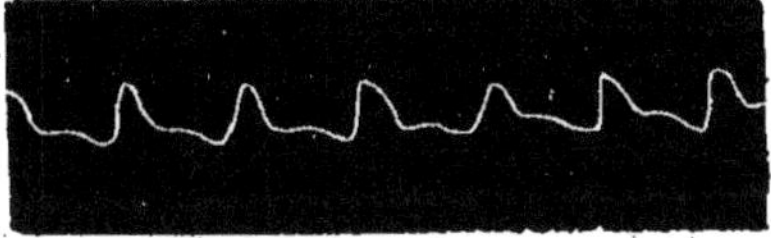

Fig. 428.

Quant à ce qui est de l'auscultation, on trouvait qu'il existait une faible insuffisance de la valvule mitrale, tout en s'étonnant que ce fort bruit de soufflet, indice d'une lésion notable d'une valvule, influât si faiblement sur la circulation du sang.

Le malade se trouvant mieux quitta l'hôpital en février 1861. Nous le vîmes revenir dans l'hiver de 1862, se plaignant encore d'oppression et de palpitations de cœur. Il avait les pieds œdématiés ; son état était très-empiré. *Cependant le tracé sphygmographique n'était aucunement modifié.* Il en était de même en partie pour les signes fournis par l'auscultation. Le bruit de soufflet systolique existait toujours, mais il était plus étendu ; on l'entendait du côté gauche du cou jusqu'au sternum, de la base jusqu'au cartilage de la quatrième côte, mais plus clairement du côté droit. On n'entendait pas de souffle diastolique. On remarquait seulement que la veine jugulaire externe avait des pulsations très-apparentes. Le cas parut pourtant extraordinaire, car les phénomènes observés ne s'expliquaient pas par une lésion du cœur gauche. On supposa dès lors que le cœur droit ou bien l'artère pulmonaire, devaient être le siége d'une lésion.... Ce diagnostic se fondait sur les raisons suivantes :

1º Que les troubles de la grande circulation n'étaient pas de nature à pouvoir expliquer l'œdème des pieds, l'essoufflement et l'oppression ;

2º Que le bruit anomal perçu au-devant du cœur, était également fort au milieu du sternum et à gauche, particulièrement à la hauteur de la quatrième côte, et qu'il pouvait être produit par un état anomal de l'orifice veineux ou artériel du cœur droit.

Cet homme vit son état s'améliorer et partit de nouveau, pour revenir dans l'année 1864, ayant les jambes enflées, de l'ascite, etc. Mêmes signes. Il mourut et l'autopsie fut faite le 30 septembre, deux heures après la mort.

Poitrine : les poumons recouvrent à peine le cœur, qui est très-hypertrophié. Sa largeur est de une fois et demie celle de la paume de la main. La plèvre pulmonaire adhère à la costale à droite, et de même adhérence du péricarde, au poumon gauche. Le cœur a changé notablement de position ; la pointe est tout à fait à gauche, et les cavités droites reposent à plat sur le diaphragme ; elles sont très-hypertrophiées. Dans la branche droite de l'artère pulmonaire se trouve un vaste bouchon ancien et décoloré, adhérent à la paroi du vaisseau et mêlé à un peu de sang. Ce bouchon s'est arrêté juste sur l'éperon, à la subdivision de l'artère en deux branches. Du reste, le tronc artériel est vide, mais présente de petites taches blanchâtres. La branche gauche est fortement dilatée. Les branches de second et de troisième ordre dans les poumons présentent de nombreuses taches blanchâtres. Le ventricule gauche est dilaté. L'aorte est athéromateuse au-dessus des valvules sigmoïdes, lesquelles sont saines. Le péricarde adhère fortement au cœur ; foie cirrhotique.

Nous terminerons ici ce qui a rapport au diagnostic des maladies organiques du cœur et des vaisseaux.

Nous ajouterons seulement, à titre d'appendice, quelques mots sur l'endocardite aiguë, renvoyant au surplus le lecteur au chapitre du rhumatisme articulaire aigu, pages 172, 174, 175, où nous avons placé quelques exemples se rapportant à ce sujet (fig. 131, 132, 133, 136, 138).

Endocardite aiguë. — L'endocardite rhumatismale se reconnaît très-bien à l'auscultation, et sous ce rapport la médecine est pourvue sans doute de moyens d'observation excellents. Cependant il peut se faire que l'auscultation ne puisse avoir lieu par suite de circonstances tenant soit au malade, et à la disposition des objets qui l'entourent ou le couvrent, soit au médecin lui-même. En admettant que ces circonstances n'existent pas, il est bon de trouver néanmoins un autre signe fourni par le pouls et qui donne lieu de penser que l'endocardite existe. Or ce cas se présente quelquefois.

Un malade âgé de 21 ans est entré à l'hôpital Saint-Antoine le 31 mai pour un rhumatisme articulaire aigu. Le 1er juin, on prit le tracé de son pouls ; il n'y avait alors pas de signes d'endocardite à l'auscultation, et le pouls régulier était seulement fréquent et légèrement dicrote.

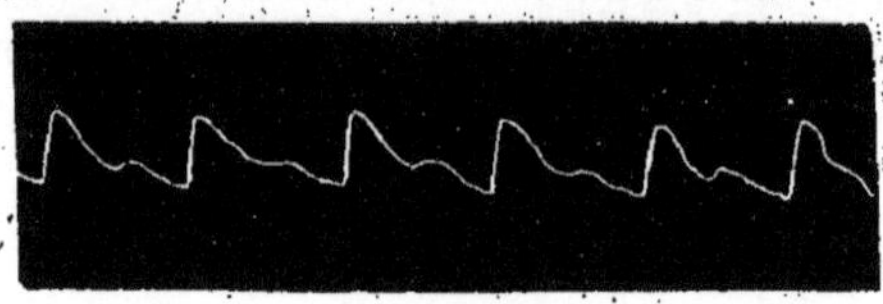

Fig. 429.

Le 2 juin le pouls commençait à montrer une certaine inégalité, mais le cœur ne faisait entendre encore qu'un bruit anomal peu caractéristique, sorte de souffle voilé. Le lendemain, 3 juin, le pouls avait pris le caractère suivant : il était inégal quant à la durée de la diastole du cœur et la montée verticale était plus brusque et plus élevée.

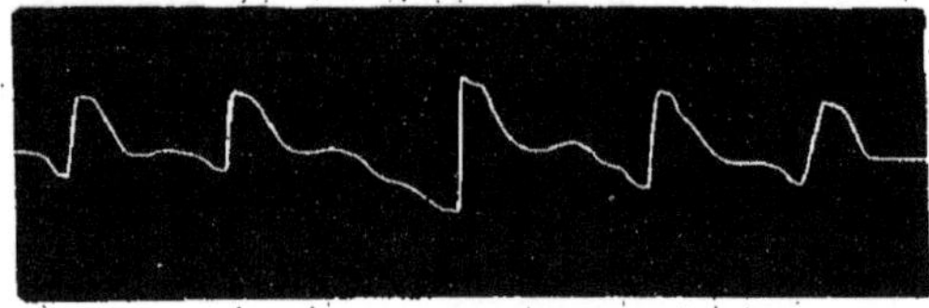

Fig. 430.

On voit nettement sur ce tracé un signe qui offre quelque intérêt au point de vue de l'analyse mécanique du pouls ; c'est que lorsque la diastole du cœur se prolonge, l'artère se vide plus complétement, d'où résultent deux choses :

1° Que la ligne de descente se prolonge beaucoup plus en bas ;

2° Que la ligne d'ascension qui suit, ayant plus de chemin à parcourir, est nécessairement plus longue.

CHAPITRE XI

THÉRAPEUTIQUE DES MALADIES DU CŒUR

HYPERTROPHIE DU CŒUR.

Toutes les maladies du cœur ont un élément commun : l'hypertrophie; mais, sous ce nom, on décrit des états très-différents, et il existe sous ce rapport une fâcheuse confusion. On ne saurait aujourd'hui donner une classification régulière et complète de toutes les variétés de l'hypertrophie; on peut du moins en indiquer quelques-unes. Bouillaud, dans ses admirables travaux sur le cœur, a indiqué la cause et le mécanisme de la plupart d'entre elles. Des mémoires contemporains ont eu pour objet cette étude spéciale. Sous le nom d'hypertrophie providentielle, d'asystolie, Beau (1) a désigné, d'une part, l'augmentation de volume et d'énergie du cœur luttant contre des résistances; d'autre part, l'état de distension passive avec flaccidité et épuisement du cœur. Marey a

(1) Beau, *Traité d'auscultation appliqué à l'étude des maladies du poumon et du cœur*. Paris, 1856.

démontré l'hypertrophie qui accompagne l'induration de l'aorte chez les vieillards et en a donné la raison. D'ailleurs, on a décrit l'hypertrophie graisseuse du cœur et la dégénérescence granuleuse de ses fibres musculaires coïncidant avec différentes maladies des poumons ou d'autres organes.

On peut ainsi reconnaître plusieurs variétés d'hypertrophie du cœur qui seraient les suivantes :

1° Hypertrophie presque physiologique résultant des progrès de l'âge et se développant en vertu d'une sorte d'accommodation du cœur à la résistance que lui opposent les artères indurées ;

2° Hypertrophie du cœur résultant des résistances opposées par la petite circulation pulmonaire chez les sujets atteints de gêne respiratoire (rachitiques, emphysémateux, asthmatiques); il peut y avoir aussi des hypertrophies accidentelles et transitoires telles, par exemple, que celle qui résulte de la pléthore de l'état de grossesse ;

3° Hypertrophie résultant d'un obstacle apporté au cours du sang par la lésion de l'orifice aortique ou par celle de l'orifice mitral ;

4° Hypertrophie résultant de l'adhérence du cœur au péricarde.

Nous laissons de côté toutes les monstruosités. Les hypertrophies dont nous venons de parler appartiennent presque exclusivement au cœur gauche.

Il faut s'expliquer d'abord sur la valeur du mot hypertrophie. A proprement parler, il ne faut entendre par là que l'augmentation de poids du cœur, c'est-à-dire l'accroissement de sa matière ; quant à son volume, quant à sa distension, à la quantité de sang qu'il peut contenir, rien n'est plus variable. Les oreillettes notamment sont susceptibles d'une excessive distension qui n'est pas de l'hypertrophie.

La percussion permet de reconnaître ces variations sur un malade, et la digitale opère, sous ce rapport, des changements extraordinaires.

Ainsi l'hypertrophie vraie doit être soigneusement distinguée de la distension.

La dégénérescence graisseuse, hypertrophique ou non, produite par différents états morbides, ou par l'alcoolisme, ne nous occupera pas.

Prenons d'abord la distension ou l'engouement du cœur, et étudions-en le mécanisme.

Il est certain que le cœur, en tant que réservoir du sang, peut varier de volume rapidement par le fait de sa plus ou moins grande distension ; ces variations s'observent cliniquement à l'aide de la percussion. L'embarras de la circulation pulmonaire ou hépatique contribue à dilater le cœur, et, à la vérité, lorsque ces états ont persisté pendant longtemps, lorsque les efforts de la toux ont violemment ébranlé la colonne sanguine de l'artère pulmonaire et de l'aorte, le cœur reste distendu et subit diverses altérations, soit dans son volume seulement, soit dans la composition même de sa matière constituante.

A l'état physiologique, le cœur peut varier, non pas de poids, mais de volume, suivant différentes circonstances passagères, telles que la course, les exercices violents, l'effort, etc. Par la même raison, certains traitements hygiéniques et certaines actions thérapeutiques peuvent faire varier le volume du cœur.

Tant que la substance propre du cœur n'est point modifiée et que ses cavités seules sont accrues, le retour à l'état physiologique peut être prompt; il n'en est plus de même lorsque la dégénération graisseuse a altéré les fibres musculaires, où lorsqu'il est survenu une hypertrophie par augmentation du nombre des éléments contractiles, hypertrophie entretenue par une cause permanente telle que la lésion des orifices du cœur.

Cependant, alors même que la substance du cœur est augmentée ou altérée, l'accroissement des cavités peut encore subir des modifications; c'est ainsi que dans le cas d'hypertrophie du cœur avec lésions des orifices, les troubles généraux de la circulation, l'anasarque, l'engouement pulmonaire, en augmentant la charge supportée par le cœur, augmentent accidentellement le volume de ses cavités. On peut donc admettre légitimement la dilatation des cavités du cœur et leur distension comme un élément commun à tous les états morbides de cet organe.

C'est contre cet élément commun que pourront être dirigés avec le plus de chances de succès les efforts de l'hygiène et de la thérapeutique.

Quant à l'altération graisseuse et à l'hypertrophie des parois, ce sont des lésions d'un autre ordre et qui généralement sont définitives.

Prenons des exemples : si l'on se trouve en présence

d'un malade atteint d'anasarque généralisée et dont le cœur dilaté et affaibli présente l'état que Beau a décrit sous le nom d'*asystolie*, on verra quelquefois sous l'action de la digitale ou de quelque autre médicament diurétique, l'anasarque disparaître, la circulation devenir plus facile, et le cœur diminuer de volume. Cet effet peut être produit, quel que soit, du reste, l'état anatomique du cœur. C'est là une ressource thérapeutique d'une grande valeur; si l'on ne remédie pas à la maladie du cœur lui-même, on remédie du moins à l'accident qui en troublait profondément les fonctions.

Il n'est pas déraisonnable de penser que l'hygiène puisse agir aussi d'une façon favorable sur les fonctions du cœur, alors même que l'on ne peut espérer de ramener complétement cet organe à l'état normal.

Étant donné un orifice du cœur altéré et une hypertrophie plus ou moins considérable des parois, tout ce qui peut tendre à diminuer la résistance et à augmenter la force, doit être considéré comme un moyen de curation relative. Les moyens d'augmenter la force ou de l'entretenir sont les suivants : composer un régime alimentaire d'où soient exclues les substances qui peuvent hâter la dégénérescence graisseuse; instituer des exercices propres à activer la circulation, sans soumettre le cœur à de trop violents efforts; placer le malade dans les conditions les plus favorables au fonctionnement régulier des poumons.

Les conditions qui peuvent diminuer la résistance sont nombreuses; d'une façon générale, il faut tendre à diminuer la masse du sujet et à décharger ainsi le cœur d'une partie du poids que représente la quantité de sang en circulation, car la masse du sang doit être en raison directe de la masse totale du corps. La méthode de Valsalva ne saurait toutefois être suivie.

On ne peut espérer d'amener une déplétion des vaisseaux par des saignées successives; c'est un moyen sans valeur si l'on considère qu'il s'adresse plutôt à la qualité qu'à la quantité du sang. Si l'on se place au point de vue de l'hydraulique, on peut dire qu'un malade anémié par les saignées n'est pas toujours moins pléthorique qu'avant et que le cœur n'éprouve pas un soulagement réel par cette méthode.

La saignée offre d'ailleurs des inconvénients graves au point de vue de la composition anatomique et chimique du sang, principalement chez les malades affectés de troubles chroniques de la circulation et de la nutrition, circonstances qui se présentent habituellement réunies. C'est à d'autres moyens de déplétion qu'il faut avoir recours; on emploiera d'abord les purgatifs et les diurétiques, puis on instituera un régime propre à amener la disparition de cet *impedimentum*, qui est la graisse. Il faudra donc diminuer le malade progressivement et lui faire perdre de son poids toute la quantité possible sans arriver à l'inanition; il faudra en même temps lui donner des toniques et l'astreindre à un régime de vie particulier. Nous entendons par là une manière de vivre retirée, sobre, exempte d'émotions.

On peut espérer d'arriver par cette méthode à prolonger la vie et à éloigner les chances d'accidents chez des malades dont le cœur est affecté d'une lésion mécanique incurable. En effet les lésions du cœur offrent cela de particulier qu'elles ne sont point toujours susceptibles de s'accroître, en quoi elles diffèrent des lésions dites organiques ou par altération constante des tissus, telles que sont les altérations pulmonaires, catarrhes, tubercules, les altérations du foie (dégénérescence graisseuse ou cirrhose) ; les altérations de l'estomac, ulcères et cancers ; et en général toutes les maladies qui consistent dans un trouble de nutrition habituel ou dans une prolifération anomale des éléments cellulaires. Dans toutes ces maladies-là, le progrès du mal est fatal et nécessaire ; ce sont essentiellement des maladies chroniques et dont on ne peut arrêter le développement.

Il n'en est pas de même pour les maladies ordinaires du cœur, c'est-à-dire pour les lésions des orifices. Sans doute il peut se montrer une tendance à la dégénération dans ces parties malades, et cette tendance est surtout marquée pour des maladies qui siégent dans une partie importante (l'aorte).

Mais tout le monde sait qu'il existe des lésions des orifices qui restent pendant de longues années dans le même état et ne s'accroissent pas. Cependant ces lésions, s'il survient quelque accident causé par des maladies d'autres organes ou par des troubles fonctionnels variés, ou par un mauvais régime de vie, peuvent devenir la cause des plus graves complications, à tel point que la mort s'en peut suivre. C'est chez les ma-

lades de cette espèce que l'on peut attendre des avantages sérieux de la méthode que nous indiquions plus
haut. Puisqu'on ne peut rétablir l'intégrité des orifices
du cœur, ni agir directement sur l'hypertrophie de
cet organe, hypertrophie utile du reste, mais qui peut
acquérir des proportions fâcheuses et se compliquer de
distension avec affaiblissement de la force contractile
du cœur, il faut agir, non plus sur le moteur, mais
sur la chose mue.

Il faut donc diminuer la masse de l'individu et diminuer par suite la masse du sang. Ainsi le cœur cessera de lutter avec désavantage contre des charges trop
lourdes; les orifices qui étaient et qui demeurent ré-
trécis ne seront plus dans un aussi grand désaccord
avec la quantité du sang qui doit les traverser, et peut-
être ainsi l'insuffisance de ces orifices cessera-t-elle de
s'accroître. En même temps l'hypertrophie du cœur
cessera de progresser, et probablement elle diminuera,
car il ne faut pas oublier que cette hypertrophie n'est
qu'un mode d'accommodation comparable à celui de
l'utérus en état de gestation et en général des organes
musculaires, tels que la vessie et l'estomac, lorsqu'il
existe un obstacle vers leur conduit excréteur. Dimi-
nuez l'obstacle et vous diminuerez les causes de l'hypertrophie.

Or on sait qu'une vessie gênée dans ses fonctions
par un rétrécissement de l'urèthre, se vide facilement
lorsqu'elle contient peu de liquide urinaire, moins
bien, et quelquefois pas du tout lorsqu'elle est distendue par ce liquide accumulé en grande quantité.

De même un cœur qui débite huit ou dix kilos de sang, avec un orifice rétréci, se trouvera bien de n'en plus débiter que quatre ou cinq.

Action de la saignée sur le pouls en général. — Cette action est variable. Nous éliminons la question de la syncope qui amène des modifications spéciales. En général on pense que la saignée modérée relève le pouls. Les anciennes théories à ce sujet ont été rajeunies et confirmées par des travaux contemporains, desquels il résulterait que la tension étant diminuée par le fait de la saignée, le pouls doit reprendre de l'ampleur. Il n'en est pas toujours ainsi ; mais il arrive fréquemment que, aussitôt après la saignée, la fréquence du pouls est augmentée. Quant à l'amplitude, c'est une question différente et susceptible de donner lieu à des contradictions. Les deux pouls dont nous donnons ici les tracés, ont été enregistrés sur le même bras à dix minutes d'intervalle avant et après une saignée de 400 grammes pratiquée chez une femme âgée de 68 ans, et atteinte d'une pneumonie. Le pouls, avant la saignée, était en contradiction avec l'état fébrile ; il ne battait que 50 fois par minute ; il était ample. Après la saignée, il était devenu moins ample et avait doublé de fréquence (100).

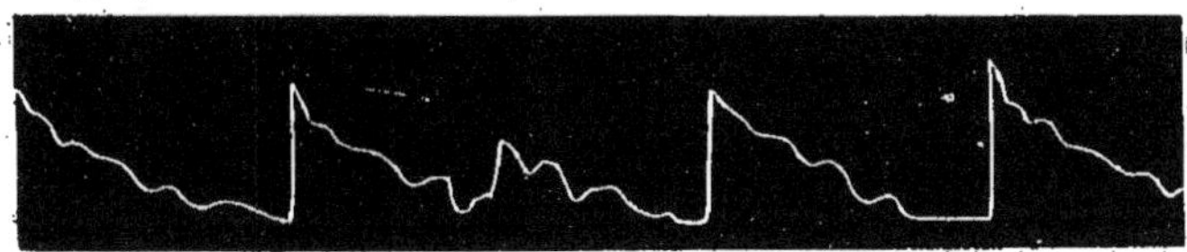

Fig. 431. — Pouls avant la saignée.

Les irrégularités du tracé sont dues aux soubresauts des tendons.

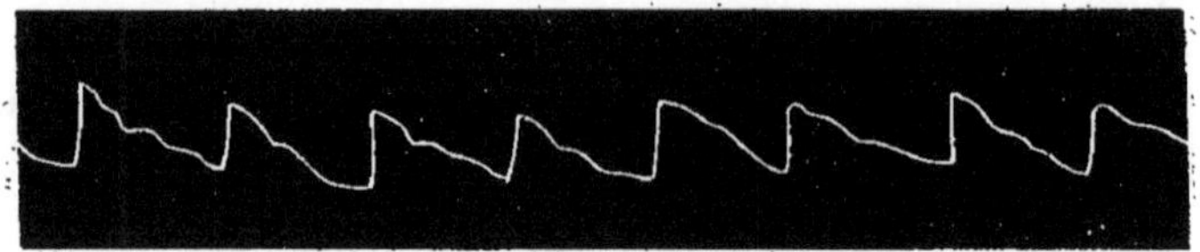

Fig. 432. — Pouls après la saignée.

La saignée relève quelquefois le pouls. — Chez une jeune femme on fit une saignée de 250 grammes ; on laissa le sphygmographe en place et l'on recueillit un tracé avant la saignée et un autre immédiatement après. Le pouls, après la saignée, s'était notablement relevé.

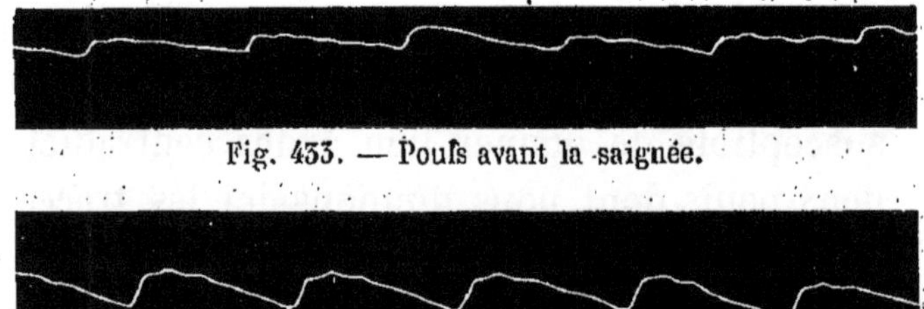

Fig. 433. — Pouls avant la saignée.

Fig. 434. — Pouls après la saignée (1).

LA DIGITALE ET LE POULS D'APRÈS LES TRAVAUX MODERNES.

On a toujours reconnu que la digitale ralentissait le pouls. Les auteurs modernes sont tous d'accord sur ce point, du moins pour les cas où la digitale est administrée à doses thérapeutiques. Seulement il faut noter, comme Beddoes, que le pouls ralenti est facile à accélérer si l'on ne tient pas le ma-

(1) Voyez, pour les effets des hémorrhagies et de la saignée, les chapitres de la puerpéralité de l'éclampsie, p. 206, 208, 211.

lade au repos. Sanders, puis Bouley et Reynal (1) et d'autres observateurs, ont dit que le premier effet de la digitale était d'accélérer le pouls.

Traube a expliqué cette contradiction apparente, en montrant que la digitale à dose toxique accélérait, et qu'à doses modérées elle ralentissait les mouvements du cœur, elle les ralentit aussi dans l'empoisonnement, mais c'est consécutivement à une paralysie toxique du système nerveux.

La forme du pouls a été étudiée à l'aide des appareils enregistreurs, ainsi que la tension du sang. (Traube.)

M. le docteur Legroux (2) a demandé au sphygmographe la solution de plusieurs questions concernant les effets de la digitale. Il emprunte à M. le docteur Siredey un tracé dont il décrit ainsi les caractères : Après l'administration de la digitale pendant plusieurs jours, la ligne d'ascension du pouls devient courte et oblique ; le sommet s'arrondit et la ligne de descente s'allonge beaucoup, en même temps qu'elle oblique davantage ; cela indique une tension artérielle forte. M. le docteur Legroux conclut ainsi : « Si à dose toxique, la digitale agit directement sur le cœur, il semble qu'à doses thérapeutiques elle excite primitivement la contractilité des vaisseaux capillaires, et n'influence que secondairement le centre circulatoire, en rétablissant l'équilibre de la circulation... ; la digitale serait donc excitante et tonique. »

M. Bordier, ancien interne de l'hôpital Saint-Antoine, a publié une esquisse sur l'emploi du sphygmographe dans l'étude des agents thérapeutiques, avec 23 tracés de pouls recueillis chez des

____

(1) Bouley et Reynal, *Recueil de médecine vétérinaire*, 3ᵉ série, 1849, t. IV, p. 297.

(2) A.-C. Legroux, *Essai sur la digitale et son mode d'action*. Thèse de doctorat. Paris, 1867.

malades soumis à diverses actions médicamenteuses (1). D'après
les idées de M. Bordier, la *digitale* à haute dose agirait primitivement sur le cœur ; à dose fractionnée la circulation générale
serait atteinte d'abord, et le cœur ne le serait que secondairement.
Quel que soit le moment où l'on examine un malade traité par la
digitale, l'élévation de la tension et le ralentissement du pouls
sont donc des phénomènes constants. Certaines maladies présentent une tolérance particulière ; c'est lorsqu'une lésion du système
circulatoire et surtout du cœur lui-même vient incessamment
lutter contre les effets de la digitale, qu'on observe ces effets tar-
difs. C'est dans ce dernier cas *qu'on peut profiter des renseignements donnés par le sphygmographe* dans la médication par la digitale à dose élevée et unique.

Le *sulfate de quinine* montrerait, dans tous les tracés la *tension*
proportionnelle à la dose où on l'emploie, et par conséquent une
transformation d'une grande amplitude en un petit tracé (?).

La *belladone* augmenterait aussi la tension, et abaisserait le
tracé, sans diminuer la fréquence du pouls.

L'*ergot de seigle* et l'*acide arsénieux* agiraient de même que les
précédents médicaments, mais avec moins d'intensité.

M. le docteur Constantin Paul a donné en réponse à M. Bordier,
un mémoire sur le graphique du pouls sous l'action de la digitale,
avec des figures sphygmographiques (2). Il étudie la question de
la *tension* du sang dans les vaisseaux. Ses tracés sont recueillis
dans les cas suivants : alcoolisme, pneumonie, et dans un cas de
maladie du cœur. L'auteur pense que la digitale donnée à haute
dose diminue la tension artérielle. (La difficulté est de comprendre
ce mot de tension et d'apprécier le fait par le sphygmographe.
Nous avons écarté ce problème qui n'est pas nettement posé.)

M. Hirtz (3) reconnaît cliniquement que le pouls est plus fort et
plus plein, et le système capillaire plus vide, quand la digitale agit
thérapeutiquement, et que *c'est là le contraire de la fièvre*, d'où la
pensée de combattre la fièvre par la digitale. Le même auteur rend

(1) Bordier, *Bulletin de thérapeutique*, 1868, t. LXXIV.
(2) Constantin Paul, *Bulletin de thérapeutique*, 1868, t. LXXIV.
(3) Hirtz, *Nouveau Dictionnaire de médecine et de chirurgie pratique*,
t. XI.

très-bien compte, à notre avis, de l'action de la digitale sur le cœur
quand il dit, après Vierordt, que le ralentissement du cœur n'est
pas synonyme de celui du sang, et, qu'au contraire, quelques
contractions énergiques, mais complètes, du cœur se succédant
lentement, propulsent plus vite le sang à travers le cercle qu'il
doit parcourir.

Les auteurs contemporains se sont plus occupés de l'action de
la digitale sur la fièvre, que de ses effets dans les maladies du cœur.
Ce sont au contraire ces maladies qui nous ont fourni les observations suivantes (1) :

Action de la digitale sur le cœur. — La digitale est le
plus puissant des spécifiques pour les maladies du cœur.
On l'emploie empiriquement ; pourtant de nombreuses
tentatives ont été faites depuis quelques années pour
en analyser le mode d'action. On a dit depuis longtemps

(1) On ne trouvera ici aucun renseignement sur l'action de la digitale
dans le cours des maladies aiguës. Cette question étant réservée à la seconde partie de notre ouvrage (*Pouls et température comparés*); nous
donnons seulement quelques renseignements bibliographiques sur les travaux qui ont été faits depuis quelques années dans le sens du traitement
des maladies aiguës par la digitale.

Traube, Mémoire sur les effets de la digitale dans les maladies fébriles
(*Deutsche Klinik* et *Annalen des Charités-Krankenhauses*. Berlin, 1850).

Canstatt's, *Jahresb. über die Fortschritte in der gesammten Medicin*.
Erlangen, 1853.

Heise, De herbæ digitalis in morbibus febrilibus chronicis adhibitæ vi
antiphlogisticæ. Diss. inaug. Berolini, 1852.

Kulp, De herb. digit. in febribus infl. usu. *Id.* Berolini, 1852.

Ces deux derniers auteurs sont élèves de Traube.

Duclos (de Tours), Recherches sur l'action de la digitale dans la pneumonie. Tours, 1856.

Wunderlich, De l'utilité de l'administration de la digitale dans la fièvre
typhoïde (*Archiv der Heilkunde*. Leipzig, 1852. Analysé in *Arch. de médecine*, 1862).

Hirtz (de Strasbourg), *Bulletin de thérapeutique*, 1862, 1864. Le résumé des travaux précédents est fait avec une grande impartialité par

qu'elle agissait surtout comme diurétique. Cela est vrai absolument, et l'on en voit bien la preuve lorsque des malades en état d'anasarque recouvrent rapidement, par cette diurèse, une circulation du sang plus facile, en même temps que disparaît leur hydropisie. Nous avons nous-même fourni des exemples de cette action et tracé dans des tableaux graphiques le rapport entre l'état de la circulation, celui de la fonction urinaire et la décroissance de poids du malade (deuxième partie).

Mais là ne se borne pas l'action de la digitale ; il y a

M. Hirtz dans l'article DIGITALE du *Nouveau Dictionnaire de médecine et de chirurgie pratiques*. Paris, 1869, t. XI.

Winogradoff, *Archiv für pathol. Anatomie*, 1861.

Coblentz, De l'emploi de la digitale comme agent antipyrétique. Thèse. Strasbourg, 1862.

Thomas (de Leipzig), *Ueber Wirksamkeit der Digitalis* (*Archiv der Heilkunde*, 1865).

Lœderich, Digitale dans la fièvre typhoïde. Thèse de doctorat. Strasbourg, 1865, n° 815.

Dartelle, De la digitale dans le traitement du rhumatisme articulaire aigu. Thèse de doctorat. Paris, 1866.

Gallard, Emploi de la digitale à haute dose dans la pneumonie (*Bull. de thérap.*, 1866).

Oulmont, De la digitale et de son action thérapeutique dans le rhumatisme articulaire aigu (*Bull. de l'Académie de médecine*, 1867, t. XXXII; *Bull. de thérap.*, 1867).

Legroux. Thèse. Paris, 1867.

Lelion.   *Id.*   *Id.*

Legros.   *Id.*   *Id.*

Bordier, *Bulletin de thérapeutique*, 1868.

C. Paul,   *id.*   *id.*

Hankel (Ernst), De l'utilité de l'emploi de la digitale dans la fièvre typhoïde, *Archiv der Heilkunde*, 1869.

Voyez la bibliographie complète dans la thèse de Legroux et dans le *Nouveau Dictionnaire de médecine et de chirurgie pratiques*, article DIGITALE, 1869.

beaucoup à dire sur ce sujet. Sans vouloir formuler en
aphorismes les résultats des observations nombreuses
qui ont été faites par différents auteurs, nous donnons
simplement ici la preuve que la digitale a plusieurs
effets bien distincts, suivant les cas.

Nous pourrions résumer les observations qui suivent
en disant que la digitale a deux effets :

1° Elle ramène la force du cœur, et en ralentit et
régularise les battements lorsqu'elle est administrée
avec modération ;

2° Trop de digitale trouble le cœur.

Un homme, âgé de 70 ans et atteint d'une insuffisance
mitrale avec anasarque, fut soumis à l'usage de la
poudre de digitale à doses modérées (0^{gr},15 par jour) ;
son pouls était d'abord fréquent et faible avec les irrégularités propres à l'insuffisance mitrale :

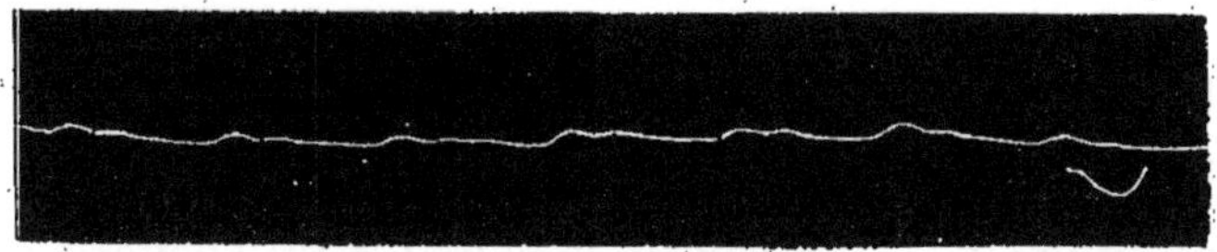

Fig. 435. — Insuffisance mitrale.

Après quatorze jours de l'emploi de la digitale, l'anasarque avait en partie disparu, et l'excrétion urinaire
était en moyenne de 3 litres ; la circulation se faisait
plus facilement ; le pouls, sans avoir perdu le caractère propre a la maladie du cœur (irrégularité) avait
pris de la force et était devenu moins fréquent.

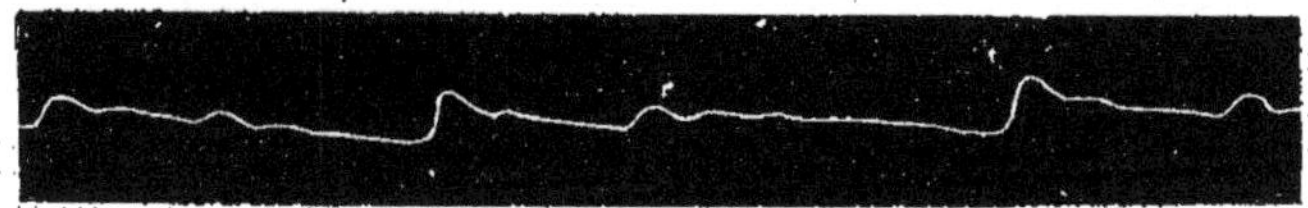

Fig. 436. — Pouls agrandi par la digitale.

Quelques jours après, les battements étaient régularisés.

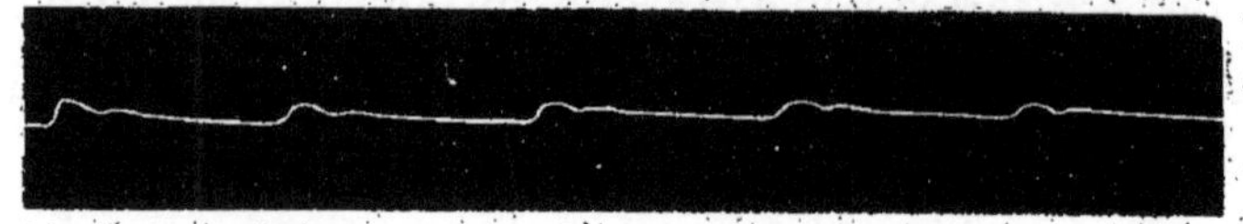

Fig. 437. — Pouls régularisé par la digitale.

Jusque-là on peut dire que l'action de la digitale est absolument utile et irréprochable; mais son action prolongée, surtout si l'on force la dose, amène un ralentissement du pouls exagéré; on descend à 32 pulsations par minute.

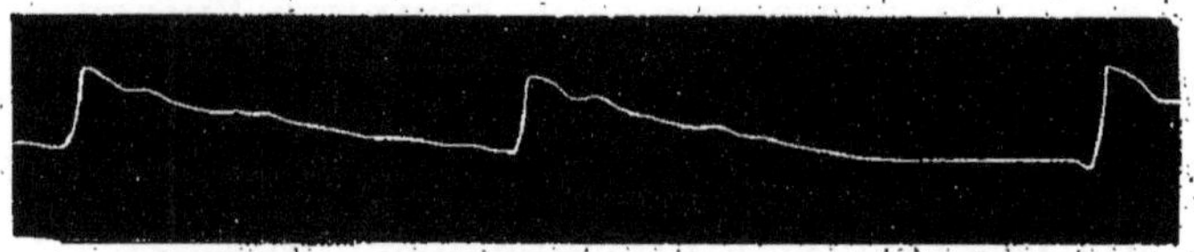

Fig. 438. — Ralentissement excessif par la digitale.

Cette excessive lenteur est connue de tous les observateurs; mais ce que l'on sait moins, c'est qu'elle est plus apparente que réelle. D'abord il faut savoir qu'elle n'est pas fixe, et que ce pouls si lent peut devenir fréquent d'un moment à l'autre, sous l'influence de la moindre perturbation et même sans cause connue; ce n'est donc pas là une lenteur réelle, définitive, stable.

Une particularité importante peut être mise ici en lumière; le doigt placé sur l'artère ne perçoit et ne compte que 32 pulsations; mais si l'on ausculte le cœur en même temps que l'on tâte le pouls, on est étonné de trouver le sens de l'ouïe en désaccord avec le sens du toucher; celui-ci compte 52 pulsations et l'oreille compte 64 systoles du cœur, juste le double. Il est vrai que sur deux systoles, il y en a une forte, et qui produit tout son effet; l'autre faible et avortée qui produit un si faible déplacement du pouls, que le doigt ne le peut sentir. Nous avons fait cette observation un grand nombre de fois et sur des malades différents. Ce que le doigt ne sent pas, le tracé sphygmographique le rend sensible à l'œil. Si l'on regarde attentivement le tracé qui précède et qui accuse une grande lenteur, on reconnaîtra un léger soulèvement entre les battements largement tracés : c'est ce léger soulèvement qui marque la petite systole du cœur dont nous parlions.

Sur un des tracés qui suivent, cette disposition apparaît plus nettement et de façon a ne laisser aucun doute (fig. 440).

Dans les cas ordinaires, on n'a point l'occasion de faire de semblables observations, surtout si l'on donne la digitale pendant peu de temps et à doses modérées; alors on observe simplement un certain degré de ralentissement avec accroissement de l'amplitude.

Le grand ralentissement du pouls n'est pas stable, avons-nous dit. Ainsi chez un malade âgé de 62 ans et atteint d'insuffisance mitrale, le pouls, avant l'emploi de la digitale, était fréquent et irrégulier :

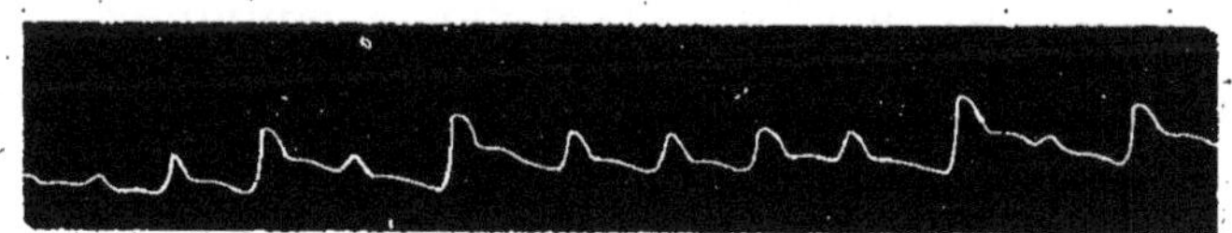

Fig. 439. — Pouls fréquent et irrégulier.

La digitale fut donnée à la dose de 0^{gr},30 de poudre
pendant plusieurs jours, et le pouls changea complétement de caractère ; il devint très-grand et très-
lent :

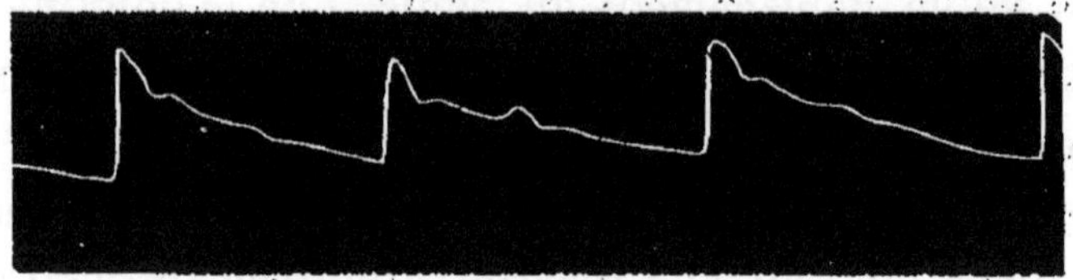

Fig. 440. — Action de la digitale.

Si l'on regarde attentivement et si l'on analyse le
tracé qui précède, on verra ce que nous disions plus
haut, qu'entre deux grandes pulsations apparaît un
léger soulèvement intermédiaire, lequel est produit par
la systole avortée du cœur. Il suffisait pour troubler ce
ralentissement si peu stable, et détruire cette régularité, de faire marcher le malade.

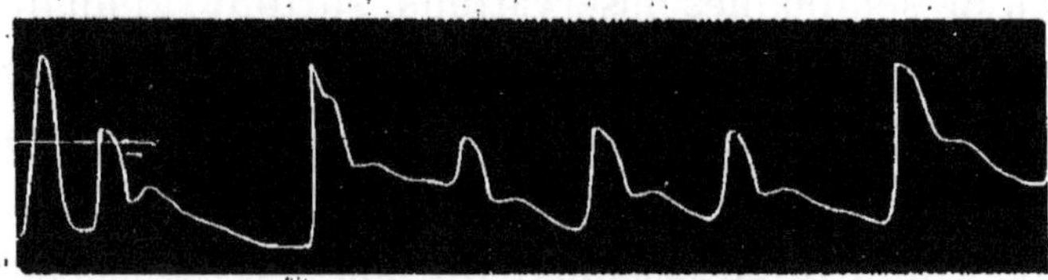

Fig. 441. — Pouls après la marche.

Lorsqu'on observe superficiellement et sans recourir
aux méthodes exactes, on ne peut fournir que des
résultats fort insuffisants, et l'on s'explique ainsi que
tant d'opinions différentes et même contradictoires
puissent être émises relativement à des phénomènes
objectifs qu'il est si facile de rendre sensibles à la vue et
mesurables à l'aide des appareils enregistreurs. Ainsi

il ne devrait plus être question, en une pareille matière, de l'*opinion* ni de l'*autorité* de quelques personnes, mais on devrait mettre les observateurs en demeure de fournir la *preuve* irréfutable des faits qu'ils avancent avec plus ou moins de probabilité. On s'explique, du reste, les divergences d'opinions relatives à l'action de la digitale, le caractère de cet agent thérapeutique étant précisément de donner lieu à des manifestations variées. Il est donc important de déterminer exactement par le graphique ces différentes espèces de variations. Dans un procès récent, les savants appelés en témoignage, relativement à l'action de la digitale, ont émis des propositions qui semblaient établir une contradiction entre quelques-uns d'entre eux. On soutenait que la digitale ralentit le pouls, que la digitale accélère le pouls ; qu'elle amène des désordres, des irrégularités dans la circulation. Ce qu'il aurait fallu dire, c'est que tous ces effets peuvent se rencontrer sur le même sujet, à quelques moments d'intervalle.

La série qui suit fournit un exemple de ces variations rapides :

Un homme de 45 ans, affecté d'une insuffisance mitrale, présentait, au moment de son entrée à l'hôpital, le pouls petit, irrégulier et assez fréquent, propre à cette affection.

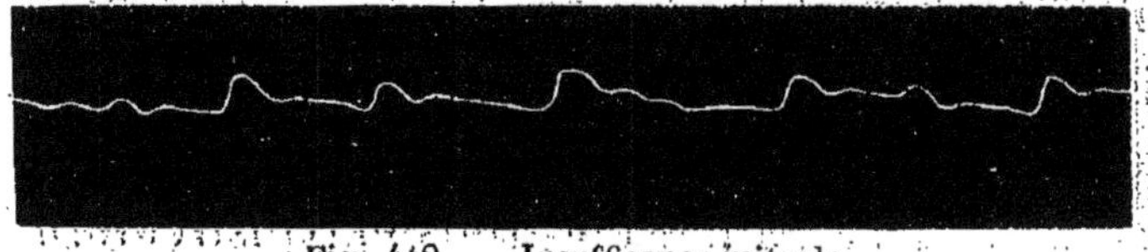

Fig. 442. — Insuffisance mitrale.

Il fut soumis à l'action de la digitale à la dose de
0ᵍʳ,50 de poudre pendant plusieurs jours; son pouls
devint très-différent de ce qu'il était auparavant; il
fut plus lent, plus ample, plus régulier; mais on
observa en même temps qu'aucun de ces caractères
n'était absolument stable, et que le pouls variait d'un
moment à l'autre, d'amplitude, de fréquence, de forme
et de régularité; il descendait du chiffre 70 au chiffre 52, et de celui-ci au chiffre 36; tantôt il était régulier et presque normal, tantôt irrégulier; et lorsqu'il
était très-ralenti on y remarquait les petites pulsations
intermédiaires dont nous avons parlé (tous ces tracés
furent recueillis en quelques minutes sans que l'instrument enregistreur eût été déplacé).

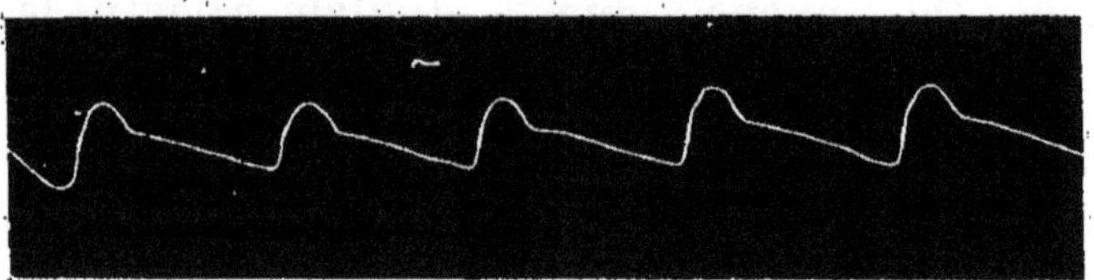

Fig. 443. — Premier tracé : Pouls grand et régulier.

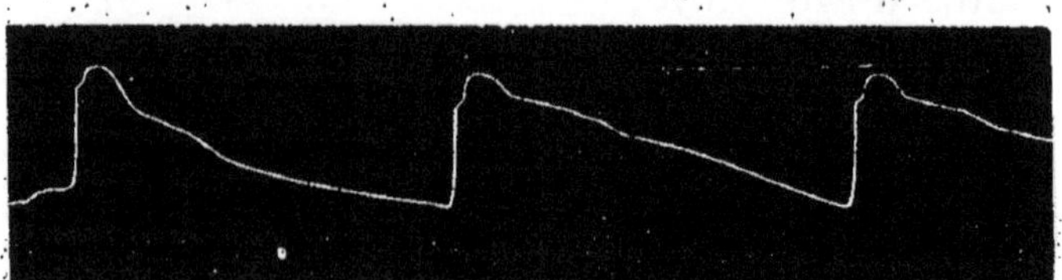

Fig. 444. — Deuxième tracé : Lenteur et grande amplitude.

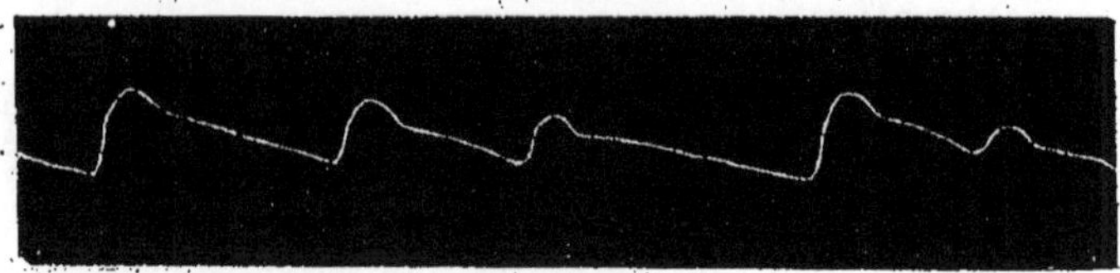

Fig. 445. — Troisième tracé : Irrégularité.

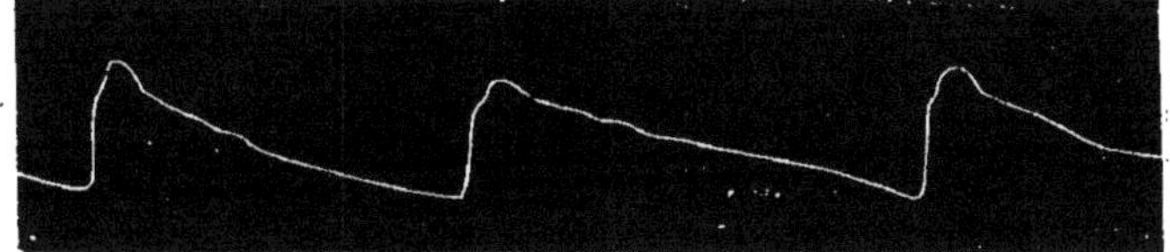

Fig. 446. — Quatrième tracé : Deux minutes après.

Nous croyons devoir multiplier les exemples de ces variations du pouls chez un même sujet soumis à l'action de la digitale.

Un homme âgé de 50 ans, et atteint d'une insuffisance mitrale, fut soumis à l'action de la digitale ; son pouls, au début, était fréquent, et inégal quant à la force des battements :

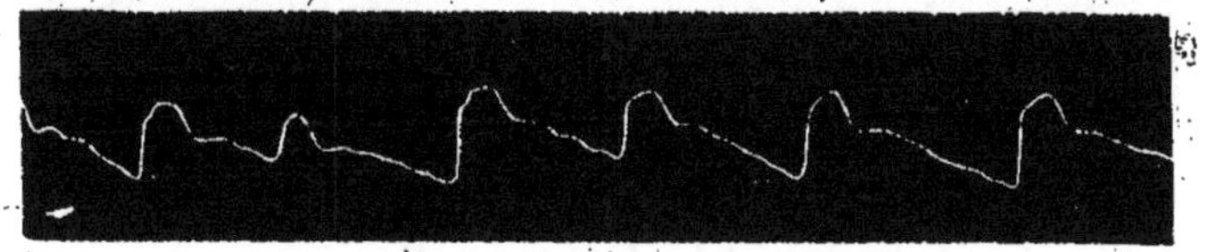

Fig. 447. — Pouls avant la digitale.

Après une dizaine de jours de traitement, le pouls tombait au chiffre 34, et présentait une notable irrégularité dans le rhythme :

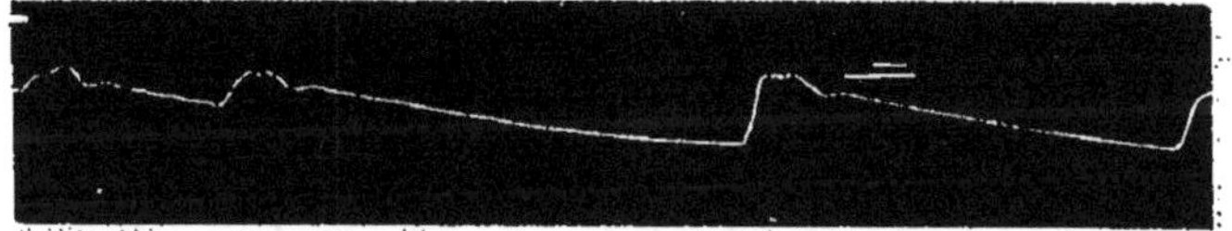

Fig. 448. — Digitale. — Pouls très-ralenti.

Or, le même jour, et à quelques minutes d'intervalle, le pouls changeait complétement de caractère : il était devenu très-régulier et assez fréquent, à tel

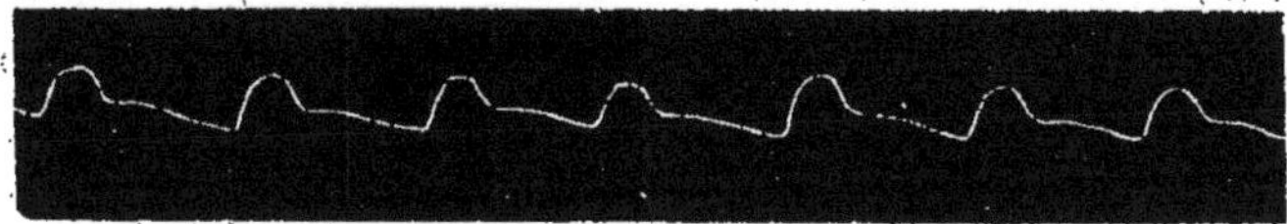

Fig. 449. — Tracé pris le même jour.

point qu'on pouvait à peine croire que ces deux tracés provinssent du même individu.

Chez ce malade, le grand ralentissement n'était pas constant et régulier ; du reste, il atteignait, par moments, les limites extrêmes ; c'est-à-dire que si toutes les pulsations avaient été aussi lentes, on n'en aurait pas compté plus de 15 ou 20 par minute. Or, dans ce cas il n'y avait point les systoles cardiaques intermédiaires et avortées dont nous avons parlé plus haut ; on s'en assurera par la vue du tracé suivant :

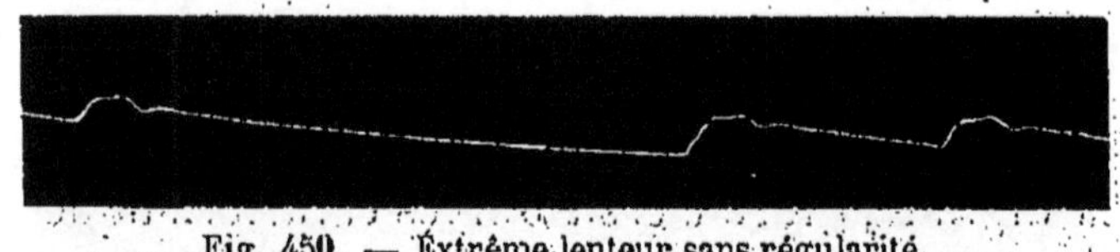

Fig. 450. — Extrême lenteur sans régularité.

Que la digitale trouble le cœur et amène des irrégularités du pouls, cela n'est pas contestable. Cependant le fait est difficile à démontrer sur des malades qui ont déjà une maladie du cœur, parce qu'en général ces maladies s'accompagnent de certains troubles dans la régularité et dans le rhythme (surtout, comme on le sait, dans les cas d'insuffisance mitrale). Il faut donc prendre un sujet qui n'ait pas de palpitations avec intermittences ou irrégularité du pouls, et voir si la digitale amène chez lui ce genre de perturbation. On peut, à la vérité, administrer légitimement la digitale à des malades atteints de fièvre typhoïde, de pneumonie ou de toute autre maladie aiguë fébrile ; mais nous ne parlerons pas ici de ces cas, et nous nous en tiendrons encore aux affections du cœur traitées par la digitale. Or, dans ces cas mêmes, on peut fournir la preuve du trouble apporté à l'action du cœur par cet agent thérapeutique.

Parmi les formes de cette excitation perturbatrice, nous distinguerons deux catégories :

1° L'irrégularité simple ou inégalité des pauses avec accélération;

2° L'irrégularité régulière ou rhythme géminé : 2 pulsations, dont la seconde est suivie d'une pause très-longue dans laquelle on peut croire que se confond une systole cardiaque tout à fait avortée.

Dans un cas d'empoisonnement de nature inconnue chez une femme, j'ai pu diagnostiquer l'intoxication par la digitale, grâce à ces troubles caractéristiques du pouls, et l'enquête prouva la réalité du fait. (Voir plus loin.)

Chez un malade âgé de 51 ans et qui présentait un état d'anémie et d'anasarque, avec un simple dédoublement du premier bruit du cœur à la pointe, sans antécédent rhumatismal, la digitale fut administrée.

Le pouls initial, avant l'action du médicament, était régulier et sans autre caractère qu'un léger degré de sénilité.

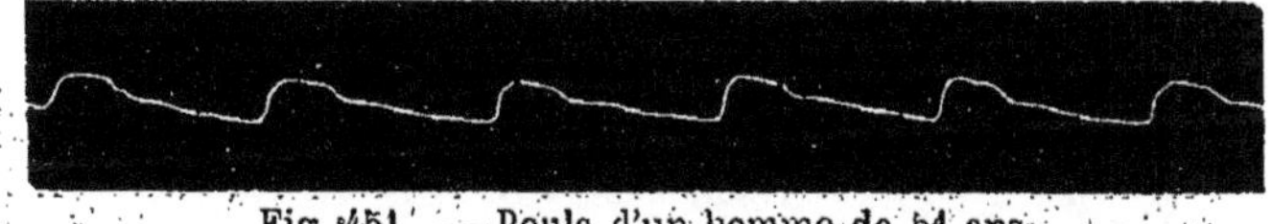

Fig. 451. — Pouls d'un homme de 51 ans.

Après un usage de plusieurs jours de la poudre de digitale à dose de 0^{gr},30, le pouls était troublé, tantôt

offrant une vitesse ordinaire, tantôt accéléré et irrégulier ou inégal.

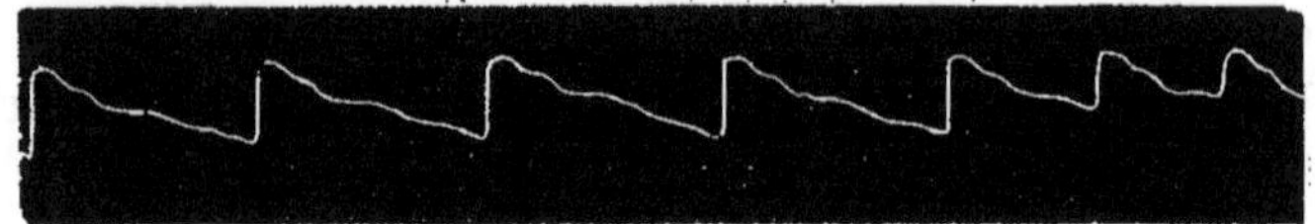

Fig. 452. — Action de la digitale. — Irrégularité du pouls.

Puis apparut le pouls géminé dont la signification
est si importante en pareil cas :

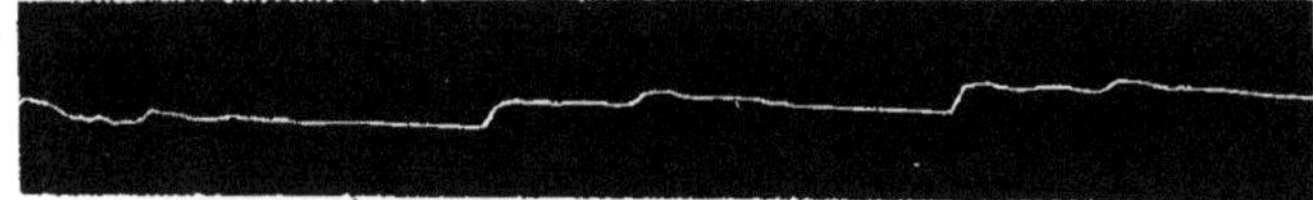

Fig. 453. — Pouls géminé ou bigéminé

La saturation existait; on cessa l'usage du médicament.

Nous avons rencontré fréquemment le pouls *géminé*
ou *couplé*, par suite de l'action de la digitale.

Chez une femme âgée de 57 ans, et affectée d'insuffisance mitrale, le pouls était fréquent et inégal ; l'irrégularité n'y obéissait à aucun rhythme.

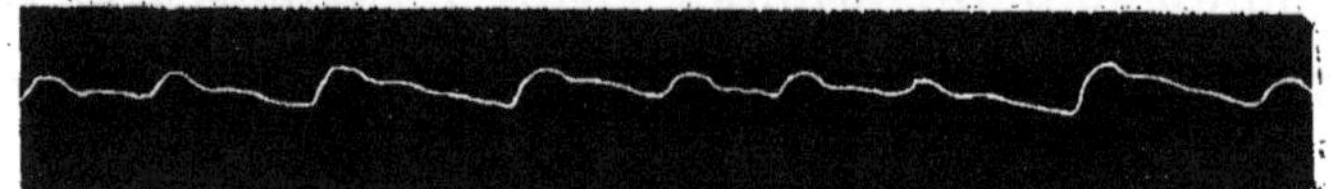

Fig. 454 — Pouls de l'insuffisance mitrale.

La digitale (poudre de feuilles) fut administrée pendant trois jours consécutifs à la dose de $0^{gr},50$ chaque
fois ; le pouls fut ralenti, agrandi, et prit le rhythme
géminé :

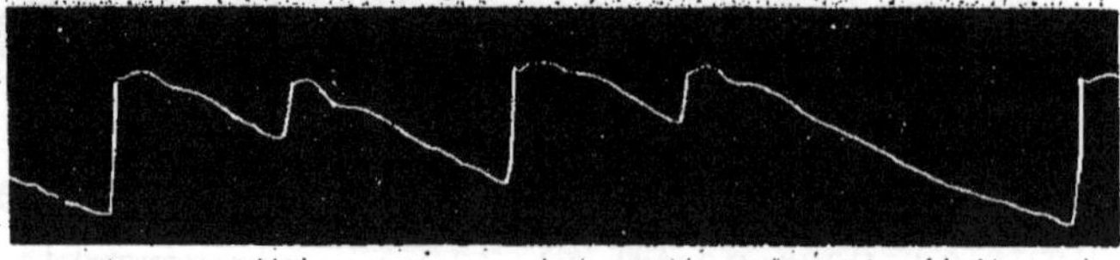

Fig. 455. — Digitale. — Pouls grand et géminé.

Un homme, âgé de 42 ans et affecté d'une maladie du cœur avec anasarque, fut traité pendant plusieurs jours par la digitale à la dose de 25 centigrammes en vingt-quatre heures. L'autopsie montra un état athéromateux très-marqué de l'aorte et des grosses artères ; les valvules sigmoïdes dé l'aorte présentaient quelques végétations non indurées ; le cœur était très-hypertrophié et très-dilaté; l'orifice mitral était très-élargi, mais sans induration de la valvule. Le tumulte des bruits du cœur pendant la vie ne permettait pas de se rendre un compte exact de la nature des lésions, par l'auscultation.

Ce qu'il importe de montrer, c'est que le pouls ne présentait d'abord ni irrégularité, ni intermittences ; c'était, à proprement parler, un pouls normal :

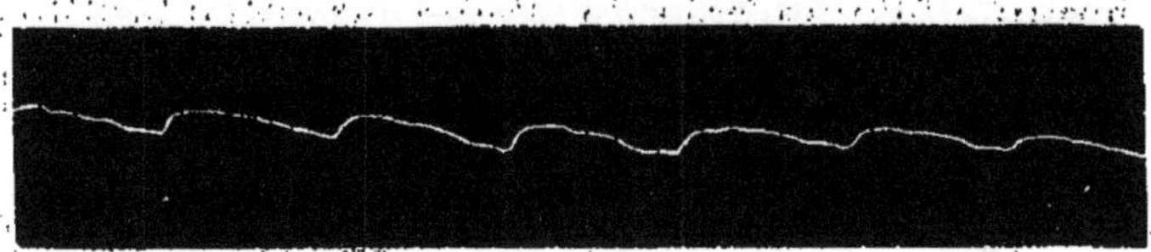

Fig. 456. — Pouls initial.

Après un traitement de quatre jours par la digitale, le pouls était agrandi, sans cesser d'être régulier :

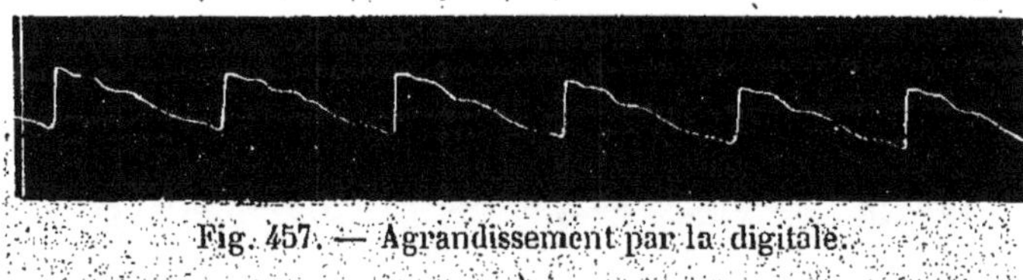

Fig. 457. — Agrandissement par la digitale.

On continua l'administration du médicament, et.

le septième jour, le pouls présentait l'irrégularité rhythmée, dite géminée :

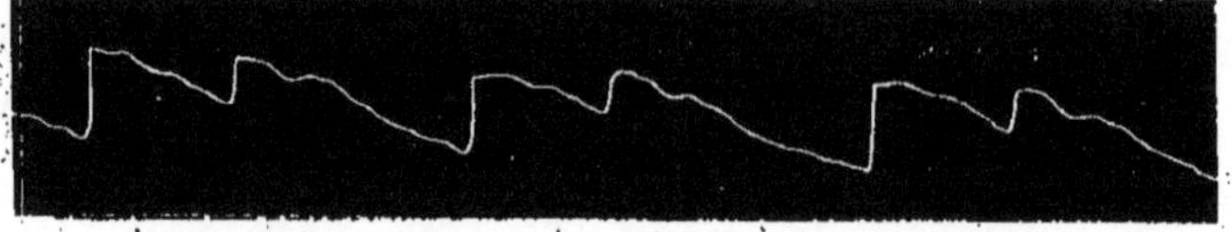

Fig. 458. — Action de la digitale. — Pouls géminé.

En d'autres moments apparaissait le type *tri-géminé*.

L'irrégularité du pouls que nous appelons géminée (bi-géminée, Traube) peut se rencontrer quelquefois dans des cas où elle n'est point justifiée par l'état anatomique du cœur, ni par l'absorption de la dose de digitale, nous l'avons rencontrée chez un tuberculeux, âgé de 58 ans.

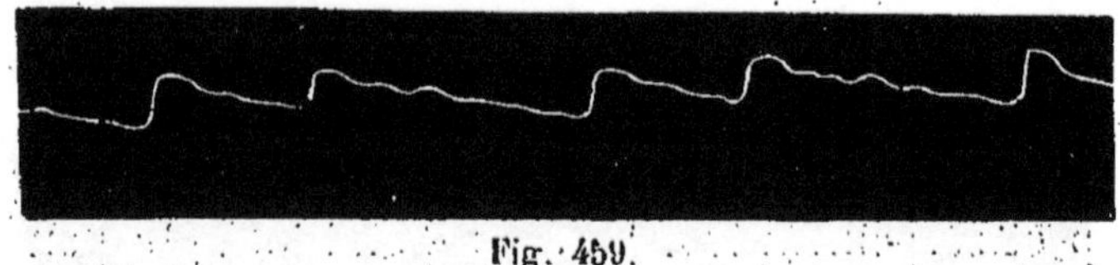

Fig. 459.

Une femme, âgée de 47 ans, entra à l'hôpital pour une maladie du cœur consistant en une hypertrophie avec souffle au premier temps à la pointe; elle avait de l'anasarque. On lui administra la poudre de feuilles de digitale à la dose de 0^{gr},40 pendant plusieurs jours.

Son pouls, avant l'usage du médicament, ne présentait aucun caractère anomal, il était régulier.

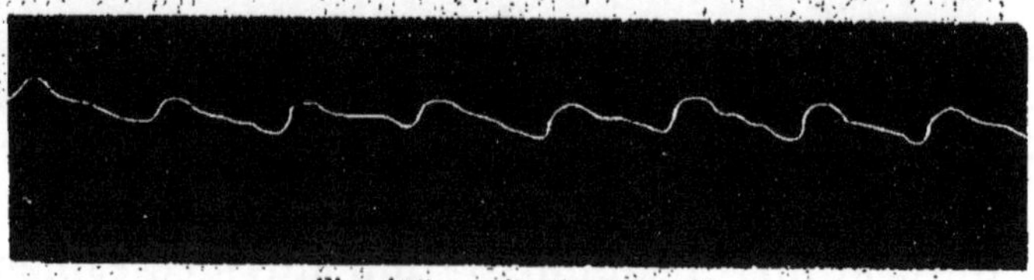

Fig. 460. — Pouls primitif.

La digitale modifia considérablement les tracés ; le pouls fut ralenti, agrandi, et il devint irrégulier. On voit sur les deux tracés qui suivent, la preuve de l'état ataxique et convulsif du cœur :

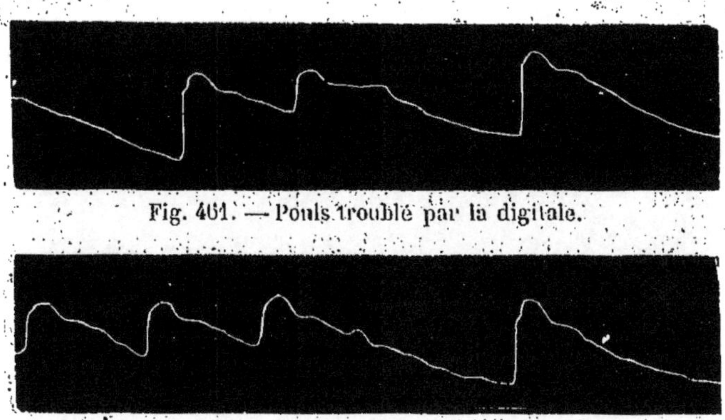

Fig. 461. — Pouls troublé par la digitale.

Fig. 462. — Pouls troublé par la digitale.

Il y a parfois de véritables convulsions du cœur : tantôt ce sont des contractions précipitées coup sur coup et sub-intrantes, tantôt un état tonique pendant lequel le tracé descend lentement et très-bas, par la vacuité absolue des artères, ce qui rend plus ample la diastole artérielle qui suit, et plus grand le tracé des pouls. D'autres fois, il y a des systoles cardiaques avortées et à peine indiquées sur le tracé (fig. 462).

Parmi les différentes actions que la digitale exerce sur le pouls, les plus constantes, assurément, sont le ralentissement et l'agrandissement qui ne manquent pas, alors même que les autres feraient défaut. Cet agrandissement des tracés est surtout sensible lorsqu'on emploie la digitale dans le cours d'une maladie aiguë fébrile qui tend déjà à donner plus d'amplitude aux pulsations. Tel est le cas du rhumatisme articulaire aigu.

Chez un jeune homme de 18 ans, atteint d'un rhumatisme articulaire aigu, la digitale fut administrée à haute dose (0^{gr},50 de poudre par jour, pendant cinq jours). Son pouls avait sous cette influence acquis une amplitude énorme.

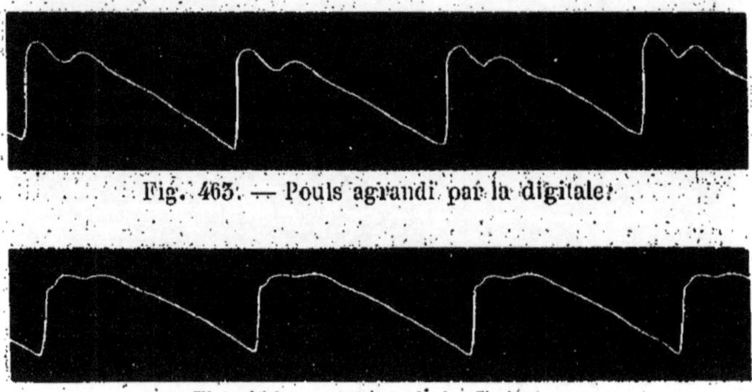

Fig. 463. — Pouls agrandi par la digitale.

Fig. 464. — Action de la digitale.

Quelques jours après le pouls était revenu à son volume normal.

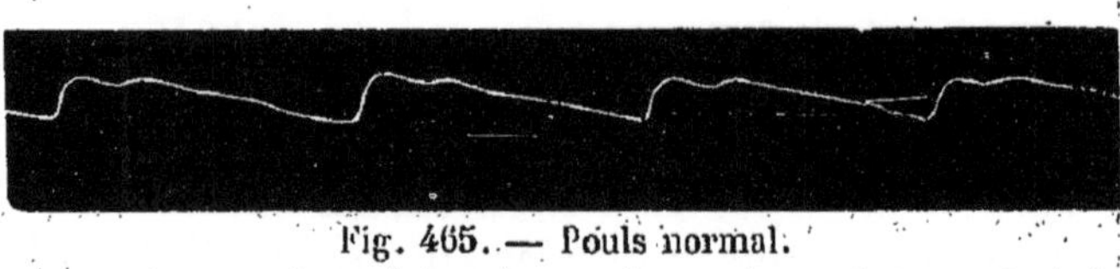

Fig. 465. — Pouls normal.

Nous donnons ici plusieurs séries de tracés pris sur des malades chez lesquels la digitale a amené les divers troubles de circulation que nous avons signalés plus haut.

Une femme âgée de 39 ans présentait les signes d'une insuffisance et d'un rétrécissement aortiques. Sur le premier tracé, recueilli avant l'usage de la digitale,

on remarquera surtout les signes propres au rétrécissement aortique. (Voir le chap. du rétrécissement
aortique.)

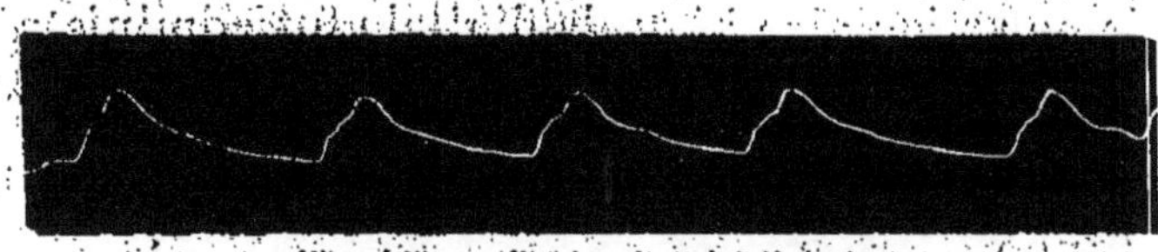

Fig. 466. — Pouls avant la digitale.

Le deuxième tracé montre la force du cœur accrue,
l'ascension verticale, et le plateau bien formé ; il y a
en outre, un ralentissement très-accusé et quelques
irrégularités dans la fréquence ; à ce moment, la malade avait pris, pendant trois jours de suite, la poudre
de digitale à la dose de 25 centigrammes :

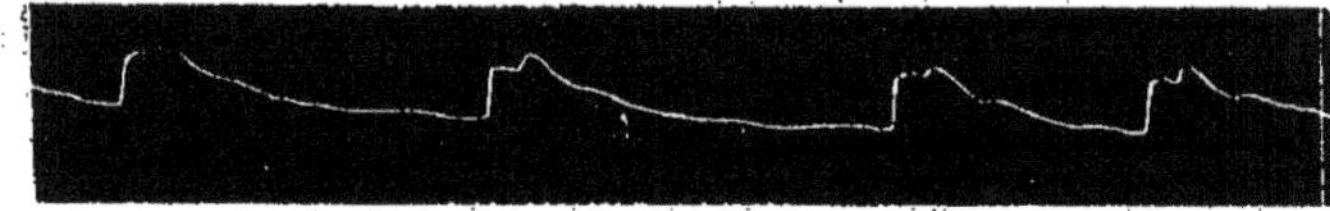

Fig. 467. — Action de la digitale.

Le médicament étant continué, il survint une véritable ataxie du cœur :

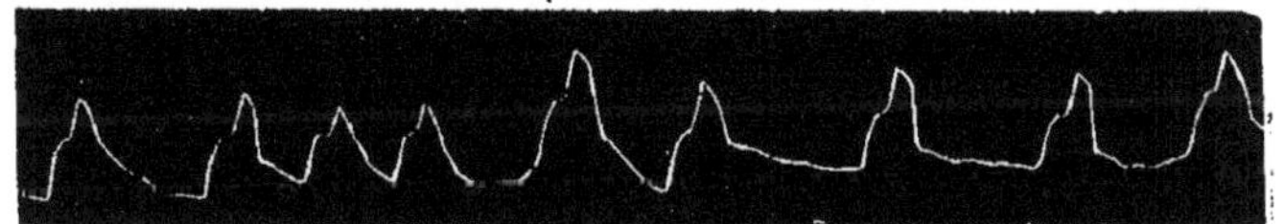

Fig. 468. — Ataxie du cœur par la digitale. (Cardiographie.)

Chez un homme atteint d'hypertrophie du cœur
avec palpitations, on entendait un souffle peu intense
au deuxième temps et à la base ; pourtant le pouls
n'offrait pas les caractères de l'insuffisance aortique. La fréquence très-grande des pulsations fut
calmée par l'administration de la digitale ; mais alors

survinrent les irrégularités (pouls géminé et trigéminé).

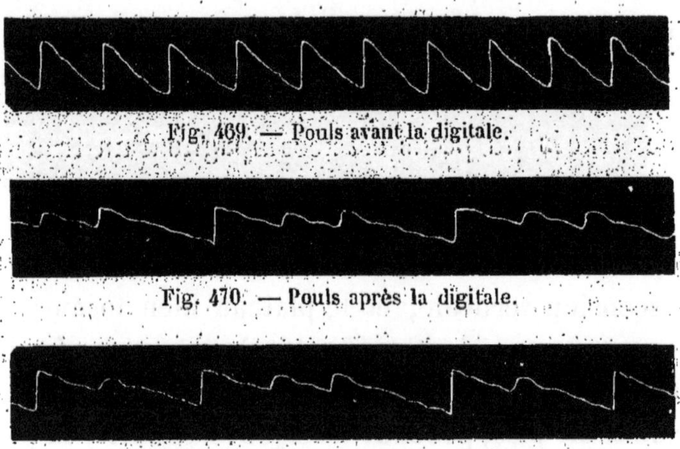

Fig. 469. — Pouls avant la digitale.

Fig. 470. — Pouls après la digitale.

Fig. 471. — Pouls bigéminé et trigéminé.

Nous avons dit que le pouls, dans les cas où la digitale a été administrée, est très-mobile et variable. Il
suffit en effet d'une émotion, d'un mouvement violent
pour l'accélérer extrèmement et lui faire perdre tous
ses caractères spécifiques.

Un malade âgé de 45 ans, et atteint d'insuffisance
aortique (diagnostic clinique), mourut subitement. A
l'autopsie on trouva le cœur doublé de volume ; l'aorte
était dilatée et fortement athéromateuse ; les valvules
sigmoïdes présentaient des végétations anciennes, et
d'autres récentes, et de plus, l'état fenêtré. Pendant
la vie on recueillit plusieurs tracés sphygmographiques.
Le malade était à ce moment sous l'influence de la
digitale ; or dans la même journée on obtint des tracés fort différents.

Le premier tracé fut pris alors que le malade venait

de marcher; son pouls était très-fréquent et dicrote, semblable à celui d'un fébricitant. Il semblait parfaitement régulier. Cependant si l'on examine le tracé attentivement, on verra que les pulsations sont un peu inégales, et tendent à se grouper deux à deux. Chacun de ces tracés du pouls est accompagné d'un tracé cardiographique pris au même moment.

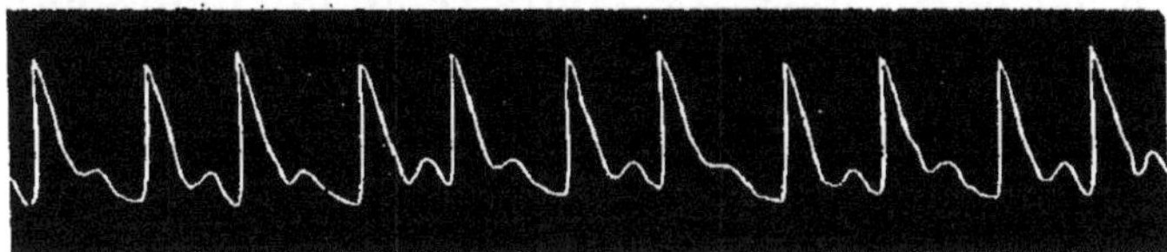

Fig. 472. — Pouls après la marche.

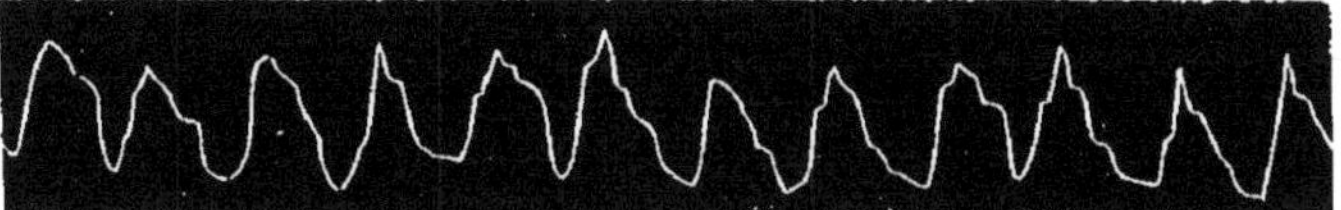

Fig. 473. — Cœur après la marche.

Dans un autre moment, alors que le malade reposait tranquillement dans son lit, le tracé du pouls et celui du cœur donnaient le plus pur type du pouls géminé ou *disystolique*.

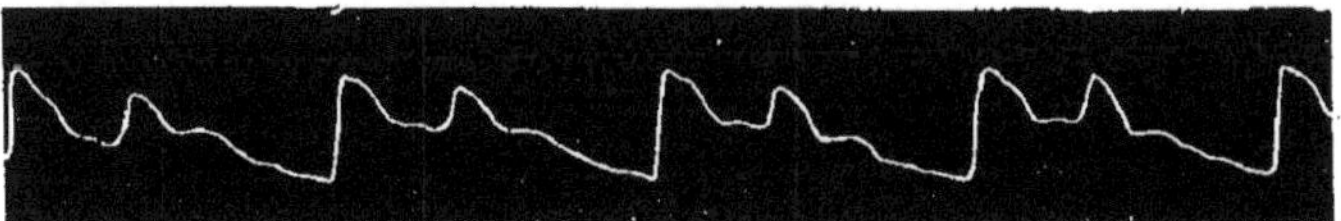

Fig. 474. — Pouls.

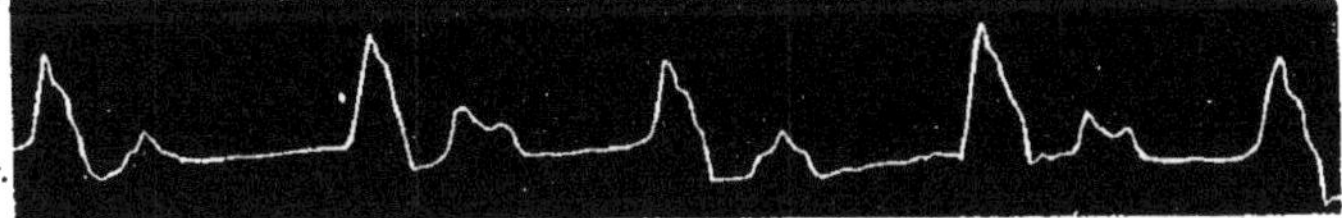

Fig. 475. — Cœur. (Cardiographie.)

Médecine légale (1). — D'après la description donnée par Hirtz (*loc. cit.*), les effets de la poudre de feuilles de digitale à dose toxique seraient les suivants : « Au bout de vingt-quatre à trente-six heures, nausées et vomissements, prostration, pâleur du visage ; le pouls devient légèrement intermittent, se précipite au moindre mouvement et, après quelques oscillations, se ralentit de 15 à 20 pulsations. Le pouls reste plusieurs jours ralenti (la température, momentanément abaissée de 1 et 2°, se relève promptement en vingt-quatre heures). Si la dose a été plus forte les accidents sont plus marqués ; tendance à la syncope ; le pouls, d'après Traube, descend à 50 et même à 30. La pâleur de la face et la sensation de froid persistent plusieurs jours. »

Dans un cas publié par Oulmont et où la dose était excessive, il y avait douleur de tête, pâleur du visage, vertiges, dilatation de la pupille, *battements de cœur*, forts et énergiques, *pouls fort et dur, non dépressible, irrégulier, intermittent*, de 50 à 38 pulsations.

Un cas d'empoisonnement par la digitale. — Une infirmière âgée de 26 ans éprouva, le 10 décembre 1867, les symptômes d'un empoisonnement ; elle eut des vertiges, un malaise indéfinissable et elle vomit abondamment (26 fois en dix-huit heures). On

(1) Nous renvoyons le lecteur, pour la connaissance des effets de la digitale et surtout de la digitaline à doses toxiques, aux remarquables articles Digitale du *Dictionnaire de médecine et de chirurgie pratiques*, par M. Tardieu, 1869, et *de l'Étude médico-légale et clinique sur l'empoisonnement*, par M. Tardieu et M. Z. Roussin, 1867. L'observation que nous rapportons ici n'apporte dans la question qu'un élément nouveau : la sphygmographie.

ne put rien savoir ni du mode d'empoisonnement, ni du moment précis où il avait eu lieu. On suppose que cette femme but la substance toxique dissoute dans une fiole de vin de quinquina, vers six heures du matin. Ce n'est qu'à onze heures, toutefois, qu'elle ressentit un malaise caractérisé, et qu'elle commença à vomir. Le malaise alla croissant, jusqu'au soir. Aucun médicament ne fut administré à la malade. Un jeune médecin auquel elle parla de son état, lui tâta le pouls vers six heures du soir et constata qu'il battait 54 fois par minute. Tel était l'état des choses, le 10 décembre, dans la soirée. Si l'on avait réfléchi dès lors, à la singularité de ces 54 pulsations par minutes, peut-être eût-on poussé l'enquête plus loin. En effet, il n'y a pour ainsi dire pas d'exemple d'une personne ne présentant que 54 systoles du cœur par minute, à six heures du soir, c'est-à-dire au moment de la plus grande accélération du pouls (oscillation diurne). Ce ralentissement anomal du pouls fut donc constaté le 10 au soir.

Dans la nuit du 10 au 11 décembre, il y eut encore quelques vomissements. Le 11, à neuf heures et demie du matin, nous vîmes cette femme. Elle présentait le facies abdominal (nez effilé, cercle profond à la base des paupières); elle se sentait faible et hors d'état de marcher. Son pouls nous frappa tout d'abord par deux caractères :

1° Ralentissement;

2° Intermittences ou irrégularités;

Le sphygmographe nous donna des tracés très-intéressants. L'auscultation du cœur faisait reconnaître ces intermittences ou suspensions de battements dont nous venons de parler. Nous donnons ici un tracé du pouls normal et habituel de cette femme, afin de montrer ensuite quelle était la déviation de ce type normal, au moment dont nous parlons :

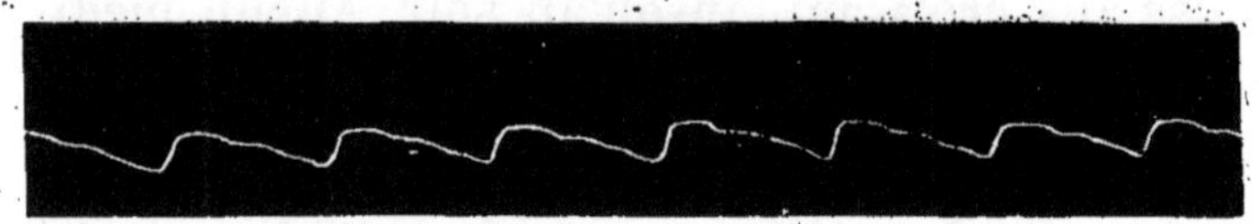

Fig. 476. — Pouls normal.

Le tracé ci-dessus appartient à cette femme ; il a été pris après la guérison (le pouls est régulier et bat 72 fois par minute).

Le 11 au matin, le pouls ne battait que 54 fois et il présentait, en outre, un type si particulier, si spécial, que l'on ne pouvait s'empêcher de faire aussitôt une supposition : à savoir que cette femme avait absorbé une dose considérable de digitale ; on remarque sur les tracés qui suivent et qui tous ont été recueillis le 11 décembre, dans la matinée, que le pouls est :

1° Lent ;

2° Irrégulier.

Cette irrégularité consiste en une pulsation qui intervient après quatre autres, lesquelles sont normales et égales entre elles, tandis que cette pulsation anomale est prolongée et en vaut deux, c'est-à-dire occupe autant d'espace sur le papier, que s'il y avait 2 pulsations ordinaires. C'est un mode d'irrégularité réglée, qui peut être appelée palpitation intermittente, ou intermittence du pouls. Ici il ne semble pas que cette longue pulsation soit composée d'une systole double, dont la première serait avortée ; il semble plutôt qu'il y a non pas avortement, mais suppression totale d'une systole.

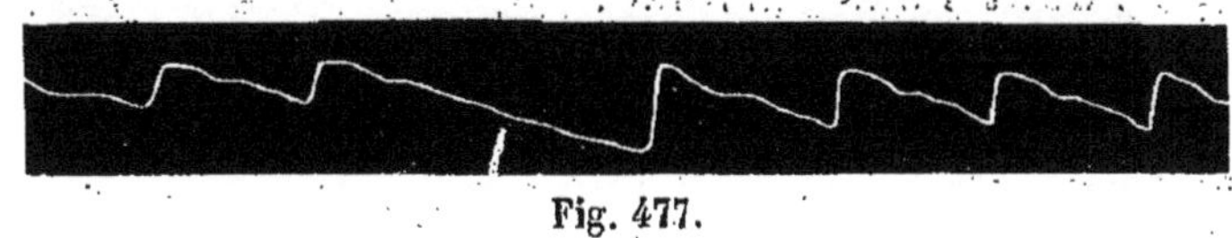

Fig. 477.

Le soir, à cinq heures, il s'était produit une amélioration notable dans l'état général ; les vertiges avaient diminué, et la malade n'avait vomi qu'une seule fois. Son pouls battait 86 fois par minute et présentait par là un caractère qui se rapprochait davantage de l'état normal ; les intermittences étaient plus rares.

Il y avait des pulsations inégales marchant par séries, tantôt lentes, tantôt rapides ; il y avait plusieurs types, plusieurs variétés, ainsi qu'on le verra ci-dessous. Le pouls était *changeant;* d'un moment à l'autre il donnait des tracés différents, quoique comparables par certain côté ; il n'y avait plus, du moins cette lenteur anomale, ni ces longues intermittences, qui avaient été notées au début, ou, si elles se présentaient quelquefois, elles étaient du moins plus rares. En un mot, le type morbide, du matin, tendait à se déformer et à perdre une partie de ses caractères.

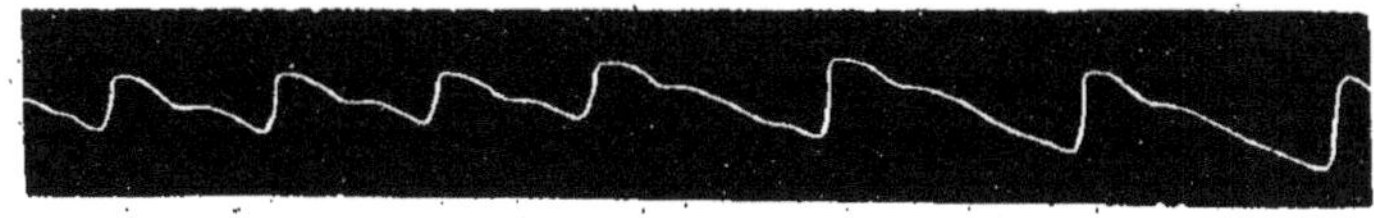

Fig. 478.

Voici une deuxième variété de ce pouls irrégulier du
11 décembre au soir.

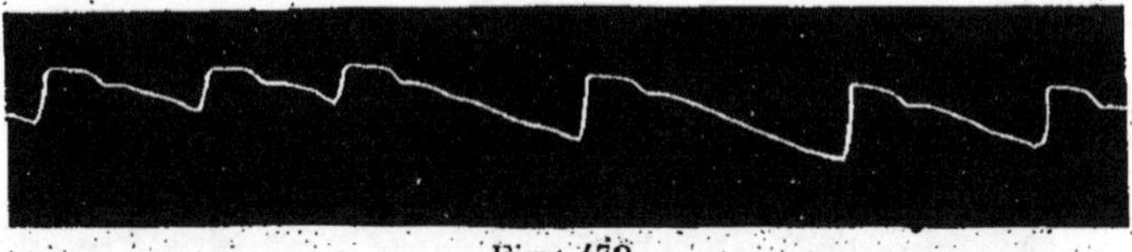

Fig. 470.

Sur la troisième variété (pouls ci-dessous) les intermittences reviennent après 3 pulsations (trigéminé).

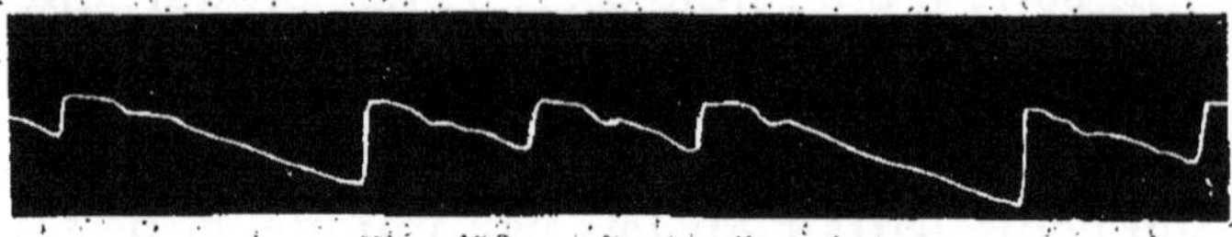

Fig. 480. — Pouls trigéminé.

Jusqu'ici, nous avions trouvé le pouls toujours irrégulier. Le 12 décembre, au matin, il y avait tantôt un
pouls régulier absolument, tantôt un retour de l'irrégularité, ainsi qu'on le verra par les deux tracés qui
suivent :

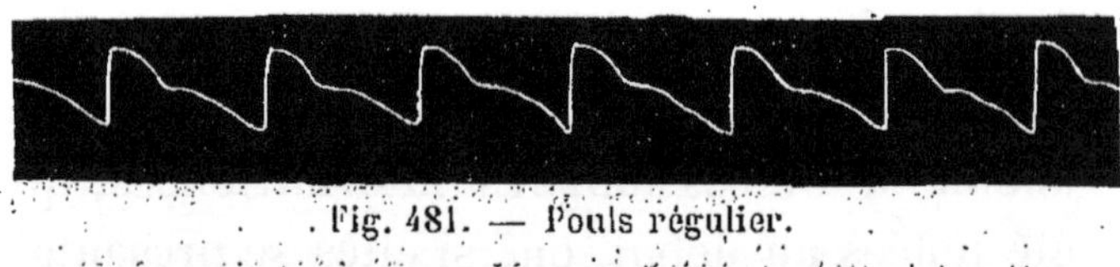

Fig. 481. — Pouls régulier.

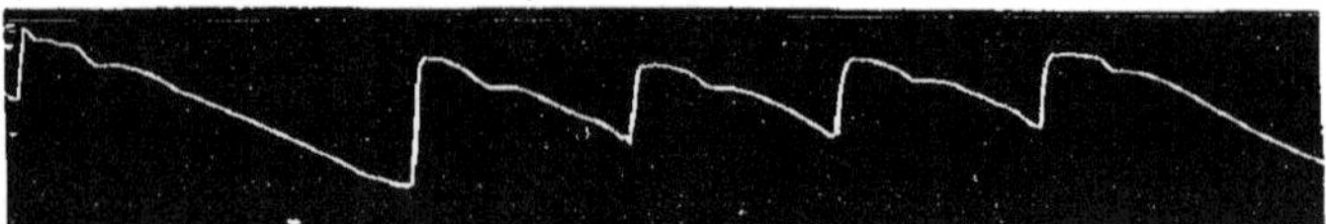

Fig. 482. — Irrégularité du pouls.

Ces deux tracés ne se ressemblent pas et ils paraissent appartenir à deux sujets différents, ou n'avoir pas
été recueillis à la même époque. Et cependant ils ont

été pris à cinq minutes d'intervalle sur la même personne. Cela prouve qu'il faut, dans certains cas, ne pas se contenter d'un seul tracé sphygmographique, mais interroger le pouls à plusieurs reprises.

Il y avait 80 pulsations par minute lorsque le pouls était régulier, et lorsqu'il était irrégulier, c'est-à-dire entrecoupé par des intermittences, on retrouvait encore ce chiffre de 80, *à la condition de compter la pulsation manquante pendant le temps d'arrêt.*

Les symptômes morbides avaient déjà disparu presque complétement ; cependant la malade avait conservé une excitabilité très-grande ; elle prenait peur subitement, et la moindre émotion faisait battre son cœur plus vite.

Le 13 décembre, le pouls battait 86 fois et il était à peu près régulier.

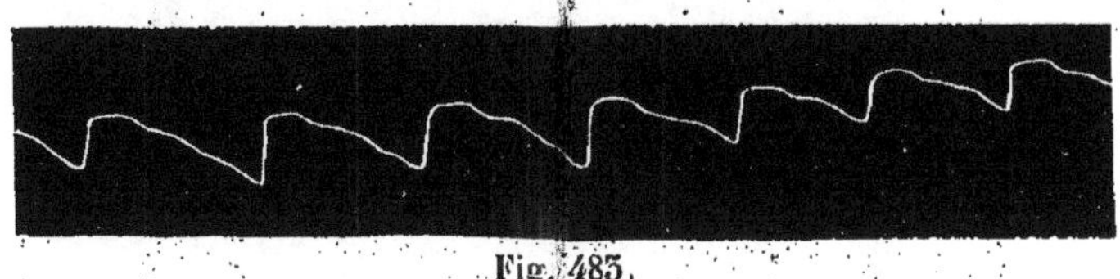

Fig. 483.

Le lendemain, le tracé était plus régulier encore et revenu à l'état normal (72 pulsations). Cette femme s'est rétablie complétement après quatre jours de maladie, et elle n'éprouvait plus, le 15 décembre, aucun malaise.

La température fut explorée depuis le 11 décembre, jusqu'au 14.—Le tableau ci-joint montre quelles en ont été les variations. En même temps que le pouls était tombé à 54, la température de l'aisselle était descendue le 11 décembre, à + 35, chiffre très-bas. Dès le lende-

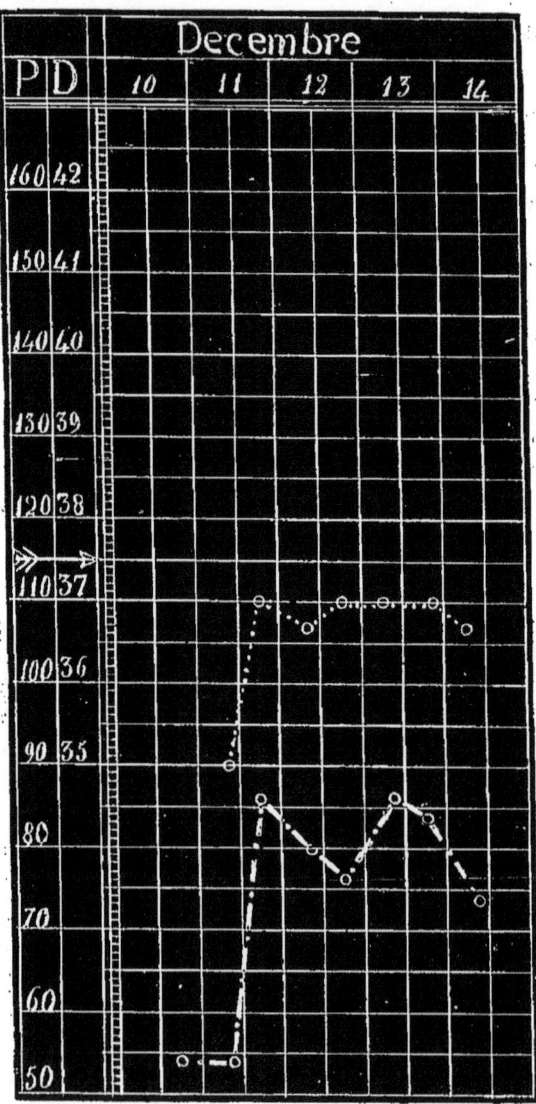

Fig. 484. — La courbe inférieure est celle du pouls. — La courbe supérieure formée de petits points est celle de la température de l'aisselle.

main, le pouls et les températures (bouche, vagin, aisselle) avaient repris leur niveau normal, et montraient l'oscillation diurne habituelle.

On peut, en lisant ce tableau graphique, embrasser d'un seul coup d'œil toute la maladie. Cette figure, dans son ensemble, est tout à fait différente des figures ordinaires des maladies. Les maladies fébriles montrent au début une grande hauteur ; puis elles déclinent et retombent soit peu à peu, soit brusquement, au niveau normal. Ici, au contraire, la maladie donne, au début, un pouls abaissé et une température descendue, et il faut que les tracés remontent ensuite pour atteindre le niveau physiologique.

Le pouls était revenu à son état normal au moment où cesse cette observation. Nous devons ajouter, toutefois, que pendant plusieurs jours encore, notamment le 19 décembre, il y avait encore une grande impressionnabilité, et une excessive mobilité du pouls, lequel battait quelquefois très-vite.

WOLFF. — *Le pouls des aliénés* (1).

« Les recherches cliniques par les méthodes scientifiques, ainsi que le montrera cet essai, ne sont pas plus difficiles à effectuer dans les asiles d'aliénés que dans tout autre hôpital. Au commencement on hésite, on tâtonne, et s'il est vrai que l'introduction de la thermométrie n'ait pas été acceptée sans quelque résistance, à plus forte raison aujourd'hui aura-t-on à lutter contre les préventions que soulève la sphygmographie. Les raisons invoquées contre

____

(1) *Recherches sur le pouls dans les maladies mentales*, par le docteur Wolff, médecin adjoint de l'asile des fous de Sachsenberg. (*Characteristik des Arterienpuls.* Leipzig, 1865.)

cette méthode d'investigation sont non-seulement le prix élevé de l'instrument, qui coûte trente fois plus que le thermomètre, et la nécessité d'avoir pour s'en servir une main exercée, cet instrument n'étant d'aucune utilité dans une main profane, mais encore la multiplicité des précautions qui sont indispensables pour recueillir le tracé du pouls et sans lesquelles cette méthode d'investigation serait absolument infructueuse.

« Pour que la sphygmographie livre les résultats extraordinaires dont elle est susceptible, il faut qu'elle soit appliquée méthodiquement. Or il n'existe pas d'endroit mieux disposé que les maisons de fous pour l'application des méthodes exactes de recherches, à cause de l'habitude qui y est imposée, tant aux malades qu'aux gens guéris, de se soumettre à la discipline avec une ponctualité mécanique. Il ne faut donc pas parler ici des difficultés que le sphygmographe peut rencontrer pour nous dans un asile bien discipliné, là où l'exécution des ordonnances médicales est plus sûrement dans notre main que partout ailleurs.

« Voici, en quelques mots, les précautions indispensables :

« On choisit, soit dans une division de femmes, soit dans une division d'hommes, deux chambres reliées entre elles par une porte de communication qui soit facilement accessible à tous les malades de la division. Dans la première, la chambre A, on fera la thermométrie; dans la seconde, la chambre B, on fera la sphygmographie. Dans celle-là, on fera asseoir en rang les malades qui se promènent et on leur fera tenir un thermomètre dans l'aisselle, sous la surveillance d'un gardien; dans l'autre, la chambre B, on fera entrer en même temps les malades, et on aura le plus grand nombre possible de lits à sa disposition. Mais, dans tous les cas, on laissera toujours un de ces lits vide; ce sera le lit sur lequel on prendra les tracés du pouls. Si l'on a soin que tous les lits aient un matelas uni et une couverture légère, ces lits ne se distingueront l'un de l'autre par aucun signe particulier, et les malades ne seront pas effrayés de l'opération. Il est nécessaire que l'on puisse tourner de tout côté autour de ce lit, de façon que s'il y a des malades agités ou chez lesquels il y a lieu de redouter l'agitation, ils puissent être maintenus facilement par la main d'un aide.

« La température est observée avec les soins accoutumés; il faut prendre aussi immédiatement la fréquence du pouls : pour cela,

on compte d'abord pendant cinq secondes, puis on compare une
autre observation de cinq secondes avec la précédente, on arrive
ainsi à faire la somme des pulsations pendant un tiers ou un quart
de minute ; l'on s'assure aussi que l'excitation psychique première
a cessé d'exercer son action sur le pouls. Alors on fait monter le
malade sur le lit d'observation. Après lui avoir fait enlever son gilet,
on le met dans le plus grand repos en ayant soin de n'avoir avec
lui que la conversation indispensable, et, si on le peut, ce qui vaut
mieux, n'avoir aucune espèce de conversation. On le fait mettre sur
son côté droit, si c'est sur le bras droit qu'on veut prendre le
pouls. Alors on met à nu l'avant-bras jusqu'au coude ; on le place
sur un ou deux oreillers de paille légèrement fléchis, de façon que
les doigts de la main de ce côté n'aient pas de crampes et ne soient
pas étendus et roidis ; il faut notamment que le pouce ne soit pas
dans l'extension, parce qu'alors les téguments sont fortement
tendus au-devant de l'artère radiale ce qui affaiblit les battements
de l'artère radiale. Il faut que tout le bras repose dans un état de
mollesse pour que la main n'ait pas de tendance à tomber dans la
pronation ; on fait placer le malade de façon qu'il soit tourné vers
l'observateur. Quant au bras gauche, et c'est là une règle importante et invariable, on doit toujours le faire tenir le long du côté
gauche du sujet, sous la couverture, de peur que dans un accès
d'effroi ou de terreur, le malade ne porte son bras gauche à son
bras droit et ne saisisse l'instrument ; enfin on doit avoir soin que
la tête repose en arrière, doucement, et qu'elle ne se dresse pas
à moitié sur un cou tendu.

« Il y a un certain nombre de malades qui s'endorment dans cette
attitude qui doit être celle du repos, car elle est le contraire de
cette activité qui invite à la tension des muscles du bras, au tremblement, et au changement de posture. Mais on rencontre très-souvent, dans les maisons d'aliénés, des malades qui ne sont pas en
état d'échapper à ce travail involontaire, qui se donnent une peine
infinie pour tenir droit leur bras, pour lui donner la souplesse
nécessaire, et qui, involontairement, le roidissent, tremblent et se
tiennent d'autant plus mal qu'ils font plus d'efforts pour se maintenir. Ces malades font justement le contraire de ce qu'ils veulent
et tombent alors dans des états de tremblement et presque de con-
vulsion ; et ils ne peuvent pas arriver à tenir la posture voulue,

même après avoir fait des centaines de fois des efforts pour cela.
C'est le cas des paralytiques dans le sens le plus étendu du mot,
des malades à sensibilité musculaire affaiblie, qui, d'après nos
observations, montrent encore, d'autre part, des manifestations
parésiques, lesquelles, comme l'affaiblissement psychique, s'accusent d'habitude plus tard d'une façon irrécusable. Cette mala-
dresse du bras nuit énormément, non-seulement dans la paralysie
progressive commune et chez les paralytiques, dans le sens
étroit du mot, mais encore chez les malades atteints de la mé-
lancolie passive avec toutes ses formes variées, jusqu'à la mé-
lancolie avec paralysie déclarée. Par surcroît, ils ont l'habitude
de tenir leur bras fixe, parce qu'ils tiennent le col roide, et tendent convulsivement tous les muscles qui, de près ou de loin,
peuvent contribuer à accomplir ce prétendu travail. Que cette
faiblesse de la sensibilité musculaire soit parvenue ou non à un
point élevé chez les gens atteints de faiblesse psychique, ou
qu'elle soit seulement imminente, on fait bien, dans tous les
cas, si l'on veut obtenir le tracé de leur pouls, de commencer
par les placer et les maintenir fortement sur le côté, parce
qu'ils arriveraient facilement à renverser le tronc en arrière et
à déranger la position du bras. En second lieu, il faut prendre
le soin de tenir le coude abaissé et enfoncé profondément et d'élever
au contraire le poignet, de façon à neutraliser les mouvements
d'extension des muscles du bras. Troisièmement, il faut éviter,
quand le bras repose dans l'attitude convenable, de faire aucune
correction, car elles ne servent généralement à rien, et, au contraire, elles réveillent chez le malade l'envie de corriger lui-
même la position, et c'est là qu'est le danger. Le seul résultat
qu'on en obtienne est de produire du tremblement et des secousses, et un pouls qui refléchit l'excitation psychique, c'est-à-
dire qui est d'une fréquence et d'un type inusités, par exemple :

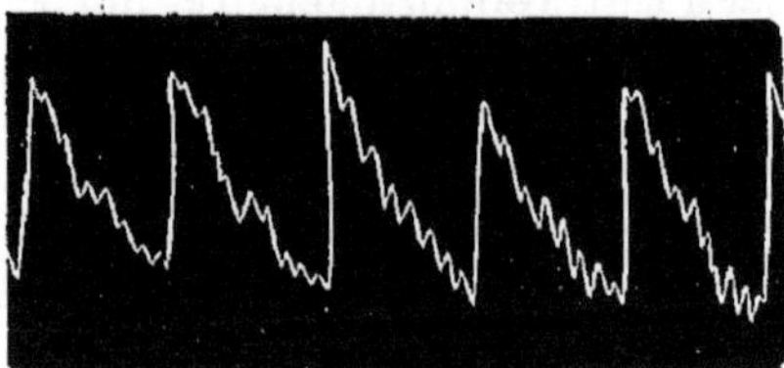

Fig. 485.

« Si l'on a cependant de la patience avec cette sorte de malades, si l'on éloigne tout ce qui les empêche d'être tranquilles, on peut voir, après quelques tracés mal venus, le pouls se calmer, prendre une fréquence et un type en rapport avec le retour du repos, le bras devenir souple, la tête retomber en arrière, et assez souvent le malade, sommeiller et devenir aussi souple de corps qu'il était roide et contracté auparavant.

« Je vais maintenant indiquer un moyen de rendre les paralytiques dans le sens le plus étendu du mot, faciles à l'observation ; c'est de les mettre au lit plusieurs heures d'avance et de réchauffer par de bonnes couvertures, leurs extrémités qui deviennent si facilement froides et bleues ; je développerai plus loin ce point de vue. »

L'auteur explique le mécanisme du sphygmographe. Il préfère pour diverses raisons, le papier noirci et le style, au papier blanc et à la plume. Il cite diverses modifications faites soit par lui, soit par Czermak au sphygmographe de Marey.

Il reproche au papier de ne pas bien adhérer à la bande de laiton, etc...; il maintient la nécessité d'un ressort au milieu pour assujettir le papier, etc.

« Lorsque la plaque est préparée, on cherche le meilleur moment, sans rien changer à l'attitude du bras, sans parler, sans faire paraître aucun signe d'impatience ni d'étonnement ; car les impressions mal contenues du médecin agissent, ainsi que le confirmera quiconque a jamais usé attentivement du sphygmographe, d'une façon si profondément perturbatrice sur le malade (surtout s'il est soumis à l'opération pour la première fois), que le pouls devient petit, souvent même ne se marque plus, et prend un type en rapport avec le trouble momentané du sujet. Pour se débarrasser de ces signes d'excitation initiaux et pour ainsi dire inévitables, on opère méthodiquement, jour par jour, régulièrement dans les mêmes conditions extérieures, et en peu de temps, souvent à la fin de la première séance, on remarquera comment l'émotion de la nouveauté s'émousse, jusqu'à ce qu'elle disparaisse complétement, de sorte qu'on arrive à distinguer aussitôt dans les tracés du pouls les conditions d'excitation ou d'affaissement résidant en la maladie elle-même. On diminuera de beaucoup l'émotion causée par l'opération chez les malades qui la subissent pour la première fois, en les tenant dans la société des autres malades. J'ai examiné ainsi depuis plusieurs années, tous les jours, entre sept et neuf heures du matin et de cinq à sept heures du soir en moyenne de 8 à 12 malades, les uns pendant des mois, les autres pendant des semaines, ou quelques jours, et je reviens à eux de temps en temps afin, par ce moyen, de soumettre peu à peu tous ou presque tous les malades à ce contrôle de leur santé. J'ai toujours un certain nombre de malades qui régulièrement sont soumis à l'opération matin et soir et qui y sont tellement habitués qu'ils ne s'en émeuvent aucunement et s'étonnent même quand on ne les y soumet plus. Ceux-là forment pour ainsi dire le noyau ; on commence toujours l'opération par les anciens malades, de façon que, par leur exemple, ils agissent sur les nouveaux ; ceux-ci prennent connaissance de ce qui les attend, voient qu'ils n'ont rien à craindre, et qu'on en a d'autant plus vite fini que l'on se tient plus tranquille.

« Quand le chariot a exécuté son parcours et que le tracé est fini, on place la plaque dans un vase dépoli (dépoli, pour que la plaque ne glisse pas au fond), on remonte le mouvement d'horlogerie, on place une nouvelle plaque et l'on rectifie la position dérangée pendant les différentes phases de l'opération précédente. Puis on tire un nouveau tracé et ainsi de suite jusqu'à ce qu'on n'ait plus rien à reprendre à la perfection technique du tracé. Avant de finir la séance, je me hâte de prendre le chiffre des pulsations, et alors seulement je permets aux malades de s'asseoir et de parler. Il suffit, en effet, que le malade veuille parler pour que déjà la fréquence de son pouls change.

« La disposition du malade à exprimer un désir, à faire une observation, principalement les impressions et son attention qui est de plus en plus éveillée et surtout l'effort qui précède ou qui suit une émotion ou une excitation intérieure, tout cela se traduit dans le pouls d'une façon infaillible. Un observateur, quelque instruit qu'il soit d'ailleurs de la variabilité du pouls, quelle que soit l'habitude qu'il ait d'en apprécier par le toucher toutes les modifications de fréquence, de grandeur, de dureté, sera cependant extraordinairement étonné de l'influence puissante que l'émotion exerce souvent tout d'un coup sur le pouls chez celui qui se voit pour la première fois le sujet d'une semblable expérience.

Le malade, car nous voulons développer ce point de vue, quoique
la chose se rencontre aussi à coup sûr chez les gens en bonne
santé, a-t-il déjà, avant l'opération, pris la résolution d'exprimer
un désir ou une plainte, de faire part d'un événement, en un mot
est-il quelque peu ému ? connaît-on, par l'expérience faite régulièrement, la fréquence et le type de son pouls à l'état de repos, et
est-on bien sûr qu'il n'y a pas d'autres influences extérieures
telles que le froid, ou la prise de certains aliments qui aient pu
agir sur lui; il arrive tout d'un coup que la fréquence du pouls
devient anomale, et même, si l'on observe avec soin et que l'émotion n'ait pas duré trop longtemps, que la fréquence du pouls,
quand cela ne serait que pendant une minute ou une demi-mi-
nute, s'abaisse d'une façon anomale, est irrégulière; puisque toujours de plus en plus et progressivement elle s'élève à mesure
que s'approche le moment où l'expérience va cesser et où, comme
le sait bien le malade, il pourra exprimer un désir. Le plus
constant phénomène dans l'émotion consiste bien plus en ce que
le pouls est essentiellement altéré dans son rhythme, comme nous
le montrerons dans une autre circonstance, si bien qu'au plus
haut degré de l'émotion, il est tout à fait méconnaissable (1).

« Les impressions que nous saisissons pendant le tracé régulier
sont en général légères, ce sont des excitations du premier degré,
et je veux dire ici quelques mots de ce pouls de l'émotion du premier degré.

« Par exemple, un malade W., légèrement maniaque, a toujours,
depuis plusieurs mois, la même température et le même pouls.

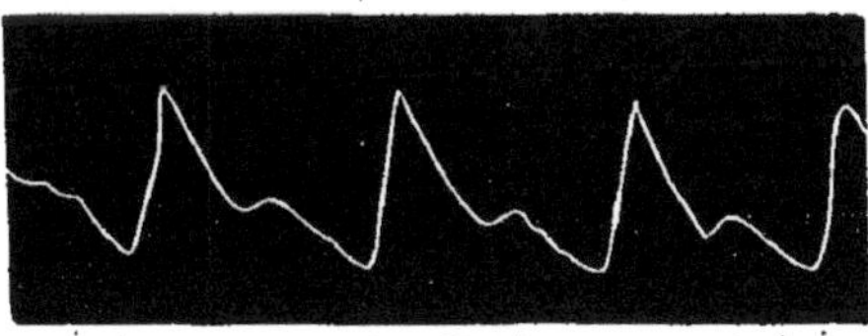

Fig. 486.

« Un matin, toutes choses égales d'ailleurs, son pouls change

(1) Les réflexions de Wolff à propos des aliénés sont applicables à un grand
nombre de maladies. Il faut toujours, soit que l'on tâte le pouls, soit qu'on
se serve du sphygmographe, tenir compte de l'émotion. (Voyez p. 133 de ces
études.) Louain.

de forme. Le malade « voulait quelque chose, » assister à la messe...

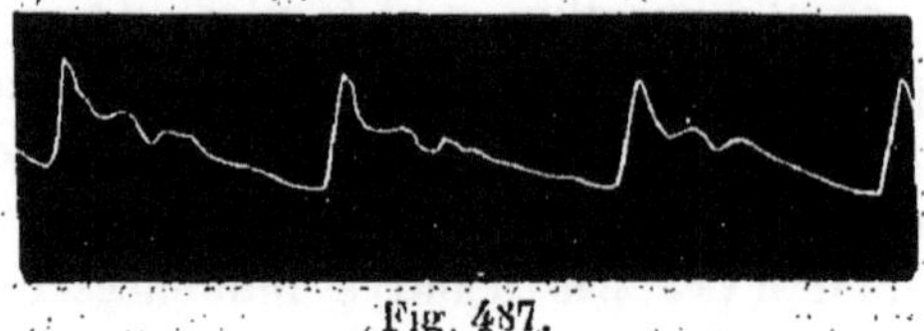

Fig. 487.

« Ce même malade, W., offrait un type d'irrégularité marquée un autre jour où il avait un grief à formuler. »

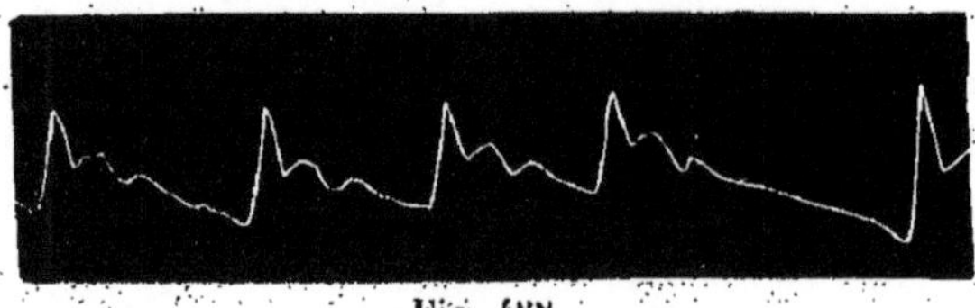

Fig. 488.

L'auteur fait remarquer que dans ce pouls il y a accélération et tricrotie...

Les femmes sont bien plus impressionnables que les hommes, et l'on se trompe bien plus facilement aux caractères de leur pouls.

L'auteur espère que tôt ou tard on emploiera le sphygmographe et le thermographe à déterminer la folie et à en contrôler la simulation.

FIN.

BIBLIOGRAPHIE

1849. Bouley et Reynal, Expériences toxicologiques et thérapeutiques sur la digitale (Recueil de méd. vétér., 3° série, t. IV, p. 297, et in Homolle et Quevenne, Archives de physiologie de Bouchardat).

1850. Chelius, Prager Vierteljahrsschrift, Band XXVI, § 100.

— Traube, Mémoire sur les effets de la digitale dans les maladies fébriles (Deutsche Klinik et Annalen des Charité-Krankenhauses, Berlin).

1852. Robert Latour, Revue médicale, 16 août.

— Lichtenfels und Fröhlich, Beobachtungen über die Gesetze des Ganges der Pulsfrequenz und der Körperwärme in den Normal-zuständen, so wie unter dem Einflusse bestimmter Ursachen (Denkschriften der K. Akademie der Wissenschaften ; Analyse in Canstatt's Jahresbericht, 1853, Band III, p. 233.

1853. Hecker, État de la température pendant la puerpéralité (Annalen des Charité-Krankenhauses, Berlin, 3° année, page 533).

1855. Vierordt, Lehre vom Arterienpuls in gesunden und krankhaften Zuständen.

1857. Hoppe (Félix), Ueber den Einfluss welchen der Wechsel des Luft-druckes auf das Blut ausübt (Archiv für Anatomie von Müller, 1, Seite 63-73).

— Marey (J.), Recherches hydrauliques sur la circulation du sang (Annales des sciences naturelles, Paris, 4° série, Zoologie, t. VIII, p. 329-364).

— — Circulation sanguine (Gazette médicale de Paris, n°ˢ 27 et 40).

1858. — Circulation du sang (Comptes rendus de l'Académie des sciences, séance du 8 mars, t. XLVI, p. 483, 680).

— — Interprétation hydraulique du pouls dicrote (Comptes rendus des séances de l'Acad. des sciences, novembre, t. XLVII, p. 826).

1859. — Recherches sur la circulation du sang à l'état sain et dans les maladies. Thèse de doctorat. Paris, 4 mars.

— — Recherches sur le pouls dicrote (Gazette médicale de Paris, n° 30).—Des causes d'erreur dans l'emploi des instruments qui servent à mesurer la pression sanguine et des moyens de les éviter (Ibid.).

— Meissner, Jahresbericht über die Fortschritte der Anatomie und Physiologie, p. 537,

1860. Traube, Med. cent. Zeitung, n° 95.

1861. Broca (P.), Emploi du sphygmographe dans l'étude des tumeurs anévrysmales (Gazette des Hôpitaux et Bulletin de la Société de chirurgie, Paris, 2° série, t. II, p. 346).

1861. Winogradoff, Archiv für pathol. Anatomie.

— Friedreich (d'Heidelberg), Krankheiten des Herzens, in Handbuch der speciellen Pathologie, Erlangen.

— Wunderlich (de Leipzig), Ueber den Sphygmograph von Marey (Archiv der Heilkunde, Leipzig, Band II, Seite 94).

1862. Buisson, Quelques recherches sur la circulation du sang, à l'aide des appareils enregistreurs (Thèse de doctorat, Paris).

— Duchek, Untersuchungen über den Arterienpuls (Medicinische Jahrbücher der k. k. Gesellschaft der Aerzte zu Wien. Jahrgang, 4 Heft, § 72).

— Fiedler, Ueber das Verhalten des Fötalpulses zur Temperatur und zum Pulse der Mutter bei Typhus abdominalis (Archiv der Heilkunde, 3 Jahrg., Seite 265, Leipzig; analysé in Canstatt's Jahresbericht, Band II, Seite 88).

— Valentin, Leistungen in der Physiologie. Canstatt's Jahresbericht über die Fortschritte des gesammten Medicin. Band I, p. 119.

— Milne-Edwards, Rapport sur deux mémoires de Chauveau et Marey relatifs à l'étude des mouvements du cœur à l'aide d'un appareil enregistreur (Comptes rendus de l'Académie des sciences, t. LIV, p. 399-404).

— Leyden, Bericht über die vom 1 November 1861 bis 15 April 1862, auf der innern Abtheilung des Herrn professeur Traube in der Charité vorgekommenen Puerperalkrankkeiten (Charité Annalen, Berlin, Band X, Heft 2).

1863. Mach (E.), Zur Theorie der Pulszwellenzeichner (Med. Jahrb. der Zeitschrift der Gesellschaft der Aerzte. § 47).

— Vierordt (K.), Die Anforderungen an den Sphygmographen (Archiv der Heilkunde. Leipzig, Band IV, seite 513-524).

— Winckel, Monatsschrift für Geburtskunde.

— Naumann, Zeitschrift für rationnelle Medicin. Band XVIII.

— Winternitz, Traité sur les fondements rationnels de quelques applications hydrothérapeutiques. (Med. Jahrbuch der k. k. Gesellschaft der Aerzte zu Wien. Jahrgang 1863, 1 Heft, § 1-20).

— Bamberger, Beobachtungen über den Venenpuls. (Wurtzburg. med. Zeitschrift, IV, seite 232).

— Gavarret, Rapport à l'Académie de médecine sur le mémoire de Chauveau et Marey (Bulletin de l'Académie de méd. Paris, t. XXVIII, p. 602).

— Blot (H.), Du ralentissement du pouls dans l'état puerpéral. Mémoire lu à l'Académie de médecine le 28 juillet 1863 (Bulletin de l'Acad. de méd., t. XXVIII, p. 925).

— Chauveau et Marey, Appareils et expériences cardiographiques (Mémoires de l'Acad. de méd., t. XXVI, p. 268-319, avec 23 fig.).

— Geigel, Ueber den Venenpuls (Würzburger med. Zeitschrift, § 332).

1863 MACH, Zur Theorie der Pulswellenzeichner (Sitzungsberichte der k. Akademie der Wissenschaften zu Wien).

— MAREY, Physiologie médicale de la circulation du sang. Étude graphique des mouvements du cœur et du pouls artériel. Application aux maladies de l'appareil circulatoire. Paris, in-8°.

— MONOYER (Ferd.), Application des sciences physiques aux théories de la circulation, thèse de concours d'agrégation. Strasbourg.

1864. BERNE et DELORE, Influence de la physiologie moderne sur les sciences médicales. Paris, in-8°.

— DE BARREL (de Pontevès), Des Nerfs vaso-moteurs et de la circulation capillaire (Thèse de doctorat, Paris, n° 152).

— CORNIL, Influence de la respiration sur la circulation, modifications du pouls causées par la thoracentèse dans les épanchements abondants de la plèvre (Comptes rendus des séances et mémoires de la Société de biologie, 4° série, t. I, p. 148).

— COUSIN, Essai sur le sphygmographe et sur ses applications cliniques (Thèse de doctorat, Strasbourg, n° 773, avec 78 figures).

— CZERMAK, Sphygmische Studien (Mittheilungen aus dem privat Laboratorium in Prag, 1 Heft).

— KOSCHLAKOFF (de Saint-Pétersbourg), Untersuchungen über den Puls mit Hülfe der Marey's Sphygmographen (Virchow's Archiv für pathologische Anatomie, Band XXX, Heft 1 und 2, Seite 149-176).

— LANDOIS, Die normale Gestalt der Pulscurven (Archiv für Anatomie, Physiologie und wissens. Medicin., Seite 77).

1865. ALVARENGA, Pulmonite aguda do lado directo; trabado do pulso no segundo e no terceiro graus; autopsi (Gazeta medica de Lisboa, 28 janeiro).

— FRIEDREICH, Deutsches Archiv für klin. Medicin, Seite 241.

— LANDOIS, Centralblatt für die medic. Wissenschaft, Berlin, n° 50.

— MAREY, Études physiologiques sur les caractères du battement du cœur et les conditions qui le modifient (Journal de l'anatomie et de la physiologie, Paris, p. 276 et 424).

— RICHET, Nouveau dictionnaire de médecine et de chirurgie pratiques, Paris, t. II, art. Anévrysme.

— RAYNAUD (Maurice), Nouveau Dictionnaire de médecine et de chirurgie pratiques, Paris, t. III, art. Artères (maladies); 1868, t. VIII, art. Cœur (pathologie).

— WOLFF, Characteristik des Arterienpuls, Leipzig, mit 241 Abbild.

— VIVENOT (de Vienne), Ueber den Eiufluss des verstärkten und vermind. Luftdruckes, etc. (Med. Jahrbücher der k. k. Gesellschaft der Aerzte zu Wien, Heft III, Seite 207).

1866. ANSTIE, The Sphygmograph in english medical practice (The Lancet, p. 671).

1866. Besnier (Jules), Du Mode et du rôle de l'asphyxie chez les cholériques (Archives de médecine, 6e série, t. VIII, p. 257 et 454).

— Brondgeest, Over pathologische Veränderingen der Arteria pulmonalis an van have Klapvliezen, Utrecht. — Beiträge zur Kenntniss
des Arterienpulses.

— — Vaarnemengen van Gebreken van het Harten de Slagaderen, in
Verband met de Aanvending van den Sphygmograph.

— Burdon-Sanderson and Francis E. Anstie, On the application of
physical methods to the exploration of the Movements of the
Heart and Pulse in Disease (The Lancet, 10 novembre, p. 517 ;
9 febr., 1867, p. 170).

— Foster (Balthazar F.), On the application of the graphical Method
to the Study of the Diseases, of the Heart and great Vessels
(Medical Times and Gazette London, 29 7ber). — On the Use of
the Sphygmograph in the Investigation of Disease. — On the Application of the graphical Method to the Study of the Disease, of
the Heart and Great Vessels (Medical Times and Gazette London,
8 December ; 20 April 1867). — On two Cases of Injury of the
Aortic Valves from muscular Exertion (Medical Press and Cir-
cular, London, 19 December). — The Sphygmograph in english
medical Practice (The Lancet, p. 634).

— Haynes Walton, Examination by the Sphygmograph in a Case of
axillary Aneurisma (The Lancet, p. 176).

— Lefort (Léon), Dictionnaire encyclopédique des sciences médicales,
Paris, t. IV, p. 564, art. Anévrysme.

— Luton (de Reims), Nouveau Dictionnaire de méd. et de chir. pratiq.
Paris, 1866, t. IV, art. Auscultation ; 1867, t. VII, art. Circulation.

— Rive (W., d'Amsterdam), De Sphygmograf en de sphygmographische
Curve (Academisch proefschrift. Utrecht).

— Vivenot (de Vienne), Ueber die Veranderungen im arteriellen Stromgebiete unter dem Einflusse des verstärkten Luftdruckes (Archiv
für pathologische Anatomie, Band XXXIV).

— Prévost, Recherches expérimentales relatives à l'action de la véra-
trine (Gazette méd. de Paris).

— Potain, Note sur les dédoublements anormaux des bruits du cœur
(Union médicale, nos 97, 100, 104, 114, 115, avec 18 fig.).

— Mantegazza (P.), Della azzione del dolore sulla calorificazione e sui
moti del cuore. Ricerche sperimentali, Milano, tipogr. e libr. di
Gius. Chiusi.

— Onimus et Viry, Étude critique des tracés obtenus avec le cardiographe et le sphygmographe (Journal de l'anatomie et de la physiologie, nos 1 et 2).

1867. Anstie, Sphygmographic Characters of the Pulse in very mild un-
complicated pleuro-pneumonia (The Lancet, october, p. 485).

568   BIBLIOGRAPHIE.

1867. BERT (Paul), Nouveau Dictionnaire de médecine et de chirurgie pratiques. Paris, art. Chaleur animale.

— BESNIER (J.), Recherches sur la nosographie et le traitement du choléra épidémique. Thèse inaugurale. Paris.

— BURDON SANDERSON, Handbook of the Sphygmograph : being a guide to its use in clinical Research. London.

— DOLBEAU, Leçon sur le mal perforant (Clinique chir. Paris, in-8).

— DONDERS, Contrôle du cardiographe (Bull. de la Société de Harlem).

— DUPUY (Paul), Rapports généraux des mécanismes circulatoire et respiratoire (Gazette médicale de Paris).

— FOSTER (Balthazar F.), Note on the regulation of the Pressure on the Artery in the application of the Sphygmograph (British and foreign médico-chirurgical Review, t. XL, p. 240).

— GRIMSHAW, Sphymographic Observations on the Pulse of Typhus (The Lancet).

— HELMHOLTZ und BAXT, Fortpflanzungsgeschwindigkeit der Reizung in den motorischen Nerven des Menschen (Akademie der Wissenschaften zu Berlin, 29 April).

— HAWSKLEY, The Sphygmograph (The Lancet, 1867).

— LEGROUX (A.-C.), Essai sur la digitale et son mode d'action. Thèse de doctorat. Paris.

— LIOUVILLE et VOISIN (A.), Recherches et expériences sur les propriétés physiologiques et thérapeutiques du curare (Journal de l'anatomie et de la physiologie, p. 113).

— LORAIN (P.), Nouveau Dictionnaire de médecine et de chirurgie pratiques. Art. Cardiographie, Chlorose. Paris, t. VI, VII.

— MAREY, Du Mouvement dans les fonctions de la vie, Paris, in-8°.

— PARROT (J.), Sur le siége, le mécanisme et la valeur seméiologique des murmures vasculaires inorganiques de la région du cou (Arch. gén. de méd., juin).

— POTAIN, Des mouvements et des bruits qui se passent dans les veines jugulaires, communication faite à la Société médicale des hôpitaux, séance du 24 mai, Paris, 1868, in-8°, J.-B. Baillière et fils.

— PROMPT, Recherches sur les variations physiologiques de la fréquence du pouls (Arch. gén. de médec., 6° série, t. X, p. 385 et 557).

1868. ANFRUN, De la valeur diagnostique et pronostique de la température et du pouls dans quelques maladies, Paris. Thèse de doctorat.

— BORDIER (A.), De l'Emploi du sphygmographe dans l'étude des agents thérapeutiques (Bulletin de thérap., t. LXXIV, p. 105).

— GUYON (Félix), Note sur l'Arrêt de la circulation carotidienne pendant l'effort prolongé (Arch. de physiologie, Paris, n° 1, p. 56).

— HENEY, Recherches sur le pouls pendant les quinze jours qui précèdent ou qui suivent l'accouchement (Arch. gén. de méd., août, p. 154).

1868. Lorain, Études de médecine clinique et de physiologie pathologique. Le choléra observé à l'hôpital Saint-Antoine. Paris, gr. in-8 avec planches graphiques.

— Labbée (Ernest), Recherches cliniques sur les modifications de la température et du pouls dans la fièvre typhoïde et la variole régulière (Thèse de doctorat, Paris, 30 décembre).

— Paul (Constantin), De l'Influence de la digitale sur le pouls (Bulletin de thérapeutique, t. LXXIV, p. 193).

— Voisin (Aug.), De l'épilepsie simulée et de son diagnostic par des caractères sphygmographiques du pouls (Annales d hygiène publique et de médecine légale, Paris, t. XXIX, p. 344).

— Seguy (de Bordeaux), Mémoires et Bulletins de la Société médico-chirurgicale de Bordeaux, t. III, 2e fascicule.

— Siredey, Sur un nouveau caractère du Pouls dans la méningite (Société médicale des hôpitaux de Paris, 10 juin).

— Béhier, Description de modifications apportées au sphygmographe (Bulletin de l'Acad. de méd., séance du 11 août, t. XXXIII, p. 176).

— Longuet, Nouveau Sphygmographe (Bulletin de l'Académie de médecine, t. XXXIII, p. 962).

— Massaloux (L. M.), Du Mal perforant. Thèse inaug. Paris, 19 décembre.

— Moren y Maïz, Recherches chimiques et physiologiques sur l'Érythroxylum coca. Thèse de doctorat, Paris.

1869. Besnier (Jules), Tracés sphygmographiques in art. Convalescence de Fernet (Nouveau Dict. de Méd. et de Chir. prat., t. IX).

— Billet (Ch.), Études cliniques sur la température, le pouls et la respiration. Strasbourg, janvier. Thèse de doctorat.

— Hirtz (de Strasbourg), Nouveau Dictionnaire de Méd. et de Chir. prat., Paris, t. XI, art. Digitale.

— Bucquoy, Leçons cliniques sur les maladies du cœur, Paris, in-8°.

— Bayol, Le Pouls vu au sphygmographe. Thèse de doctorat, Montpellier, 31 août, avec 41 planches lithographiées.

— Lefort, Études cliniques sur la température et le pouls chez les nouvelles accouchées. Thèse de Strasbourg, n° 210.

— Wolff (O. J. B.) Beobachtungen über den Puls bei Geisteskranken (Zeitschrift für Psychiatrie und psychisch-gerichtliche Medizin, Berlin, Band XXVI).

— Fraser, M. D. Edinburgh, The Effects of rowing in the Circulation as shown by examination with the Sphygmograph (The Journal of Anatomy and Physiology, vol. III).

1870. Bert (Paul), Leçons sur la physiologie comparée de la respiration professées au Muséum d'histoire naturelle, Paris, in-8, avec fig.

— Ledentu, Nouveau Dictionnaire de médecine et de chirurgie pratiques. Paris, t. XII, art. Effort.

TABLE APHABÉTIQUE DES MATIÈRES

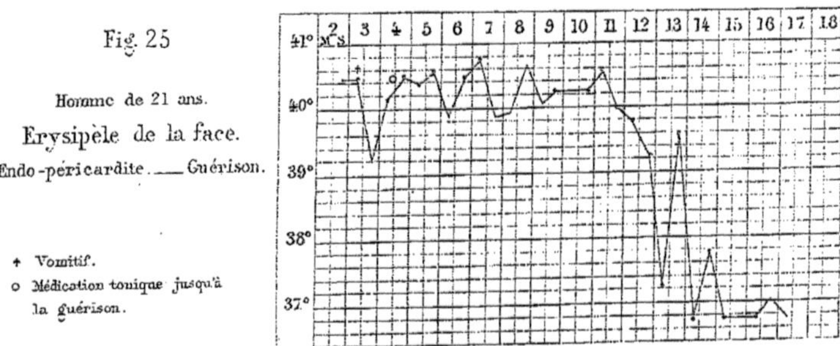

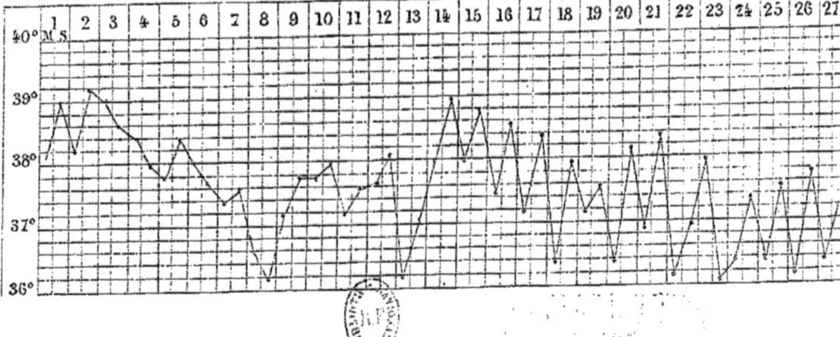

1870

Imp. Lemercier & C.ie r. de Seine 57. Paris

www.ingramcontent.com/pod-product-compliance
Ingram Content Group UK Ltd.
Pitfield, Milton Keynes, MK11 3LW, UK
UKHW022055120726
13694UKWH00001B/158